国家卫生健康委员会"十四五"规划教材

全国高等学校教材

供本科护理学类专业用

康复护理学

第 5 版

主编　刘　楠　李　卡

副主编　马素慧　刘邦忠　李　琨

编　者（以姓氏笔画为序）

马素慧（华北理工大学护理与康复学院）　　李桂玲（齐齐哈尔医学院）

方　华（西安交通大学医学部）　　　　　　杨长永（河南大学护理与健康学院）

付绍艳（大连医科大学附属第一医院）　　　佟冰渡（北京协和医院）

刘　楠（北京大学第三医院）　　　　　　　张妙媛（中南大学湘雅二医院）

刘邦忠（复旦大学附属中山医院）　　　　　林　萍（佳木斯大学护理学院）

孙　静（北京大学护理学院）　　　　　　　周英妮（广西中医药大学第一附属医院）

杜春萍（四川大学华西医院）　　　　　　　孟　玲（华中科技大学同济医学院附属同济医院）

李　卡（四川大学华西护理学院）　　　　　赵丽晶（吉林大学护理学院）

李　琨（中山大学护理学院）　　　　　　　黄求进（哈尔滨医科大学附属第一医院）

人民卫生出版社

·北京·

图书在版编目（CIP）数据

康复护理学 / 刘楠，李卡主编 . —5 版 . —北京：
人民卫生出版社，2022.7（2024.10重印）
ISBN 978-7-117-33188-3

Ⅰ. ①康… Ⅱ. ①刘… ②李… Ⅲ. ①康复医学–护
理学–医学院校–教材 Ⅳ. ①R47

中国版本图书馆 CIP 数据核字（2022）第 102114 号

人卫智网	www.ipmph.com	医学教育、学术、考试、健康， 购书智慧智能综合服务平台
人卫官网	www.pmph.com	人卫官方资讯发布平台

康复护理学
Kangfu Hulixue
第 5 版

主　　编：刘　楠　李　卡
出版发行：人民卫生出版社（中继线 010-59780011）
地　　址：北京市朝阳区潘家园南里 19 号
邮　　编：100021
E - mail：pmph @ pmph.com
购书热线：010-59787592　010-59787584　010-65264830
印　　刷：三河市宏达印刷有限公司
经　　销：新华书店
开　　本：850 × 1168　1/16　印张：23
字　　数：680 千字
版　　次：2002 年 8 月第 1 版　2022 年 7 月第 5 版
印　　次：2024 年 10 月第 7 次印刷
标准书号：ISBN 978-7-117-33188-3
定　　价：72.00 元

打击盗版举报电话：010-59787491　E-mail：WQ @ pmph.com
质量问题联系电话：010-59787234　E-mail：zhiliang @ pmph.com
数字融合服务电话：4001118166　E-mail：zengzhi @ pmph.com

第七轮修订说明

　　2020年9月国务院办公厅印发《关于加快医学教育创新发展的指导意见》(国办发〔2020〕34号),提出以新理念谋划医学发展、以新定位推进医学教育发展、以新内涵强化医学生培养、以新医科统领医学教育创新,并明确提出"加强护理专业人才培养,构建理论、实践教学与临床护理实际有效衔接的课程体系,加快建设高水平'双师型'护理教师队伍,提升学生的评判性思维和临床实践能力。"为更好地适应新时期医学教育改革发展要求,培养能够满足人民健康需求的高素质护理人才,在"十四五"期间做好护理学类专业教材的顶层设计和规划出版工作,人民卫生出版社成立了第五届全国高等学校护理学类专业教材评审委员会。人民卫生出版社在国家卫生健康委员会、教育部等的领导下,在教育部高等学校护理学类专业教学指导委员会的指导和参与下,在第六轮规划教材建设的基础上,经过深入调研和充分论证,全面启动第七轮规划教材的修订工作,并明确了在对原有教材品种优化的基础上,新增《护理临床综合思维训练》《护理信息学》《护理学专业创新创业与就业指导》等教材,在新医科背景下,更好地服务于护理教育事业和护理专业人才培养。

　　根据教育部《关于加快建设高水平本科教育 全面提高人才培养能力的意见》等文件要求以及人民卫生出版社对本轮教材的规划,第五届全国高等学校护理学类专业教材评审委员会确定本轮教材修订的指导思想为:立足立德树人,渗透课程思政理念;紧扣培养目标,建设护理"干细胞"教材;突出新时代护理教育理念,服务护理人才培养;深化融合理念,打造新时代融合教材。

　　本轮教材的编写原则如下:

　　1. 坚持"三基五性"　教材编写坚持"三基五性"的原则。"三基":基本知识、基本理论、基本技能;"五性":思想性、科学性、先进性、启发性、适用性。

　　2. 体现专业特色　护理学类专业特色体现在专业思想、专业知识、专业工作方法和技能上。教材编写体现对"人"的整体护理观,体现"以病人为中心"的优质护理指导思想,并在教材中加强对学生人文素质的培养,引领学生将预防疾病、解除病痛和维护群众健康作为自己的职业责任。

　　3. 把握传承与创新　修订教材在对原有教材的体系、编写体裁及优点进行继承的同时,结合上一轮教材调研的反馈意见,进一步修订和完善,并紧随学科发展,及时更新已有定论的新知识及实践发展成果,使教材更加贴近实际教学需求。同时,对于新增教材,能体现教育教学改革的先进理念,满足新时代护理人才培养在知识结构更新和综合能力提升等方面的需求。

　　4. 强调整体优化　教材的编写在保证单本教材的系统和全面的同时,更强调全套教材的体系性和整体性。各教材之间有序衔接、有机联系,注重多学科内容的融合,避免遗漏和不必要的重复。

5. 结合理论与实践　针对护理学科实践性强的特点,教材在强调理论知识的同时注重对实践应用的思考,通过引入案例与问题的编写形式,强化理论知识与护理实践的联系,利于培养学生应用知识、分析问题、解决问题的综合能力。

6. 推进融合创新　全套教材均为融合教材,通过扫描二维码形式,获取丰富的数字内容,增强教材的纸数融合性,增强线上与线下学习的联动性,增强教材育人育才的效果,打造具有新时代特色的本科护理学类专业融合教材。

全套教材共 59 种,均为国家卫生健康委员会"十四五"规划教材。

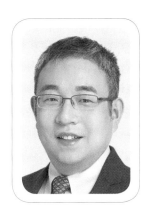

刘楠,医学博士,主任医师,硕士生导师。北京大学第三医院康复医学科副主任,骨质疏松和骨代谢疾病中心副主任,科研管理委员会青年委员。加拿大不列颠哥伦比亚大学访问助理教授,ICORD 脊髓损伤研究所合作研究员,WHO 脊髓损伤康复干预措施制定小组成员。

从事康复医学临床工作 10 余年,擅长脊髓损伤康复评定与治疗、脊柱及四肢骨关节疾病的非手术治疗、骨质疏松症的诊断与治疗、骨科及运动损伤术后康复评定与治疗。以第一作者或通讯作者发表论文 18 篇,其中 SCI 收录论文 15 篇。主译著作 13 部,参译 3 部,参编 2 部。主持国家自然科学基金项目、中华医学会医学教育分会教学课题等多项国家级、省部级项目。*Spinal Cord* 杂志编委,多种国内外知名学术期刊审稿专家。

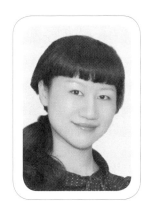

李卡,主任护师,博士生导师,四川大学华西护理学院院长,四川省天府 QC计划"科技创新领军人才"。国务院学位委员会全国医学专业学位研究生教指委委员、国家卫生健康标准委员会老年健康标准委员会委员、中国医药教育协会加速康复外科护理专业委员会主任委员、中华护理学会外科专委会副主任委员、*health expectation* 等 5 部 SCI、*Medline*、北大核心期刊编委。

从事快速康复护理研究,主持国家自然科学基金等国家级、省部级项目 10 余项;第一作者或通讯作者发表论文 150 余篇,其中 SCI 30 余篇;主编、副主编国家级教材、指南等 20 余部;牵头完成的"加速康复外科围术期护理关键技术的研究与临床应用"等奖项获"四川省科技进步奖一等奖""四川省科技进步奖三等奖""中华护理学会科技进步奖二等奖"。

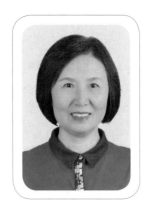

马素慧,教授,主任医师,硕士研究生导师,河北省教学名师,华北理工大学教学名师。河北省老年医学会理事,河北省老年医学会心理专业委员会常委,唐山市康复医疗质量控制中心专家。

主要研究方向为神经康复和康复护理,主持省部级课题 6 项,参与国家、省部级科研课题 5 项;获省市级科技进步奖 12 项;获河北省高等教育教学成果二等奖 3 项、三等奖 1 项;河北省线上线下混合式一流课程神经康复学负责人;发表科技及教改论文 60 余篇,主编、副主编教材 9 部。已经获得授权的国家发明与实用新型专利 13 项。

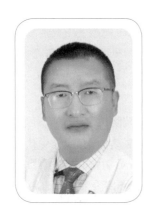

刘邦忠,副主任医师,复旦大学附属中山医院康复医学科副主任,疼痛康复亚专科主任,上海市中西医结合康复医学研究所副所长。中国医师协会康复医师分会委员,中国康复医学会运动疗法专业委员会委员,中国研究型医院协会冲击波疗法分会常委,上海市康复医学会常务理事。

主要从事骨科术后康复及颈肩腰腿痛的康复诊治。在国内外杂志发表论文 40 余篇,参编规划教材《康复护理学》第 3、4 版,参编《康复医学》等多部专著。

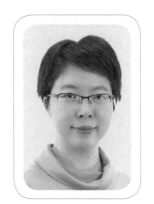

李琨,博士,副教授,博士研究生导师。中山大学护理学院内科护理学教研室主任,广东省康复医学会康复护理分会副会长。

主要研究方向为康复护理、护理教育。主持国家自然科学基金、广东省自然科学基金、广东省医学科学基金、美国中华医学基金会课题多项,以第一作者或通讯作者在国内外核心期刊发表论文 30 余篇,参与了规划教材《康复护理学》等多部教材及专著的编写。国家级线上一流本科课程"健康评估"负责人。

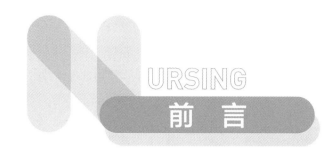

  2021年是国家实施"十四五"规划的开局之年,新发布的《中华人民共和国国民经济和社会发展第十四个五年规划和2035年远景目标纲要》中明确提出要提升健康教育、慢病管理和残疾康复服务质量,重视精神卫生和心理健康。此前,国家卫生健康委员会联合多个部委起草的《关于促进护理服务业改革与发展的指导意见》中,将康复护理专业人员作为急需紧缺人才,提出要加快推进此类人才的培养。同时指导意见中强调逐步推进延续性护理服务,对上级医院诊断明确、病情稳定的术后康复病人、慢性病病人、晚期肿瘤病人以及失能失智、完全不能自理的老年病人及残疾人等,接续性医疗机构和基层医疗机构要积极提供接续性护理服务。支持护理院、护理中心以及基层医疗机构为长期卧床、晚期肿瘤病人,以及行动不便的老年人、残疾人和其他适合在家庭条件下进行医疗护理的人群等提供日间照护、家庭病床和居家护理等服务。目前,我国正处于人口老龄化快速发展阶段。国家卫生健康委员会等八部门联合印发的《关于建立完善老年健康服务体系的指导意见》中也指出,应加强康复和护理服务,充分发挥康复医疗在老年医疗服务中的作用,为老年病人提供早期、系统、专业、连续的康复医疗服务,建立完善以机构为支撑、社区为依托、居家为基础的老年护理服务网络。因此,在全面推进健康中国建设的进程中,对加强高等院校护理人才康复护理相关内容的教学提出了更高的要求。正是在这一背景下,《康复护理学》第5版与大家见面了!

  第5版秉承了第4版的编写思路和风格。在保留上一版教材经典知识体系的前提下,根据近年来康复护理学理论和实践的研究进展对教材中的相应内容进行更新。顺应加速康复外科的发展趋势,在本版中增加了加速康复外科护理理论与实践的相关章节。同时,将上一版中的康复功能评定与康复护理评定章节合并为一个章节,以此将康复评定作为整体呈现给读者。第5版教材的编写团队,既有国内高等院校护理学院及康复学院的教师,又有高等院校附属医院康复医学科的临床医疗护理专家,他们丰富的康复护理实践和临床带教经验,使得第5版内容更加具有实用性和可操作性。第5版教材继续保留了配套教材及数字内容,既可丰富教师的教学素材,也可使学生能够更全面、更轻松地掌握所学习的内容。

　　正如本书第 4 版前言指出的那样,康复医学全面提速发展的同时也推动了康复护理事业的发展,使得康复和护理更加紧密地融合。这也不断为《康复护理学》的编写提出了新的要求,对第 5 版教材中存在的不足之处,欢迎广大师生在使用过程中及时反馈。

刘　楠　李　卡

2022 年 4 月

目 录

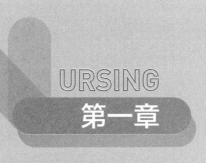

NURSING
第一章

概　　论

01章　数字内容

--- 学 习 目 标 ---

知识目标:

1. 掌握健康、亚健康和疾病的概念及区别,国际残损、残疾和残障分类与国际功能、残疾和健康分类的联系与区别。

2. 掌握康复护理的原则及康复护理的内容,康复护理程序包含的内容及护理问题的排序原则。

3. 熟悉康复、医学康复、康复医学的异同点,康复护理学的概念、康复护士的角色。

4. 熟悉加速康复外科护理包含的主要措施及护士在加速康复外科中发挥的作用。

5. 了解护理评估的内容及护理评价的方法。

能力目标:

1. 能根据病人情况对病人实施正确的康复护理模式。

2. 能采用正确的评估方法,对病人进行正确、全面的评估,并制订合适的护理重点排序计划。

3. 能采用正确的护理评价方法对护理措施的有效性进行评价。

素质目标:

1. 明确康复护理的工作内涵与原则。

2. 培养按照康复护理程序对病人进行有效护理的意识。

第一节　康复与康复医学

一、健康与亚健康

(一) 健康的不同状态

健康、亚健康、疾病是人体健康的不同状态。世界卫生组织(World Health Organization,WHO)认为人类的健康可以根据其所处的功能分为以下三种状态:

1. **健康**　1946 年世界卫生大会通过的 WHO 宪章中对健康的定义是:"健康不仅是疾病或羸弱的消除,而且是身体、精神和社会生活的完美状态。即一个人是否健康不仅仅是看其是否有病,还应包括心理是否健康和是否能适应社会。身体无病只是健康的最基本条件,心理健康是人生一切的保证,而适应社会是个体健康的和谐体现。

2. **亚健康**　是身体处于健康和疾病之间的一种临界状态,一般是指机体无明显的临床症状和体征,或者有病症感觉而临床检查找不出证据,但已有潜在的发病倾向,各种适应能力不同程度减退,处于一种机体结构退化、生理功能减退以及心理失衡的状态。亚健康状态如果处理得当,则身体可向健康状态转化;反之,则容易患上各种疾病。

3. **疾病**　是指个体不能发挥正常的生理、心理和社会功能,表现出相对固定的临床表现(如症状和体征)。

(二) 现代社会的健康标准

WHO 将现代社会人体健康的标准分为生物学和心理学两类,共有 10 条。

1. **生物学类**　包括生理和形态等 6 个方面:①有良好的抗病体质,对一般感冒和传染病有抵抗能力;②体重符合标准,身体匀称,站立时身体各部位协调;③眼睛明亮,反应敏捷;④头发有光泽,无头屑或头屑较少;⑤牙齿清洁,无龋齿、无疼痛,牙龈色正常无出血现象;⑥肌肉、皮肤有弹性,走路感觉轻松。

2. **心理学类**　包括精力、睡眠、性格、应变能力等 4 个方面。①有足够充沛的精力,能够从容不迫地应付日常生活和工作的压力而不感到过分紧张;②善于休息,能保持良好的睡眠质量;③处事乐观,态度积极;严于律己,宽以待人;④有较强的应变能力,能够较好地适应不同环境及其发生的各种变化。

(三) 亚健康的鉴别

1. **亚健康与亚临床的区别**　亚健康有主观临床表现但缺乏客观检查证据,如亚健康状态者经常有头痛、头晕和胸闷不适的主诉,但心脏血管超声及心电图检查都未能发现异常。亚临床是有客观检查证据而没有主观临床表现,如中老年人常见的颈动脉硬化,颈动脉超声检查发现有比较明显的颈动脉内膜增厚,甚至有斑块形成,但个体没有临床表现。

2. **亚健康与慢性疲劳综合征的区别**　亚健康至今还没有统一的诊断标准,而国际上已经建立了慢性疲劳综合征的诊断标准。通过积极有效的干预,30% 的慢性疲劳综合征病人可以恢复健康状态。

> ### 知 识 链 接
>
> #### 秒杀亚健康,重塑健康人生
>
> 　　小李是某大报社的编辑,23 岁大学新闻专业毕业后就来到省城上班,工作勤奋、努力,为了第一时间获得有价值的新闻,经常跑一线收集热点新闻,回来后加班加点赶稿件,生活完全没有规律。不过,最近几个月,小李发现自己常常忘记一些重要的事情或不记得东西放在哪里,或无缘

无故出现心情烦躁。刚开始小李以为是工作累，休息不好，未加注意，但最近几个星期这些症状加重，以至于工作效率大不如从前了。于是，小李先后去了几家医院，看了神经内科、妇科、中医科，查了血，做了脑电图及头颅MRI，最后连PET都做了。报告都说正常，什么问题都没有查出来。医生说是工作太累、心理紧张所致，吃点药调理一下就可以了。结果从来不吃药的她一下子掉到药罐子里面了，吃完西药，又吃中药，既增加了经济开支又占用了不少时间和精力，令小李特别沮丧。

分析点评：小李表现出来的是一种典型的亚健康，主观症状重，客观证据少。目前许多白领阶层都会不同程度地出现这些。单纯中西药物治疗很难从根本上解决问题。

治疗方案：改善亚健康，避免或延缓亚健康发展为亚临床需要综合预防与康复。第一，要调整生活方式，尽可能做到起居有规律，避免经常熬夜；第二，要学会自我减负、减压。人的精力有限，要量力而行；目标要现实，压力不要太大，所谓知足者常乐。第三，保持心情舒畅，学会自我调节，自娱自乐。第四，适时参加一些适合自身特点的娱乐活动和体育锻炼，保持良好的体魄。

二、康复及其内涵

1. 康复概念　康复（rehabilitation）是当个体由于衰老或健康状况（包括慢性疾病或失调、损伤或创伤）正在经历或可能经历日常功能受限时所需要的医疗护理。功能受限的实例包括思考、看、听、沟通、移动、人际关系或工作上的障碍。最早的定义是在1969年由WHO康复专家委员会提出，是指"综合协调地应用医学、社会、教育、职业以及其他措施，对功能障碍者进行训练或再训练，以提高其活动能力。"目前对康复的定义是指综合协调地应用各种措施，消除或减轻病伤残对个体身、心、社会功能的影响，使个体在生理、心理和社会功能方面达到或保持最佳状态，从而改变功能障碍者的生活，增强其自理能力，使其重返社会，提高生活质量。有些病伤残对个体的病理变化无法彻底消除，功能无法完全恢复，但经过康复后，个体仍然可以带着某些功能障碍过着有意义的生活，从而达到个体的最佳生活状态。2017年，WHO启动了"2030年康复倡议"，呼吁各利益攸关方采取一致和协调的全球行动，以扩大康复服务。

2. 康复对象　包括功能障碍者、老年人群和亚健康人群。"病"是指各种先天性和后天性疾病；"伤"是指各类战争伤、工伤以及其他各类突发事件引起的损伤，如地震、交通事故等；"残"是指各类先天和后天因素导致的残疾者。根据全国第二次残疾人抽样调查结果，我国残疾人总数为8 296万，占人口总数的6.34%，涉及至少2.6亿家庭人口。其中近6 000万需要康复，占残疾人总数72.28%。在现代社会，康复对象还应该包括老年人和处于亚健康状态的群体。因此，康复对象人数众多。在全球范围内，1/3人口的健康状况将得益于康复。这些需求贯穿整个生命周期，从患有先天性疾病和智力缺陷的儿童，到因意外和战争造成的伤害而造成身体缺陷的年轻人，再到患有慢性疾病或衰老相关障碍的老年人。随着人口继续老龄化，以及世界各地患有慢性疾病的人数继续增加，这些康复需求在未来几年只会进一步增加。最新的研究表明，2019年全球有24.1亿人有可能从康复中获益。从1990年到2019年，这一数字增加了63%。从区域来看，西太平洋地区对康复服务的需求最大（6.1亿人）。最常见的疾病领域分别为肌肉骨骼疾病（11.71亿人）、感觉障碍疾病（6.77亿人）和神经系统疾病（2.55亿人）。肌肉骨骼疾病中最常见的是腰痛，而神经系统疾病中最常见的是脑卒中。

3. 康复范畴　是指综合协调地应用各种措施，包括医学、社会、教育、职业等方面，这一概念的提出和框架的形成奠定了医学（医疗）康复、社会康复、教育康复、职业康复的基础。显然，这里的康复范畴是一个大康复的概念。

（1）医学康复（medical rehabilitation）：又称为医疗康复，是指通过医学或医疗的手段来解决病伤残者的功能障碍，或者说是通过医学的手段来达到康复的目的。医学康复涵盖了整个医学范畴，但着重

Note:

于临床医学。因此,临床上手术或非手术的方法均属于医学康复的范畴,两者最大的区别在于临床医学更多地关注救命治病,医学康复更多地关注救治后的对象如何改善其功能。

(2) 康复工程(rehabilitation engineering):是指利用或借助于工程学的原理和手段,将现代科技的技术和产品转化为有助于改善功能障碍者功能的具体服务。例如,截瘫病人的下肢行走训练器,截肢术后的人工假体(肌电手或假肢)及喉癌切除后的人工喉等。

(3) 教育康复(educational rehabilitation):是指对适龄病伤残儿童实施文化教育,可以在普通学校中开设特殊教育班或成立专门招收残疾儿童的学校,如聋哑学校。

(4) 职业康复(vocational rehabilitation):对成年残疾人或成年后致残的功能障碍者,通过职业评定后,根据其实际功能及其残留的能力实施针对性训练,使其掌握一种或几种实用性的技能,并帮助其谋求职业、自食其力,为家庭和社会奉献微薄之力,成为有用之才。

(5) 社会康复(social rehabilitation):是从社会学或宏观上对病伤残者实施康复,如国家对残疾人的权利和福利通过立法的方式予以保障。

4. 康复目的　是使个体在生理、心理和社会功能方面达到或保持一种最佳状态。虽然现代医学不可能解决所有病伤残对个体的不利影响,有些无法彻底消除或完全恢复,但经过积极的康复后,个体仍然可以带着某些功能障碍而过着有意义的生活,达到"与病伤残共存"的状态。

三、康复医学

(一) 概念与对象

1. 定义　康复医学(rehabilitation medicine)源自医学康复(medical rehabilitation),是临床医学的一个重要分支。虽然临床上常将康复医学简称为康复,但两者不能等同。从学术上看,康复是一个事业,医学康复是一个领域,而康复医学是一个具体的专业或专科。简言之,康复医学是以研究功能障碍的预防、评定和治疗为主要任务,以改善躯体功能、提高生活自理能力、改善生活质量为目的的一个医学专科。原卫生部将康复医学科与内科、外科、妇产科、儿科、急诊科等临床学科并列为二级学科(临床医学为一级学科),可见其在临床学科中的影响力。

2. 对象　随着社会的发展和医疗技术水平的提高,死亡率降低,康复对象增多。

(1) 各种原因引起的功能障碍者:如躯体、内脏、精神、心理等方面。

(2) 老年人群:我国 60 岁以上的老年人已超过全国人口的 10%,2019 年末中国 60 岁及以上的老年人口数达到 2.54 亿,占总人口比例 18.1%,65 岁及以上老年人口达到 1.76 亿人,占总人口的12.6%。根据测算,2025 年"十四五"规划完成时,65 岁及以上的老年人将超过 2.1 亿,占总人口的约15%;2035 年和 2050 年时,中国 65 岁及以上的老年人将达到 3.1 亿和接近 3.8 亿,占总人口比例则分别达到 22.3% 和 27.9%。60% 的老年人患有多种老年病或慢性病,迫切需要进行康复,因而近年来老年康复问题越来越突出。

(3) 亚健康状态者:例如,不明原因的体力疲劳、性功能下降和月经周期紊乱;不明原因的情感障碍、焦虑或神经质;以及对工作、生活、学习等环境难以适应,人际关系难以协调。亚健康状态如果处理得当,则可向健康状态转化;反之则易患上各种疾病。

(二) 康复医学内容

康复医学包括康复预防、康复评定和康复治疗。

1. 康复预防　主要是与原发病患没有直接关系的继发性功能障碍。例如,一位车祸导致左小腿(膝下)截肢的病人,因术后没有及时康复,出现了左大腿肌肉萎缩、左侧髋关节活动受限,甚至出现了右侧下肢的肌肉萎缩和关节活动受限;一位左侧大脑半球脑出血病人,因发病后没有及时活动,导致了肺部感染和深静脉血栓形成;这些都与康复预防有关。

2. 康复评定　是在临床检查的基础上,对功能障碍病人的功能状况及其水平进行评价,并解释结果的过程。因此,又称之为功能评定。包括①躯体功能:人体发育、姿势、关节活动、肌张力、肌肉力量、平衡和协调、步行功能、心肺功能等;②认知功能:注意力、记忆力、逻辑思维、计算力、时间和空间的定向力等;③言语(交流)功能:口语、手语、书面语、身体语言、书写功能等;④心理功能:包括行为、智力、人格、情绪等;⑤社会功能:社会交流、人际交流、组织和策划能力等。

3. 康复治疗　常用的有以下几个方面:

(1) 物理治疗(physical therapy,PT):通过主动和被动的方式,利用个体自身的肌肉收缩和关节活动,并借助于各种物理因子(如电、光、声、磁、冷、热、水、力等)来治疗疾病,恢复与重建功能的治疗方法,是康复治疗的主要手段之一。

(2) 作业治疗(occupational therapy,OT):通过针对性的作业活动(activity/task)治疗躯体和精神疾患,改善个体功能,使病人的功能在日常生活的各个方面均能达到最佳水平。

(3) 言语语言治疗(speech therapy,ST):通过各种训练,使病人可以借助于口语、书面语言、手势语来传达个人的思想、感情、意见,实现个体之间最大能力交流的治疗。

(4) 心理辅导与治疗(psychological therapy,PST):由专业人员运用心理治疗的理论和技术,帮助病人消除或缓解心理问题,促进其人格向健康、协调方向发展。

(5) 中国传统治疗(traditional Chinese medicine,TCM):包括针灸、中药、中医手法治疗、传统的保健方法如太极拳等。

(6) 康复护理(rehabilitation nursing,RN):是随着康复医学的发展而逐渐发展起来的专科护理技术,是康复医学的重要组成部分,具体介绍见本章第三节。

(7) 其他:如文体治疗(recreation therapy,RT)、康复工程(rehabilitation engineering,RE)、社会服务(social service,SS)等。

(三) 康复医学与临床医学关系

临床医学是康复医学的"源头"。没有临床医学就没有康复医学,临床医学的发展直接影响康复医学的生存与发展。康复医学是临床医学的延续。临床医学是救命治病,稳定病情;康复医学则是改善功能,提高生活自理能力,提高生活质量。例如,一位上肢骨折的病人,骨科通过复位、固定,使骨折愈合;康复医学科通过各种功能训练,最大限度地恢复或改善了上肢功能。一位脑卒中病人,急诊科或神经内、外科通过早期的急救,挽救了生命,康复医学科通过早期介入,实施综合康复治疗,恢复了病人的行走和上肢功能,使病人生活自理,生活质量改善。

(刘　楠)

思 考 题

1. 简述健康、亚健康和疾病的概念及区别。
2. 列举康复、医学康复、康复医学的异同点。
3. 阐述康复医学与临床医学的关系。

第二节　康复医学服务及工作方式

一、服务方式

康复医学的服务方式根据所能提供服务的层次分为医疗机构内康复(institution-based rehabilitation,IBR)和社区康复(community-based rehabilitation,CBR)。

1. 医疗机构内康复　包括综合医院中的康复医学科(部)、康复门诊、康复医院(中心)等。优点是有经过正规培训的各类专业人员(如物理治疗师、作业治疗师、言语治疗师等),有比较高的专业技术水平和比较完善的康复治疗设备,可以在发现或疑似功能障碍的早期进行介入康复治疗或给予预

Note:

防性康复治疗,同时能解决功能障碍者不同时期的各种康复问题。不足之处是病伤者必须到医疗机构内方能接受康复服务,因此,此种康复医学服务的对象相对有限。

2. 社区康复 是使所有功能障碍者得到康复治疗、具有平等的机会和达到社会一体化的有效保障。优点是依靠社区资源(人、财、物、技术)为本社区功能障碍者开展就地康复服务,强调发动社区、家庭和功能障碍者参与,以医疗、教育、社会、职业等全面康复为目标。不足之处是专业人员不够全面、治疗技术受到限制、设备往往比较简单。因此,社区康复一定要有良好的转诊(送)系统,一些康复技术由上级医疗机构下传,而一些难以在社区解决的困难问题,又必须向上级医疗机构转送。这种上下转介系统,是建立"医院 - 社区 - 家庭"一体化康复网络体系的重要保证。

二、工作方式

康复医学的工作方式是以康复治疗组(team)的形式来运作。

1. 组成 康复治疗组包括 3 类医务人员,即:康复医师(physiatrist)、康复护士(rehabilitation nurse, RN)及不同专业方向的康复治疗师(therapist)。康复医师负责病人在康复治疗中的评定和治疗方案的制订以及治疗组内各部门之间的协调;康复护士负责病人与康复护理有关的治疗;康复治疗师在康复医师的指导下负责具体康复治疗方案的制订和实施。由于康复治疗的种类比较多,亚专业逐渐成熟,因此,康复治疗师又分为物理治疗师(physiotherapist,PT)、作业治疗师(occupational therapist,OT)、言语治疗师(speech therapist,ST)、矫形师(orthotist)、心理治疗师(psychologist)、文体治疗师(recreational therapist,RT)、职业咨询师(vocational counselor)、社会工作者(social worker)和营养师(nutritionist)等。

2. 运作 接诊康复对象后,康复医师首先进行全面、系统的评价,了解康复对象是否存在功能障碍方面的问题,如果有,则需了解其对功能影响的范围和程度,是否需要给予具体的康复治疗,以及康复治疗的目的和目标;随后,康复医师根据评价结果将病人转介给相关的康复治疗师(内部转诊)。康复治疗师根据医生的检查和评估意见,完成具体的评定、制订具体的治疗方案并实施治疗。治疗前、中和结束前,康复医师会召集康复护士、治疗师举行治疗组协调会(team work),由负责康复对象的具体医师、护士、治疗师分别汇报康复对象的评定结果或治疗情况,并提出下一阶段的治疗目标。如此循环,完成康复对象的治疗过程。康复治疗组的运作是以康复评定开始,又以康复评定结束。没有康复评定的运作方式不是一种有效的运作方式。

三、社区康复

(一) 概念

社区康复(community-based rehabilitation,CBR)是 1976 年 WHO 提出的一种全新、有效、经济的康复服务途径。社区是指具有某种互动关系和共同文化维系力的人类生活群体及其活动区域,是人类生活的基本场所,是社会空间与地理空间的结合。社区的构成有 4 个要素,即社区的地域、人口、文化和社会活动。社区康复是指在社区内为康复对象提供康复服务。康复对象是指居住在社区内的所有功能障碍者、老年人及亚健康群体。

社区康复的目标是使功能障碍者的身心功能得到改善,日常生活活动能够自理,积极参与社区活动;能享受与健康人均等的机会;使功能障碍者能融入社会,不受歧视、孤立和隔离,并能得到必要的方便条件和支持以参加社会生活;最终提高功能障碍者的生活质量。

(二) 社区康复内容

1. 提供功能障碍的预防宣教

(1) 普及残疾预防知识:依靠社区力量,落实各项有关残疾预防的措施,如做好优生优育工作,对适龄儿童预防接种,开展环境卫生、营养卫生、精神卫生、保健咨询、安全防护、卫生宣传教育等工作。以上工作一般都要与卫生院、社区医院的初级卫生保健工作结合进行。

(2) 统计残疾数据:依靠社区力量,开展社区内残疾调查并做好统计,为制订残疾预防和康复计划提供资料。开展康复咨询活动,发放普及读物,传授残疾预防知识和康复训练方法,增强残疾预防和康复的自我意识和群体意识。

2. 提供非医疗康复服务

(1) 教育康复:帮助残疾儿童解决上学问题,或组织社区内残疾儿童的特殊教育学习班。

(2) 职业康复:对还有一定劳动能力和就业潜力的青壮年病残者,提供就业咨询和辅导,进行就业前评估和训练,对个别病残者,指导自谋生计的方法。

(3) 社会康复:建设和维护社区无障碍环境,组织病残者与健康者共同参与的社会活动,以及病残者自己的文体活动。

3. 提供各种康复服务

(1) 康复咨询:主要为社区内的康复对象提供有关的功能评定、康复治疗、康复护理、家庭康复病床服务等,帮助功能障碍者树立康复信心,积极配合康复治疗。

(2) 康复治疗:在家庭和/或社区康复站,对需要进行康复治疗的对象制订具体的康复计划,实施必要的、可行的具体康复治疗方案,并评估康复治疗的效果。

(3) 协助与上级医院的转介服务:对经过医疗机构内康复、病情稳定的康复对象,及时向社区转介,在社区内接受进一步或后续的康复治疗;另一方面,某些在社区康复中难以解决的问题或经过社区康复治疗效果不理想的对象,适时向上级医院康复医学科或康复医院转诊。转介服务是社区康复可持续发展的保障,没有由上向下的转介服务,社区康复难以生存,缺乏由下向上的转介服务,社区康复也难以发展。此外,有些需要政府和社会共同帮助解决的非医疗问题,如就业、劳动、教育、养老等,则需要横向转介。

(4) 提供慢性病独立生活指导:协助功能障碍者组织诸如"独立生活互助中心""脑卒中康复之家"或"糖尿病之友"等服务,提供有关独立生活的咨询和服务,如有关经济、法律、权益的咨询和维护,有关病伤残者用品用具的购置、使用和维修服务,独立生活技能咨询和指导等。

四、残疾的发生及其预防

1. 残疾的概念　残疾(disability)是一个比较模糊的概念,广义的残疾包括残损、残疾和残障。

(1) 残损(impairment):发生在器官水平上的残疾。是指心理上、生理上、解剖结构上或功能上的任何丧失或异常。如骨骼残损(姿势、体格、运动)、言语残损、听力残损、视力残损等。残损不是疾病,而是疾病的后果。

(2) 残疾(disability):发生在个体水平上的残疾。是指由于残损导致机体的功能障碍,以至于个体不同程度地丧失正常生活、工作和学习的一种状态。

(3) 残障(handicap):发生在社会水平的残疾。是指由于残损或残疾限制或阻碍了个体发挥正常的(按年龄、性别、社会、文化等因素)社会作用,不但个人生活不能自理,而且影响到不能参加社会生活、学习和工作的一种状态。

2. 残疾的发生率　2011 年 WHO 发布《世界残疾报告》(World Report on Disability),指出全球超过 10 亿人或 15% 的世界人口带有某种形式的残疾而生存。随着现代社会工业化进程的发展,发达国家由于脑血管疾病、交通意外等原因造成的残疾人数也在不断地增加,因此,不论对于哪个国家而言,残疾问题都是摆在各国政府面前的一项重要议题。新中国成立以来开展过两次大规模的残疾人抽样调查。1987 年第一次调查残疾人数为 5 164 万,占全国总人口的 5.49%;2006 年第二次调查残疾人数为 8 300 万,占全国总人口的 6.34%。

3. 残疾发生的原因　包括先天性因素,如遗传、妊娠等因素所致的新生儿畸形、精神发育迟滞等。后天性因素,占残疾发生的绝大多数,如外伤或创伤、个体营养状况、药物或毒物中毒,以及与社会发展有关的心理因素、人口老龄化等。WHO 的《世界残疾报告》指出,残疾人数量持续增长的原因,一是与人口老龄化密切相关,二是与残疾有关的慢性疾病状况增加有关,如糖尿病、心血管疾病和精神疾病。

4. **残疾分类** 包括 ICIDH 分类和 ICF 分类系统。

(1) ICIDH 分类:《国际残损、残疾和残障分类》(International Classification of Impairment, Disability & Handicap, ICIDH)是 1980 年由 WHO 颁布,该分类方法将残疾分为残损、残疾、残障 3 个水平,相互之间可以转化(图 1-1)。以先天性心脏病为例,房间隔或室间隔的缺损属于器官水平的残损,如果及时手术治疗修补了缺损,心脏功能没有受到影响,则残损不可能发展。如果没有及时治疗,随着个体的发育可能会影响到心脏的功能(如心肌收缩减弱,心排血量降低等),个体的活动受到限制,从而由残损发展为个体水平的残疾。如果心功能的影响进一步加大,病人日常活动受到进一步限制,不能参与社区活动,则会进一步发展为残障。

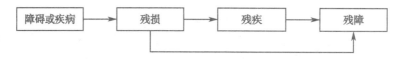

图 1-1 国际残损、残疾和残障分类(ICIDH)模式图

(2) ICF 分类:《国际功能、残疾和健康分类》(International Classification of Functioning, Disability and Health, ICF)是 2001 年第 54 届世界卫生大会通过的新标准(图 1-2)。

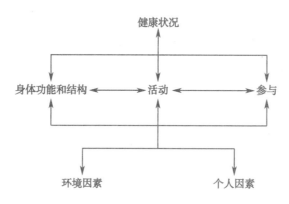

图 1-2 国际功能、残疾和健康分类(ICF)模式图

ICIDH 与 ICF 的最大区别在于 ICIDH 使医学从传统的生物 - 医学模式("病因→病理→表现")发展为现代医学模式(关注功能对个体的影响),但各个项目之间的关系是单向的、平面式的模式;而在 ICF 中各个项目之间的关系是双向的,相互关联的立体化模式。ICF 强调了功能 - 障碍之间的双向变化,即通过评定身体功能和结构来反映器官损伤,通过评定活动与活动限制来反映残疾,通过评定参与和参与受限来反映残障;同时强调了情景因素即影响健康的环境因素(environmental factor)和个体因素(personal factor)的作用;此外,ICF 的用语属于中性(不含歧视性用语),容易为专业和非专业人员所接受,可以作为一种普适性的评定工具,是未来功能、残疾分类的研究热点。

(3) 我国残疾分类:1987 年我国第一次残疾人抽样调查时采取的是五类残疾分级,包括视力残疾、听力语言残疾、智力残疾、肢体残疾、精神残疾;1995 年将听力语言分为听力残疾和语言残疾,修订成为六类残疾。这些残疾标准主要是依据残疾部位对残疾进行分类,并依据残疾对功能影响的严重程度进行分级。

5. **残疾预防** 预防重于治疗。残疾的预防分为 3 级。

(1) 一级预防:是指在残疾发生前采取各种措施,预防残疾的发生。有效的一级预防可以预防75% 的残疾发生。包括预防先天性残疾和各类疾病的发生、预防致残性外伤等。

（2）二级预防：是指在功能障碍出现后,采用积极有效措施,预防功能障碍由残损发展到狭义的残疾,影响生活自理能力。二级预防是在残损发生后所采取的预防,只有 25% 的预防作用。包括定期发现疾病、早期医疗干预、早期康复治疗等。

（3）三级预防：是指在残疾出现后,采取积极有效措施(如替代或适应),预防残疾发展为残障,最大限度地改善病人的生活自理能力和生活质量。包括康复功能训练、代偿或替代、康复咨询等。

（刘　楠）

思 考 题

请阐述 ICIDH 与 ICF 的联系与区别。

第三节　康复护理学概述

一、康复护理学的概念

1. **定义**　康复护理学(rehabilitation nursing,RN)是研究伤病者与伤残者身体与精神康复的护理理论、知识、技能的科学。护士在康复计划的实施过程中以康复的整体医疗计划为依据,配合康复医师和治疗师等康复专业人员,对康复对象进行基础护理和实施各种康复护理专业技术,以预防继发性残疾,减轻残疾的影响,达到最大限度地功能改善和重返社会的目的。

2. **对象**　凡是需要接受康复的病人就是康复护理的对象。

3. **目的**　减轻病人功能障碍的程度,尽可能促进或改善各方面的功能,预防或改善继发性的功能障碍,最大限度地提高或恢复生活自理能力,重返家庭,回归社会,最终提高其生存质量。

二、康复护理的内容

康复护理是为了适应康复治疗的需要,从基础护理中发展起来的一门专科护理技术。因此,护理内容既要体现基础护理的内涵,又要突出康复护理的特色。

1. **康复护理中的基础护理**　基础护理是康复护理的基石。因此,康复护理必须体现基础护理的内容。如对病人进行基础护理中的一般评估(如体温、脉搏、血压、压力性损伤等);观察病人的病情并做好相应的记录;执行康复医生开出的相关临床诊疗的医嘱(如完成各类检查,给予必要的药物治疗等);完成基础护理中的健康教育(如合理饮食、出院后按时随诊)等。

2. **常用的康复治疗和护理技术**　在基础护理的基础上,康复护理必须突出康复的专科特色,即紧密围绕改善或提高功能这一核心实施专科护理。没有康复特色的护理不能称之为康复护理。康复治疗和护理技术包括两大类:一类是作为康复护士需要了解的、与康复密切相关的康复治疗技术,例如物理治疗、作业治疗、言语治疗、康复工程、传统疗法等;一类是作为康复护士需要掌握的技术,例如体位的摆放、呼吸训练与排痰、吞咽训练、肠道与膀胱护理、皮肤护理以及心理护理等。具体介绍见本书第四章、第五章。

三、康复护理中的康复特色

1. **预防继发性功能障碍**　继发性功能障碍是指病人患病伤残后,由于没有得到康复治疗或适宜的康复护理所导致的功能障碍。例如,脑卒中后病人由于体位摆放不正确导致偏瘫侧肢体的痉挛、足下垂等;长期卧床病人由于得不到及时翻身和正确体位摆放而出现的压力性损伤、肺部感染、深静脉血栓形成、肢体挛缩等;脊髓损伤后病人大小便控制障碍,由于得不到正确的饮水和排尿功能训练,导致膀胱功能紊乱、发生泌尿系感染等。适时介入康复护理,可以有效预防继发性功能障碍。

2. 协助实施相关的康复治疗　虽然康复治疗主要是由治疗师完成,但有些适宜技术在医生或治疗师的指导下,康复护士可以积极协助或监督病人完成。这些适宜技术包括:各种疾患的正确体位摆放、在监督或指导下的体位转移和肢体的主动训练、膀胱功能再训练、接受言语治疗病人的言语交流等。

3. 给予心理支持　由于护士与病人和家属接触的时间比较长,交流的机会比较多,因此,及时给予病人心理支持,恰当解释病情和功能变化或改善情况,适时鼓励病人主动参与康复治疗,对有心理障碍的病人(如抑郁症、焦虑症等)给予适当的心理咨询,及时将病人在康复治疗过程中出现的问题转告医生和治疗师,这些都是康复护理的重要内容。

四、康复护理的实践模式

1. 康复护理的原则

(1) 预防继发性功能障碍:这是康复护理的首要原则,并应贯穿于康复护理的始终。

(2) 让病人掌握自我护理方法:这是康复护理的核心要素,只有加强自我护理才能使康复护理从传统护理中的"替代"护理转变为康复护理中的"主动"护理,体现康复护理特色。

(3) 重视心理支持:这是康复护理发挥作用的保障。只有经常鼓励病伤残者,使他们能正确面对各种功能障碍,积极参与康复治疗,才可以确保康复治疗的成效。

(4) 提倡团队协作:这是康复护理正常运作的必要环节。康复医学科与临床其他专科最大的区别是有各种治疗师参与治疗,医生、护士、治疗师组成了一个治疗团队,相互之间的协调和合作是康复治疗的可靠保障。

2. 康复护理模式

(1) 强调主动护理:传统的护理模式是一种"替代"护理,主张"我为病人提供优质服务",如帮助病人完成日常生活中的洗漱、修饰、穿衣、喂饭等功能性活动。长期以来,这种"替代护理"模式深受病人及家属的好评,但是,这样的护理模式会降低病人的能力,不利于功能恢复。而康复护理模式强调的是"主动"护理、"参与"护理、"自我"护理,即在确保康复对象安全的前提下,在护士的监督和指导下,充分发挥病人及家属主动参与的积极性,从"我为病人做"到"病人自己做",护士在必要的时间、通过必要的方式(如语言的提示或身体的接触)给予必需的帮助。这种主动或自我护理最能体现康复护理的特色。

(2) 不同时期康复护理重点:在疾病的不同时期,康复护理的重点不同。

1) 疾病的早期:此期多为疾病的急性期,病人多在 ICU、CCU、急诊以及相关的临床专科。此期康复护理的重点是及时做好各种护理观察和评定,采取积极措施预防各种继发性并发症,适时开展床边简单、有效的康复治疗。

2) 疾病的恢复期:是指疾病度过了急性期或病情稳定后的时期,此期为功能恢复的理想时期,病人及其家属参与康复的积极性比较高,期望值也比较大,是功能改善的关键时期,也是康复护理介入的好时机。此时的康复护理重点是在医生的指导下,协助治疗师积极开展各种功能训练,加强心理支持,鼓励病人主动参与,尽可能改善器官功能,提高生活自理能力,尽早回归家庭和社会。

3. 康复病房管理　康复病区和临床其他专科病区不同,入住康复医学科的病人都有程度不同的功能障碍。因此,康复医学科病区的设置必须体现无障碍设计的理念。例如:宽敞明亮,门、卫生间、病床之间的距离应足够轮椅的进出,方便病人转移;室内的地面应防滑、有弹性;病房和厕所的门应宽大,卫生间应该设置坐便器,两侧装有扶手;走廊应安装扶手,利于行走训练;病房床头、走廊、厕所、淋浴间均应安装呼叫器及地灯等,以备病人急需。

(李　卡)

思　考　题

1. 请阐述康复护理学的概念。
2. 请阐述康复护理的原则。

第四节　护士在康复治疗中的角色

一、概述

护士角色是护士应具有的与角色相适应的社会行为模式。历史上对护士角色的理解参差各异，民间形象是母亲代理人、宗教形象是修女等。现代护士是受过正规教育、有专门知识的独立实践者，健康照顾者、管理协调者、健康教育者、临床带教者及护理研究者。护士工作面向社会，以医院临床护理工作为主，主要包括基础护理、专科护理、护理管理、护理教育、护理科研、预防保健等。此外，护士在卫生保健机构中从事保健工作，在学校中从事护理教育工作以及在如老人院、护理院、康复机构、工厂和家庭等机构从事社区保健护理工作。

康复护理是康复医学中的一个重要环节。为适应职业的需要，康复护士在普通护士角色的基础上，需要对心理学、社会学、伦理学以及护理学科的新理论有充分了解，掌握康复医学的专业技能，在康复护理中充当着特定的社会角色，以丰富的知识储备来应对护理工作中遇到的各种问题，遵循正确的护理程序实施康复护理工作。

二、康复护士的角色

康复治疗由治疗组完成，治疗组包括医生、护士、治疗师，在康复治疗中，康复护士承担下列角色。

(一) 康复护理评定者

人是生物、心理、社会多因素构成的开放性有机整体，康复护理工作是以完整的人为服务对象，按照康复整体护理程序开展工作。康复护理评定作为康复整体护理的基础和制订康复护理计划的前提具有举足轻重的地位。康复护理评定包括躯体、心理与社会三方面功能的评定，康复护士应掌握日常生活活动能力、疼痛、排尿排便障碍、吞咽障碍以及心理等评定，熟悉徒手肌力评定、关节功能评定、步态分析、认知功能评定、言语功能评定、感觉功能评定的方法，基于此提出康复护理问题，制订护理计划，实施护理措施并评价，根据评价结果改进，周而复始，不断循环。

(二) 康复护理技术实施者

康复护理技术是康复护理学的重要内容，是功能障碍者恢复身心健康和功能的重要手段。康复护理技术包括压力性损伤的护理、体位护理、体位转移、膀胱护理、肠道护理、呼吸训练与排痰技术、压力疗法的护理、日常生活活动能力训练、辅助器具的使用指导、功能训练指导(关节活动度训练指导、肌力训练指导、平衡训练指导、放松训练指导、步行能力训练指导等)。康复护士还要熟练掌握常见康复疾病如神经疾病、肌肉骨骼疾病、呼吸疾病、心血管疾病、内分泌及代谢疾病的概述、主要功能障碍、康复护理评估、康复护理目标、康复护理措施及专病康复护理技术，预防相关并发症的发生，保证康复治疗顺利进行。

(三) 康复疗效及病情的观察者

护士与病人的接触机会最多，时间最长，可及时评估病人对康复的需求，及时观察病人的心理状态、功能训练的恢复进度，对康复治疗后出现的问题及时向医生及治疗师反馈以便停止或者调整治疗方案。同时，护士通过语言、态度和行为，在精神上鼓励病人。

(四) 治疗组的协调者、督促者

康复计划由康复医师、护士、治疗师共同完成，在实施康复治疗的过程中，康复护士需要根据康复对象的治疗时间协调各项工作,尤其是与护理有关的工作,如静脉用药的时间需要错开病人参与康复治疗的时间,以保证康复训练措施的落实;病人在康复治疗过程中按其伤残的需要,康复治疗组中不同人员如物理治疗师、作业治疗师、言语治疗师等,将陆续为病人提供专业性服务,但每一项治疗都有时间限制(0.5~2h),康复护士需要督促病人遵守治疗的时间安排和进度,以保证康复治疗有序安全完成。

（五）功能康复的延续者、教育者

康复治疗的时间有限,护士的工作时间可弥补康复专业治疗工作的不足。如作业治疗师对病人进行日常生活活动训练后,护士应继续执行并督促病人训练并指导病人日常生活活动;对接受言语治疗的病人护士需结合治疗用语言和非语言的方式与其沟通;物理治疗师在指导病人行走训练后,要依靠护士督导、协助病人经常练习;在残障者无法自己活动的情况下,需由护士为其做体位护理、呼吸训练等,维持关节的正常活动范围,避免萎缩和僵硬发生,而经常翻身可防止压力性损伤的发生;对截肢病人,需要护士进行残肢肌力的训练、残肢的塑性、假肢的穿戴及维护等等。同时训练家人或陪伴者,宣传康复知识,通过引导、鼓励和帮助,使他们掌握护理技巧,来协助病人完成"自我护理",为出院回归家庭准备。总之护士参与各种康复活动的实施,维持了康复活动的连续性,使康复治疗计划更加完善。

（六）病房管理者

护士在病房管理中承担管理的角色,负责病房及周围环境的管理,协调各方面之间的关系。各种设施以适应病伤残者需要为准,如门、窗、把手、洗漱设备等均应低于一般高度,以供坐轮椅者之需;病床与轮椅高度相等;厕所内设保护装置、扶手;通道应平坦、无障碍物。病房布置要安静、舒适,要鼓励病人多活动少卧床,如步行训练、小手工艺制作、乐器操作、书法绘画等;适当放宽陪伴、探视条件,便于家人学习掌握训练技能,以便出院后由家人按计划对病人进行康复训练。

（杜春萍）

思 考 题

请简述康复护士的角色。

第五节 加速康复外科护理理论与实践

一、加速康复外科发展概述

加速康复外科是一种优化的围手术期创新管理模式,旨在充分识别阻碍病人术后康复的多种因素,基于微创化手术和多学科协作,在术前、术中、术后应用一系列有循证依据的医护技术与管理策略,以减轻病人生理和心理的创伤应激反应,从而减少并发症的发生,缩短住院时间,降低再入院风险及死亡风险,同时降低住院费用。1994 年 Engelman 等提出快通道手术(fast track,FT),其最早是应用于描述心脏冠状动脉旁路移植手术快速康复的一组治疗措施。1995 年丹麦哥本哈根大学 Henrik Kehlet 教授团队将 FT 理念应用于结直肠手术。1997 年,Henrik Kehlet 教授正式提出快速康复外科(fast track surgery,FTS)理念,并成为早期的倡导者和实践者。2001 年,欧洲五个国家(丹麦、苏格兰、荷兰、瑞典、挪威)成立加速康复外科合作小组,将 FTS 逐渐更名为术后加速康复(enhanced recovery after surgery,ERAS)。2007 年黎介寿院士将加速康复外科理念引入中国,并逐渐被外科医生、麻醉医生及护理人员重视。近年来加速康复外科理念的内涵和外延不断扩展,已在结直肠外科、骨科、胸心外科、肝胆外科、妇产科等多个专业推广应用,并已发布系列加速康复外科专家共识或指南。

二、加速康复外科护理的概念

加速康复外科护理是以加速康复外科理念为核心,应用一系列优化的护理技术与方案,以减轻机体劣性应激,缩短非生理状态持续时间,维护机体内环境的相对稳定为目标,促进病人安全、早期、舒适康复。

三、加速康复外科护理的主要措施

1. 术前准备方法的改进

(1)健康宣教:针对病人年龄、认知能力、生活习惯等,采用卡片、手册、视频、动画等多样化形式向病人及家属介绍手术相关知识和加速康复计划,使病人知晓自己在此计划中所发挥的重要作用,帮助病人在术前掌握各种术后功能锻炼的方法,缓解病人及家属紧张、焦虑及恐惧情绪,获得其理解、配合。

(2)风险评估与护理:术前全面筛查病人营养状态及基础疾病。对于存在营养不良或营养风险的病人,应加强饮食指导,配合营养师进行术前营养支持治疗;关注实验室检查指标,积极配合医生纠正病人术前贫血、血糖异常等情况;力争在术前将病人调整至最佳状态,以降低围手术期并发症发生的风险。

(3)呼吸道管理:对手术病人积极进行围手术期呼吸道管理,有助于改善病人肺功能,提高其对手术的耐受性,降低肺部感染、肺不张等并发症发生率。术前肺功能评估内容包括呼吸困难程度、气道炎症、吸烟指数、肺功能检查及心肺运动试验等,以此作为围手术期呼吸锻炼计划制订的依据。术前及术后鼓励并协助病人进行深呼吸及有效咳嗽训练,锻炼呼吸肌功能;指导病人配合使用雾化吸入、震动排痰等护理技术,及时清除呼吸道分泌物,降低肺部并发症发生率,促进肺康复。

(4)不常规机械性肠道准备:术前机械性肠道准备是病人的应激源之一,可能导致肠道微生态失衡、脱水及电解质紊乱。加速康复外科理念提倡不常规对腹部手术病人进行术前机械性肠道准备,对于部分左半结肠或直肠手术,根据情况可遵医嘱指导病人进行短程的肠道准备。

(5)缩短禁食禁饮时间:传统模式下,通常择期手术前8~12h禁食、4h禁饮,消化道手术禁食时间可能更长。近年来已有充分的研究证明,无胃肠道动力障碍的病人6h可排空固体食物,水、清饮料2h可排空,缩短禁食禁饮时间不会增加术中误吸风险。已有多项加速康复外科指南建议术前6h禁食固体饮食、术前2h禁食清流质,并提倡在术前2~3h口服含碳水化合物的饮品,以减少长时间禁食引起的饥饿、口渴、焦虑等不良反应,减少术后胰岛素抵抗的发生。

(6)预防深静脉血栓形成:加速康复外科理念推荐术前采用信效度高的评估工具对病人进行静脉血栓风险筛查。对中、高风险病人,应遵医嘱于术前开始使用抗凝药物进行预防性抗栓治疗,并持续用药至出院或视情况使用更长时间,护士需观察用药后是否有出血倾向。除药物治疗外,护士需协助病人采用间歇性充气压力泵或弹力袜等机械预防措施,并指导病人早期下床活动,促进肢端血液循环,预防静脉血栓形成。

2. 减少术中创伤、应激和不适

(1)优化麻醉与手术方案:加速康复外科提倡优化麻醉用药和麻醉方式,优先选择起效快、作用时间短的麻醉剂,采用局麻和硬膜外麻醉比全身麻醉并发症发生率低且恢复快,针对大手术病人则采用全身麻醉联合硬膜外阻滞,以减少全麻药物的用量。充分利用微创手术方式,包括实施微创小切口术式、腔镜微创技术、介入手术或机器人手术系统等,提倡在精准、微创理念下完成手术,减少术中出血,缩短手术时间,以降低创伤应激。护士需要与外科医生、麻醉医生密切配合,共同帮助病人顺利渡过麻醉与手术。

(2)术中保温:术中低体温可能导致病人麻醉苏醒延迟,增加凝血功能障碍、心脑血管意外、切口感染等并发症的发生率。术中护理应常规监测病人体温,合理选用加盖棉被、加温床垫、充气加温毯、循环水加温系统或输血、输液加温设备等保温装置,维持病人核心体温不低于36℃,提升病人舒适度,降低并发症发生的风险。

(3)合理补液:液体管理的目标是尽量维持出入量平衡,避免输液过度或不足。容量不足可导致

Note:

机体组织灌注不足和器官功能障碍,而补液过多会增加循环容量和心脏负荷,导致术后肺部、肠道等组织水肿。提倡以目标导向液体治疗(goal-directed fluid therapy,GDFT)的理念指导围手术期补液,在精准监测容量状态的情况下动态调节补液量和补液速度。针对术中麻醉和术后硬膜外镇痛引起的低血压,应遵医嘱给予血管收缩药物治疗,而不是单纯地大量输液,避免输入过多液体。

3. 强化术后康复治疗

(1) 不常规安置或早期拔除引流管:加速康复外科理念提倡不常规放置鼻胃管、血浆引流管、尿管等医用导管,以减少导管诱发的刺激疼痛、机械损伤和感染等并发症。若病人因存在幽门梗阻、胃排空延迟、术区出血风险较高、吻合口血运不佳等情况留置医用导管,术后护理则需加强观察引流液的量和性状,及时反馈病人病情信息以便医生尽早拔管。对于低位直肠癌或耗时较长的手术,留置尿管者建议在术后 1~2d 尽早拔除尿管,帮助病人尽早恢复生理排泄习惯。

(2) 术后充分镇痛:充分的围手术期镇痛可以减少炎症介质的释放,促进病人术后早期活动及康复功能锻炼。加速康复外科强调预防性、个体化、多模式的镇痛方案,即在麻醉医生及外科医生、疼痛专科护士组成的多学科团队的协作下,组合多种不同作用机制的镇痛药物和镇痛方法,如术中预防性椎管内镇痛或使用罗哌卡因等药物进行切口周围浸润注射,连续中胸段硬膜外病人自控镇痛泵,非甾体类抗炎药物,以及物理治疗(冷敷、热敷、针灸等)、行为治疗等非药物治疗方法,发挥镇痛措施的协同效应,减少阿片类药物的应用,降低单一用药的剂量和不良反应,提高镇痛效果。

(3) 术后早期进食:可使机体尽早恢复生理性消化与吸收状态,有助于促进肠蠕动恢复,维护肠道黏膜屏障。术后应结合病人病情、个体的意愿及耐受程度,尽快恢复经口进食,必要时可给予口服营养补充制剂,以达到目标摄入量。非消化道手术病人麻醉清醒后即可进食少量清流质饮食;消化道手术术后 1d 可开始肠内营养,并根据自身耐受情况逐步增加摄入量。肠外营养不作为常规推荐,但在合并感染、吻合口瘘、胰瘘及肠内营养无法达到目标需求量等情况下应考虑实施。

(4) 术后早期活动:可促进呼吸系统、运动系统和消化系统等多系统功能恢复,促进肌肉的合成代谢,避免长期卧床引起的肌肉群丢失,有利于改善胰岛素抵抗,并能减少深静脉血栓形成风险、降低肺部感染等并发症的发生率。应结合病人的个体耐受情况,合理规划术后早期活动方案,建立每日活动目标,循序渐进地增加活动量。病人麻醉清醒后,若生命体征平稳即可开展床上翻身、四肢屈伸等活动;术后第 1d 即可鼓励病人下床活动。做好宣传教育、早期拔除胃管、尿管和引流管等各种管道、有效实施多模式镇痛是提高病人早期活动依从性、达成活动目标的重要保障。

(5) 出院标准及随访:应制定以保障病人安全为基础的、可量化的和具有可操作性的出院标准,如恢复半流质饮食或正常进食,不需要静脉输液治疗,口服镇痛药物即可良好止痛,伤口愈合佳,无感染迹象,器官功能状态良好,排气排便通畅,可自由活动,病人同意出院等。应加强对病人出院后的随访和病情监测,如出院后 1~2d 电话随访,7~10d 门诊随访,术后 30d 再次随访等,通过电话或门诊指导病人对伤口及引流管的护理,保障其出院后病人的安全。

四、加速康复外科中护理的角色与作用

加速康复外科的推行需要组建包括外科医生、麻醉医生、护士、康复治疗师、营养师等的多学科团队(multidisciplinary team,MDT),以规范的诊疗程序和良好的团队合作共同实施病人的围手术期管理。护理依托贴近临床、观察密切、干预快捷的优势,在多学科团队中承担着协调、合作、监督、管理等重要职能。在加速康复外科方案执行中,护士作为病人病情的直接观察者和评估者,承担着出血、感染、血栓、疼痛等并发症的监测与防控;作为治疗决策的参与者和执行者,护士创新静脉治疗、伤口护理、管道置入与维护、营养护理、疼痛护理、功能锻炼等护理技术;作为临床管理者,协同医院管理部门共同探索应用并推广术前检查流程、日间手术服务模式、延续性随访服务等管理新模式。护士在加速康复外科的推行中发挥着重要作用,确保病人安全、舒适、快速康复。

五、加速康复外科护理展望

随着医护一体化模式的纵深推进,加速康复外科护理历经从萌芽到发展,其理论与实践也逐渐从外科围手术期护理范畴拓展到疾病康复管理与照护领域。如今,护理学科的飞速发展将为加速康复外科护理的理论与实践带来蓬勃生机。未来护理科研人员将立足科研支撑平台开展基础研究,解决病人康复过程中的护理科学难题;基于临床研究开发系列护理关键创新技术;搭建医工结合平台开发精准、舒适、便捷的康复护理产品;制定并推广的全生命周期多病种的加速康复护理指南,努力促进病人安全、早期和舒适康复,造福全人类健康。

(李　卡)

思　考　题

1. 加速康复外科护理包含哪些主要措施?
2. 护士在加速康复外科中将发挥哪些作用?

第六节　康复护理程序

护理程序(nursing process)是指导护理人员以满足护理对象的身心需要、恢复或增进护理对象的健康为目标,运用系统方法实施计划性、连续性、全面整体护理的一种理论与实践模式。按照 Rusk 提出的康复护理程序分成评估、计划、实施和评价等阶段(图 1-3)。

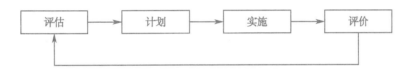

图 1-3　**康复护理程序**

一、评估

护理评估是康复护理活动过程中有计划、有目的、系统地收集病人资料的过程。根据收集到的资料信息,对护理对象和相关事物作出推断,从而为护理活动提供基本依据。护理评估准确与否直接影响到护理措施的实施,关系到为病人解决问题的实效。

1. 评估内容　包括生理的、心理的、社会文化的、发展的及精神的诸多方面资料。了解病人病史、生活习惯、家庭情况、文化背景、社会背景、患病(致残)过程、治疗经过、康复经历、当前功能残存情况、日常生活活动能力、心理状态及是否存在并发症等情况。

收集资料时一般可从以下方面进行:

(1) 一般情况:包括①病人的姓名、性别、年龄、职业、民族、婚姻、文化程度、住址等;②此次住院的情况:主诉、现病史、入院方式、医疗诊断及目前用药情况;③既往史、家族史、有无过敏史等;④病人对治疗方案、家庭照顾方案、治疗结果的预期等。

(2) 健康评估:包括生命体征、身高、体重、各系统的生理功能及认知感受型态。①神经系统:意识状态、定向力和语言能力;②皮肤黏膜:皮肤的颜色、温度、干燥程度、弹性、完整性、伤口外观、眼睛和口腔黏膜等;③呼吸系统:呼吸节律、频率、有无呼吸困难及咳嗽、咳痰情况、呼吸方式及呼吸音是否正常等;④循环系统:心率、心律、心音、有无杂音、组织有无水肿,脱水及足背动脉搏动情况等;⑤消化系统:有无消化道症状如恶心、呕吐、腹痛、腹胀等反应,腹部有无肌紧张、压痛、反跳痛,有无造瘘口、引

Note:

流管及引流液的颜色、性质及量等;⑥性生殖系统:月经周期及月经量是否正常,外阴、阴道及乳房有无异常,性生理及心理情况等;⑦肌肉骨骼系统:骨骼发育情况、活动能力、活动耐力、步态等;⑧认知感受型态:服务对象的感受,如有无疼痛、眩晕、麻木、瘙痒等;视觉、听觉、嗅觉、味觉、触觉有无异常;认知过程如思维活动、记忆能力等有无障碍。

(3) 生活状况及自理程度:包括①饮食型态:饮食的种类、营养搭配及摄入、食欲、咀嚼及吞咽情况。②睡眠休息型态:睡眠、休息后的体力恢复情况以及是否需要辅助睡眠。③排泄型态:排便、排尿情况以及有无排便异常。④健康感知与健康管理型态:保持健康的能力以及寻求健康的行为、生活方式、保健知识及遵从医嘱的情况,对疾病的认知情况。⑤活动与运动型态:生活自理能力、活动能力、活动耐力的情况以及躯体有无活动障碍。

(4) 心理社会评估:包括①自我感知与自我概念型态:有无焦虑、恐惧、沮丧、愤怒等情绪反应;有无负罪感、无能为力感、孤独无助感、自我否定等心理感受。②角色与关系型态:体现服务对象的支持系统,如就业状态、角色问题(配偶、子女、家庭成员)和社交状况。③应对与压力耐受型态:近期有无重大生活事件,应对能力,应对方式,应对效果等。④价值信念型态:人生观、价值观以及宗教信仰等。

2. **评估方法** 包括以下 4 种方法:

(1) 会谈:是通过与服务对象和家属的会谈来收集有关服务对象健康状况的信息,是收集主观资料的最主要方法,同时也有助于与服务对象建立起相互信任的关系。会谈前护士需仔细回顾病人既往病史和现病史,并事先考虑可能影响会谈效果的因素。初步会谈可依照护理评估框架系统有组织地收集资料,例如入院病史采集可采用列表式方法逐条询问,护士还需根据初步交谈的结果,针对其中不明确或有疑问的地方进一步询问,以澄清观点,明确问题及其相关因素。会谈时护士应注意运用沟通技巧,对一些敏感性话题应注意保护服务对象的隐私。

(2) 观察:是借观察者的感官有目的地收集有关服务对象的资料,通常与会谈或健康评估同时进行。也可单独进行。观察是一个连续的过程,护士与病人初次接触即可观察到病人的外貌、步态、体位、个人卫生、精神状态等情况。住院期间,护士通过对病人的连续性观察,有意识地收集与护理诊断相关的证据,及时地作出恰当的反应,观察实施护理后的效果。观察可以证实或澄清主观资料,或补充会谈遗漏的信息。因此,护士应特别注意服务对象的非言语表现。例如有些服务对象不愿透露个人隐私,很难通过会谈获得相关信息,护士应善于观察,通过服务对象说话时表情、动作等各种细节,获得有关健康状况的信息。

(3) 体格检查:是收集客观资料的方法之一。护士运用视诊、触诊、叩诊、听诊、嗅诊等方法,对病人进行全面的体格检查,其目的是了解病人的阳性体征,确立护理诊断,从而制订护理计划。

(4) 查阅文献:包括服务对象的病历、各种护理记录以及有关文献等。

除以上收集资料的方法外,也可以用心理测量及评定量表对服务对象进行心理社会评估。

二、计划

根据全面、细致的了解,找出个体不同的护理问题,确定护理目标,制订康复护理计划,以落实康复治疗计划。根据评估结果共同制订康复计划,如良肢位摆放、关节被动活动、主动训练、体位转移、心肺功能训练、日常生活活动能力的训练及中等强度的皮肤电刺激等。

1. **确定护理重点** 一个病人可同时有多个护理问题,制订计划时应按其重要性和紧迫性排出主次,一般把威胁最大的问题放在首位,其他的依次排列,这样护士就可根据轻、重、缓、急有计划地进行工作。通常可按如下顺序排列。

(1) 首优问题:是指会威胁病人生命,需立即行动去解决的问题。如清理呼吸道无效、严重体液不足、气体交换受损等。

(2) 中优问题:是指虽不会威胁病人生命,但能导致身体上的不健康或情绪上变化的问题,如活动无耐力、皮肤完整性受损、急性疼痛等。

(3) 次优问题:指人们应对发展和生活的问题。如社交孤立、娱乐能力缺陷等。

2. 制订预期目标 根据康复护理的目标通过康复护理干预对病人及家属提出能达到的、可测量的、能观察到的病人行为目标。

3. 制订护理措施 护理措施是护士为病人提供的工作项目及具体实施方法,是为协助病人达到目标而制订的具体活动内容,这些措施可称为护嘱。组成要素有日期与时间、行为动词、具体内容与方法和制订者签名。制订护理措施应注意如下事项。

(1) 安全性:要保证病人的安全,措施的制订一定要以安全为基础。

(2) 针对性:护理措施是针对护理目标的,一般一个护理目标必须采取几项措施。

(3) 可行性:护理措施要切实可行,要结合病人的心身问题,护理人员的配备及专业技术、理论知识水平和应用能力、适当的医疗设备等情况来制订。

(4) 科学性:应具有科学依据,基于护理科学及相关学科的理论基础之上。

(5) 配合性:有些措施需与医师、营养师及病人商量取得合作。

三、实施

实施是病人能否取得康复效果的关键阶段。依靠每个护士对病人病情、生活起居、饮食、情志等几方面给予照护,发挥整体护理优势,实施个性化护理措施,有效减轻病人痛苦,缩短病程,及时有效地防止并发症的发生。

1. 实施方法

(1) 直接提供护理:即按计划的内容对所负责的护理对象进行照顾。

(2) 协调和计划整体护理的内容:将计划中的各项护理活动分工、落实任务。

(3) 指导和咨询:即对护理对象及其家属进行教育和咨询,鼓励其掌握有关康复护理知识,参与康复护理过程,以发挥其参与性和积极性,达到自我护理的目的。

2. 实施阶段的工作内容

(1) 继续收集资料,不断发现新的护理问题,重新评估护理对象,制订新的计划和措施。

(2) 按计划的内容执行护理措施。

(3) 口头交班和书面交班报告,24h 内护理程序的执行是连续的,应以交班增进护理活动的交流和连续性。

(4) 书写护理记录。

四、评价

评价是有计划地、系统地将病人的健康现状与预期护理目标进行比较的活动。在护理程序的实施中,评价的重点是病人的健康状况。

1. 评价的内容 包括以下 5 个方面:

(1) 身体的外观及功能方面:通过直接观察和辅助检查等来了解病人表现和功能的变化情况,并推断这些变化与护理措施的关系。

(2) 症状与体征方面:在护理计划中,缓解或消除基本影响病人健康状况的症状和体征常常作为护理目标之一。这些目标达到与否,可以通过直接观察、与病人交谈及体格检查等来评价。

(3) 知识方面:护理目标确定了病人在通过健康教育后应获得的特殊知识。评价知识获得情况的范畴包括:病人对疾病的知识、对症状体征自我控制的知识、药物知识、饮食知识、活动和锻炼知识、寻求支持的知识、关于潜在并发症的知识、应及时报告医务人员症状体征的知识、预防疾病复发的知识等。与知识有关的护理目标可通过与病人交谈或笔试等方法来评价。

(4) 操作技能方面:这一评价常通过直接观察来完成,护士可将所观察到的病人操作情况与目标中描述的行为相比较。

(5) 心理和情感方面：病人所经历的情感和心理是主观的,通常难以测量。一般是通过病人的行为来间接反映病人的心理和情感。护士通过非正式的交谈、病历讨论、交接班报告、阅读各种观察记录以及直接观察病人的表情、体位、声调、语言信息等,也要重视来自其他医护人员提供的资料。

2. 评价的基本方法　主要包括以下 4 种方法：

(1) 调查法：如座谈、访谈、问卷等。

(2) 对比法：常用自身对比和相互对比。

(3) 观察法：通过对病人床边实地观察,记录某些现象和数据,然后进行分析比较,以此评价护理效果。

(4) 统计分析法：应用统计学原理处理调查数据,并应用统计学指标进行分析、描述和评价护理效果。

3. 评价的形式　常见的评价形式有以下几种：

(1) 护理查房：是评价护理程序实施效果的最基本、最主要、最常用的护理活动之一。

(2) 护理会诊：会诊对象为住院的危重、急诊、大手术后或接受新技术、新疗法的病人,以及病情较为复杂的病人。

(3) 出院护理病例讨论会：是回顾性地对护理程序实施情况进行评价的一种形式,是在病人出院后对整个护理过程的总体评价。

(4) 护理病历质量评价：是对责任护士运用护理程序的知识和技能的准确性,以及责任护士在实施护理程序每一步骤中行为的正确性进行评价。

(李　卡)

思 考 题

1. 请阐述康复护理程序包含的内容。
2. 请分析护理问题的排序原则。

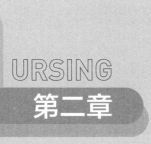

第二章

康复护理学理论基础

02章 数字内容

学 习 目 标

知识目标：

1. 熟悉复述运动学的定义和运动的分类。

2. 熟悉神经细胞损伤后的再生及影响再生的因素。

3. 了解肌肉的特性和关节的活动范围与稳定性；了解神经损伤的实质及损伤后的退化现象。

能力目标：

1. 能分析比较运动对机体各系统功能的影响。

2. 能分析关节的运动链与杠杆原理，说明其在康复医学中的具体运用。

3. 能归纳中枢神经的可塑性和功能代偿。

素质目标：

培养以人为本的护理理念，用发展的眼光看待学科发展。

第一节　运动学基础

运动学（kinematics）是在运用物理学方法研究人体各部位运动和整体运动时,各组织和器官的空间位置随时间的变化规律,以及伴随运动而发生一系列生理、生化、心理等方面的改变。人体运动学不仅是运动疗法的理论基础,也是康复护理学的重要理论依据。应用运动学原理研究其变化规律或者结果,可以指导健康或者疾患人群,达到增强体质、改善残损功能、提高生活质量、预防或治疗疾病的目的。

一、人体运动种类

人体运动的分类方法较多,当人体运动时往往几种方法交叉贯穿于全过程。

（一）按照用力方式分类

1. 被动运动（passive movement） 是指完全依靠外力来帮助机体完成的运动。它所用的外力可由治疗器械或治疗师徒手施加,如关节可动范围内的运动和关节松动技术;也可以利用病人自身健康的肢体施加,由病人自身健康肢体协助进行的被动运动又称为自助被动运动。

2. 主动运动（active movement） 是指机体通过自身肌肉收缩进行的运动。根据用力程度不同可分为以下三种:

（1）助力主动运动（assistant active movement）:在机体主动运动时,依靠外力施加适当的辅助力量,帮助其完成的运动。它兼有主动运动与被动运动的特点,是机体从被动运动过渡到主动运动过程中的一种重要训练方法,适用于创伤后无力的肌肉或不全瘫痪肌肉的功能锻炼,以及体力虚弱病人。最常用方式有滑轮、各种回旋器、水的浮力和治疗人员的帮助。它在康复功能训练中应用非常广泛。

（2）主动运动（active movement）:是指机体在完全不依靠外力辅助的情况下独立完成的运动。

（3）抗阻力主动运动（resistant active movement）:是指机体进行主动运动的同时,对抗外来阻力时进行的运动,如举哑铃。抗阻力主动运动是增强肌力的最好方式,对增强骨密度和骨代谢也有良好效果。

（二）按照运动部位分类

1. 全身运动（general movement） 是指需要上、下肢同时参与的运动方式。

2. 局部运动（local movement） 是指机体为了维持局部的关节活动能力,改善局部肌肉及骨骼的功能而进行的一种运动。

（三）按照肌肉收缩分类

1. 静态收缩（static contraction） 肌肉收缩时,关节不产生运动。

（1）等长收缩（isometric contraction）:是指肌肉长度不变,张力改变,不产生关节活动,也称为静力收缩。等长收缩是固定体位与维持姿势时主要的肌肉运动形式,不产生运动动作,也不做功,如半蹲位时的股四头肌收缩。等长收缩适用于早期康复,如肢体被固定或关节有炎症、肿胀,活动产生剧烈疼痛时。

（2）协同收缩（coordinated contraction）:是指肌肉收缩时,主动肌与拮抗肌同时收缩,肌张力增加但不产生关节运动。协同收缩类似于等长收缩。

2. 动态收缩（kinetic contraction） 肌肉收缩时,关节产生肉眼可见的运动。

（1）等张收缩（isotonic contraction）:是指肌肉张力不变但长度改变,产生关节活动的肌肉收缩。等张收缩又分为以下两种:

1）向心性收缩或称等张缩短（concentric contraction）:是指肌肉收缩时,肌肉两端附着点间的距离缩短、接近,关节按需要进行屈曲。向心性收缩是运动疗法最常用的肌肉活动,是维持正常关节活动的主要形式,如上楼梯时股四头肌的缩短收缩。

2)离心性收缩或称等张延伸(eccentric contraction):是指肌肉收缩时肌力低于阻力,两端肌肉止点距离变远,原先缩短的肌肉逐渐延伸变长。其主要作用促发拮抗肌收缩,以稳定关节、控制肢体坠落速度或肢体动作。如下楼梯时股四头肌的延长收缩。

(2)等速运动或等速收缩(isokinetic contraction):是指整个运动过程中角速度保持不变,而肌肉张力与长度一直在变化的一种运动方式。这种运动在自然运动的情况下不存在,只有借助专用设备才能实现。

在机体进行各种复杂运动过程中,躯体姿势在不断发生变化。当机体要完成协调、有目的运动时,需要肌肉也以等长收缩、向心性收缩、离心性收缩等形式不断地变化。如我们上楼梯时,股四头肌需要离心性收缩与向心性收缩都发挥作用;当抬腿屈膝时,股四头肌收缩的同时又被拉长,以控制重力对身体的作用;当蹬腿伸膝时,离心性收缩使身体抬高前进,股四头肌又开始做向心性收缩。静态收缩和动态收缩在日常生活与康复训练中常结合运用,这是肌力训练的有效方式,以预防肌肉萎缩、增强肌力及提高运动技能水平。

二、运动对机体的影响

运动中肌肉活动与多种功能锻炼主要是通过神经反射、神经体液因素和生物力学作用对机体的多种功能产生相应的影响和改变,尤其在经过一段时间训练后,常可逆转原来失调的功能状态,重新获得比较好甚至满意的能力。运动在康复中的作用主要体现在以下几方面:

(一)提高神经系统调节能力

运动能提高躯体中枢神经系统和自主神经系统调节功能。运动是一种重要生理刺激,它可以保持中枢神经系统的紧张性与兴奋性,维持其正常功能,从而发挥其对全身脏器的调节作用。由于所有运动都是体内一系列生理性条件反射的综合,当运动达到一定强度与难度时,可以促使大脑皮质形成更多、更复杂的条件反射,来提高神经活动的兴奋性、灵活性和反应性,从而强化中枢神经系统对全身脏器功能的调整与协调能力。此外,长期锻炼还能促进迷走神经兴奋性增强,提高对人体脏器活动的调控能力。

(二)调节精神和心理状态

适度运动可对精神和心理产生积极影响,可以改善病人情绪,扭转抑郁、悲观和失望等精神心理的负面情绪。这是因为运动可反射性引起人体下丘脑部位兴奋性提高,从而表现出兴奋、愉快、乐观情绪。在运动中,机体代谢活动增强,肾上腺素分泌增加以及由此产生的欣快感,极大程度缓解精神和心理压力,打断抑郁或焦虑情绪与躯体器官功能紊乱之间的恶性循环,增强参与者的自信心。

(三)提高代谢能力与改善心肺功能

运动时人体肌肉收缩做功,消耗大量体内能源,使机体新陈代谢水平相应升高,往往达到机体静息水平的几倍甚至十几倍。因此,适当运动现已成为糖尿病、骨质疏松症等疾病的基本治疗方法之一。在运动时,循环系统和呼吸系统的功能活动也相应发生变化。运动时大量血液流向肌肉,为适应机体需要,心肺功能活动也相应地增加,主要表现为心跳加快,每搏量增多,心肌收缩加强,收缩末期容量减少,心排血量增加,回心血量也相应增加。同时机体内血流发生明显的重新分布,骨骼肌的血液供应可从安静时的 15%~20% 增多至占总血液供应量的 80%。运动时摄取更多氧与及时排除二氧化碳,呼吸相应加深加快,胸廓与膈肌的活动幅度也明显增大,潮气量增多,每分通气量与耗氧量均能增加数倍至 20 倍。因此,长期坚持锻炼,能促进人体代谢能力和心肺功能提高。

Note:

（四）维持运动器官形态与功能

合理和系统的运动是维持运动器官形态与功能的必要因素。长期运动可以预防和延缓骨质疏松、软骨变性退化、肌肉萎缩、关节挛缩甚至关节形态破坏等情况的发生。运动还能促进关节周围血管的血液循环，增加关节滑液分泌，改善软骨营养；能维持骨代谢平衡，使骨皮质增厚，增强骨的支撑与承重能力；可维持肌纤维形态，提高和增强肌力和耐力，改善主动运动能力；能牵伸挛缩和粘连的组织，维持和改善关节活动范围。

（五）促进代偿机制的形成与发展

当损伤严重损害机体部分器官的功能时，机体可发挥健全组织与器官的作用以代偿部分缺失的功能。有些代偿功能可由机体自动完成，但有些代偿功能则需要专门的功能训练才能逐渐发展与完善。特别是中枢神经损伤后，机体需要建立新的条件反射以弥补丧失的运动功能。此时，运动的重点是通过对健侧肢体或者非损伤组织的训练，发展其代偿能力，来补偿丧失的功能，这也是运动疗法治疗脑卒中的基本机制之一。如偏瘫或者截瘫病人，通过运动治疗，训练代偿能力，可使病人达到最大限度地生活自理。

（六）预防下肢深静脉血栓形成

运动对肢体起到血液泵的作用。深静脉血栓多见于下肢，形成的原因主要有血流速度减慢、血管壁损伤与血液成分改变。由于肌肉收缩能促进机体局部或全身血液循环，加强静脉回流，减轻静脉淤滞，故可预防病人下肢深静脉血栓形成。

（七）促进机体损伤的恢复

运动可促进机体血液循环，加强损伤后组织周围胶原纤维的排列与构成，有利于瘢痕形成，从而促进创面与损伤肌腱、韧带愈合；同时，机体血液循环增强可促进骨折愈合；运动还能激活软骨细胞，增加其胶原与氨基己糖的合成，防止滑膜粘连，促进脓性渗出物、积血等从滑膜腔中清除，从而促进受损软骨愈合及保护关节软骨。通过以上作用，运动可缩短机体损伤组织的恢复期、防止肌萎缩、减轻关节僵硬、减少继发性退行性关节炎等并发症的发生。

三、肌肉运动学

人体运动的基础是肌肉收缩与舒张。由于肌肉能根据需要来改变其能量消耗，因此，肌肉强烈收缩时，需要消耗比舒张状态下更多能量。强烈收缩的肌肉所消耗的能量，可比肌肉在安静状态时增加数倍。而要使产能水平保持这种高度，就必须使肌肉组织利用氧的增加与身体排出热和二氧化碳的增加达到一定的平衡。在运动中，机体发生系列反应的目的主要是为了维持肌细胞中的化学与物理平衡。在此过程中，心、肺和血管等机体重要器官起到主要作用。肌肉运动学主要研究骨骼肌在人体运动过程中的功能及运动规律，以及与康复治疗学相关的肌肉运动学理论知识。

（一）肌肉分类

肌肉在不同运动过程中的作用各不相同，运动动作本身决定其所承担的角色。根据在某一具体动作中肌肉的功能作用，可将肌肉分为原动肌、拮抗肌、固定肌和中和肌。

1. 原动肌（agonist）　是指直接完成动作的肌或肌群，即在产生关节运动中起主要作用的肌或肌群。它可分为主动肌与副动肌，其中在产生关节运动中起主要作用的肌或肌群称为主动肌，协助完成动作或仅在动作的某一阶段起作用的肌或肌群称为副动肌。如在屈肘运动中起作用的肌有肱二头肌、肱肌、肱桡肌和旋前圆肌。其中肱二头肌和肱肌起主要作用称为主动肌；肱桡肌和旋前圆肌起辅助作用称为副动肌，又称辅助肌。

2. 拮抗肌（antagonist）　是指与原动肌作用相反的肌或肌群。当原动肌收缩时，拮抗肌应协调放松或者做适当的离心收缩，来保持关节活动的稳定性与动作的精确性，同时能起到维持关节运动中的空间定位作用，并且能够防止关节过度屈伸导致的关节损伤。如在屈肘运动中，肱三头肌是肱二头肌的拮抗肌,肘肌则是肱肌的拮抗肌;而在伸肘运动中,肱二头肌是肱三头肌的拮抗肌,肱肌则是肘肌的拮抗肌。

3. 固定肌（fixator）　是指为固定、支持关节而产生静止性收缩的肌或肌群。为发挥原动肌对肢体运动的动力作用,必须将肌肉相对固定的一端（大多为近心端）与所附着的骨骼或更近的骨骼充分固定。这种起固定作用的肌或肌群称为固定肌。如单纯进行肘关节屈伸负重活动,必须固定肩关节,这时固定肩关节的肌群都称为固定肌。

4. 中和肌（neutralizer）　其作用是抵消原动肌收缩时所产生的一部分不需要的动作。如做扩胸运动时,斜方肌与菱形肌都是原动肌。斜方肌收缩时,除使肩外展扩胸外,还可使肩胛骨下角外旋;菱形肌收缩时,使肩胛骨移向脊柱以产生扩胸效应,同时还能产生肩胛骨下角内旋。这种肩胛骨下角内旋和外旋常可削弱扩胸效应,但斜方肌与菱形肌同时收缩时产生的动作可相互抵消,因此两者互相为中和肌。

辅助肌、固定肌与中和肌通常统称为协同肌（synergist）,是指参与单个运动除主动作肌以外的全部肌或肌群。此外,肌的协作关系也不是固定不变的,会随着动作的改变而发生变化。

（二）肌肉特性

1. 肌肉的物理特性

（1）伸展性（extension）:是指在外力作用下肌肉被拉长的特性。

（2）弹性（elasticity）:是指在外力取消后肌肉可恢复到原状的特性。

（3）黏滞性（stickiness）:是指肌浆内各分子之间相互摩擦而产生的阻力。人体肌肉伸长的程度与外力的大小不成正比,在外力去除后肌肉并没有立即恢复原状。这是由黏滞性造成的肌肉内阻力所致。当温度降低时,黏滞性增加。

2. 肌肉的生理特性

（1）兴奋性（excitability）:是指肌肉受到刺激时产生兴奋的特性。

（2）收缩性（contractility）:是指肌肉兴奋时产生收缩反应的特性。

（三）肌肉功能状态指标

1. 肌力　肌肉收缩时所表现出来的能力。它体现肌肉主动收缩和抗阻力的能力,通常以肌肉最大兴奋时所能负荷的重量来表示。影响肌力的主要因素包括以下方面:

（1）肌肉的横断面积:单位横断面积所能产生的最大肌力称为绝对肌力。肌肉横断面积越大,则可产生的肌力越大,反之亦然。

（2）肌肉的募集:在单一运动中,同时参与收缩的运动单位数量越多,肌力也就越大,这种情况称为肌肉募集。它受中枢神经系统功能状态的影响,当运动神经发出冲动频率增加或者冲动强度增大时,被动员或者激活的运动单位数量也随之增多,参与收缩的运动单位数量越多,肌力也就越大。

（3）肌肉的初长度:是指肌肉收缩前的长度。在生理限度内肌肉在收缩前被牵拉至适宜的长度则收缩时的肌力较大,因此肌力与肌肉的初长度的关系十分密切。一般认为,当肌肉在静息长度或者被牵拉至静息长度的 1.2 倍时,肌小节功能最佳,产生的肌力最大。如在投掷铅球时,必须充分屈曲肘关节,以便尽可能牵张肱三头肌,然后利用肱三头肌急剧收缩的力量将铅球投掷出去。

（4）肌纤维的走向:通常情况下与肌腱长轴是一致的,但也有不一致的。如在一些相对较大的肌肉中,部分肌纤维与肌腱长轴形成一定角度,成羽状连结。这种羽状连结成角越大,可以募集的肌纤维数量也就越多,肌肉越粗,所能产生的肌力也就越大。例如腓肠肌等快收缩肌,具有较强大的收缩力。

（5）肌肉的收缩速度:实际上也能影响肌肉的收缩张力。当肌肉收缩速度增加时,则其肌力下降,故等长收缩比向心性收缩会产生更大肌力。

2. 肌张力　肌肉静止松弛状态保持的紧张度。它与脊髓的牵张反射有关,受中枢神经系统调控。它常通过被动运动感知处于放松状态肌肉的阻力程度进行评测,来评判主动肌和拮抗肌间(或互为拮抗肌)的收缩与舒张活动有无失衡,或是否协调。肌张力异常通常是肌肉失去神经支配(如脊髓损伤)和/或神经调节功能障碍(如脑损伤)的结果。肌张力异常一般包括肌张力增高和降低两种情况,肌痉挛以及肌强直是肌张力增高的典型表现,而弛缓性瘫痪则是肌张力降低的常见表现。

3. 快速力量　肌或肌群在一定速度下所能产生最大力量的能力,可通过单一运动动作、多个运动动作或者在有氧运动条件下的重复运动测得。快速力量由启动力量、爆发力量(爆发力)和制动力量组成,爆发力是指在最短时间内发挥肌肉力量的能力,采用最大力量与达到最大力量的时间之比来评定。爆发力通常由肌力和肌肉收缩速度两个因素所决定,肌力是基础,收缩速度是关键。

4. 肌肉耐力　肌肉在一定负荷条件下保持收缩或持续重复收缩的能力,反映肌肉持续工作的能力,体现肌肉对抗疲劳的水平。

四、骨关节运动学

关节是运动的枢纽,是脊柱、四肢赖以活动的基础。其特点是骨与骨之间借其周围结缔组织相连,相连骨之间有充以滑液的腔隙,运动范围较大。关节基本结构包括关节面、关节囊和关节腔。关节辅助结构包括韧带、关节盘、关节唇、滑膜襞和滑膜囊,这些结构对于增加关节的灵活性或稳固性具有重要作用。

(一) 关节分类

1. 按可动范围分类

(1) 不动关节:相邻骨之间由透明软骨或者结缔组织相连,没有关节运动功能。

(2) 少动关节:关节活动范围小,其构造主要有两种方式。

1) 两骨的关节面由一层透明软骨覆盖,其间靠纤维连接,如椎间盘和耻骨联合。

2) 两骨之间仅有一定间隙,其间借韧带与骨间膜相连,如骶髂关节和胫腓关节。

(3) 活动关节:典型滑膜关节结构,可自由活动,如肩关节和髋关节。

2. 按运动轴的数目和关节的形态分类

(1) 单轴关节:只有一个自由度,即只能绕一个运动轴在一个平面上做一组运动。包括两种运动形式。

1) 滑车关节(hinge joint):又名屈戌关节。一端骨关节头呈滑车状,另一端骨对应的关节窝正中有矢状方向的嵴,与关节头的沟相对应。通常只能沿冠状轴做屈、伸运动,如手部指间关节。有的滑车关节,一端骨关节头滑车两端大小不一,另一端骨关节窝上嵴呈螺旋线状,称为螺旋(蜗状)关节,其运动轴为斜冠状轴,如肘关节。

2) 车轴关节(trochoid joint or pivot joint):关节头呈圆柱状,关节窝通常由骨和韧带连成环,形同车轴与轴承。这种关节仅能循长轴(垂直轴)做旋轴(回旋)运动,如桡尺近侧关节,只能围绕垂直轴在水平面上作旋前、旋后运动。

(2) 双轴关节:由椭圆形球面的关节头和椭圆形凹面的关节窝构成,此类关节能围绕两个互相垂直的运动轴进行两组运动,也可进行环转运动。包括两种形式。

1) 椭圆关节(ellipsoidal joint):关节头呈椭圆形凸面,关节窝呈椭圆形凹面,可沿冠状轴作屈、伸运动,沿矢状轴作收、展运动,并可作环转运动,如桡腕关节。

2) 鞍状关节(seller joint or saddle joint):相对两骨的关节面均呈马鞍形,互为关节头与关节窝。鞍状关节有两个运动轴,可沿冠状轴作屈、伸运动和矢状轴作收、展运动,并可沿两轴作环转运动,如拇指腕掌关节。

(3) 多轴关节:由呈球面的关节头和呈球形凹的关节窝构成,此类关节在三个互相垂直的运动轴上可作屈伸、收展、旋转等多方向运动。通常也有两种形式。

1) 球窝关节(ball-and-socket joint or spheroidal joint):一般球窝关节的关节头较大呈球形,而关节窝浅而小,与关节头的接触面积不到1/3,其运动幅度较大,如肩关节。有的关节窝特别深,包绕关节头的1/2以上,虽属球窝关节,但其运动范围受到一定限制,也称为杵臼关节,如髋关节。

2) 平面关节(plane joint):相对两骨的关节面平坦而光滑,接近于平面,但仍有一定弯曲或弧度,可视为球面无穷大,也可归为多轴关节,可做多轴性的滑动或转动。如腕骨间关节和肩锁关节等。

（二）关节运动

关节的运动形式和范围主要由关节面的形态、运动轴的数量和位置所决定。关节作为运动的枢纽,在肌肉牵拉下,骨沿着关节轴所规定的轨迹进行移位运动。所有关节运动都可分解为在三个互相垂直平面上进行的单一或者复合位移运动,即围绕冠状轴在矢状面上的运动,围绕矢状轴在冠状面上的运动,围绕垂直轴在横断面(水平面)上的运动。通常关节运动主要包括屈与伸、收与展、旋转和环转运动。环转运动是屈、伸与收、展组合的运动,不包括旋转运动。其他的运动还有根据关节部位而冠以特殊的名称,如躯干有前屈、后伸、侧屈、旋转;肘关节有屈曲、伸展;腕关节有桡偏、尺偏;踝关节有跖屈、背屈、内翻、外翻等运动。

（三）关节的活动范围和稳定性

活动范围和稳定性决定关节的功能。关节的独特结构不但使关节具有活动度,而且具有稳定性。关节运动轴愈多,其运动形式就愈多样化、灵活,因此,凡具有两个或两个以上自由度的关节都可作环绕运动。其次,关节囊的松紧与厚薄、周围韧带和肌腱状况也明显影响关节的运动。关节囊愈坚韧,紧张度愈高,周围韧带和肌腱愈坚固,关节运动范围就愈小,但关节的稳定性愈强;反之,关节运动范围愈灵活,而关节的稳定性愈差。同时,两关节面之间的面积差也决定关节的灵活性。两关节间的面积差愈大,关节运动范围愈灵活,反之面积差愈少则关节愈稳固。如肩关节和髋关节同属球窝关节,但肩关节比髋关节的活动范围大,而髋关节比肩关节稳定。此外,关节的其他结构对关节运动也有一定程度影响,如关节盘和滑液能增加关节的灵活性,而关节唇和滑膜襞则能增强关节的稳定性。故通常情况下,稳定性大的关节活动范围小;稳定性小的关节活动范围大。

（四）关节活动顺序性原理

在运动中,关节需克服较大阻力或需较快速度时,尽管运动链中各个关节同时用力,但最先产生运动的总是大关节,然后依据关节大小出现相应的先后顺序。在康复医学中关节活动顺序性原理具有重要意义。在康复训练中,主动强化训练大关节,发挥其潜力,有利于训练的顺利完成。而小关节作为人体动作的支撑点,对动作完成后保持身体的平衡具有重要作用,另外,小关节还可影响动作时间和提高速度等。

（五）关节的运动链和杠杆原理

将人体一侧上、下肢关节的运动按一定顺序衔接起来,组成运动链。人体上肢运动链由肩带、上臂、肘关节、前臂、腕关节和手等组成;下肢运动链由髋关节、大腿、膝关节、小腿、踝关节和足等组成。在人体运动中,各种运动可分为开链运动(open kinetic chain,OKC)和闭链运动(closed kinetic chain,CKC)两种形式。如肢体近端固定而远端游离,可任意活动某一单独关节或者同时活动若干关节,即为开链运动。其主要特点是各关节链都有其特定的运动范围,远端运动范围大于近端,且速度也快于近端。反之,肢体远端固定而近端关节活动,如接触地面、墙面,或手被扶持,即为闭链运动。在病人手被治疗人员扶持固定时,病人不可能仅作单一关节的活动,而是同时活动腕、肘和肩关节,此时所能做的肢体运动只能是多关节协调的闭链活动。在人体运动中,骨骼、关节和肌肉发挥重要作用,其运动机制符合杠杆原理。肌肉收缩输出的力,作用于骨骼,导致关节运动。各种复杂的关节运动均能分解为一系列的杠杆运动。生物力学研究的基本方法之一就是运用杠杆原理对运动进行分析。

Note:

1. 关节杠杆运动的基本概念

（1）支点（F）：是指杠杆绕其转动的轴心点。在骨杠杆上，支点是关节的运动中心。

（2）力点（E）：是指力的作用点。在骨杠杆上，力点是肌肉的附着点。

（3）阻力点（W）：是指阻力在杠杆上的作用点，阻力由运动肢体的重力、骨关节摩擦力或弹力及拮抗肌的张力，韧带、筋膜的抗拉力等造成。它们在一个杠杆系统中的阻力作用点只有一个，即全部阻力的合力作用点，为唯一的阻力点。

（4）力臂（d）：是指在肌力作用下，肢体发生转动时力的作用线与转轴间的垂直距离。

（5）阻力臂（dw）：是指从支点到阻力作用线的垂直距离。

（6）力矩（M）：表示力对肢体产生转动作用的大小，是力对物体转动作用的量度。一点上力的力矩分为力对点之矩和力对轴之矩。力对点之矩是该力与力的作用点到该力垂直距离（即力臂）的乘积，即 $M = E \times d$；力对轴之矩是力与力的作用点到轴的垂直距离的乘积。

（7）阻力矩（Mw）：是阻力和阻力臂的乘积，即 $Mw = W \times dw$。

2. 杠杆的分类　根据力点、支点和阻力点的不同位置关节可分为三类杠杆（图 2-1）。

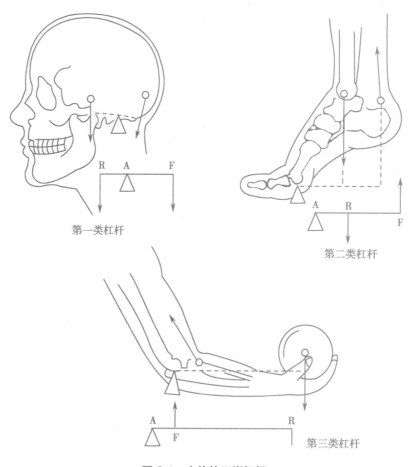

图 2-1　人体的三类杠杆

（1）第一类杠杆/平衡杠杆：其特征是支点位于力点与阻力点之间，如天平和跷跷板。在人体中平衡杠杆较少，如头颅与脊柱的连接属于平衡杠杆，这类杠杆的主要作用为传递动力和保持平衡，它既产生力又产生速度。

（2）第二类杠杆/省力杠杆：其特征是阻力点位于力点与支点之间，如一根撬动重物的棍棒，一端支在地上，棍棒下垫有物体。在人体中，省力杠杆在静态时极为少见，只有在动态时能观察到，如站立提踵时，这类杠杆因为力臂始终大于阻力臂，所以可以用较小的力来克服较大的阻力，故称为省力杠杆。

（3）第三类杠杆/速度杠杆：其特征是力点位于阻力点与支点之间。在人体中,速度杠杆最为普遍,如肱二头肌通过肘关节屈起前臂的动作,这类杠杆力臂始终小于阻力臂,引起运动时,力必须大于阻力,因此不能省力,但能使阻力点获得较大的运动速度和幅度,故称为速度杠杆。

3. 杠杆原理在康复医学中的应用

（1）省力：力臂增长或阻力臂缩短,就能用较小的力去克服较大的阻力。在人体杠杆中,肌肉拉力的力臂一般都较短,但能通过肌肉在骨上附着点的隆起、籽骨等来延长力臂。如提重物时,使重物靠近身体以缩短阻力臂来实现省力。举重的关键为让杠铃尽可能贴近身体。一个人身体强壮、肌肉发达,其骨骼上的粗隆与结节也较明显,这些结构能增大力臂来增加力矩,如股骨大转子就增大了臀中肌与臀小肌的力臂。

（2）获得速度：大多动作要求获得较大的运动速度与幅度,而不要求省力。如掷铅球、踢球等。为使阻力点移动的速度与幅度增大,就需要缩短力臂和增加阻力臂。人体杠杆中,大多属于速度杠杆。在运动中为获得更大速度,通常使几个关节组成一个较长阻力臂,如掷铅球时要先伸展手臂。有时候可附加延长的阻力臂,如打羽毛球时要借助于球拍杆来延长阻力臂。

（3）防止损伤：人体骨骼和肌肉组成的杠杆大多属于速度杠杆,而从杠杆原理可知,速度杠杆通常不能省力,因此当阻力过大时,容易引起于运动杠杆的各环节,尤其是其力点与支点,即关节、肌腱和肌止点的损伤。为能保护运动杠杆,一方面应通过训练增强肌力,另一方面还应适当控制阻力和阻力矩。

（佟冰渡）

─── **思 考 题** ───

1. 人体运动中按照用力方式分类有哪些？并分别举 1~2 例。
2. 举例阐述关节杠杆运动的分类,并分析其在康复医学中的应用。

第二节　神经学基础

神经系统（nervous system）是人体结构与功能最复杂的系统,由数以亿万计互相联系的神经细胞组成,在机体内起主导作用,控制和调节各个系统的活动,使机体成为一个有机整体。随着近代分子生物学进步与发展,神经科学众多分支出现相互渗透、相互促进的局面,神经解剖学、神经心理学等分支学科更是成为康复护理领域的重要理论基础。

一、神经发育

神经发育是个体发育中最早、最迅速的系统。胚胎神经干细胞受到周围环境变化的影响,通过细胞间的相互联系而发生诱导、分化、迁移、程序性死亡等步骤,最终形成脑、脊髓和神经系统的其他组成成分。

（一）神经诱导

胚胎从受精卵经过卵裂球、囊胚的发育过程成为原肠胚,原肠胚中背部中央的脊索和其上方覆盖的预定神经外胚层之间的细胞相互作用后,外胚层发育成神经组织,这整个过程称为神经诱导。

（二）神经细胞分化

神经管里的室管膜细胞可产生神经细胞和神经胶质细胞的前体,而前体细胞又可转化成终末细胞,这整个过程就是神经细胞分化。

Note:

（三）神经细胞迁移

神经细胞迁移是神经系统发育中的一个独特现象，这是由于神经细胞的发生位置和定居位置不同，同时神经细胞为达到纤维联系上特定的靶细胞位置，就要不断地进行迁移。影响神经细胞迁移的因素主要包括细胞及突起的积极移动、多种化学因子局部的浓度梯度和胶质细胞的爬行等。

（四）神经细胞的程序性死亡

神经细胞生长的同时伴随着大量细胞的死亡。在神经细胞发育过程中出现的由细胞内特定基因程序表达所介导的细胞死亡，称为程序性死亡，它是神经系统调整细胞数量的一种方式。

二、神经损伤、再生与修复

（一）神经损伤的实质

1. 神经细胞胞体的损伤　神经细胞不能再生，这是由于神经细胞胞体的丧失，致使该神经细胞的轴突与树突失去营养中心而随之死亡。

2. 神经突起的损伤　主要是轴突中断。轴突的中断会使靶组织失去传入神经或去神经支配，导致轴突与靶组织间连接中断。而轴突的损伤可以导致神经细胞的一部分细胞质丧失，这通常引起神经细胞的退化和变性现象。

（二）神经细胞损伤后的退化现象

当直接损伤神经细胞胞体时，整个神经细胞将会死亡。当损伤仅限于轴突与树突时，其结果可能会引起神经细胞的死亡或以一种改变的状态存活下来。

1. 部分损伤神经细胞　是指损伤局限于神经细胞的突起、轴突或树突。轴突被切断的神经细胞常常出现胞体萎缩的现象，严重时甚至可导致神经细胞的完全死亡，通常称之为逆向性变性。但如果轴突被切断的神经细胞仍保留有未受损的轴突侧支投射，即使轴突的细胞质大部分丧失，也不会表现出逆向变性，通常称这种现象为支持侧支。

2. 跨神经细胞变性　通常将失去正常的神经传入或靶组织的神经细胞发生萎缩死亡的现象，称为跨突触效应。将失去传入神经引起神经细胞死亡的现象称为正向跨神经细胞变性。将失去靶组织而引起神经细胞死亡的现象称为逆向跨神经细胞变性。

3. 跨神经细胞萎缩　通常大多神经细胞失去靶组织或者去神经支配，并不足以致使神经细胞的死亡，但这些神经细胞会显示出一些退化现象。通常也包括正向与逆向跨神经细胞萎缩两种情况。

（三）神经细胞损伤后的再生

1. 中枢神经再生　中枢神经系统难以自发再生，虽然众多的实验研究得出各种促进中枢神经再生的因素，但也只取得了非常有限的轴突再生的结果。

2. 周围神经再生

（1）周围神经再生的机制：包括轴突再生通道和再生循环微环境的建立、轴突出芽的形成与延伸、靶细胞的神经再支配、再生轴突的髓鞘化和成熟。

（2）影响周围神经再生的因素：①神经元自身因素。胞体是神经元的营养中心，成功的神经再生首先需要神经元存活且代谢恢复正常。多数情况下，周围神经损伤后神经元可以存活。如果神经元在损伤反应中没有死亡，那么其胞体结构可能在损伤后1周开始恢复，胞体结构完全恢复历时较长，一般需要3~6个月。②再生微环境。轴突的再生情况与其所处的微环境密切相关，如神经营养因子、免疫反应、炎症反应、激素调节等，适宜的再生微环境是神经成功再生的重要条件。③其他影响因素。如神经损伤的类型和严重程度、损伤部位与靶器官的距离以及靶器官自身的特点以及个体病人年龄、治疗时机、手段等因素。

（四）中枢神经系统的修复

这是一个十分复杂的问题，成年脑内的神经再生为治疗脑缺血等疾病造成的神经功能缺损提供了全新的治疗思路与策略。不论是移植外源性神经干细胞,还是体内自身神经干细胞的再动员都须通过以下途径才能实现功能的恢复:新产生的神经细胞要与宿主脑内神经回路整合,接受神经传入,重建正常的神经网络;通过分泌神经递质与生长因子促进原有神经细胞的生存。

三、中枢神经可塑性

为了主动适应和反映外界环境的各种变化,神经系统能发生结构和功能的改变,并维持一定时间,这种变化就是中枢神经的可塑性,包括后天的差异、损伤及环境对神经系统的影响,神经系统的可塑性决定了机体对内外环境刺激发生改变的反应能力和功能代偿。

（一）可塑性理论基础

1930 年,Bethe A 首先提出中枢神经系统可塑性的概念。认为中枢神经系统损伤后的恢复是由于残留部分功能重组的结果。随后研究者重新提出并完善了功能重组的理论,认为伤后脑的残留部分通过功能重组,代偿或部分代偿原有功能。随着研究的深入,已证实神经系统损伤后在系统内、系统间存在结构和功能的可塑性。

1. **系统内重组**　是在同一系统内相同水平或不同水平上出现的代偿,如由病灶周围组织的代偿或由病灶以上或以下结构来代偿,主要包括突触可塑性、神经轴突发芽、潜伏通路的启动、失神经过敏、轴突上离子通道的改变等。

2. **系统间重组**　是指由功能上不完全相同的另一系统来代偿损伤系统的功能,如由皮肤触觉来代替视觉,主要形式包括古旧脑代偿、对侧半球代偿、在功能上几乎完全不相干的系统代偿等。并认为在此过程中,特定康复训练是必需的,故此理论又称为再训练理论。代偿和功能重组已成为脑可塑性的生理、生化或形态学改变的基础。

（二）中枢神经的可塑性

1. **大脑**　大脑的可塑性为脑的潜在适应能力,即在结构和功能上具有修改自身以适应环境改变的能力。目前促进神经再生与修复的策略主要是通过促进内在的再生能力和消除外在的抑制因素两大途径。

2. **脊髓**　是低级中枢神经,同大脑一样也具有可塑性。如切除猫后肢的大部分背根后,发现保留完好的背根神经纤维在脊髓的投射密度增大,这充分说明了保留的背根与附近被切除的背根之间发生了可塑性变化。研究表明,脊髓损伤后的可塑性变化与大脑一样,具有发育阶段差异与区域差异的特征。

（三）神经重塑的机制

1. **突触**　神经细胞受损后,突触在形态和功能上的改变称为突触可塑性,中枢神经的可塑性大多情况下是由突触的可塑性完成的。具有可塑性潜力的突触大多为化学性突触。突触的可塑性表现为突触结合的可塑性与突触传递的可塑性。突触结合的可塑性是指突触形态的改变、新的突触联系形成以及传递功能的建立,这是一种持续时间较长的可塑性。突触传递的可塑性是指突触的反复活动引起突触传递效率的增加(易化)或者降低(抑制)。突触可塑性的形式包括强直后增强、习惯化和敏感化、长时程增强和长时程抑制。强直后增强、习惯化和敏感化都属于短期的突触可塑性,一般是由突触前的机制造成的突触功能变化。

2. **轴突**　近年来进一步证实,作为并行发芽导致被损失神经元的空白突触位点的再占用现象在许多脑区中存在。神经元的轴突有 3 种出芽方式:①再生性出芽,是指在受损伤轴突的神经细胞存活时,该轴突近侧端以长出新芽的方式进行再生;②侧支出芽,是指在损伤累及神经细胞胞体或近端轴突进而造成整个神经细胞死亡时,附近未受伤神经细胞从其自身的侧支上生出支芽;③代偿性出芽,是指为代偿因受伤而丢失的侧支而在其正常的侧支发出新芽。

3. **中枢模式发生器**　是位于脊髓内、能自动产生稳定振荡、有序激活伸屈肌群进行交替收缩、激发肢体节律运动的模式发生器,具有独立于脊髓的神经中枢和外周感觉输入、自我维持运动样神经活动的特性。由于模式发生器的网络具有多功能性、边界灵活,可以实现网络重组,在脊髓的可塑性方面起到一定作用。

四、功能重塑与康复训练

(一)功能重塑

鉴于中枢神经系统难以自发再生,因此中枢神经病损后康复重点应放在功能重塑。目前公认的促进中枢神经系统功能重塑的策略应是综合性的。具体包括以下方面:①保护神经元、避免轴突二次损伤;②提高损伤的中枢神经轴突内在的再生能力;③移植入可行的细胞和黏附分子以桥接损伤形成的间隙;④减少胶质瘢痕的形成和硫酸软骨素蛋白聚糖的沉积;⑤克服中枢神经髓鞘相关抑制因子的抑制作用;⑥应用神经营养因子增强突触的导向性生长;⑦干扰蛋白激酶C的活性;⑧促进再生的神经突触支配相应的靶细胞。

(二)康复训练

康复训练可激发神经系统的可塑性及功能恢复。神经可塑性与脑卒中后的肌肉运动康复有关,包括建立新的神经连接,获得新功能以及损伤的修复。然而,脑卒中损伤区受损的部位与严重程度影响神经可塑性,因此,通过运动治疗促进神经可塑性,对功能丧失的补偿十分重要。脑卒中后的康复治疗,包括在多种环境下进行有意义的、重复的以及功能特定性的运动训练,旨在提高神经可塑性以及改善运动。许多脑卒中后恢复运动的新康复治疗技术,都是建立在神经可塑性的科学研究的基础之上。由于构成运动恢复的机制多种多样,因此,对脑卒中后病人进行康复治疗时应结合机制,针对病人脑损伤程度及各时期神经重塑特点,设计外周与中枢结合的个性化康复方案,以便取得更好的效果。

(三)脑功能恢复阶段与康复训练时间窗

1. 脑卒中后的自发功能恢复在脑卒中后的前几周,大多会出现一定程度的自发功能恢复。目前普遍认为,损伤后最大限度地自发恢复发生在发病后的前3个月,3个月以后认知功能的自发恢复多于运动功能的恢复,损伤较轻的脑卒中病人恢复比损伤严重的病人要快。同一病人不同的神经功能区存在不同形式的自发恢复。由于不同的神经功能区恢复的速度与程度存在差异,有关脑卒中后急性期神经功能重建的临床研究,可能需要使用针对某一特定神经功能区的行为学方法进行评价,而非整体的功能评估。

2. 时间窗对脑卒中后应用功能恢复治疗手段的影响　根据每种治疗手段的特点及生物学目标不同,其时间窗也不相同。脑卒中后较早的几周里,脑功能水平由于自发恢复,会呈现出时高时低的状态,因此康复治疗的生物学目标也随着时间而不断地发生变化。部分学者将脑卒中后脑功能恢复水平分为以下三个阶段,各阶段可能有一定程度的重叠:

(1)急性期:该阶段的康复目标主要为预防压疮、呼吸道和泌尿道感染、深静脉血栓形成及关节挛缩和变形等并发症,为恢复期功能训练创造条件。

(2)恢复期:这个阶段是开始采取康复治疗措施的黄金时期,因为在这个时间段内,脑组织会最大限度地自发修复行为学功能,大脑内部自行修复也将达到最高水平。必须注意的是,不管是药物干预还是行为学干预,都必须进行双向的评估,因为它们可能带来有效的改善,也有可能引起不良的后果。

(3)平台期:脑卒中后数月开始,进入一个稳定但仍有修复潜力的慢性期。平台期可能由两个部分组成。第一部分是伴随着第二期治疗时间窗的结束,开始进入慢性期,第二部分代表进入脑卒中后数月至数年的这一时间段,面临着脑卒中的晚期改变以及各种并发症问题,其中包括新的肌张力障碍、认知/情感问题、痉挛/挛缩问题等。

(佟冰渡)

思 考 题

---

1. 简述神经损伤后再生与神经可塑性机制的联系与区别。

2. 脑卒中后脑功能恢复水平可分为几个阶段? 请结合 1~2 个实例描述各阶段康复训练的重点。(可结合自己临床见习或通过查阅资料获取典型病例)

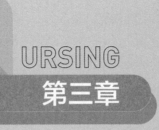

NURSING
第三章

康复功能评定

03章 数字内容

───── 学 习 目 标 ─────

知识目标：

1. 掌握失语症及构音障碍的定义，疼痛的定义和分类，不同类型疼痛评定的方法。

2. 掌握吞咽障碍的定义及临床表现，神经源性膀胱及神经源性肠道的定义、临床表现和评定内容。

3. 掌握日常生活活动能力的概念、分类和内容，掌握生活质量的概念。

4. 熟悉肌力、肌张力、关节活动范围、平衡和协调的定义。

5. 熟悉常用的日常生活活动能力评定量表及常用的生活质量评定量表。

6. 了解步行周期、步幅、步长和步速的概念，了解代谢当量、心电图运动试验的定义、分类及目的。

7. 了解排尿相关的解剖生理过程和神经源性膀胱的发生机制。

能力目标：

1. 能运用心功能评价和肺功能评价确定病人心肺功能障碍的类型和严重程度，为制订康复护理方案打下基础，运用感知及认知功能评定对患有感知障碍、认知障碍的病人进行特异性评价。

2. 能运用疼痛评价的方法针对不同类型的评定实施特异性评价，运用吞咽障碍的评价方法对具有吞咽障碍的病人实施筛查及评价，确定吞咽障碍的程度和性质。

3. 能运用所学的评定方法对临床神经源性膀胱病人及神经源性肠道病人进行功能评定，应用Barthel指数对临床病人进行日常生活活动能力评定。

素质目标：

培养学生严谨求实、医者仁心、勇于创新的工作态度，树立安全治疗的意识和以生命为重的职业精神，增强能够适应不断变化的康复护理需求，具有终身学习的能力。

第一节 运动功能评定

一、肌力评定

肌力评定是测定受试者在主动运动时肌肉或肌群产生的最大收缩力量。肌力评定的方法有徒手肌力检查、简单器械肌力测定及等速肌力测定。

(一) 徒手肌力评定

1. 概念 徒手肌力评定(manual muscle test, MMT)根据受检肌肉或肌群的功能,让受试者在特定的体位下让病人做标准动作,防止某些肌肉对受试肌肉的代偿动作,在减重力、抗重力和抗阻力的条件下做一定的动作,并使动作达到最大的活动范围。

2. 判定标准 国际上普遍应用的徒手肌力六级检查法(表 3-1)。

表 3-1 MMT 分级法评定标准

分级	评级标准	正常肌力 /%
0	没有肌肉收缩	0
1	肌肉有收缩,但无关节运动	10
2	关节在减重力状态下全范围运动	25
3	关节在抗重力状态下全范围运动	50
4	关节抗部分阻力全范围运动	75
5	关节抗充分阻力全范围运动	100

3. 人体主要肌肉或肌群的徒手肌力评价方法(表 3-2)。

表 3-2 上肢和下肢主要肌肉的徒手肌力检查

肌群	检查方法				
	1 级	2 级	3 级	4 级	5 级
肩前屈肌群(三角肌前部、喙肱肌)	仰卧,试图屈肩时可触及三角肌前部收缩	向对侧侧卧,上侧上肢放在滑板上,肩可主动屈曲	坐位,肩内旋,掌心向下,可克服重力屈肩	坐位,肩内旋,掌心向下,阻力加于上臂远端,能抗中等阻力屈肩	坐位,肩内旋,掌心向下,阻力加于上臂远端,能抗较大阻力屈肩
肩外展肌群(三角肌中部、冈上肌)	仰卧,试图肩外展时可触及三角肌收缩	同左,上肢放在滑板上,肩主动外展	坐位,屈肘肩外展90°,可克服重力外展	坐位,屈肘,肩外展90°,阻力加于上臂远端,能抗中等阻力	坐位,屈肘,肩外展90°,阻力加于上臂远端,能抗较大阻力
屈肘肌群(肱二头肌、肱肌、肱桡肌)	坐位,肩外展,上肢放在滑板上;试图肘屈曲时可触及相应肌肉收缩	同左,肘可主动屈曲	坐位,上肢下垂;前臂旋后(检查肱二头肌)或旋前(检查肱肌)或中立位(检查肱桡肌),可克服重力屈肘	坐位,上肢下垂;前臂旋后(检查肱二头肌)或旋前(检查肱肌)或中立位(检查肱桡肌),肘屈曲,阻力加于前臂远端能抗中等阻力	坐位,上肢下垂;前臂旋后(检查肱二头肌)或旋前(检查肱肌)或中立位(检查肱桡肌),肘屈曲,阻力加于前臂远端,能抗较大阻力

续表

肌群	检查方法				
	1级	2级	3级	4级	5级
髋屈肌群（腰大肌、髂肌）	仰卧,试图屈髋时于腹股沟上缘可触及肌活动	向同侧侧卧,托住对侧下肢,可主动屈髋	仰卧,小腿悬于床沿外,屈髋,可充分完成该动作	仰卧,小腿悬于床沿外,屈髋,阻力加于股骨远端前面,能抗中等阻力	仰卧,小腿悬于床沿外,屈髋,阻力加股骨远端前面,能抗较大阻力
髋伸肌群（臀大肌、半腱肌、半膜肌）	仰卧,试图伸髋时于臀部及坐骨结节可触及肌活动	向同侧侧卧,托住对侧下肢,可主动伸髋	俯卧,屈膝(测臀大肌)或伸膝(测臀大肌和股后肌群),可克服重力伸髋10°~15°	俯卧,屈膝(测臀大肌)或伸膝(测臀大肌和股后肌群),伸髋10°~15°,阻力加于股骨远端后面,能抗中等阻力	俯卧,屈膝(测臀大肌)或伸膝(测臀大肌和股后肌群),伸髋10°~15°,阻力加于股骨远端后面,能抗较大阻力
膝伸肌群（股四头肌）	仰卧,试图伸膝时可触及髌韧带活动	向同侧侧卧,托住对侧下肢,可主动伸膝	仰卧,小腿在床沿外下垂,可克服重力伸膝	仰卧,小腿在床沿外下垂,伸膝,阻力加于小腿远端前侧,能抗中等阻力	仰卧,小腿在床沿外下垂,伸膝,阻力加于小腿远端前侧,能抗较大阻力
踝跖屈肌群（腓肠肌、比目鱼肌）	仰卧,试图踝跖屈时可触及跟腱活动	同左,踝可主动跖屈	仰卧,膝伸(测腓肠肌)或膝屈(测比目鱼肌),能克服重力踝跖屈	仰卧,膝伸(测腓肠肌)或膝屈(测比目鱼肌),踝跖屈,阻力加于足跟,能抗中等阻力	仰卧,膝伸(测腓肠肌)或膝屈(测比目鱼肌),踝跖屈,阻力加于足跟,能抗较大阻力

4. **徒手肌力检查的注意事项** ①先向受试者说明检查的目的、步骤和方法等,消除其紧张心理,取得充分理解和合作;②采取正确的测试姿势,近端肢体固定于适当体位,防止出现替代动作;③每次测试都要作左右对比,检查时应先测试健侧同名肌。一般认为两侧差异大于10%才有临床意义;④肌力在3级以上时,检查所加阻力必须连续施加,并保持与运动方向相反,同时阻力应施加于被测关节肢体的远端,必须保持同一强度。给予阻力的大小要根据受试者的个体情况来决定;⑤肌力检查不适用于中枢神经系统疾病致痉挛性瘫痪的病人。

(二) 肌力器械测定

当肌力能抗阻运动时,可采用器械进行肌力测定。常用的检查方法有握力测试、捏力测试、背肌力测试、四肢肌群肌力测试和等速肌力测试。

二、肌张力评定

肌张力是指肌肉组织在静息状态下的一种不随意的、持续的、微小的收缩,即在做被动运动时,所显示的肌肉紧张度。

(一) 肌张力分类

1. **正常张力** 正常的肌张力可以与关节和肌肉进行同步的运动,能够维持原动肌与拮抗肌之间的平衡,具有固定肢体某一姿势的能力,肢体被动时具有一定的弹性和轻度的抵抗感。

2. **异常肌张力** 由于神经系统病损或肌肉受损的不同状态,异常肌张力可分为肌张力增高、肌张力降低和肌张力障碍。

（二）肌张力评价方法

1. **临床分级** 检查者根据被动活动肢体时所感觉到的肢体反应或阻力将其分为 0~4 级（表 3-3）。

表 3-3 肌张力临床分级

等级	肌张力	标准
0	弛缓性瘫痪	被动活动肢体无反应
1	低张力	被动活动肢体反应减弱
2	正常	被动活动肢体反应正常
3	轻、中度增高	被动活动肢体有阻力反应
4	重度增高	被动活动肢体有持续性阻力反应

2. **肌痉挛的分级** 目前多采用改良 Ashworth 痉挛量表进行评定。病人采用仰卧位，检查者分别对其上、下肢关节被动运动，按所感受的阻力来分级评定（表 3-4）。

表 3-4 改良 Ashworth 分级法评定标准

级别	评定标准
0 级	肌张力不增加，被动活动患侧肢体在整个 ROM 内均无阻力
1 级	肌张力稍微增加，被动活动患侧肢体到 ROM 终末时出现轻微阻力
1⁺ 级	肌张力轻度增加，被动活动患侧肢体时在 ROM 后 50% 范围内突然出现卡住，并在此后的被动活动中均有较小的阻力
2 级	肌张力较明显增加，被动活动患侧肢体在通过 ROM 的大部分时，阻力均明显增加，但受累部分仍能较容易地活动
3 级	肌张力严重增加，被动活动患侧肢体在整个 ROM 内均有阻力，活动比较困难
4 级	僵直，患侧肢体僵硬，被动活动十分困难

注：ROM（range of motion）指关节活动范围。

三、关节活动范围测量

关节活动范围（range of motion，ROM）是指关节远端向近端运动，远端骨所达到的最终位置与开始位置之间的夹角，即远端骨所移动的度数。

（一）测量工具

1. **通用量角器** 主要用于四肢关节活动范围的测量。

2. **电子角度计** 固定臂和移动臂为 2 个电子压力传感器，刻度盘为液晶显示器。

3. **指关节量角器** 指关节量角器适用于手指关节活动范围的测量。

4. **脊柱活动量角器** 用于测量脊柱屈、伸的活动度，也可用于脊柱侧弯的测量。

（二）测量方法

1. **通用量角器** 量角器的轴心与关节中心一致，固定臂与关节近端的长轴一致，移动臂与关节远端的长轴一致。关节活动时，固定臂不动，移动臂随着关节远端肢体的移动而移动，移动臂移动终末所显示出的弧度即为该关节的活动范围。

2. **电子角度计** 将固定臂和移动臂的电子压力传感器与肢体的长轴重叠，用双面胶将其固定在肢体表面，此时液晶显示器显示出来的数字即为该关节的活动范围。

3. **指关节活动范围测量** 可应用指关节量角器、直尺或两脚规测量。

4. **脊柱活动度测量** 可通过脊柱活动量角器测量背部活动度或用皮尺测量指尖与地面距离。

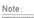
Note:

（三）主要关节 ROM 的测量方法（表 3-5）

表 3-5　主要关节 ROM 的测量方法

关节	运动	体位	量角器放置方法			正常参考值
			轴心	固定臂	移动臂	
肩关节	屈、伸	坐或立位，臂置于体侧，肘伸直	肩峰	与腋中线平行	与肱骨纵轴平行	屈 0°~180° 伸 0°~50°
	外展	坐和站位，臂置于体侧，肘伸直	肩峰	与身体中线平行	同上	0°~180°
	内收	同上	盂肱关节的前方或后方	通过肩峰与地面垂直的线（前或后面）	同上	0°~45°
	内、外旋	仰卧，肩外展 90°，肘屈 90°	鹰嘴	与腋中线平行	与前臂纵轴平行	各 0°~90°
肘关节	屈、伸	仰卧或坐或立位，臂取解剖位	肱骨外上髁	与肱骨纵轴平行	与桡骨纵轴平行	0°~150°
腕关节	屈、伸	坐或站位，前臂完全旋前	尺骨茎突	与前臂纵轴平行	与第二掌骨纵轴平行	屈 0°~90° 伸 0°~70°
	尺偏、桡偏	坐位，屈肘，前臂旋前，腕中立位	腕背侧中点	前臂背侧中线	第三掌骨纵轴	桡偏 0°~25° 尺偏 0°~55°
髋关节	屈	仰卧或侧卧，对侧下肢伸直	股骨大转子	与身体纵轴平行	与股骨纵轴平行	0°~125°
	伸	侧卧，被测下肢在上	同上	同上	同上	0°~15°
	内收、外展	仰卧	髂前上棘	左右髂前上棘连线的垂直线	髂前上棘至髌骨中心的连线	各 0°~45°
	内旋、外旋	仰卧，两小腿于床缘外下垂	髌骨下端	与地面垂直	与胫骨纵轴平行	各 0°~45°
膝关节	屈、伸	俯卧、侧卧或坐在椅子边缘	股骨外踝	与股骨纵轴平行	与胫骨纵轴平行	屈：0°~150° 伸：0°
踝关节	背屈、跖屈	仰卧，踝处于中立位	腓骨纵轴线与足外缘交叉处	与腓骨纵轴平行	与第五跖骨纵轴平行	背屈：0°~20° 跖屈：0°~45°
	内翻、外翻	俯卧，足位于床沿外	踝后方两踝中点	小腿后纵轴	轴心与足跟中点连线	内翻 0°~35° 外翻 0°~25°

（四）注意事项

通常以解剖位为零度起始点。根据所测关节位置和大小的不同，选择合适的量角器。关节存在活动障碍时，主动关节活动范围和被动关节活动范围均应分别测量，并记录。在测量受累关节的活动范围前，应先测量健侧相应关节的活动范围。

四、平衡与协调能力评定

(一) 平衡评定

平衡是指身体所处在的一种姿势状态,或是指在运动或受到外力作用时自动调整并维持姿势稳定性的一种能力。

1. 分类　人体平衡可以分为静态平衡、自动态平衡和他动态平衡三类。

(1) 静态平衡:指的是人体或人体某一部位在无外力作用下处于某种特定的姿势。

(2) 自动态平衡:指的是人体在进行各种自主运动或各种姿势转换的过程中,能重新获得稳定状态的能力。

(3) 他动态平衡:指的是人体在外力作用下恢复稳定状态的能力。

2. 评定方法　平衡评定有多种方法,主要分为简易评定法、功能性评定及平衡测试仪评定三类。

(1) 功能性评定:即量表评定法,量表评定法可以进行定量的评分,在临床应用日益普遍。目前常用的量表主要有 Berg 平衡量表(Berg balance scale,BBS)、Tinetti 量表、Brunel 平衡量表、简明平衡评价系统测试、Fugl-Meyer 平衡功能量表等。

(2) 平衡测试仪评定:包括静态平衡测试和动态平衡测试。

(二) 协调能力评定

1. 概念　协调是指人体产生平滑、准确、有控制的运动的能力。协调与平衡密切相关。协调功能障碍又称为共济失调。

2. 分类　中枢神经系统中参与协调控制的部位主要有小脑、基底节、脊髓后索,因此根据中枢神经系统的病变部位不同可将共济失调分为以下三个类型:

(1) 小脑性共济失调:共济失调是小脑病变的主要症状,小脑半球损害导致同侧肢体的共济失调。病人由于对运动的速度、力量和距离的控制障碍而产生辨距不良和意向性震颤,上肢较重,动作愈接近目标震颤愈明显,并有快速及轮替运动异常;在下肢则表现为行走时的酩酊步态。

(2) 大脑性共济失调:额桥束和颞枕桥束是大脑额、颞、枕叶与小脑半球的联系纤维,其病变可引起共济失调,但较小脑病变的症状轻。

(3) 感觉性共济失调:脊髓后索的病变会造成深感觉障碍,主要表现为站立不稳,行走时迈步不知远近,落脚不知深浅,踩棉花感,并需要视觉补偿,常目视地面行走,在黑暗处则难以行走。检查时出现闭目难立(Romberg)征阳性。

3. 评定方法　主要是观察受试者,在完成指定的动作是否直接、精确,时间是否正常,在动作的完成过程中有无辨距不良、震颤或速度减慢。

协调功能评定:①指鼻试验;②指对指试验;③轮替试验;④跟 - 膝 - 胫试验。

五、步态分析

步态分析是利用力学原理和人体解剖学知识对人类行走进行对比分析的一种方法,包括定性分析和定量分析。

(一) 正常步态

正常步态是人体在中枢神经系统控制下通过骨盆、髋、膝、踝及足趾等一系列活动完成的。

1. 步行周期　是指从一侧足跟触地到同侧足跟再次触地所经历的时间,分为站立相(支撑相)和摆动相。站立相是指同侧足跟着地到足尖离地,即足与支撑面接触的时间,约占步态周期的 60%。摆动相是指从足尖离地到足跟着地,即足离开支撑面的时间,约占步态周期的 40%。

2. 步行参数

(1) 步长:行走时一侧脚跟着地到紧接着的对侧脚跟着地平均的距离。正常人平地行走时,一般步长约为 50~90cm。

(2) 步幅:行走时,由一侧脚跟着地到该侧脚跟再次着地的距离。通常为单步长的两倍。

(3) 步宽:在行走中左、右两足间的横向距离称为步宽。正常人为 8cm±3.5cm。

(4) 足偏角:在行走中人体前进的方向与足的长轴所形成的夹角。正常人为 6.75°。

(5) 步频:单位时间内行走的步数,步频 = 步数 ÷60(步/min),正常人在 95~125 步/min。

(6) 步速:即步行的速度,是指单位时间内行走的距离,正常人大约为 65~100m/min。在临床上,一般是让测试对象以平常的速度步行 10m 的距离,测量所需的时间,按照公式(步速=距离/所需时间)计算出步行速度。

(二) 步态分析方法

1. **观察法** 让病人按习惯的方式来回行走,观察者从前面、侧面及后面观察行走的姿势和下肢各关节的活动,通过检查表或简要描述的方式记录步态周期中存在的问题;然后让病人作变速行走、慢速、快速、随意放松步行,分别观察有无异常。还可以让病人突然停下、转身行走、上下楼梯或斜坡、绕过障碍物、坐下和站起、原地踏步或原地站立、闭眼站立以及用助行器等对步态进行观察和评估。

2. **测量法** 可以测定时间参数,即让病人在规定距离的道路上行走,用秒表计时,实测行走距离不少于 10m,两端应至少再加 2~3m 以便受试者起步加速和减速停下。用足印法测定距离参数,其方法为在地面上撒上滑石粉,使病人行走时留下足印,测试距离至少 6m,每侧足不少于 3 个连续足印,根据足印记分析左右两侧下肢的步态参数。

3. **步行能力评定** 是一种相对精细的半定量评定,常用 Hoffer 步行能力分级(表 3-6)、Holden 步行功能分类(表 3-7)。

表 3-6 Hoffer 步行能力分级

分级	评定标准
Ⅰ. 不能步行	完全不能步行
Ⅱ. 非功能性步行	借助于膝-踝-足矫形器(KAFO)、杖等能在室内行走,又称治疗性步行
Ⅲ. 家庭性步行	借助于踝-足矫形器(AFO)、手杖等可在室内行走自如,但在室外不能长时间行走
Ⅳ. 社区性步行	借助于 AFO、手杖或独立可在室外和社区内行走、散步、去公园、去诊所、购物等活动,但时间不能持久,如需要离开社区长时间步行时仍需坐轮椅

表 3-7 Holden 步行功能分类

级别	表现
0 级:无功能	病人不能行走,需要轮椅或 2 人协助才能走
Ⅰ级:需大量持续性的帮助	需使用双拐或需要 1 个人连续不断地搀扶才能行走及保持平衡
Ⅱ级:需少量帮助	能行走但平衡不佳,不安全,需 1 人在旁给予持续或间断地接触身体的帮助或需使用膝-踝-足矫形器(KAFO)、踝-足矫形器(AFO)、单拐、手杖等以保持平衡和保证安全
Ⅲ级:需监护或言语指导	能行走,但不正常或不够安全,需 1 人监护或用言语指导,但不接触身体
Ⅳ级:平地上独立	在平地上能独立行走,但在上下斜坡、在不平的地面上行走或上下楼梯时仍有困难,需他人帮助或监护
Ⅴ级:完全独立	在任何地方都能独立行走

4. **实验室步态分析** 主要是对步态进行动力学分析,常用的有:①同步摄像分析;②三维数字化分析;③动态肌电图。

Note:

（三）常见异常步态

1. 中枢神经系统损伤步态

（1）偏瘫步态：多见于各种原因所致的脑损伤。由于下肢伸肌紧张导致步态周期中髋、膝关节痉挛，膝不能屈曲，髋内旋，踝不能背屈并内翻。行走时患侧腿摆动相向前迈步时下肢由外侧回旋向前，故又称划圈样步态。

（2）截瘫步态：多见于脊髓损伤。T_{10}以下截瘫病人，通过训练，借助手杖、支具等可达到功能性步行，但截瘫较重病人，双下肢可因肌张力高而始终保持伸直，行走时可出现剪刀步，甚至于足着地时伴有踝阵挛，而使行走更感困难，又称交叉步或剪刀步。

（3）脑瘫步态：见于脑性瘫痪。由于髋内收肌痉挛，导致行走中两膝常互相摩擦，步态不稳，呈剪刀步或交叉步。

（4）蹒跚步态：见于小脑损伤导致的共济失调，行走时摇晃不稳，不能走直线，状如醉汉，又称酩酊步态。

（5）慌张步态：见于帕金森病或基底节病变，行走时上肢缺乏摆动动作，步幅短小，并出现阵发性加速，不能随意停止或转向，称慌张步态或前冲步态。

2. 肌肉无力步态

（1）臀大肌无力：由于髋伸肌群无力，行走时躯干用力后仰，重力线通过髋关节后方以维持被动伸髋，并控制躯干的惯性向前，形成仰胸凸肚的姿态。

（2）臀中肌无力：由于髋外展肌群无力，不能维持髋的侧向稳定，行走时上身向患侧弯曲，重力线通过髋关节的外侧，依靠内收肌来保持侧方稳定，并防止对侧髋下沉，带动对侧下肢摆动；如果双侧臀中肌均无力，步行时呈鸭步。

（3）股四头肌无力：由于膝伸肌无力，行走时患腿在支撑期不能保持伸膝稳定，上身前倾，重力线通过膝关节的前方，使膝被动伸直，有时病人通过稍屈髋来加强臀肌及股后肌群的张力，使股骨下端后摆，帮助被动伸膝。

（4）胫前肌无力：由于踝背伸肌无力，患侧下肢在摆动期呈现足下垂，病人通过增加屈髋和屈膝来防止足尖拖地，又称跨栏步态。

3. 其他原因引起的异常步态　①短腿步态：如一侧下肢缩短超过 2.5cm 时，患腿支撑期可见同侧骨盆及肩下沉，摆动期则有患足下垂；②疼痛步态：当各种原因引起患腿负重时疼痛，病人尽量缩短患腿的支撑期，使对侧下肢跳跃式摆动前进，步长缩短，又称短促步态。

（马素慧）

思　考　题

请阐述如何对病人进行有效的运动功能评估？

<h1 align="center">第二节　心肺功能评定</h1>

　　　　　　　　　致命的肥胖

40 岁英国女人莎伦体重 286kg，因为体重过重，心肺功能均承受巨大的负担，只能躺在医院的病床上带着氧气面罩维持生命。医生禁止她再进食任何高热量食物，然而有目击者曾看到她央求自己的亲戚将炸鸡、烤鱼和薯片等食物偷偷带进病房，并趁医生不注意时狼吞虎咽地快速吃下。莎伦的体重越来越重，过度肥胖已经造成了心功能紊乱，最终由于充血性心力衰竭而去世。

Note：

一、心功能评定

对于心功能评定常采用运动试验。通过观察症状、体征、心脏电生理指标、耗氧量和二氧化碳排出量等为基础的一系列代谢指标的变化来反映心脏和整个身体的情况。

（一）概述

1. 代谢当量 心功能容量(functional capacity,FC)又称心脏有氧能力,其单位是代谢当量(metabolic equivalent,MET),一个代谢当量是指机体在坐位休息时,摄氧 3.5ml/(kg·min)。心功能容量是指在有氧运动范围内,机体所能完成的最大运动时的 MET 值,是和最大耗氧量相当的 MET 值。即心功能容量是机体进行最大强度活动时的耗氧量,常以 MET 值来表示。各种心功能状态时的代谢当量及可以进行的活动见表 3-8。

表 3-8 各种心功能状态时的代谢当量及可以进行的活动

心功能	代谢当量/METs	可以进行的活动
I 级	≥7	携带 10.90kg 重物连续上 8 级台阶 携带 36.32kg 重物进行铲雪、滑雪、打篮球、玩回力球、手球或踢足球 慢跑或走(速度为 8.045km/h)
II 级	≥5,<7	携带 10.90kg 以下的重物上 8 级台阶 性生活 养花种草类型的工作 步行(速度为 6.436km/h)
III 级	≥2,<5	徒手走下 8 级台阶 可以自己淋浴、换床单、拖地、擦窗 步行(速度为 4.023km/h) 打保龄球、连续穿衣
IV 级	<2	不能进行上述活动

2. 心功能分级 主要采用美国纽约心脏病学会(NYHA)提出的一项分级方案,主要是根据病人自觉的活动能力划分为四级(表 3-9)。

表 3-9 心脏功能分级(美国心脏学会)

功能分级	临床情况	持续-间歇活动的能量消耗/(kcal·min⁻¹)	最大代谢当量/METs
I	患有心脏病,其体力活动不受限制。一般体力活动不引起疲劳、心悸、呼吸困难或心绞痛	4.0~6.0	6.5
II	患有心脏病,其体力活动稍受限制,休息时感到舒适。一般体力活动时,引起疲劳、心悸、呼吸困难或心绞痛	3.0~4.0	4.5
III	患有心脏病,其体力活动受较大限制,休息时感到舒适,较一般体力活动为轻时,即可引起疲劳、心悸、呼吸困难或心绞痛	2.0~3.0	3.0
IV	患有心脏病,不能从事任何体力活动,在休息时也有心功能不全或心绞痛症状,任何体力活动均可使症状加重	1.0~2.0	1.5

（二）心电图运动试验

心电图运动试验（ECG exercise testing），是指通过观察受试者运动时的各种反应（呼吸、血压、心率、心电图、气体代谢、临床症状与体征等），来判断其心、肺、骨骼肌等的储备功能（实际负荷能力）和机体对运动的实际耐受能力。

1. 心电图运动试验的目的

（1）冠心病的早期诊断：主要通过运动增加心脏负荷和心肌耗氧量，根据心电图 ST 段偏移情况诊断冠心病，其灵敏性和特异性较高。

（2）鉴别心律失常：运动中诱发或加剧心律失常往往提示为器质性心脏病，应注意休息，避免运动；运动中心律失常减少或消失提示属于良性心律失常，并非一定要限制运动和日常生活。

（3）鉴别呼吸困难或胸闷的性质：如果在运动试验中诱发呼吸困难或胸闷，多属于器质性疾病。

（4）判定冠状动脉病变的严重程度及预后：运动试验中发生心肌缺血的运动负荷越低、心肌耗氧水平越低、ST 段下移程度越大，则说明冠状动脉病变也越严重，预后也越差。运动试验阳性无症状的病人发生冠心病的危险性增大。

（5）确定运动的危险性：低水平运动试验中诱发心肌缺血、心绞痛、严重心律失常、心力衰竭症状等，均提示病人进行运动的危险性大。

（6）评定康复治疗效果：通过心脏负荷试验获得心脏的电活动和血流动力学参数，结合运动超声心动图和气体代谢等指标，来判断冠状动脉病变的程度、心功能和预后，为病人制定合理的运动处方，通过重复进行运动试验，根据病人对运动耐受程度的变化，评定康复治疗效果。

2. 心电图运动试验种类

（1）按所用设备分类：包括活动平板试验、踏车运动试验、手摇车运动试验和台阶试验。

1）活动平板试验：病人按预先设计的运动方案，在能自动调节坡度和速度（运动强度）的活动平板上进行走 - 跑的运动，逐渐增加心率和心脏负荷，最终达到预期的运动目标。

2）踏车运动试验：是指坐位或卧位下，在固定的功率车上进行运动，可增加踏车阻力，调整运动负荷。

3）手摇车运动试验：原理与踏车运动相似，只是将下肢踏车改为上肢摇车。适用于下肢功能障碍者。

4）台阶试验：试验中的运动负荷是由台阶高度、运动节律、运动时间组成，按年龄、性别、体重和肺活量不同，评价指标不同。台阶试验指数值越大，心血管系统的功能水平越高。该试验对严重心血管疾病病人是禁忌。

（2）按终止试验的运动强度分类

1）极量运动试验（maximal exercise testing）：是指运动强度到达极致或主观最大运动强度的试验。可按病人的性别和年龄推算出预计最大心率（220 - 年龄）作为终止试验的标准。适用于健康的青年人和运动员，以测定个体最大运动能力、最大心率和最大摄氧量。

2）亚（次）极量运动试验（sub maximal exercise testing）：是指运动至心率达到亚极量心率，即按年龄预计最大心率（220 - 年龄）的 85%~90%，或达到参照值（195 - 年龄）时结束试验。适用于测定非心脏病病人的心功能和体力活动能力。服用某些药物如 β 肾上腺素能受体阻断药以及抗高血压药物的病人，由于这些药物会影响安静心率和运动心率，因此不宜采用预计的亚极量心率作为终止试验的标准。

3）症状限制性运动试验（symptom limited exercise testing）：是指运动进行至出现必须停止运动的指征为止。

症状限制性运动试验终点的指征：①出现呼吸急促或困难、胸闷、胸痛、心绞痛、极度疲劳、下肢痉挛、严重跛行、身体摇晃、步态不稳、头晕、耳鸣、恶心、意识不清、面部有痛苦表情、面色苍白、发绀、出冷汗等症状和体征。②运动负荷增加时收缩压不升高反而下降，低于安静时收缩压 10mmHg 以上；运动负荷增加时收缩压上升,超过 220~250mmHg;运动负荷增加时舒张压上升,超过 110~120mmHg;或舒张压上升,超过安静时 15~20mmHg。③运动负荷不变或增加时,心率不增加,甚至下降超过 10 次 /min。④心电图显示 S-T 段下降或上升超过或等于 1mm;出现严重心律失常,如异位心动过速、频发、多源或成对出现的期前收缩、R-ON-T、房颤、房扑、室扑、室颤、二度以上房室传导阻滞或窦房传导阻滞、完全性束支传导阻滞等。⑤病人要求停止运动。⑥仪器出现故障。试验室内应备有急救药品和设备,如果出现严重并发症应及时处理。

4) 低水平运动试验(low level exercise testing):是指运动至特定的、低水平的靶心率、血压和运动强度为止。即运动中最高心率达到 130~140 次 /min,或比安静时增加 20 次 /min;最高血压达 160mmHg,或与安静时比增加 20~40mmHg;运动强度达 3~4METs 作为终止试验的标准。此法目的在于检测从事轻度活动及日常生活活动的耐受能力,用于诊断冠心病、评估心功能和体力活动能力,作为住院评价、制订运动处方等依据。

3. 运动试验方案

(1) 活动平板试验:运动强度以 MET 值表示,MET 值的大小取决于活动平板运动速度和坡度的组合,主要通过增加速度和坡度来增加运动强度和负荷(表 3-10)。

表 3-10　活动平板改良 Bruce 方案

分级	速度 /(km·h⁻¹)	坡度 / %	时间 / min	代谢当量 /METs
0	2.7	0	3	1.7
1/2	2.7	5	3	2.9
1	2.7	10	3	4.7
2	4.0	12	3	7.1
3	5.5	14	3	10.2
4	6.8	16	3	13.5
5	8.0	18	3	17.3
6	8.9	20	3	20.4
7	9.7	22	3	23.8

(2) 踏车运动试验:运动强度以功率表示,单位为瓦特(W)或 kg·m/min。1W=6.12 kg·m/min(kg 为运动阻力单位;m/min 表示每分钟功率自行车转动距离)。运动负荷男性从 300kg·m/min 起始,每 3 分增加 300kg·m/min;而女性从 200kg·m/min 起始,每 3 分增加 200kg·m/min。最常用的是 WHO 推荐的方案(表 3-11)。

表 3-11　WHO 推荐的运动试验方案

分级	运动负荷 /(kg·m·min⁻¹)		运动时间 /min
	男	女	
1	300	200	3
2	600	400	3
3	900	600	3
4	1 200	800	3
5	1 500	1 000	3
6	1 800	1 200	3
7	2 100	1 400	3

（3）手摇车试验：运动起始负荷为150~200kg·m/min，每级负荷增量100~150kg·m/min，持续时间3~6min。

（4）等长收缩试验：常用最大收缩力的30%~50%作为运动强度，持续收缩2~3min。一般采用握力试验。

（5）简易运动试验：适用于体力较弱无法进行活动平板或踏车运动试验的病人，包括定时运动法和固定距离法。

4. 运动试验结果的判定

（1）心率：正常人运动负荷每增加1MET，心率增加8~12次/min。运动中反应性心率过慢见于窦房结功能减退、严重左心室功能不全和严重多支血管病变的冠心病病人。心率过快分为窦性心动过速和异位心动过速，如运动中窦性心率增加过快，提示体力活动能力较差；异位心动过速主要是室上性或房性心动过速，少数是室性心动过速，提示应限制病人的体力活动。

（2）血压：运动负荷每增加1MET，收缩压相应增高5~12mmHg，舒张压改变相对较小，250mmHg/120mmHg为上限。运动中收缩压越高，心源性猝死的概率越低。运动中舒张压升高，超过安静水平时15mmHg，甚至超过120mmHg，常见于严重冠心病。运动中收缩压不升高或升高不超过130mmHg，或血压下降，甚至低于安静水平时，提示冠状动脉多支病变；如果这些情况与ST段等其他指标同时出现，则提示严重心肌缺血引起左室功能障碍及心脏收缩储备能力差。

（3）每搏量和心排血量：运动时每搏量逐步增加，心排血量也逐渐增大，最高可达安静时的两倍左右。但达到40%~50%最大吸氧量时，每搏量不再增加，此后心排血量增加主要依靠心率加快。心排血量最大值可达安静时的4~5倍。但是运动肌的血流需求量高于心排血量的增加，因此需要进行血流再分配，以确保运动组织和重要脏器的血液供应。

（4）心率-收缩压乘积：某一时间内测定的心率乘以收缩压再除以100，即心率-收缩压乘积=心率（次/min）×收缩压（mmHg）×10^{-2}，是反映心肌耗氧量和运动强度的重要指标，运动中心率-收缩压乘积越高，冠状血管储备越好，心率-收缩压乘积越低，提示病情严重。康复训练后，心率-收缩压乘积在额定的条件下运动时间或强度增高，说明心血管及运动系统效率提高，相对减轻心血管负担，因此病人可以耐受更大的运动负荷。

（5）心电图ST段改变：正常ST段应该始终保持在基线。运动中ST段出现偏移为异常反应，包括ST段上抬和下移。ST段上抬：有Q波的ST段上抬提示室壁瘤或室壁运动障碍，见于50%的前壁心肌梗死和15%的下壁心肌梗死病人；无Q波的ST段上抬提示严重近段冠脉的病变或痉挛和严重的穿壁性心肌缺血。ST段正常化是指安静时有ST段下移，在运动中下移程度反而减轻，甚至消失，这种情况见于严重冠心病或正常人。引起ST段改变的其他心脏情况还有：心肌病、左心肥厚、二尖瓣脱垂、洋地黄作用、室内传导阻滞、预激综合征、室上性心动过速；非心脏情况包括：严重主动脉狭窄、严重高血压、贫血、低血压、葡萄糖负荷、过度通气、严重容量负荷过重等。

（6）心脏传导障碍：窦性停搏，如见于运动后即刻，多为严重缺血性心脏病病人；预激综合征（Wolf-Parkinson-White，WPW），如在运动中消失的WPW预后较好（约占50%）；束支传导阻滞，运动可诱发频率依赖性左、右束支传导阻滞及双束支传导阻滞。如在心率低于125次/min时发生可能与冠心病有关；心率高于125次/min时发生的病理意义不大。心室内传导阻滞可见于运动前，运动中可加重甚至消失。

（7）运动性心律失常原因与交感神经兴奋性增高和心肌需氧量增加有关。利尿剂和洋地黄制剂可使运动中发生心律失常；冠心病病人心肌缺血也可诱发心律失常。室性期前收缩是运动中最常见的心律失常，其次是室上性心律失常和并行心律。运动中和运动后一过性窦性心律失常和良性游走心律也较常见。运动诱发短阵房颤和房扑低于1%，可见于健康人或风湿性心脏病、甲亢、预激综合征、心肌病病人。单独出现的运动诱发性室上性心律失常与冠心病无关，而与肺部疾患、近期饮酒或咖啡有关。窦性停搏，偶见于运动后即刻，多为严重缺血性心脏病病人。

Note：

(8) 症状:正常人在亚极量运动试验中应无症状。极量运动试验时可有疲劳、下肢无力、气急并伴有轻度眩晕、恶心和皮肤湿冷,这些症状如发生在亚极量运动时则视为异常。胸痛、发绀、极度呼吸困难发生在任何时期均属异常。在发生心绞痛的同时不一定有 ST 段的下移。ST 段的改变可以在心绞痛前、后或同时发生。

(9) 药物对试验结果的影响:许多药物对心电图运动试验的结果有影响,解释结果时应充分考虑。

(10) 主观劳累程度分级(rating of perceived exertion,RPE):是由 Borg 提出,故又称 Borg 量表(表 3-12)。将最轻微用力定义为 6 分,将最大或衰竭性运动定义为 20 分。分值的设计与正常心率反应相关,将分值乘以 10 即为运动时的正常心率反应(表 3-12)。

表 3-12 主观用力程度分级

RPE	主观运动感觉特征	相应心率 /(次·min⁻¹)
6	(安静)	60
7	非常轻松	70
8		80
9	很轻松	90
10		100
11	轻松	110
12		120
13	稍费力(稍累)	130
14		140
15	费力(累)	150
16		160
17	很费力(很累)	170
18		180
19	非常费力(非常累)	190
20		200

二、呼吸功能评定

肺功能评价的主要目的是了解呼吸功能障碍的类型和严重程度,动态观察病人的呼吸功能状况,指导病人进行呼吸功能训练。呼吸功能的评估主要从病史、体格检查、症状评估、呼吸困难、疲劳、日常生活活动能力等方面进行评估。

(一) 气促程度分级

根据病人在体力活动中气促的程度对呼吸功能作出初步评定(表 3-13)。

表 3-13 气促程度分级

功能分级	判定标准
0	日常生活活动能力和正常人无区别
1	一般劳动较正常人容易出现气短
2	登楼、上坡时出现气短
3	慢走 100m 以内即感气短
4	讲话、穿衣等轻微动作便感到气短
5	安静时就有气短,不能平卧

(二)呼吸困难的评估

采用改良英国医学研究委员会呼吸困难量表进行评定(表 3-14)。

表 3-14 改良英国医学研究委员会呼吸困难量表

0	仅在剧烈活动时出现呼吸困难
1	平地快走或爬缓坡时出现呼吸困难
2	由于呼吸困难,平地行走时比同龄人慢或需要停下来休息
3	平地行走 100m 左右或数分钟后即需要停下来喘气
4	因严重呼吸困难而不能离开家,或在穿衣、脱衣时出现呼吸困难

(三)肺容积和肺容量的测定

肺容积包括潮气量、补吸气量、补呼气量和残气量四种基本容积,它们互不重叠,全部相加等于肺的最大容量。

1. **潮气量** 是指平静呼吸时每次呼出或吸入的气量,正常值为 500ml。

2. **深吸气量** 是指从平静呼气末做最大吸气时所能吸入的气量,是潮气量和补吸气量之和。是衡量最大通气潜力的一个重要指标,正常成年人男性为 2 600ml,女性为 1 900ml,占肺活量的 75%。深吸气量减少,提示限制性通气功能障碍,如胸廓、胸膜、肺组织和呼吸肌等的病变。

3. **补吸气量** 是指平静吸气末再尽力吸气所能吸入的气量。正常男性为 910ml。

4. **肺活量** 是指最大吸气后从肺内所能呼出的最大气量,是潮气量、补吸气量和补呼气量之和。正常成年男性约为 3 500ml,女性为 2 500ml。肺活量是反映通气功能的基本指标,阻塞性通气功能障碍,肺活量可正常或轻度降低,而限制性通气障碍则明显降低。

5. **功能残气量** 是指平静呼气末尚存留于肺内的气量,是残气量和补呼气量之和。正常成年人约为 2 500ml。临床中检测方法是让病人在 5 000ml 纯氧中呼吸 7min,根据氧吸收情况计算而得。功能残气量增加,表示平静呼气后肺泡充气过度,常见于肺弹性减退、气道阻塞等疾病等,功能残气量减少见于肺间质纤维化、肺切除术后等。

6. **肺总(容)量** 是指肺所能容纳的最大容量,是肺活量和残气量之和。正常成年男性约为 5 000ml,女性约为 3 500ml。肺总量增加见于阻塞性肺疾病,如肺气肿等,肺总量减少见于限制性肺疾患,如弥漫性肺间质性纤维化。

(四)通气功能测定

1. **每分钟静息通气量**(minute ventilation,VE) 是指平静呼吸时每分钟进或出肺的气体总量。VE= 呼吸频率 × 潮气量。平静呼吸时,成人呼吸频率如每分钟 12 次,潮气量为 500ml,则每分钟静息通气量为 6L。

2. **最大通气量**(maximal ventilatory volume,MVV) 是指尽力做深快呼吸时,每分钟所能吸入或呼出的最大气量。它反映单位时间内充分发挥全部通气能力所能达到的通气量,是估计一个人能进行多大运动量的一个生理指标。测定时,一般只测量 10s 或者 15s 的最深最快的呼出或吸入气量,再换成每分钟的气量,一般可达 70~120L。

3. **用力肺活量**(forced vital capacity,FVC) 是指尽力最大吸气后,尽力尽快呼气所能呼出的最大气量。该指标是指将测定肺活量的气体用最快速度呼出的能力。其中,开始呼气第一秒内的呼出气量为第 1s 用力呼气量(forced expiratory volume in one second,FEV_1),常以 $FEV_1/FVC\%$ 表示。正常人 3s 内可将肺活量全部呼出,第 1s、2s、3s 所呼出气量各占 FVC 的百分率正常分别为 83%、96%、99%。

FEV_1 的正常值男性为 3 179ml ± 117ml,女性为 2 314ml ± 48ml,$FEV_1/FVC\%$ 正常为 >80%。正常人大于 80%,低于 80% 表明气道阻塞性通气障碍的存在。

4. 通气功能障碍的分型 可分为三种类型,即阻塞型、限制型和混合型,三种类型通气功能障碍的肺功能表现不同(表 3-15)。

表 3-15 三种类型通气功能障碍分型

项目		阻塞型	限制型	混合型
肺容量	肺活量(VC)	正常或下降	明显下降	下降
	功能残气量(FRC)	明显下降	明显下降	不一定
	肺总量(TLC)	正常或上升	明显下降	不一定
	残气量/肺总量(RV/TLC)	上升	不一定	不一定
通气功能	用力肺活量(FVC)	正常或下降	明显下降	明显下降
	第 1s 用力呼气量(FEV$_1$)	明显下降	下降	明显下降
	FEV$_1$/FVC%	明显下降	正常或上升	正常或下降
	最大通气量(MVV)	明显下降	下降	明显下降
	最大呼气中期流速(MMEF)	明显下降	下降	明显下降

(马素慧)

思 考 题

如何结合血气分析指导病人进行日常生活活动?

第三节 感知与认知功能评定

感知是指将视、听、触等感觉信息综合为有含义的认识,包括感觉和知觉。认知功能是指人脑加工、储存和提取信息的能力。

一、感觉功能评定

感觉是人脑对直接作用于感受器的客观事物的个别属性的反映,个别属性有大小、形状、坚实度、湿度、气味、颜色、声音等。评定时常对浅感觉、深感觉和复合感觉评定。

(一)感觉评定的判断方法

1. 感觉正常 对刺激反应快而准确。

2. 感觉减退 对刺激有反应,但敏感性降低,回答与所受刺激不相符。

3. 感觉消失 对刺激无反应。

4. 感觉过敏 对轻微的刺激则引起强烈的反应,如痛觉过敏。

5. 感觉倒错 对刺激的认识完全倒错,如冷刺激有热感。

(二)感觉评价的方法

1. 浅感觉

(1)痛觉:用针尖轻刺皮肤,询问病人有无疼痛的感觉,两侧对比。

(2)温度觉:用盛有冷热水的试管交替接触病人皮肤,让其辨出冷、热感觉。

(3)触觉:用棉絮轻划病人皮肤,询问能否觉察到触及感。

2. 深感觉

(1)运动觉:轻轻活动病人手指、足趾,询问其何部位及作何方向的运动。

(2)位置觉:病人闭目,将病人一侧肢体摆成某一姿势,让病人说出所放位置,或用另一肢体模仿。

(3)振动觉:将音叉置于骨突起处(如内踝、外踝、膝关节、胫骨等),询问有无振动感觉和持续时

Note:

间,判断两侧有无差别。

（三）复合感觉

1. **两点辨别觉** 病人闭目,以钝角分别刺激皮肤上的两点,检查病人有无能力辨别,再逐渐缩小两脚间距,直到病人感觉为一点为止。正常身体各部位辨别两点的能力不尽一致:指尖掌侧为2~8mm,手背为2~3cm,躯干为6~7cm。

2. **图形觉** 病人闭目,用笔或竹签在其皮肤上画方形、圆形、三角形等图形,让病人分辨。

3. **实体觉** 病人闭目,令其用单手触摸熟悉的物体,如钢笔、纽扣等,嘱其说出物体的大小、形状、硬度、轻重及名称。

二、知觉功能评定

知觉是人对客观事物各部分及属性的整体反应。包括失认症和失用症。

（一）失认症评定

失认证是指因脑损伤致病人在没有感觉功能障碍、智力衰退、意识不清、注意力不集中的情况下,不能通过感觉辨认身体部位和熟悉物体的临床症状。包括躯体失认、半侧空间失认、左右失认、视觉失认、触觉失认、疾病失认等。

1. **躯体失认** 检查方法有身体部位识别及命名测试、手指识别及命名测试、拼图、画人像、动作模仿、左右分辨、双手操作、线段二等分试验、字母删除试验、临摹测试、空间表象试验等。

2. **半侧空间忽略** 常用的评定方法包括:①删除试验;②绘图试验;③二等分试验;④拼板试验;⑤阅读试验。

3. **视觉失认** 检查方法有形态辨别、辨认和挑选物品、图片辨别、涂颜色试验、相片辨认等。

4. **听觉失认** 检查方法有无意义声音配对、声源匹配、音乐匹配等。

5. **触觉失认** 检查方法有对物品的质觉、形态、实体的辨认等测验。

（二）失用症评定

失用症又称运用障碍,是由于脑损伤致病人在无智力障碍、理解困难、感觉障碍、运动障碍、肌强直及共济失调的情况下,不能准确执行有目的的动作。

1. **意念性失用** 评定方法可用日常用具使用试验、活动逻辑试验。

2. **意念运动失用** 评定方法常采用模仿动作试验、口头命令动作试验。

3. **运动性失用** 一般简单动作无困难,表现为动作笨拙,失去执行精巧、熟练动作的能力,病人被动执行口令、模仿及主动自发动作仅限于上肢远端,失去执行精巧、熟练动作能力,病人执行口令模仿及自发动作均受影响,如病人不能书写、扣衣和弹琴等。

4. **穿衣失用** 评价方法是给玩具娃娃穿衣或病人自己穿衣。

5. **结构性失用** 评价方法有画空心十字试验、火柴棒拼图试验、砌积木试验、拼图案试验、几何图形临摹试验。

三、认知功能评定

认知是指人脑在对客观事物的认识过程中,对感觉输入信息的获取、编码、操作和使用的过程,是输入、输出之间发生的内部心理过程。当病人各种原因造成脑部受损时,出现记忆、语言、执行、计算、判断等功能的损害,影响病人的日常生活活动能力,称为认知障碍。认知功能的筛查量表包括简明精神状态检查量表、蒙特利尔认知评估量表和认知功能筛查量表。

1. **认知功能评定量表**

（1）简明精神状态检查量表(mini-mental status examination, MMSE):主要用于神经系统疾病病人早期进行性痴呆的筛选,量表包括时间定向、空间定向、语言能力、记忆能力、心算能力、结构模仿能力等内容,最高得分为30分,分数在27~30分为正常,分数 <27 为认知功能障碍(表3-16)。

表 3-16 简明精神状态检查量表

项目	对	错	项目	对	错
1. 今年是哪年?	1	0	18. 72-7= ?	1	0
2. 现在是什么季节?	1	0	19. 辨认物品:铅笔	1	0
3. 现在是几月?	1	0	20. 复述:四十四只石狮子	1	0
4. 今天是星期几?	1	0	21. 按卡片指令做动作(闭眼睛)	1	0
5. 今天是几号?	1	0	22. 口头指令:用右手拿纸	1	0
6. 你现在在哪个省?	1	0	23. 口头指令:将纸对折	1	0
7. 你现在在哪个市?	1	0	24. 口头指令:放在大腿上	1	0
8. 你现在在哪个医院?	1	0	25. 说一完整的句子	1	0
9. 你现在在哪个楼层?	1	0	26. 回忆复述过的物品:皮球	1	0
10. 你现在在哪个病床?	1	0	27. 回忆复述过的物品:国旗	1	0
11. 复述:皮球	1	0	28. 回忆复述过的物品:树木	1	0
12. 复述:国旗	1	0	29. 辨认物品:手表	1	0
13. 复述:树木	1	0	30. 按样画图	1	0
14. 100-7= ?	1	0			
15. 93-7= ?	1	0			
16. 86-7= ?	1	0			
17. 79-7= ?	1	0			

注:痴呆严重程度分级方法:轻度,MMSE≥21 分;中度,MMSE 10~20 分;重度,MMSE≤9 分。

(2) Loewenstein 作业治疗认知评定(Loewenstein occupational therapy cognitive assessment,LOTCA):内容包括定向、视知觉、空间知觉、动作运用、视运动组织、思维运作、注意力与专注力等检查,大部分测试项目都是 1~4 分,分数越低,认知功能越差(表 3-17)。

表 3-17 Loewenstein 作业治疗认知评定量表

测试项	分数 低							高	备注
定向									
1. 地点定向(OP)	1	2	3	4	5	6	7	8	
2. 时间定向(OT)	1	2	3	4	5	6	7	8	
视知觉									
3. 物体识别(OI)	1	2	3	4					
4. 形状识别能力(SI)	1	2	3	4					
5. 图形重叠识别(OF)	1	2	3	4					
6. 物体一致性识别(OC)	1	2	3	4					
空间知觉									
7. 身体方向(SP1)	1	2	3	4					
8. 与周围物体的空间关系(SP2)	1	2	3	4					
9. 图片中的空间关系(SP3)	1	2	3	4					
动作运用									
10. 动作模仿(P1)	1	2	3	4					
11. 物品使用(P2)	1	2	3	4					
12. 象征性动作(P3)	1	2	3	4					

续表

测试项	分数					备注
	低			高		
视运动组织						
13. 复绘几何图形（GF）	1	2	3	4		
14. 复绘二维图形（TM）	1	2	3	4		
15. 插孔拼图（PC）	1	2	3	4		
16. 彩色方块拼图（CB）	1	2	3	4		
17. 无色方块拼图（PB）	1	2	3	4		
18. 碎图复原（RP）	1	2	3	4		
19. 画钟（DC）	1	2	3	4		
思维操作						
20. 物品分类（CA）	1	2	3	4	5	
21. Riska 无组织的图形分类（RU）	1	2	3	4	5	
22. Riska 有组织的图形分类（RS）	1	2	3	4	5	
23. 图片排序 A（PS1）	1	2	3	4		
24. 图片排序 B（PS2）	1	2	3	4		
25. 几何图形排序推理（GS）	1	2	3	4		
26. 逻辑问题（LQ）	1	2	3	4		
注意力及专注力	1	2	3	4		

2. 注意力评定 ①数字顺背及倒背测验；②Stroop 字色干扰任务测验；③日常注意力测验可以评定受试者选择注意、持续注意、分别注意、转移注意。

3. 记忆力评定 标准化的成套记忆测验包括 Rivermead 行为记忆测验、韦氏记忆测试，临床记忆测试等。

4. 执行功能评定 常用的评定方法：画钟测验、修订韦氏成人智力量表。

（马素慧）

思 考 题

请简述如何评定病人的感觉功能障碍？

第四节　语言功能评定

语言（language）是人类独有的复杂认知和心理活动。语言包括口语、书面语和姿势语（如手势、表情、手语）。

言语（speech）则是指口语的能力，也就是说话的能力，需要口颜面构音器官的协调运动。

一、语言障碍类型

（一）失语症

失语症（aphasia）由于脑损害引起的语言交流能力障碍，即后天获得性的对各种语言符号（口语、文字、手语等）的表达及认识能力的受损或丧失。

（二）构音障碍

构音障碍（dysarthria）是由于神经系统病损导致支配语言的肌肉麻痹或运动不协调引起的言语障

Note：

碍,病人听理解正常,常表现为发音不清或口唇闭合不全造成语言障碍。

1. 运动性构音障碍 是指由于神经肌肉病变引起构音器官的运动障碍,表现为发声或构音不清等症状。

2. 器质性构音障碍 是指由于先天或后天原因所致构音器官的形态结构异常,临床上最常见的是唇腭裂所致的构音障碍。

3. 功能性构音障碍 多见于学龄前儿童,指在不存在任何运动障碍、听力障碍和形态异常等情况下,部分发音不清晰,通过训练可完全恢复。

(三)听力障碍所致的言语障碍

获得言语之后发生的听觉障碍只需听力补偿;而获得言语之前,特别是婴幼儿言语尚未形成,如发生中度以上听力障碍将严重影响言语发展,不经听觉言语的康复治疗,获得言语会很难。

(四)儿童语言发育迟缓

由于大脑功能发育不全、脑瘫、自闭症等原因导致儿童言语发育落后于实际年龄的状态。

(五)口吃

由遗传、心理、生理疾病、语言神经中枢发育不良或神经生理异常等因素,造成儿童在言语发育过程中重复说初始的单词或语音、停顿、拖音等言语流畅性障碍。部分儿童可随着成长自愈;部分则伴随至成年或终生。

(六)发声障碍

发声障碍是由呼吸或喉头调节存在器质或功能异常引起,较常见是声带或喉部的炎症。

二、失语症检查

(一)失语症的语言症状

1. 听觉理解障碍 是失语症病人常见的症状,病人主要表现为对口语的理解能力降低或丧失。包括①语义理解障碍:病人能正确辨认语音,但不明词义。根据严重程度不同常表现为对字词、短句和文章有不同水平的语义理解障碍;②语音辨识障碍:病人能像常人一样听到声音,但听对方讲话时,对所听到的声音不能辨认,给人一种似乎听不见的感觉,病人可能会让对方重复或反问,或说"我听不懂你说的话",典型的情况称为纯词聋。

2. 口语表达障碍 包括①发音障碍:失语症的发音障碍与构音障碍不同,失语症造成的发音障碍可能与言语失用有关,表现为发音错误多变;②说话费力:常与发音障碍有关,表现为说话时言语不流畅,病人常伴有叹气以及面部表情和身体姿势费力的表现;③错语:常表现为语音错语、词意错语和新语;④杂乱语:大量错语混有新词,缺乏实质词,以致说出的话使对方难以理解;⑤找词困难和命名障碍:病人在谈话过程中,欲说出恰当词时有困难或不能,多见于名词、动词和形容词命名障碍;⑥刻板语言:常见于重症病人,可以是刻板单音,也可以是单词;⑦言语持续现象:在表达中持续重复同样的词或短语,特别是当病人找不到恰当的表达方式时出现持续现象;⑧语法缺失:病人表达中常常缺少动词,缺乏语法功能词;类似"电报"式语言;⑨复述障碍。

3. 阅读障碍 因大脑病变致阅读能力受损称失读症。阅读包括朗读和文字的理解,这两种可以出现分离现象。

4. 书写障碍 书写不仅涉及语言本身,而且还有视觉、听觉、运动觉,视空间功能和肢体运动功能的参与,检查项目包括自发性书写、分类书写、看图书写、写句子、描述书写、听写和抄写。

(二)失语症的分类及临床特征

1. 外侧裂周失语综合征 病灶位于外侧裂周围,包括 Broca 失语、Wernicke 失语和传导性失语,三种类型的失语都有复述困难,是临床最常见的类型。

(1)Broca 失语:病灶位于优势半球额下回后部(Broca 区)。语言症状以口语表达障碍最突出,非流利型口语,电报式语言,说话费力,尤其开始说话时表现为说话延迟、缓慢、中间停顿时间长等特点;

命名有困难,但可以接受语音提示;错语常见;语量少,常为实质词,明显缺乏语法词,但仍可表达基本意思;口语理解相对较好,简单的句子可以理解,复杂的言语或命令的理解较为困难。Broca 失语常常伴有颜面失用。预后视病灶大小不同,一般预后较好。

(2) Wernicke 失语:病变部位在优势半球颞上回后部(Wernicke 区)。口语为典型的流利型,语量正常或过多;主要特点是说出话中缺少实质词或有意义的词,大量错语,以词义错语和新语为主,以致说出的话完全不能被他人理解;另一突出特点为严重的口语理解障碍,其严重程度可因病人个体而有所不同。预后一般较差,恢复到有效的口语交流较困难,可通过手势、表情和语言交流板进行日常生活交流。

(3) 传导性失语:病灶位于优势半球缘上回或者深部白质内的弓状纤维。属于中度失语,自发谈话流利,听理解障碍不严重;复述不成比例的受损最有鉴别诊断价值,即复述与听理解障碍不成比例,理解障碍比复述障碍较轻。

2. 分水岭区失语综合征　病灶位于大脑中动脉与大脑后动脉分布交界区,或者大脑中动脉与大脑后动脉分布交界区,包括经皮质运动性失语、经皮质感觉性失语和经皮质混合性失语。其共同特点是复述功能相对较好。

(1) 经皮质运动性失语:口语表达为非流利型,说话费劲,常以手势帮助说话;突出特点为自发性扩展言语发生明显障碍,可以简单地叙事,但不能详细叙述,即不能扩展;口语理解较好,一般能理解日常谈话内容;复述好为本型特点,与 Broca 失语的最大区别在于可以复述较长的句子。

(2) 经皮质感觉性失语:自发语言流畅,错语较多,听理解严重障碍,命名障碍和复述相对好为特征;与 Wernicke 失语的最大区别在于复述保留。

(3) 经皮质混合性失语:经皮质运动性失语和经皮质感觉性失语共存,突出特点为复述好,其他言语功能均受损。

3. 完全性失语　临床表现为所有语言功能均严重障碍。口语理解严重障碍,但可学会非语言交流,对姿势、语调和表情敏感且能部分理解。复述和命名、阅读和书写完全不能。这类病人预后差,需要交流板进行日常生活的非言语交流。

4. 命名性失语　在口语表达中主要表现为找词困难、缺乏实质性词,空话连篇以致不能表达信息,常以描述物品性质和用途代替名称;口语理解正常;复述好,阅读和书写可正常或有轻度障碍。预后大多数较好。

5. 皮质下失语　优势半球皮质下结构受损也能引起失语,包括丘脑性失语和基底节性失语。①丘脑性失语:音量较小、语调低,可有语音性错语,找词困难,言语扩展能力差,呼名有障碍,复述保留相对较好;②基底节性失语:多表现为非流畅性,语音障碍,呼名轻度障碍,复述相对保留。

6. 纯词聋　病人听力正常,口语理解严重障碍,症状持久,简单的测试也会产生错误。病人虽然对词的辨认不能完成,但是可能在犹豫后完成简单的指令,这是此症的典型表现;口语表达正常或仅有轻度障碍;复述严重障碍。

7. 纯词哑　发病急,早期常表现为哑,或者仅有少量构音不清和低语调的口语,恢复后说话慢、费力、声调较低;说话时语句的文法结构仍然完整,用词正确。听理解正常。纯词哑是单纯的发音障碍。中央前回下部或其下的传出纤维受损被认为可产生纯词哑。

8. 失读症　是指没有视觉障碍或智能障碍的病人,由于大脑病变导致对语言文字的阅读能力丧失或减退。

9. 失写症　指脑损害所引起原有的书写功能受损或丧失。不同部位脑损害可导致不同形式的失写症。

(三) 国内常用的失语症评定方法

1. 汉语失语症成套测验(aphasia battery of Chinese,ABC)　是由北京大学医学部神经心理研究室编制而成。由会话、理解、复述、命名、阅读、书写、结构与视空间、运用和计算、失语症、总结10 大项目组成。

2. 汉语标准失语症检查 也称中国康复研究中心失语症检查法,检查包括两部分内容,第一部分是通过病人回答 12 个问题了解其言语的一般情况,第二部分由 30 个分测验组成,分为 9 个大项目;包括听理解、复述、说、出声读、阅读理解、抄写、描写、听写和计算。

(四) 失语症严重程度的评定

国际上多采用波士顿诊断性失语检查法(Boston diagnostic aphasia examination,BDAE)、西方失语症成套测验、标记测验和日本标准失语症检查。

三、构音障碍检查

(一) 主观评定

构音障碍的评价方案主要有客观评估和主观评估两个方面,常见主观评定方案包括改良 Frenchay 评定法和中国康复研究中心构音障碍评定法。

1. 改良 Frenchay 评定法 评定包括反射、呼吸、唇、颌、软腭、喉、舌、言语等八个方面,28 个小项目的内容按损伤严重程度分级,从 a 至 e 五级,a 为正常,e 为严重损伤。

2. 中国康复研究中心构音障碍评定法 该评定法包括构音器官及构音检查两部分,主要评定有无构音障碍以及构音障碍的种类和程度,推断原发疾病及其损伤程度。

(二) 客观评定

客观评估是借助精密的仪器设备对构音器官和构音功能进行评估和检查,通过精密仪器更准确地分析出构音器官的生理和病理状态,常用的检查方法包括喉肌电图、电声门图、气体动力学和声学评估以及语言分析图等。

(马素慧)

思 考 题

请简述如何判定失语症的类型?

第五节 疼 痛 评 定

一、概述

美国于 20 世纪 50 年代建立了疼痛门诊、疼痛科、疼痛临床研究中心,并在 1973 年成立了国际疼痛学会(International Association for the Study of Pain,IASP)。国际疼痛学会在不同的年代对疼痛的定义不同。

1. 疼痛的定义 在 1979 年对疼痛(pain)的定义是:疼痛是一种与组织损伤或潜在损伤相关的、不愉快的主观感觉和情感体验。疼痛是最常见的临床症状之一。1999 年维也纳召开的第九届国际疼痛大会提出,疼痛不仅是一个症状,也是一种疾病。

2020 年,国际疼痛学会对"疼痛"的定义进行了修改。新的定义为:疼痛是一种与实际或潜在的组织损伤相关的不愉快的主观感觉和情感体验,或与此相似的经历。并在此基础上增加了 6 个关键注释:①疼痛始终是一种个体主观体验,同时受到生物、心理和社会因素不同程度的影响;②疼痛和痛觉是不同的现象。不能仅仅从感觉神经元的活动来推断疼痛;③通过个体的生活经历,人们学会了疼痛的概念;④个体对自身疼痛的主诉应该受到尊重;⑤尽管疼痛通常是一种适应性感受,但其可能对躯体功能、心理健康和社会功能产生不良影响;⑥言语描述仅是表达疼痛的方式之一。言语交流障碍并不代表人或动物不存在疼痛体验的可能性。

2. 疼痛的反应 ①躯体 - 运动性反应:伴有肢体屈曲反射、握拳、呻吟、叫喊、挣扎、逃脱以及疼痛局部的肌肉反射性痉挛;②自主 - 内脏性反应:伴有心率加快、血压升高、呼吸频率加快、瞳孔散大、汗多、血糖升高等;③神经 - 精神性反应:伴有脑电图的改变,以及痛苦、焦虑、烦躁不安的表情。

3. 机制　目前普遍认为有效合理的是 1965 年 Melzack 和 Wall 提出的闸门学说。

闸门学说的核心是脊髓的阶段性调制,抑制性中间细胞元起着关键的闸门作用。阶段性调制的神经网络是由初级传入神经 A 和 C 纤维、背角投射神经元(T 细胞)和脊髓胶质区抑制性中间细胞元(SG 细胞)组成。SG 细胞是痛觉调制的关键部位,起到闸门作用。A 和 C 纤维传入冲动均能激活 T 细胞活动;但对 SG 细胞则作用相反,A 纤维传入可兴奋 SG 细胞,C 纤维传入能抑制 SG 细胞的活动。因此当伤害性刺激经过 C 纤维传入时,SG 细胞被抑制,闸门打开,T 细胞兴奋,痛觉信息就会上传,当非伤害性刺激(如轻揉皮肤等)经 A 纤维传入时,SG 细胞兴奋,闸门关闭,T 细胞活动被抑制,就阻碍了伤害性刺激的上传。

二、疼痛分类

疼痛可以按照疼痛的性质、部位及持续时间等分类。

1. 按疼痛的性质　可分为以下几类:

(1) 刺痛:又称第一痛(锐痛、快痛)。人体对刺痛的主观感受是痛觉迅速产生,迅速消失,疼痛部位明确,常伴有受刺激肢体的保护性反射,下意识躲避,一般无明显的不良情绪反应。

(2) 灼痛:又称第二痛(弥散痛、钝痛)。人体对灼痛的主观体验是痛觉缓慢产生,缓慢消失,往往难以忍受,疼痛部位不明确,多伴有自主神经症状及强烈的情绪反应。

(3) 酸痛:又称第三痛。人体对酸痛的主观体验是疼痛形成缓慢,部位广泛,无法指出疼痛的具体部位,疼痛难以描述,常伴有内脏与躯体反应和较强的情绪反应。

(4) 放射痛:是指病人除感觉患病部位的局部疼痛外,还可以出现远离病变部位体表或深部组织的疼痛,多是由于周围神经根病变引起,表现为疼痛沿着受累神经走行,向其远端支配的区域传导。在临床上,很多疾病都是以放射痛为首发症状或主要症状,如腰椎间盘突出症。

(5) 牵涉痛:是指某些内脏疼痛往往会引起远隔的体表部位感觉疼痛或痛觉过敏的现象,如阑尾炎可引起脐周围或上腹部疼痛,心肌缺血或梗死引起心前区、左肩和左上臂尺侧发生疼痛,胆囊病变可在右肩区出现疼痛。

2. 按疼痛的部位　可分为以下几类:

(1) 躯体性疼痛:是传出神经被激活的结果,但无周围神经及中枢神经的损伤,表现为疼痛部位明确,如头痛、牙痛、胸痛、腹痛等。

(2) 内脏性疼痛:是内脏感受伤害的神经被激活的结果,表现为深部刺痛,并伴有痉挛的感觉,如神经系统的疼痛、心血管系统的疼痛、血液系统的疼痛、消化系统的疼痛、泌尿系统的疼痛等。

3. 按疼痛的持续时间　可分为以下几类:

(1) 短暂性疼痛:一过性疼痛。

(2) 急性疼痛:发病急,持续时间短,在短时间内或经过处理就会消失。

(3) 亚急性疼痛:疼痛介于急性疼痛和慢性疼痛之间,这一过程也可被视为是疼痛可以完全被治愈的最后机会。

(4) 慢性疼痛:疼痛的持续时间长或间断发作,其发病缓慢是由于急性疼痛因多种原因延续所致。国际疼痛学会认为疼痛持续 3 个月即可诊断为慢性疼痛。由于原因不同,临床上宏观地分为癌性疼痛和非癌性疼痛两大类。

(5) 再发性疼痛:为一种间隔较长一段时间后再发作的"孤立"的疼痛模式,它常常是在慢性病理基础上的急性发作,是不连续的急性发作重复。

4. 按疼痛的产生原因　疼痛通常是根据引起疼痛的损伤类型来进行分类。两大类疼痛主要是由组织损伤引起的疼痛,也叫作伤害感受性疼痛;以及由神经损伤引起的疼痛,也叫作神经病理性疼痛。第三类是心因性疼痛,即受心理因素影响的疼痛。

(1) 伤害感受性疼痛:大多数疼痛来自组织损伤。疼痛源于身体组织的损伤。损伤可能出现在骨关节、软组织或内脏器官。身体组织的损伤可能来自疾病,如癌症。或者可能来自身体上的伤害,比如割伤或骨折。伤害感受性疼痛产生于组织的各种问题,并由神经系统报告给大脑。组织损伤引起的疼痛可能是急性的。例如,像踝关节扭伤等运动损伤通常是软组织损伤的结果。也可能是慢性的,如关节炎或慢性头痛。而某些医学治疗,比如癌症的放射治疗,也会导致组织损伤,从而导致疼痛。疼痛也可以根据涉及的组织类型或身体受影响的部位进行分类。例如,疼痛可以被称为肌肉疼痛或关节疼痛。某些类型的疼痛被称为综合征。例如,肌筋膜疼痛综合征指的是由身体肌肉中的触发点引发的疼痛(如:纤维肌痛)。

(2) 神经病理性疼痛:是由中枢或外周神经系统本身疾病、损伤或挤压引起的。神经可能会因诸如糖尿病等疾病而受损,也可能会因创伤而受损。某些化疗药物也可能引起神经损伤。神经也会因脑卒中或艾滋病毒感染等原因而受损。神经损伤引起的疼痛可能是包括大脑和脊髓在内的中枢神经系统受损的结果。也有可能是周围神经受损造成的,周围神经是身体其他部位向中枢神经系统发送信号的神经。由神经损伤引起的疼痛,常被描述为灼烧感或刺痛。有些人把它描述为电击样。另一些人则将其描述为针刺或刺痛的感觉。一些神经受损的人经常对温度和触摸过敏。只是轻轻一碰,比如碰一下床单,就能引发疼痛。许多神经性病理疼痛是慢性的。神经损伤引起的疼痛包括以下几种:

1) 中枢性疼痛综合征:这种综合征以中枢神经系统损伤引起的慢性疼痛为特征。这种损伤可以由脑卒中、多发性硬化症、肿瘤和其他疾病引起。这种疼痛通常是持续的,可能是严重的,可以影响身体的大部分或局限于较小的区域,如手或脚。由于运动、触摸、情绪和温度的变化,疼痛常常会加重。

2) 复杂性区域性疼痛综合征:这是一种严重损伤后的慢性疼痛综合征。它被称为持续烧灼痛。疼痛部位可能出现某些异常,如出汗异常、皮肤颜色改变或肿胀。

3) 糖尿病周围神经病理性疼痛:这种疼痛来自糖尿病引起的脚、腿、手或手臂的神经损伤。糖尿病神经病变病人会经历各种各样的疼痛,包括烧灼痛和刺痛。

4) 带状疱疹和带状疱疹后神经痛:带状疱疹是由引起水痘的同一种病毒引起的局部感染。皮疹和伴随的疼痛,会使人衰弱,发生在身体一侧沿神经走行的区域。带状疱疹后神经痛是一种常见的并发症,带状疱疹的疼痛持续一个月以上。

5) 三叉神经痛:由于三叉神经受到异常压迫引起的疼痛。这种疼痛被描述为强烈的闪电般的疼痛,可以发生在嘴唇、头皮、额头、眼睛、鼻子、牙龈、脸颊和脸一侧的下巴。触摸触发部位或轻微运动可引起疼痛。

(3) 心因性疼痛:通常有组织损伤或神经损伤的物理来源,但这种损伤引起的疼痛会因恐惧、抑郁、压力或焦虑等因素而增加或延长。在某些情况下,疼痛源于心理疾病。

三、疼痛评定

疼痛评定的目的是准确判断疼痛的部位、强度、特性、发展过程,明确疼痛的原因;确定疼痛对运动功能、日常生活等的影响;为选择正确的治疗方法提供依据。疼痛评定的方法如下:

1. 视觉模拟评分法(visual analogue scale,VAS)　VAS临床上最常用最简单的测评方法。国内临床上通常采用的是中华医学会疼痛学会监制的VAS卡。卡片中心在有数字的10cm长线上有可滑动的游标,两端分别表示"无痛"(0)和"极痛"(100)。病人可将游标放在当时最能代表疼痛程度的部位,护士面对有刻度的一面,记录疼痛的程度(图3-1)。

2. 口述描绘评分法(verbal rating scale,VRS)　VRS由一系列用于描述疼痛的形容词组成,这些形容词以疼痛从最轻到最强的顺序排列,用于评定疼痛的强度。最轻程度的疼痛的描述常被评为0分,以后每级增加1分,因此每个形容疼痛的形容词都有相应的

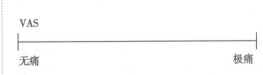

VAS

无痛　　　　　　　　　　　　　　　极痛

图3-1　视觉模拟评分法

评分,以便于定量分析疼痛。有许多不同分级的 VRS,如 4 级评分、5 级评分、6 级评分、12 级评分和 15 级评分法。

3. **数字评分法(numerical rating scale,NRS)**　NRS 以 0 到 10 共 11 个点来描述疼痛的强度。其中,0 表示无痛,10 表示剧痛,病人根据个人疼痛的感受在其中的一个数字上做记号(图 3-2)。

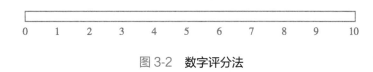

图 3-2　**数字评分法**

4. **麦吉尔疼痛调查表(McGill pain questionnaire,MPQ)**　该量表是 Melzack 和 Torgerson 提出,用于评估各种疼痛的治疗效果。调查表共包括 78 个词汇,并把这些词汇分成三大类 20 个组:第一大类,第 1~10 组按时间、空间、温度、压力和其他性质描述疼痛感觉类的词汇;第二大类,第 11~15 组是按照紧张、恐惧和自主神经系统反应性质描述情感类词汇;第 16 组为描述主观疼痛强度的评定词;第三大类,第 17~20 组为不分类的词汇。目前它是英美国家应用最广泛的疼痛评估工具,由于它的合理性,被翻译成多种文字而广泛应用。

5. **监护室疼痛观察工具**　疼痛评估是疼痛管理的第一步,病人的主诉是疼痛评估的“金标准”。而 ICU 病人的疼痛评估常得不到病人的主诉,因此有必要采用客观疼痛评估工具。加拿大学者 Gelinas 等研制的重症监护疼痛观察工具(critical-care pain observation tool,CPOT)信效度较好、条目简洁、可操作性强,是应用较为广泛的客观疼痛评估工具。该量表从与疼痛相关的行为中筛选出 4 个测量条目。该量表适用于气管插管和非气管插管病人,前 3 个条目(面部表情、肢体活动、肌张力)对两类病人均适用;第 4 个条目对于气管插管病人观察其通气依从性,对于非气管插管病人观察其发声。进行疼痛评估时,根据病人的反应情况,每个条目分别赋予 0~2 分,病人的疼痛评分为 4 个条目的总分。分值越高,病人的疼痛程度越高。对于疼痛常用评定方法的优缺点见表 3-18。

表 3-18　**疼痛常用评定方法的优缺点比较**

方法	优点	缺点
VAS	①有效地测定疼痛的强度 ②易于理解 ③可随时进行 ④与 VRS 相比,效果更好 ⑤也可用于疼痛的缓解情况	①太随意 ②不适宜在老年人中的应用,因为老年人感知直线和准确标定坐标位置的能力较低
VRS	①易于管理和评分 ②结果可靠和有效 ③其结果与疼痛的强度密切相关 ④对疼痛病情变化十分敏感 ⑤能较好地反映疼痛的多方面特性	①以疼痛程度来划分等级,等级又取决于病人自身的经验 ②用不同级别的 VRS,不同的形容词代表的分值不同 ③对细微的感觉变化不敏感,容易受感情变化的影响
NRS	①易于理解 ②比 VAS 更为直观	病人容易受到数字和描述字的干扰,降低灵敏性和准确性
MPQ	①主观疼痛测定中的敏感性强,结果可靠 ②不仅能顾及疼痛体验的多个方面,且对疼痛的治疗效果和不同诊断十分灵敏	①易于理解,需要评定者做详细的解释工作 ②观察项目多,费时 ③对其稳定性和内部统一性存在质疑

6. **疼痛评定示例**　以脊髓损伤后疼痛评定为例,国际脊髓损伤疼痛基本数据集 2.0 版对疼痛进行了全面的评价,包括疼痛部位、疼痛类型、疼痛强度和持续时间、疼痛治疗和疼痛干扰等项目(图 3-3)。

国际脊髓损伤数据库

疼痛基本数据集-采集表（1.1版）

数据采集日期：年年年年/月月/日日

在包括今天在内的过去7d中，你是否有疼痛：
　　□无　　　□有

如果有，你有几种不同的疼痛问题？
　　□1；□2；□3；□4；□≥5

请描述3种最严重的疼痛问题：

请使用所有疼痛干扰问题，记录在过去1周的情况。
为了防止疼痛加重，你在何种程度上限制活动？一点也不□0-□1-□2-□3-□4-□5-□6 非常
疼痛在何种程度上改变了你参与娱乐和其他社会活动的能力？
　　没有改变□0-□1-□2-□3-□4-□5-□6 极度改变
疼痛在何种程度上改变了你在家庭相关活动中获得的满意度和快乐感？
　　没有改变□0-□1-□2-□3-□4-□5-□6 极度改变
总体上，在上周疼痛对于你每日活动的干扰程度？没有干扰□0-□1-□2-□3-□4-□5-□6 极度干扰
总体上，在上周疼痛对于你总体情绪的干扰程度？没有干扰□0-□1-□2-□3-□4-□5-□6 极度干扰
总体上，疼痛对于你获得夜间良好睡眠能力的干扰程度？
　　没有干扰□0-□1-□2-□3-□4-□5-□6 极度干扰
对于你的疼痛问题，你是否正在使用或接受任何治疗：　　□无　　　□有

最严重的疼痛问题：

疼痛位置/部位（可以超过1个，标记所有的位置）：右（R），中（M），左（L）	R	M	L	疼痛类型（标记所有的类型）	强度和疼痛的时间模式
头部					过去1周内平均疼痛强度：
颈/肩				伤害感受性疼痛	0=没有疼痛；10=你能想象到的最严重的疼痛
咽喉				□肌肉骨骼	□0；□1；□2；□3；□4；□5；
颈				□内脏	□6；□7；□8；□9；□10
肩				□其他	
上肢/手					起始日期：年年年年/月月/日日
上臂				神经病理性疼痛	
肘				□在损伤平面	包括今天在内的过去7d中，存在疼痛的天数：
前臂				□在损伤平面以下	□无；□1；□2；□3；□4；
腕				□其他	□5；□6；□7；□不详
手/手指					
躯干前侧/生殖器				□不详	疼痛通常持续的时间：
胸					□≤1min
腹					□>1min，但<1h
骨盆/生殖器					□≥1h，但<24h
后背					□≥24h
胸背					□持续的或连续的
腰背					□不详
臀/髋					
臀					在1d之中，疼痛最严重的时间段：
髋					□上午（06:01-12:00）
肛门					□下午（12:01-18:00）
大腿					□晚间（18:01-24:00）
小腿/足					□夜间（00:01-06:00）
膝					□不可预知；在1d之中的任何时间点疼痛不是始终最强烈
胫部					
小腿后部					
踝					
足/足趾					

图 3-3　国际脊髓损伤疼痛基本数据集

（刘　楠）

思　考　题

1. 请试述疼痛的定义及分类。
2. 请列举疼痛常用的评定方法。

第六节　吞咽障碍评定

一、吞咽障碍临床表现

吞咽障碍(dysphagia):是指由于下颌、双唇、舌、软腭、咽喉、食管括约肌或食管的结构和/或功能受损,不能安全有效地把食物正常送到胃内的一种临床表现。吞咽障碍一般符合下列标准:①食物或饮品从口腔输送至胃部过程中出现问题;②口腔及咽喉肌肉控制或协调不灵而未能正常吞咽,引起营养不良;③食物误入气管,引起反复肺部感染、吸入性肺炎。吞咽障碍的出现,不仅会损害健康,甚至会导致吸入性肺炎或因大食团噎呛致死等严重后果。

二、吞咽障碍评定

吞咽障碍临床评估的目的是确定吞咽障碍是否存在;提供吞咽障碍的解剖和生理学依据;确定病人有关误吸的危险因素,预防误吸的发生;明确是否需要改变营养方式,以改善营养状态;为进一步检查和治疗提供依据。

吞咽筛查可以间接了解到病人是否有吞咽障碍,以及障碍所致的症状和体征,如咳嗽、肺炎病史、食物是否由气管套管溢出等症状,筛查的主要目的是找出吞咽障碍的高危人群,是否需要做进一步诊断性检查。

1. 吞咽障碍初步筛查　入院 24h 内完成筛查工作,采用三步法。

第一步:评估病人意识状态和躯体控制的能力。

第二步:使用 EAT-10 吞咽筛查量表问卷筛查,帮助识别误吸的征兆和隐性误吸以及异常吞咽的体征,与饮水试验合用可提高筛查的敏感性和特异性。量表共 10 个条目,将各条目的分数相加,满分为 40 分。如果 EAT-10 的分数超过 3 分,就可能存在吞咽的效率和安全方面问题,需做进一步的吞咽检查和/或治疗(表 3-19)。

表 3-19　EAT-10 吞咽筛查量表

项目	评分				
	0(没有)	1(轻度)	2(中度)	3(重度)	4(非常严重)
1. 我的吞咽问题已经使我体重减轻					
2. 我的吞咽问题影响到我在外就餐					
3. 吞咽液体费力					
4. 吞咽固体食物费力					
5. 吞咽药丸费力					
6. 吞咽时有疼痛					
7. 我的吞咽问题影响到我享用食物时的快感					
8. 我吞咽时有食物卡在喉咙里					
9. 我吃东西时会咳嗽					
10. 我感到吞咽有压力					

注:请将每一题的数字选项写在相应的方框。回答您所经历的下列问题处于什么程度? 0 为没有,1 为轻度,2 为中度,3 为重度,4 为非常严重。

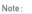

第三步：洼田饮水试验、反复唾液吞咽试验以及胸部、颈部听诊。

(1) 洼田饮水试验：先让病人依次喝下 1~3 汤匙水，如无呛咳，再让病人像平常一样喝下 30ml 水，然后观察和记录饮水时间、有无呛咳、饮水状况等。饮水状况的观察包括啜饮、含饮、水从嘴角流出、呛咳、饮后声音改变及听诊情况等。Ⅰ. 可一口喝完，无呛咳；若 5s 内喝完，为正常；超过 5s，则可疑有吞咽障碍；Ⅱ. 分两次以上喝完，无呛咳；此为可疑有吞咽障碍；Ⅲ. 能一次喝完，但有呛咳；Ⅳ. 分两次以上喝完，且有呛咳；Ⅴ. 常常呛住，难以全部喝完。情况Ⅲ、Ⅳ、Ⅴ则确定有吞咽障碍。

(2) 反复唾液吞咽试验：病人取坐位或半卧位，检查者将手指放在病人的喉结和舌骨处，嘱病人尽量快速反复做吞咽动作，喉结和舌骨随着吞咽运动，越过手指后复位，即判定完成一次吞咽反射。观察 30s 内喉结及舌骨随着吞咽运动越过手指，向前上方移动再复位的次数。

(3) 胸部、颈部听诊：颈部听诊是将听诊器放在喉的外侧缘，能听到正常呼吸、吞咽和讲话时的气流声，检查者用听诊器听呼吸的声音，在吞咽前后听呼吸音作对比，分辨呼吸道是否有分泌物或残留物。

2. 临床评估

(1) 病史采集：病人对吞咽异常的主诉，包括吞咽困难持续时间、频度、加重和缓解的因素、症状、继发症状等；相关的既往史，包括一般情况、家族史、以前的吞咽检查、内科、外科、神经科和心理科病史、目前治疗和用药情况等；临床观察，包括胃管、气管切开情况、营养 / 脱水、流涎、精神状态、体重、言语功能、吞咽肌和结构等。

(2) 口颜面功能评估：唇、颊部的运动：静止状态下唇的位置及有无流涎，做唇角外展动作以观察抬高和收缩的运动、做闭唇鼓腮、交替重复发"u"和"i"音、观察会话时唇的动作。

(3) 颌的运动：静止状态下颌的位置、言语和咀嚼时颌的位置，是否能抗阻力运动。

(4) 软腭运动：进食时是否有反流入鼻腔、发"a"音 5 次观察软腭的抬升、言语时是否有鼻腔漏气。

(5) 舌的运动：静止状态下舌的位置、伸舌动作、舌抬高动作、舌向双侧的运动、舌的交替运动、言语时舌的运动，是否能抗阻力运动及舌的敏感程度。

(6) 咽功能评估：

吞咽反射检查：包括咽反射、呕吐反射、咳嗽反射等检查。咽反射检查时，用压舌板轻触咽后壁，正常时引起恶心反射(咽肌收缩)。呕吐反射是胃内容物和部分小肠内容物通过食管反流出口腔的一种复杂的反射动作。咳嗽反射是常见的重要的防御性反射。它的感受器位于喉，气管和支气管的黏膜。

(7) 喉的运动：发音的时间、音高、音量、言语的协调性及喉上抬的幅度。

3. 仪器检查
包含影像学检查与非影像学检查。影像学检查包括：吞咽X线电视透视检查(VFSS)、吞咽电视内镜检查(VESS)、超声检查、放射性核素扫描检查等。其中吞咽造影检查被认为是判断吞咽障碍的"金标准"。非影像学检查包括：咽腔测压检查、视频测压技术、舌压测定、肌电图检查等。

吞咽X线电视透视检查(video fluoroscopy swallowing study, VFSS)：在X线透视下，针对口、咽、喉、食管的吞咽运动进行的特殊造影。该方法对整个吞咽过程进行详细的评估和分析，检查时让病人吞咽一定量的含有荧光素的溶液、流质(花蜜状或蜜糖状)、半流质(糊餐)、固体食物，通过观察正立位和侧位相，观察吞咽的整个动态过程，包括食物的残留、渗透和误吸等异常表现，以了解病人吞咽不同形状食物的情况。

(孟　玲)

思 考 题

1. 试述吞咽障碍的临床表现。

2. 试述吞咽障碍评定、筛查的目的和方法。

第七节　神经源性膀胱评定

一、概述

神经源性膀胱功能障碍(neurogenic bladder dysfunction,NBD),又称为神经源性下尿路功能障碍(neurogenic lower urinary tract dysfunction,NLUTD),简称神经源性膀胱,是一类由于神经系统病变导致膀胱和/或尿道功能障碍(即储尿和/或排尿功能障碍),进而产生一系列下尿路症状及并发症的疾病总称。临床表现为尿失禁和/或尿潴留。神经源性膀胱是康复医学中常见的合并症之一,可由中枢神经系统疾病、周围神经疾病、累及神经系统的感染性疾病、内分泌与代谢疾病、外伤、药物等原因引起。

由于膀胱的储尿和排尿机制发生障碍,神经源性膀胱会导致泌尿系感染、结石、尿液反流、上尿路损害等并发症,严重者会导致肾衰竭。因此,及时发现和判断神经源性膀胱的类型,并采取适当的康复护理措施,对减少病人并发症的发生、延长预期寿命和提高生活质量有积极意义。

二、排尿的生理过程

(一)膀胱尿道的解剖

膀胱的功能是储存和排出尿液,位于骨盆内、耻骨联合后方。空虚时,膀胱顶部不超过耻骨联合上缘。膀胱是一个囊状肌性器官,其肌层由3层纵横交错的平滑肌组成,称为膀胱逼尿肌。

尿道是尿液排出体外的通道,由膀胱的尿道内口开始,末端直接开口于体表。尿道内口周围有平滑肌环绕,形成膀胱括约肌(内括约肌);尿道穿过尿生殖膈处有横纹肌环绕,形成尿道括约肌(外括约肌)。

(二)排尿的生理过程

排尿是受中枢神经系统控制的复杂反射活动,主要的排尿中枢位于大脑皮质、脑桥和脊髓。大脑皮质是排尿的高级中枢。大脑皮质在正常储尿期抑制排尿反射,还可控制尿道外括约肌和盆底肌等骨骼肌的随意活动。脑桥存在排尿中枢和储尿中枢,排尿中枢兴奋可使逼尿肌收缩,尿道括约肌和盆底肌松弛,储尿中枢兴奋则作用相反。脊髓是控制下尿路活动的低级中枢,膀胱的逼尿肌和尿道内括约肌受交感神经和副交感神经的双重支配。骶髓 S_2~S_4 为脊髓的副交感神经中枢,其发出的副交感神经节前纤维走行于盆神经,在膀胱壁内与节后神经元发生突触联系,节后神经元以乙酰胆碱为递质,作用于逼尿肌 M 受体使之收缩,同时内括约肌舒张,从而完成排尿。胸腰段 T_{11}~L_2 为脊髓的交感神经中枢,其发出的交感神经经腹下神经到达膀胱,兴奋时逼尿肌松弛,尿道内括约肌收缩。尿道外括约肌是横纹肌,由骶段 S_2~S_4 脊髓前角发出的躯体神经纤维经阴部神经支配,其活动可受人的意识控制。

排尿周期包括储尿期和排尿期两个阶段。在正常情况下,膀胱逼尿肌在副交感神经的影响下处于轻度收缩状态,膀胱内压保持在 $10cmH_2O$ 以下。由于膀胱逼尿肌具有较大的伸展性,故在尿量开始增加时,膀胱内压无明显升高。当尿量增加至 400~500ml 时,膀胱内压明显升高,此时膀胱壁的牵张感受器受刺激而兴奋,神经冲动沿着盆神经传导至骶髓的初级排尿反射中枢,同时经脊髓上传至脑桥排尿中枢和大脑皮质的高级排尿中枢。当条件允许,大脑皮质发出允许排尿的神经冲动,脑桥启动排尿过程,兴奋骶髓的初级排尿反射中枢,则膀胱逼尿肌收缩,内括约肌和外括约肌舒张,尿液排出,反之,大脑皮质便抑制骶髓的初级排尿反射中枢,则膀胱逼尿肌松弛,内括约肌和外括约肌收缩,抑制膀胱的排空。此外,腹肌和膈肌收缩,使腹内压增高也促进膀胱内尿液的排空。

(三)排尿过程中的膀胱功能常用指标

1. **膀胱感觉**　正常人的膀胱容量为 300~500ml,首次膀胱充盈感(首次注意到膀胱充盈时的感觉)一般出现在膀胱容量为 100~200ml 时,首次排尿感(首次感觉到需要在合适的时候排尿的感

Note:

觉)一般出现在膀胱容量为 200~330ml 时,强烈排尿感(持续存在的排尿感)一般出现在膀胱容量为 400~500ml 时。异常的膀胱感觉包括膀胱感觉增强、减退和缺失等。膀胱感觉增强是指充盈膀胱时提前出现的首次膀胱充盈感和 / 或发生在低膀胱容量时提前出现的强烈排尿感。膀胱感觉减退是指充盈膀胱时病人的膀胱充盈感和 / 或强烈排尿感下降或延迟。膀胱感觉缺失是指在充盈膀胱过程中病人没有感觉。

2. 膀胱顺应性 膀胱顺应性是指膀胱在充盈期维持其压力不变或仅轻度升高的能力,即膀胱对增加液体的耐受力。正常膀胱从空虚到充盈状态逼尿肌压力仅经历较小的变化(维持在 10~15cmH$_2$O)。高顺应性膀胱是指随着膀胱容量的增加,膀胱内压力始终保持低水平,达到正常膀胱容量时压力仍然不升高,且膀胱容量高于正常,即一般大于 500ml。低顺应性膀胱是指随着膀胱容量的增加,膀胱内压力明显升高,且膀胱容量明显低于正常(一般小于 200ml)。

3. 膀胱压力与容量 简易膀胱容量压力测定技术可以显示膀胱充盈时膀胱压力与其容量之间的关系。正常人充盈期膀胱内压力为 10~15cmH$_2$O,通常膀胱容量为 400~500ml。如果膀胱内压过高,则发生输尿管反流和肾积水等上尿路功能损害的风险显著增加。既往研究常视 40cmH$_2$O 为安全压力的上限。只有在安全压力下储尿和排尿,上尿路的功能才能得到保护。

三、神经源性膀胱分类

合理的分类系统有助于神经源性膀胱病人的诊断和治疗护理方法的选择。目前,对于神经源性膀胱尚无统一的分类标准。以下简要介绍有关神经源性膀胱的最常用的几种分类系统:

(一) Madersbacher 分类

Madersbacher 分类是基于尿流动力学结果而制定的神经源性膀胱分类系统。Madersbacher 分类根据逼尿肌与括约肌的功能将神经源性膀胱分为 8 类:①逼尿肌过度活动伴括约肌过度活动;②逼尿肌过度活动伴括约肌活动不足;③逼尿肌过度活动伴括约肌功能正常;④逼尿肌活动不足伴括约肌过度活动;⑤逼尿肌活动不足伴括约肌活动不足;⑥逼尿肌活动不足伴括约肌功能正常;⑦逼尿肌功能正常伴括约肌过度活动;⑧逼尿肌功能正常伴括约肌活动不足(图 3-4)。

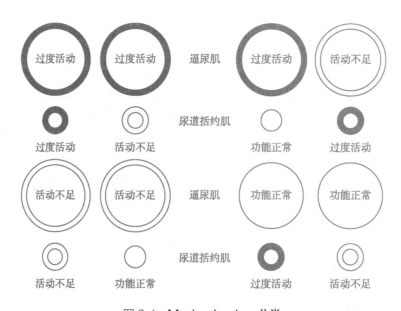

图 3-4 Madersbacher 分类

(二) SALE 分类

解剖位置与病因学分类(stratify by anatomic location and etiology,SALE)分类是根据神经系统病损部位以及病因所构建的分类系统。SALE 分类将神经源性膀胱先分为七类:脑桥上病损、脑桥病损、骶上脊髓/上运动神经元病损、骶髓病损、下运动神经元/神经病损、脱髓鞘病变及无神经损伤的综合征。然后再依据具体病因细化为脑血管意外、颅脑损伤、脊髓损伤、马尾综合征、糖尿病及多发性硬化等病因引起的神经源性膀胱(表 3-20)。

表 3-20　SALE 分类

损伤部位	病因
脑桥上病损	脑血管意外,颅脑损伤,正常压力脑积水,脑性瘫痪,帕金森病
脑桥病损	脑肿瘤,小脑共济失调综合征
骶上脊髓 / 上运动神经元病损	脊髓损伤,退行性椎间盘疾病,脊柱裂
骶髓病损	马尾综合征,盆腔根治术后
下运动神经元 / 神经病损	糖尿病,周围神经病变,吉兰 - 巴雷综合征
脱髓鞘病变	多发性硬化
无神经损伤的综合征	Fowler 综合征,痴呆

(三) Panicker 分类

Panicker 分类根据病损部位将神经源性膀胱分为脑桥上病损、脊髓(脑桥下 - 骶髓上)病损,以及骶髓 / 骶髓下病损。不同损伤部位的病人造成的神经源性膀胱都有不同的临床及尿流动力学特点(图 3-5)。

脑桥上病损

- 症状:主要为储尿症状

- 膀胱超声:残余尿量不明显

- 尿动力学检查:逼尿肌过度活动

逼尿肌过度活动

括约肌活动正常

脊髓(脑桥下-骶髓上)病损

- 症状:兼有储尿与排尿症状

- 膀胱超声:残余尿量常升高

- 尿动力学检查:逼尿肌过度活动, 逼尿肌–括约肌协同失调

逼尿肌过度活动

括约肌过度活动

骶髓/骶髓下病损

- 症状:主要为排尿症状

- 膀胱超声:残余尿量升高

- 尿动力学检查:低收缩力或无收缩力逼尿肌

逼尿肌活动低下

括约肌活动正常

逼尿肌活动低下

括约肌活动低下

图 3-5　Panicker 分类

四、神经源性膀胱临床表现

神经源性膀胱的临床表现受其类型、病因、神经系统病损部位及程度影响。针对同一个病人,在不同的病程,其临床表现也不尽相同。在储尿期,病人可表现为尿急、尿频、尿失禁等症状;在排尿期,病人可表现为排尿困难、膀胱排空不全、尿潴留、尿痛等;部分病人还会出现膀胱感觉异常,包括膀胱充盈感和尿意的增强、减弱或消失等。

脑桥上病损的病人,由于高级中枢对排尿反射的抑制减弱,以逼尿肌过度活动较为常见,因此多

表现为尿失禁。脑桥下 - 骶髓上病损的病人,其下尿路功能障碍多表现为逼尿肌过度活动及逼尿肌 - 括约肌协同失调(detrusor sphincter dyssynergia,DSD)。逼尿肌 - 括约肌协同失调是指当逼尿肌收缩的时候,括约肌并未舒张反而是张力增加,导致膀胱内高压。病人常会表现为尿失禁、排尿后残余尿增加,长期的膀胱内高压会导致膀胱输尿管反流、输尿管扩张、肾积水、肾衰竭等上尿路损害。骶髓 / 骶髓下病损的病人多出现逼尿肌活动不足,常表现为尿潴留和充溢性尿失禁。

五、神经源性膀胱评定

神经源性膀胱的评定包括病史采集、体格检查、实验室及影像学检查等,另外,还包括症状评估、膀胱残余尿测定、简易膀胱容量和压力测定、尿流动力学检查等专科评定方法。

(一)病史采集

1. 神经系统相关病史　导致神经源性膀胱的疾病可能为中枢或外周神经系统疾病、外伤、手术、感染、肿瘤、代谢性疾病等。应详细询问病人神经系统疾病的发病情况、主要症状、进展和治疗经过,有无意识和理解力障碍、运动和手功能障碍、肢体痉挛、自主神经反射异常等。

2. 排尿障碍相关病史

(1)排尿障碍的发病情况:排尿障碍有无密切相关的疾病或诱因,发病急缓以及患病时间。

(2)下尿路症状:询问病人的自主排尿和控制情况,有无尿频、尿急、尿失禁、排尿困难、尿潴留、尿痛等症状。

(3)膀胱感觉异常症状:如膀胱充盈感和尿意的异常改变等。

(4)排尿方式:常见的排尿方式包括自行排尿、间歇导尿、长期留置尿管、留置膀胱造瘘管等。还应询问排尿频次、尿量及尿液性状等。

(5)排尿辅助方法及用具:如反射性排尿、腹压排尿、挤压排尿、外部集尿器、尿垫等。

(6)其他泌尿生殖系统症状:如腰痛、盆底疼痛、血尿等。

(7)日常生活中影响排尿的因素:询问病人的服药史、吸烟史和饮酒史等。

(8)患病前的排尿习惯:了解病人以往的饮水和排尿习惯。

3. 肠道及性功能相关病史

(1)肠道功能:肛门直肠症状如直肠感觉异常、里急后重感等,排便症状如大便失禁、便秘等。

(2)性功能障碍症状:男性是否存在勃起功能障碍、性高潮异常、射精异常等,女性是否存在性欲减退、性交困难等。

4. 心理 - 精神 - 社会状况　神经源性膀胱带来的排尿障碍会严重影响病人的日常生活活动能力、社会交往和生活质量。如不重视监测、治疗和护理,可产生泌尿系感染、结石、尿液反流、积水甚至肾衰竭等严重并发症,从而加重家庭的照护负担和经济负担。评估时应注意了解病人的排尿障碍对其日常生活、心理、社交和生活质量的影响,还要询问病人的生活环境、有无照顾者及医疗和经济条件等。

(二)体格检查

1. 一般状态检查　包括病人的精神状态、意识、认知、步态、生命体征、皮肤等。

2. 泌尿和生殖系统检查　腹部检查应注意下腹部有无包块、压痛,肾区有无叩击痛等。男性应常规进行直肠指诊,女性要注意是否并发盆腔器官脱垂等。

3. 神经系统检查　包括感觉功能、运动功能、神经反射、自主神经反射等检查,有助于原发神经系统疾病的诊断、定位和损伤程度的判断。其中,脊髓下段(T_{12} 以下)支配区域与下尿路功能密切相关,应是神经源性膀胱体格检查的重点。脊髓下段各平面的针刺觉和轻触觉均应检查,还应通过肛门指诊来检查肛门括约肌的静息张力、直肠深压觉和肛门自主收缩情况。该区域的神经反射检查包括提睾反射、肛门反射、膝腱反射、跟腱反射、球海绵体反射、Babinski 征等。

对于脊髓损伤病人,球海绵体反射对病情和神经源性膀胱的评估非常重要。球海绵体反射主要用于判断病人阴部神经反射弧的完整性,反射中枢为 S_2~S_4 节段。检查者的示指带指套,涂润滑油,缓慢插入病人肛门,另一只手刺激男性病人的龟头(女性病人的阴蒂),阳性时可以明显感觉到肛门外括约肌收缩。需注意的是极少数正常人不出现该反射,脊髓圆锥损伤也不出现该反射。

(三)残余尿测定

残余尿量指排尿后膀胱内残余的尿量。临床上常用的残余尿测定方法有以下三种:①病人排尿后立即导尿;②行泌尿系统超声检查;③使用床边膀胱扫描仪测定。正常女性残余尿量一般少于50ml,正常男性一般少于 20ml。通过膀胱残余尿量测定,可以了解膀胱排尿功能,或判断下尿路梗阻程度,为膀胱护理提供依据。

(四)症状评分

为了客观评估排尿功能障碍的严重程度,了解其对病人生活质量的影响,建议采用标准化的评估工具进行测量。最常使用的是各类量表,例如 Welk 等研制的神经源性膀胱症状评分量表(neurogenic bladder symptoms scale,NBSS)。该量表的目的是测量脊髓损伤、脊柱裂及多发性硬化病人的神经源性膀胱症状,包括失禁、储存和排空以及后果 3 个维度,共 24 个条目,评分越高,代表症状越严重。

(五)实验室和影像学检查

1. 尿液分析 通过检查尿比重,尿红细胞、白细胞、蛋白水平,了解是否存在泌尿系感染等,并可以间接反映肾功能状况。当存在泌尿系感染时应进行尿液细菌学检查,通过检查明确病原体种类,根据药物敏感试验结果指导合理使用抗生素,以减少耐药性发生。

2. 肾功能检查 通过血肌酐、尿素氮水平反映肾功能状况,为合理选择影像学检查提供参考。肾功能异常病人用药时应相应调整药物种类与剂量。

3. 泌尿系统超声检查 了解肾脏、输尿管、膀胱形态和残余尿量。

4. 泌尿系统 X 线检查 包括腹部平片和尿路造影,可了解有无隐性脊柱裂等腰、骶骨发育异常,脊柱损伤情况,肾、输尿管和膀胱形态,明确有无泌尿系结石存在。肾功能异常时应慎重使用造影剂。

5. 泌尿系统 CT 检查 能够明确肾脏皮质厚度、肾盂积水状态、输尿管扩张程度、泌尿系结石等异常,了解泌尿系邻近器官情况。CT 重建影像可以更清楚地显示上尿路扩张和迂曲情况以及膀胱形态,但肾功能异常时应慎重选择增强扫描。

6. 磁共振尿路造影(magnetic resonance urography,MRU) 可以清楚地显示肾盂输尿管扩张情况、输尿管走行和迂曲状态以及膀胱形态,无须使用造影剂,不受肾功能影响。但病人体内有心脏起搏器、内固定等金属植入物时禁用。

7. 膀胱尿道镜检查 此检查对明确膀胱尿道的解剖性异常具有诊断价值,长期留置导尿管或膀胱造瘘管的病人应考虑定期行此项检查,以除外膀胱肿瘤。

(六)排尿日记

排尿日记既是神经源性膀胱的重要评定内容,也是治疗和护理的组成部分。排尿日记应记录病人排尿频次、尿量、尿失禁发作情况,尿垫或衣物更换情况、液体摄入量等。排尿日记可由病人在日常生活中自行完成,由此可以评估在病人所习惯的环境中下尿路功能障碍的严重程度。通过填写排尿日记,病人也可成为评估和治疗护理中的积极参与者。

(七)尿流动力学检查

尿流动力学检查(urodynamic study)是借助流体力学及电生理、神经生理学的原理和方法,对泌尿道输送、储存和排泄等功能进行动态观察,较全面而完整地反映各种变化,并提供客观依据。主要通过监测膀胱储尿期容积压力变化、尿流率、尿道压力分布、膀胱和尿道有关肌肉电生理活动与神经生理情况,从而反映下尿路功能。尿流动力学检查有助于准确诊断及治疗神经源性膀胱。

1. 尿流率测定(uroflowmetry,UF) 为单位时间内排出的尿量(ml/s),主要反映排尿过程中逼尿肌与尿道括约肌相互作用的结果,即下尿路的总体功能情况。主要参数有最大尿流率、尿流时间及

Note:

尿量等。尿流率受性别、年龄和排尿等因素的影响。

2. **膀胱压力容积测定（cystometry）** 包括膀胱内压、直肠内压（腹压）及逼尿肌压（膀胱内压减去直肠内压）。正常压力容积测定为：①无残余尿；②膀胱充盈期内压维持在 5~15cmH$_2$O，顺应性良好；③没有无抑制性收缩；④膀胱充盈过程中，最初出现排尿感觉时的容积为 100~200ml；⑤膀胱总容积 400~500ml；⑥排尿及中止排尿受意识控制。

3. **尿道压力分布测定（urethral pressure profile,UPP）** 主要参数包括最大尿道压、最大尿道闭合压、尿道功能长度等。

4. **括约肌肌电图（sphincter electromyography,SEMG）** 可用来了解尿道外括约肌的功能状态，是确定尿道肌肉是否神经支配异常的可靠检查项目。由于尿道外括约肌与肛门括约肌神经支配基本相同，可用肛门括约肌反映尿道外括约肌的活动情况。在正常排尿周期中，膀胱充盈期间尿道外括约肌呈持续活动，排尿时肌电活动突然中止，排尿完毕，肌电活动重新出现。病理情况下可见：①排尿时括约肌肌电活动不消失或消失不全，应考虑为逼尿肌 - 括约肌协同失调；②膀胱充盈过程中出现括约肌肌电活动自发性下降或消失，病人出现不自主漏尿，应考虑为不稳定性尿道。

5. **影像尿动力学检查** 是越来越普遍用于膀胱尿道功能失常的检查。影像尿动力学检查是在膀胱测压显示和记录尿动力学参数的同时显示和摄录 X 线透视或 B 超下的下尿路动态变化图形。这是目前能够收集到情况最全面的检查方法。

（李　琨）

思　考　题

1. 试述神经源性膀胱的 Madersbacher 分类和 Panicker 分类。
2. 试述神经源性膀胱的评定方法。

第八节　神经源性肠道评定

一、概述

神经源性肠道功能障碍（neurogenic bowel dysfunction,NBD），简称神经源性肠道，是支配肠道的中枢或周围神经结构受损或功能紊乱导致的排便功能障碍。多表现为大便失禁和 / 或大便排空困难。常见于脊髓损伤、脑卒中、颅脑损伤、脑肿瘤、多发性硬化、糖尿病、马尾神经损伤等中枢和周围神经系统疾病，也可见于手术、外伤造成的神经系统损伤。

神经源性肠道导致的大便失禁、排空困难等一系列问题，影响了病人的饮食、日常生活活动和社会交往，给病人带来极大的精神压力，也严重影响了病人的生活质量。这是康复护理的重点和难点。

二、排便的生理过程

（一）大肠的解剖

人体参与排便运动的重要器官是大肠。大肠分为盲肠、结肠、直肠和肛管。结肠又分为升结肠、横结肠、降结肠和乙状结肠 4 部分。肛管止于肛门，为肛门内、外括约肌所包绕。肛门内括约肌为平滑肌，受交感神经和副交感神经控制，有协助排便的作用。肛门外括约肌为横纹肌，受意识控制，是控制排便的重要肌束。

（二）排便的生理过程

排便是一种复杂的神经反射活动。当肠道蠕动将粪便推入直肠时，刺激了直肠壁内的牵张感受器，神经冲动通过盆神经、腹下神经等的传入纤维传达到骶髓的低级排便中枢，同时冲动上传至大脑皮质产生便意。如果条件不允许,则大脑皮质的高级中枢抑制排便反射。如果条件允许,排便冲动通过盆神经的传出神经使降结肠、乙状结肠和直肠收缩,肛门内括约肌舒张,肛门外括约肌受意识支配而舒张使粪便排出体外。同时,支配腹肌和膈肌的神经兴奋,腹肌和膈肌也发生收缩,腹内压增加促进粪便排出。

三、神经源性肠道分类

(一)根据排便反射是否存在分类

根据排便反射是否存在,神经源性肠道分为反射性肠道和弛缓性肠道两类。

1. **反射性肠道(reflexic bowel)** 该型神经源性肠道功能障碍多由骶髓 S_2 以上的中枢神经病损引起。特点是:①低级排便反射弧完整,但高级中枢对排便反射的抑制减弱;②直肠肛门协调性运动受损,结肠传输时间延长;③肛门内括约肌的静息张力增加;④肛门外括约肌难以受意识控制而放松。

2. **弛缓性肠道(areflexic bowel)** 该型神经源性肠道功能障碍多由骶髓 S_2 及以下的病损引起,多见于圆锥或马尾神经病变、多发神经病、盆腔手术等。其特点是:①由于排便的低级反射弧被破坏,排便反射活动消失;②结肠传输时间显著延长;③肛门内括约肌张力下降;④肛门外括约肌静息张力降低。

值得注意的是,部分 S_2 以上神经病损的病人仍然无排便反射,而一些圆锥或马尾神经损伤的病人也可保留排便反射。

(二)根据临床表现分类

根据排便次数以及能否控制排便可将排便障碍分为便秘、腹泻和大便失禁。

1. **便秘** 指排便次数减少,排出的粪便干硬且排便不畅和/或排便困难。多见于中枢神经系统损伤、直肠肛门手术、长期卧床等。某些药物的不合理使用、饮食结构不合理、饮水量不足、滥用泻药也可导致便秘的发生。

2. **腹泻** 是指肠道蠕动加快、肠分泌增加,排便次数增多,排出稀薄而不成形的或是水样的粪便。常伴有肠痉挛、腹痛、恶心、呕吐、肛门疼痛、全身无力等症状。

3. **大便失禁** 指肛门括约肌不受意识控制而不自主排出粪便。任何原因使肛门括约肌出现失神经控制均可引起大便失禁。

四、神经源性肠道临床表现

神经源性肠道的临床表现取决于神经源性肠道的类型、神经系统病损的部位和程度。反射性肠道的病人常表现为便秘和腹胀。弛缓性肠道病人当腹压增加时会出现大便失禁现象,由于结肠传输时间显著延长,常出现排便困难。完全性脊髓损伤病人比不完全性脊髓损伤病人的结肠传输时间更慢,症状也更严重。

神经源性肠道功能障碍还会引起各种并发症,例如,胸髓 T_6 及以上的脊髓损伤病人有可能会因为肠道功能障碍出现自主神经反射异常。长期排便困难的病人可能会出现直肠脱垂、肛裂、痔疮、粪便嵌塞(粪便持久滞留堆积于直肠内,粪块堵塞直肠不能排出)等。频繁大便失禁还会引起失禁性皮炎等皮肤损伤。

五、神经源性肠道评定

对神经源性肠道功能障碍的评定有助于确定引起排便障碍的原因和排便障碍的类型,了解排便障碍对病人的生理、心理、社会交往造成的影响以及排便障碍所导致的并发症,从而为制订康复计划提供依据。评定内容包括病史采集、临床检查及辅助检查等。

(一)病史

1. **神经系统相关病史** 导致神经源性肠道的疾病可能为中枢或外周神经系统疾病、外伤、手术、

Note：

感染、肿瘤、代谢性疾病等。应详细询问病人神经系统疾病的发病情况、主要症状、进展和治疗经过、有无意识和理解力障碍、运动和手功能障碍、肢体痉挛、自主神经反射异常等。

2. **药物使用史** 了解病人有无服用影响排便的药物,例如阿片类药物、抗胆碱能药物、三环类药物、肌松药、苯二氮䓬类药物、抗惊厥药等。

3. **排便障碍相关病史**

(1) 排便习惯:询问病人患病前的排便方式、排便频次、每次排便量、粪便性状、排便环境、排便独立程度等。还应了解病人患病前的饮食习惯。

(2) 排便情况:询问病人的排便次数、每次排便量、粪便性状等。对于便秘病人,还应了解病人便秘的持续时间、每日尝试排便失败的次数、排便耗时等。对于大便失禁病人,应了解病人失禁频率(包括气体、水样便、成形便)、对排便的控制能力以及是否知晓排便失禁等。

(3) 排便感觉:询问病人排便前有无便意、有无排便不尽感、有无排便时肛周疼痛等。

(4) 相关症状:询问病人有无腹胀、腹胀引起的呼吸不畅、早饱感、腹痛/腹部不适、恶心、呕吐等胃肠道症状。

(5) 排便管理情况:询问病人协助排便的药物使用情况,以及协助排便技术,例如手指直肠刺激、人工清便、灌肠等。有无使用排便辅助工具,例如尿布、棉条等。

(6) 排便的自理能力:了解病人排便时的环境、体位,以及是否需要照顾者协助等。

4. **活动和饮食** 了解病人的体育锻炼情况,以及运动的类型、时间、频次等。同时询问病人的饮食喜好、进餐次数、饭量、纤维素摄入类型和种类、24h 液体摄入情况等。

5. **心理-社会状况评估** 应评估病人的心理状态,了解排便功能异常对病人日常生活活动能力、社会参与和生活质量的影响。

(二) 体格检查

1. **精神状态** 评估病人的意识及精神状态、认知能力、语言表达能力等。

2. **营养状态** 评估病人有无营养不良、脱水的表现,如体重下降、皮肤弹性下降。

3. **腹部检查** 胃肠道大量积气时可见腹部膨隆。左侧降结肠及乙状结肠内存较多粪块时,腹部触诊可触及条索状肿物。还应通过腹部叩诊、听诊检查有无肠胀气和肠鸣音的改变。

4. **神经系统检查** 有助于原发神经系统病损的诊断、定位和损伤程度的判断。包括感觉功能、运动功能、神经反射、自主神经反射等检查。

5. **肛门直肠检查** 包括视诊、肛门指诊和相关反射的检查。

(1) 肛门视诊:观察肛门及肛周皮肤是否正常,有无外痔、表皮息肉、直肠脱垂、肛裂、瘘管口、皮肤破损等。

(2) 肛门指诊:检查者右手示指戴指套或手套,并涂以润滑剂缓慢插入肛门直肠内检查。肛门直肠指诊的内容包括检查有无粪便嵌塞、肛门张力和肛门自主收缩。①粪便嵌塞:当粪便持久滞留堆积于直肠内,肛门直肠检查时可触及大而硬的粪块。肛门指诊时如遇到粪便嵌塞应及时将粪便清除,以便后续的检查;②肛门张力:用手指感觉肛门外括约肌的张力,反射性肠道病人的肛门外括约肌张力常增加,弛缓性肠道病人的肛门外括约肌张力常下降;③直肠深压觉:用手指深压病人直肠壁,询问病人有无直肠深压觉;④肛门自主收缩:自主性的肛提肌收缩可以增加肛门括约肌的压力。检查者将手指置于病人直肠内,嘱病人做缩肛动作,感觉有无肛门自主收缩。

(3) 反射检查:最常用的是提睾反射、肛门反射和球海绵体反射。反射性肠道病人的肛门反射常保留,弛缓性肠道病人的肛门反射常不能引出。

(三) 实验室及影像学检查

1. **粪便分析** 检查粪便的量、颜色、性状、气味等。通过检查粪便中的白细胞、红细胞、巨噬细胞、肠黏膜上皮细胞等了解有无局部炎症和出血。

2. **肛门直肠测压(anorectal manometry,ARM)** 常用于评估病人的肛门括约肌功能及其肛门直肠的协调性等。肛管及直肠末端有众多的括约肌和盆底肌肉围绕,直肠壁内也有平滑肌。正常时肛管和直肠内存在一定的压力梯度以维持和协助肛门的自制。肛管压力高于直肠远端,直肠远端压力高于直肠近端,在排便时机体借助一系列协调的神经肌肉活动将直肠肛管的压力梯度倒置以完成排便。肛肠肌肉功能紊乱必然导致肛肠压力的异常。通过测定肛肠压力的异常变化可以了解某些肌肉的功能状况,有利于疾病的诊断。常用的方法是将气囊或灌注式测压导管置入肛管、直肠内,通过压力转换器将信号传导到生理测压仪或电子计算机,测定静息压、收缩压、直肠顺应性以及直肠肛门抑制反射等指标。

3. **球囊逼出试验**(balloon expulsion test,BET)　能明确有无直肠排空延缓及盆底肌协同失调。该试验是在病人直肠内放一球囊,向球囊内注入一定量温水(常为 50ml)。然后记录病人坐位或左侧卧位时球囊排出花费的时间。若病人 1min 内无法排出球囊,则提示异常。

4. **结肠传输试验**　可客观地反映结肠内容物推进的速度,从而判断是否存在结肠传输减慢。结肠传输功能测定的方法很多,包括应用染料、放射性核素以及不透 X 线标志物等。其中不透 X 线标志物法操作较简单(常用的标志物是钡条)。检查前停用至少 3d 对胃肠道动力有影响的药物,饭中或饭后一次性摄入 20~24 个不透 X 线的标志物。于 6h、24h、48h、72h 分别行腹部平片检查,也可于 5d 后行腹部平片检查。若 5d 后的腹部平片检查显示结肠内残留的标志物超过 5 个(即 20%),则提示结肠传输缓慢。

5. **排粪造影**　将一定剂量的钡糊注入直肠,在 X 线下模拟生理性排便活动,动态观察肛门直肠的功能和解剖结构变化。主要用于肛门直肠疾病诊断。磁共振排粪造影则能同时对比观察盆腔软组织结构、多平面成像。

6. **无线动力胶囊试验**　该试验是让病人摄入一个不能被胃肠道消化吸收的无线动力胶囊,该胶囊可获取胃内 pH 以及胃、小肠、结肠的转运时间等信息。

7. **盆底肌电图检查**　主要用来了解肛门内括约肌、肛门外括约肌和耻骨直肠肌的功能,区分肌肉功能的异常是神经源性损害、肌源性损害还是混合性损害。

8. **结肠镜**　其重要价值在于排除大肠器质性疾病,如对神经源性肠道进行评价和治疗之前必须排除肿瘤、炎症等器质性疾病。

(四) 排便日记

建议病人记录每日的活动、饮食、大便情况、应用泻剂及其他药物情况等,以便对治疗前后进行对比、分析,根据疗效指导合理饮食及用药。

(五) 量表

1. **Bristol 粪便性状量表**(Bristol stool form scale)　该量表根据粪便的性状将其分为七类。第一类,干硬便、成粒状;第二类,干硬便、成条状;第三类,条状大便、表面不平、稍干;第四类,条状大便、表面平滑;第五类,软便、偏烂;第六类,大便稀烂、不成形;第七类,水样便。第一、二类表示有便秘,第三、四类是理想的便形,第五、六、七类表示腹泻。

2. **Cleveland 便秘评分系统**(Cleveland clinic constipation scoring system)　该系统从排便频率、排便困难程度、排便不尽感、腹痛、排便时间、排便时需要协助的类型、每天有便意而排便失败的次数以及便秘病程八个方面进行评价。采用 5 分法(0~4 分)计分,排便时需要协助的类型采用三分法(0~2)进行计分。总分分值越高,提示便秘情况越严重。

3. **神经源性肠道功能障碍评分**(neurogenic bowel dysfunction score)　可用于脊髓损伤病人肠道功能障碍的严重程度评估和疗效评估。该量表包括 10 个条目,从排便频率、每次排便所用时间、排便时的不适、用药、手指直肠刺激和人工清便的频率、大便失禁频率、大便失禁药物、肛门排气失禁、会阴部皮肤问题等。总分是 0~47。若病人的总分为 0~6,则其肠道功能障碍非常轻微;7~9 为轻度;10~13 为中度;≥14 为重度。

(李　琨)

思 考 题

1. 请试述神经源性肠道的分类。
2. 请试述神经源性肠道的评定方法。

第九节　心 理 评 估

一、概述

心理评估(psychological assessment)是指运用心理学的理论和方法测试和评估病人的心理行为变化和心理特征。

(一)心理评估方法

心理评估的方法有多种,包括观察法、访谈法、心理测验法等。一般主张多种方法结合,以达到更好的评估效果。

1. **观察法**　是通过对研究对象表现出来的心理现象的外部活动进行科学观察和分析,研究其中的心理行为规律的方法,可分为自然观察和特定情境中观察两类。主要内容包括仪表、体型、人际沟通风格、言谈举止、注意力、各种情景下的应对行为等。

2. **访谈法**　是指心理医生或医护人员运用词语或非词语语言与病人进行的一种有目的的沟通和交流,以便深入了解病人心理状况的评估方法。在访谈过程中,要注意收集病人的一些非言语信息,如病人的姿势、手势、表情等。主要内容包括对病伤残和康复的认识、伤后情绪表现、睡眠和饮食情况、对残疾生活的态度等。

3. **心理测验**　是指在标准的环境下,运用一套预先经过标准化的问题或量表来测量病人的某些心理品质的方法。包括心理测验和评估量表,它们是心理评估的主要方法。标准化的心理测验须由经过专门训练的人员进行施测。

4. **心理生理评估**　通过监控心理生理变量来评估,包括大脑的活动情况及其功能状况如脑电图(EEG)、功能性磁共振成像技术(f MRI)、脑磁图(MEG)、激素和免疫系统参数及反应形式;自主神经系统 – 心血管系统反应模式如心电图(ECG)、呼吸参数;汗腺活动变量如皮肤电活动(EDA);肌肉紧张参数如肌电图(EMG)等进行测定、评估。

(二)心理评估目的

1. **为康复治疗与护理提供依据**　了解伤病引起的功能和心理上的变化,明确心理异常的范围、性质、程度和对其他功能的影响,为安排或调整康复计划提供重要依据。

2. **对康复的效果进行评价预测**　康复过程中可根据心理评估的结果,及时调整康复程序,提高康复的效果;同时,心理评估也是客观评价康复疗效的重要的指标。

3. **为回归社会做准备**　通过心理评估了解病人的潜在能力,对病人回归社会提供指导依据,帮助病人更好地回归家庭、社会。

4. **研究康复对象的心理变化规律**

二、心理测验常用方法

(一)智力测验

1. **定义**　智力(intelligence)也称智能,是指人认识、理解客观事物并运用知识、经验等解决问题的能力,包括观察力、理解力、记忆力、思维能力等。智力测验(intelligence test)是通过测验的方式衡量个体普通心智功能的一种科学的方法。医护人员可根据评估结果指导病人进行康复训练。智商(intelligence quotient,IQ)是智力数量化的单位,是将个体智力水平数量化的估计值,能反映个体智力水平的高低。

2. 韦克斯勒智力量表（Wechsler intelligence scale，WIS） 是目前使用最广泛的智力测验量表，包括韦氏儿童智力量表（WISC）、韦氏成人智力量表（WAIS）和韦氏学龄前及学龄初期智力量表（WPPSI），适用于4~74岁被试者。中国修订版韦氏成人智力量表（WAIS-RC）适用于16岁以上的成人，测试包括11个分测试，分言语和操作两类，言语6个分测试（表3-21），操作5个分测试。评估者可根据相应百分等级常模表转换成量表分，再根据不同年龄组的转换表得出言语智商（verbal intelligence quotient，VIQ）、操作智商（performance intelligence quotient，PIQ）和全智商（full intelligence quotient，FIQ）量表。FIQ代表病人的总智力水平，VIQ代表言语智力水平，PIQ代表操作智力水平。但智商与文化教育程度存在相关性，不等同于社会适应能力。智商与智力等级关系见表3-22。

表 3-21 WAIS-RC 测试项目和内容

类别	分测试项目和内容	所测能力
言语测试	知识：29个题目，包括历史、地理、天文等	知识、兴趣范围和长时记忆等能力
	领悟：14个题目，涉及社会风俗、价值观、成语等	对社会的适应程度，尤其是对伦理道德的判断能力
	算术：14个心算，要计时	对数的概念和操作(加、减、乘、除)能力，注意力及解决问题的能力
	相似性：有13对词，念给病人听时要求说出每对词的相似性	抽象和概括能力
	数字广度：念给病人听一组数字，要求顺背3~12位数，倒背2~10位数	瞬时记忆和注意力
	词汇：念40个词汇给病人听，要求在词汇表上指出并说明其含义	词语理解和表达词义的能力
操作测试	数字符号：阿拉伯数字1~9各配一符号，要求病人给测验表上90个无顺序的数字配上相应的符号，限时90s	手-眼协调，注意记住能力和操作速度
	图画填充：21个图画，都缺失一个重要部分，要求说出缺失什么并指出缺失部分	视觉辨认能力，对组成物件要素的认识能力及扫视后迅速抓住缺点的能力
	木块图案：要求病人用9块红白两色的立方形木块按照木块测验图卡组合成图案，共7个	辨认空间关系的能力、视觉分析综合能力
	图片排列：把说明一个故事的一组图片打乱顺序后给病人看，要求摆成应有的顺序，共8组	逻辑联想，部分与整体的关系、思维灵活性
	图形拼凑：把人体、头像等图形的碎片给病人，要求拼成完整的图形，共4个	想象力、抓住事物线索的能力、手-眼协调能力

表 3-22 韦氏智力量表的智力水平分级

智商	分级
>130	极超常
120~129	超常
110~119	高于平常
90~109	平常
80~89	低于平常
70~79	临界
<69	智力缺损

3. 其他的智力测验量表　①斯坦福 - 比内智力量表(Stanford-Binet intelligence scale)测验对象以儿童为主,测验得到的智商量可表明受试者在同岁儿童或青少年中的相对智力水平,可测验 2~8 岁的儿童和青少年,在学龄儿童中使用比较准确;②贝利婴儿发展量表(Bayley scale of infant development,BSID)是美国常用的婴儿智力量表,适用于 1~30 月龄的孩子,包括运动量表、心智量表和社会行为量表。

(二)人格测验

人格是指个体在适应社会的成长过程中,经遗传和环境的交互作用形成的稳定而独特的心理特征,包括气质、性格、能力、兴趣、态度等。人格测验是对人格特点的揭示和描述,即测量个体在一定情境下经常表现出来的典型行为和情感反应,通常包括气质或性格类型的特点、情绪状态、人际关系、动机、兴趣和态度等内容。

艾森克人格问卷(Eysenck personality questionnaire,EPQ)是国际公认的、也是临床上常用的人格测验工具,分为儿童版(适用于 7~15 岁儿童)和成人版(适用于 16 岁以上成人)。我国修订的 EPQ 问卷有 88 个条目,四个分量表,内外倾向量表,情绪性量表,心理变态量表和效度量表。被试者根据自己对条目提问的最初想法回答"是""否",然后由评估者对其分别评分,再根据被试者的年龄、性别,诊断出受试者的人格特征。EPQ 的评估说明(表 3-23)。

表 3-23　EPQ 的 4 个量表及评估说明

量表名称	检测目的	结果说明
E 量表(共 21 条)	测试内向与外向的个性特征	高分:性格外向。表现为乐观随和,爱交际,喜欢刺激和冒险,易冲动
		低分:性格内向,表现为安静离群,踏实可靠,富于内省,不易冲动
N 量表(共 24 条)	测试情绪的稳定性	高分:情绪不稳定。表现为焦虑、紧张、抑郁、情绪反应重、难以平静
		低分:情绪稳定。表现为平静,不紧张,情绪反应慢、弱
P 量表(共 23 条)	测试精神质(或倔强性)	高分:个性倔强。表现为倾向独身,不关心他人,难以适应环境,对人施敌意
		低分:个性随和,表现为对人友善、合作
L 量表(共 20 条)	测试自我掩饰或隐蔽特征	高分:有掩饰或自我隐蔽倾向,说明被试者较老练成熟
		低分:掩饰倾向低,说明被试者单纯、幼稚

(三)情绪测验

情绪是人对客观事物所持态度在内心产生的一种反应。情绪状态有积极和消极之分,临床上常见的消极情绪有焦虑和抑郁两种。焦虑是对事件或内部想法与感受的一种紧张和不愉快的体验,表现为持续性紧张或发作性惊恐状态,但此状态并非由实际威胁所引起。抑郁是一种对不良外界刺激发生长时间的沮丧感受反应的情绪反应。用于焦虑、抑郁的评估量表分为他评量表和自评量表。

1. 焦虑评估量表　常用的焦虑评估量表有汉密尔顿焦虑评估量表、Zung 焦虑自评量表等。

汉密尔顿焦虑评估量表(Hamilton anxiety scale,HAMA)是英国学者汉密尔顿于 1959 年编制的一种医生常用的焦虑症诊断工具(表 3-24),其一致性好,长度适中、简便易行,临床上常将其用于焦虑症程度划分的依据。总分<7 分,没有焦虑;≥7 分,可能有焦虑;≥14 分,肯定有焦虑;≥21 分,有明显焦虑;≥29 分,可能是严重焦虑。

表 3-24 汉密尔顿焦虑量表（HAMA）

项目	分数	说明
1. 焦虑心境	0 1 2 3 4	担心，担忧，感到有最坏的事情将要发生，容易激惹
2. 紧张	0 1 2 3 4	紧张感，易疲劳，不能放松，易哭，颤抖，感到不安
3. 害怕	0 1 2 3 4	害怕黑暗，陌生人，独处，动物，乘车或旅行及人多的场合
4. 失眠	0 1 2 3 4	难以入睡，易醒，睡眠不深，多梦，梦魇，夜惊，醒后感疲倦
5. 认知功能	0 1 2 3 4	或称记忆、注意障碍，注意力不能集中，记忆力差
6. 抑郁心境	0 1 2 3 4	丧失兴趣，对以往爱好缺乏快感，忧郁，早醒，昼重夜轻
7. 肌肉系统症状	0 1 2 3 4	肌肉酸痛，活动不灵活，肌肉抽动，肢体抽动，牙齿打颤，声音发抖
8. 感觉系统症状	0 1 2 3 4	视物模糊，发冷发热，软弱无力，浑身刺痛
9. 心血管系统症状	0 1 2 3 4	心动过速，心悸，胸痛，血管跳动感，昏倒感，期前收缩
10. 呼吸系统症状	0 1 2 3 4	胸闷，窒息感，叹息，呼吸困难
11. 胃肠道症状	0 1 2 3 4	吞咽困难，嗳气，消化不良，肠动感，肠鸣，腹泻，体重减轻，便秘
12. 生殖泌尿系症状	0 1 2 3 4	尿频、尿急，停经，性冷淡，过早射精，勃起不能，阳痿
13. 自主神经症状	0 1 2 3 4	口干、潮红，苍白，易出汗，起"鸡皮疙瘩"，紧张性头痛，毛发竖立
14. 会谈时行为表现	0 1 2 3 4	紧张，不能松弛，忐忑不安，咬手指，紧握拳，摸弄手帕，面肌抽动，不停顿足，手发抖，皱眉，表情僵硬，肌张力高，叹息样呼吸，面色苍白，吞咽，呃逆，安静时心率快，呼吸过快（20 次 /min 以上），腱反射亢进，震颤，瞳孔放大，眼睑跳动，易出汗，眼球突出

2. 抑郁评估量表 常用的抑郁评估量表包括汉密尔顿抑郁评估量表、Zung 抑郁自评量表等。

汉密尔顿抑郁评估量表（Hamilton depression scale，HAMD）是汉密尔顿于 1960 年编制，是临床评定抑郁状态最为普遍应用的量表。总分越高，病情越重。总分 <8 分为无抑郁状态；>20 分可能为轻、中度抑郁；>35 分可能为重度抑郁（表 3-25）。

表 3-25 汉密尔顿抑郁评估量表（HAMD）

项目	分数	项目	分数
1. 抑郁情绪	0 1 2 3 4	14. 性症状	0 1 2
2. 有罪感	0 1 2 3 4	15. 疑病	0 1 2 3 4
3. 自杀	0 1 2 3 4	16. 体重减轻	0 1 2
4. 入睡困难	0 1 2	17. 自知力	0 1 2
5. 睡眠不深	0 1 2	18. 日夜变化　A 早	0 1 2
6. 早睡	0 1 2	B 晚	0 1 2
7. 工作和兴趣	0 1 2 3 4	19. 人格或现实解体	0 1 2 3 4
8. 迟缓	0 1 2 3 4	20. 偏执症状	0 1 2 3 4
9. 激越	0 1 2 3 4	21. 强迫症状态	0 1 2 3 4
10. 精神性焦虑	0 1 2 3 4	22. 能力减退感	0 1 2 3 4
11. 躯体性焦虑	0 1 2 3 4	23. 绝望感	0 1 2 3 4
12. 胃肠道症状	0 1 2	24. 自卑感	0 1 2 3 4
13. 全身症状	0 1 2		

（孙　静）

思 考 题

---

1. 请简述心理评估的方法。
2. 请比较焦虑和抑郁评价量表的不同点。

第十节 日常生活活动能力和生活质量评定

一、日常生活活动能力评定

(一) 概述

1. 定义 日常生活活动(activities of daily living, ADL)是指人们为了维持生存以及适应生存环境而必须每天反复进行的、最基本的、最具有共同性的活动。广义的 ADL 是指个体在家庭、工作机构与社区里自己管理自己的能力,除了包括最基本的生活能力之外,还包括与他人交往的能力,以及在经济上、社会上和职业上合理安排自己生活方式的能力。

对于存在功能障碍的病人来说,简单的穿衣、如厕等 ADL 也有可能存在不同程度的困难。实现 ADL 的最大限度自理,不仅是康复工作的重要目标之一,也是重拾病人生活信心的最佳方式之一,有助于病人回归家庭和回归社会。

2. 内容 美国作业治疗协会作业治疗范畴及定义统一术语中 ADL 的内容包括:洗澡、大、小便管理、穿衣、进食、功能性移动、个人用具管理、洗漱、性活动、如厕、照顾他人、照顾宠物、养育孩子、交流、社区活动、管理经济、自我健康管理、家居管理、备餐、宗教信仰、处理突发状况能力、购物等。

3. 分类 根据 ADL 的层次及对能力的要求,通常将 ADL 分为躯体 ADL 和工具性 ADL。

(1) 躯体 ADL(physical ADL, PADL):又称为基本 ADL(basic ADL, BADL)。是指病人在家中或医院里每日所需的基本运动和自理活动,如坐、站、行走、穿衣、进食、保持个人卫生等活动。其评定结果反映了个体较粗大的运动功能。适用于较重的残疾病人日常生活活动能力评估,一般在医疗机构中应用。

(2) 工具性 ADL(instrumental ADL, IADL):是指人们在社区中独立生活所需的高级的关键性技能,常需使用各种工具,故称之为工具性 ADL,如家务(做饭、洗衣、打扫卫生等)、社会生活技巧(如购物、使用公共交通工具等)、个人健康保健(就医、服药等)、安全意识(对环境中危险因素的意识、打报警电话等)、环境设施及工具的使用(如冰箱、微波炉、煤气灶等)以及社会交往沟通和休闲活动能力等。其评定结果反映了较精细的运动功能,适用于较轻的残疾,且在发现残疾方面较 PADL 敏感,故常用于调查。多在社区老年人和残疾人中应用。

4. 评定目的 ①了解病人能否独立生活及独立的程度;②为制订合适的治疗目标和治疗方案提供依据;③通过动态评定以了解治疗效果并调整治疗方案;④判断病人的功能预后;⑤通过评定结果的反馈增强病人、治疗师和护理人员的信心;⑥进行投资-效益分析。

(二) 日常生活活动能力评定

1. 评定方法 ADL 的评定方法包括直接观察法、间接评定法和量表评定法。在日常评定中,可以将多种方法结合起来使用。

(1) 直接观察法:可在病人实际生活环境中进行评定,评定人员观察病人完成实际生活中动作的情况,以评定其能力。也可在 ADL 功能评定训练室进行,在此环境中要求病人完成动作,较其他环境更易取得准确的结果,且评定后可根据病人的功能障碍情况直接进行训练。直接观察法的优点是能够比较客观地反映病人的实际功能情况,缺点是耗时耗力,有时病人不配合。

(2) 间接评定:对于一些不便完成或不易完成的动作,可以通过询问病人本人或照顾者的方式取得结果。如病人的大、小便控制、个人卫生管理等。间接评定法简单、快捷,但信度较差。

（3）量表评定：使用标准化的 ADL 评定工具进行 ADL 评定。这种方法的优点是可以将评定结果量化。这些评定工具部分是医护人员通过直接观察或询问进行评定，也有部分是病人自评。

2. 常用评定工具

（1）Barthel 指数（Barthel index，BI）：由美国 Mahoney 和 Barthel 等开发，是常用的 PADL 评定工具。Barthel 指数评定简单、可信度高，是目前临床应用最广、研究最多的一种 ADL 的评定方法，它不仅可以用来评定治疗前后的功能状况，而且可以预测治疗效果、住院时间及预后。Barthel 指数总分 100 分。0~20 分为极严重功能缺陷；25~45 分为严重功能缺陷；50~70 分为中度功能缺陷；75~95 分为轻度功能缺陷；100 分为 ADL 完全自理（表 3-26）。

表 3-26　Barthel 指数评定内容及计分法

项目	评分标准
1. 大便	0= 失禁或昏迷 5= 偶尔失禁（每周 <1 次） 10= 能控制
2. 小便	0= 失禁或昏迷或需由他人导尿 5= 偶尔失禁（每 24h<1 次，每周 >1 次） 10= 能控制
3. 修饰	0= 需帮助 5= 独立洗脸、梳头、刷牙、剃须
4. 如厕	0= 依赖别人 5= 需部分帮助 10= 自理
5. 进食	0= 依赖别人 5= 需部分帮助（夹饭、盛饭、切面包） 10= 全面自理
6. 转移（床⟷椅）	0= 完全依赖别人，不能坐 5= 需大量帮助（2 人），能坐 10= 需少量帮助（1 人）或指导 15= 自理
7. 活动（步行） （在病房及其周围，不包括走远路）	0= 不能动 5= 在轮椅上独立行动 10= 需 1 人帮助步行（体力或语言指导） 15= 独立步行（可用辅助器）
8. 穿衣	0= 依赖 5= 需一半帮助 10= 自理（系上、打开纽扣或拉锁，穿鞋）
9. 上楼梯（上下一段楼梯，用手杖也算独立）	0= 不能 5= 需帮助（体力或语言指导） 10= 自理
10. 洗澡	0= 依赖 5= 自理

总分
评定者

(2)改良 Barthel 指数(modified Barthel index,MBI):虽然 Barthel 指数有较高的信度和效度,评定简单易行,临床应用广泛,但也有一定缺陷。如评定等级比较少,相邻等级之间的分数值差别较大,评估不够精确细致,且存在天花板效应。改良 Barthel 指数是在 Barthel 指数的基础上进行了进一步修订而形成的。改良 Barthel 指数的评定项目与每项的满分值不变,而将每一项的评定等级进一步细化。将每一项得分都分为了 5 个等级。改良 Barthel 指数也被证实具有良好的信度和效度,且具有更高的敏感度,能较好地反映等级间变化和需要帮助的程度(表3-27)。

表 3-27　改良 Barthel 指数评定内容与评分标准

ADL 项目	完全依赖	较大帮助	中等帮助	最小帮助	完全独立
进食	0	2	5	8	10
洗澡	0	1	3	4	5
修饰(洗脸、梳头、刷牙、剃须)	0	1	3	4	5
穿衣	0	2	5	8	10
控制大便	0	2	5	8	10
控制小便	0	2	5	8	10
上厕所	0	2	5	8	10
床椅转移	0	3	8	12	15
行走	0	3	8	12	15
使用轮椅 *	0	1	3	4	5
上下楼梯	0	2	5	8	10

注:* 仅有在不能行走时才评定此项。

改良 Barthel 指数的分级标准:0~20 分 = 极严重功能缺陷;21~45 分 = 严重功能缺陷;46~70 分 = 中度功能缺陷;71~99 分 = 轻度功能缺陷;100 分为 ADL 完全自理。

(3)功能独立性评定(functional independence measure,FIM):FIM 是世界上应用最广泛的日常生活活动能力评估工具之一,由美国康复医学多个机构在 1984 年开发。FIM 含有 2 个分量表(运动功能、认知功能)和 6 个维度(自理能力、括约肌控制、转移、运动、交流和社会认知),共 18 个条目。每一个条目均有 7 个评定等级(从 1 分的完全依赖到 7 分的完全独立)。FIM 总分分数越高,说明功能独立性越好。使用 FIM 需要得到美国医疗康复统一数据系统(Uniform Data System for Medical Rehabilitation)的授权,可由医生、护士、治疗师或其他评估人员经过规范化培训和考核,取得证书后使用。

FIM 的最高分为 126 分(运动功能评分 91 分,认知功能评分 35 分),最低分 18 分。126 分 = 完全独立;108~125 分 = 基本独立;90~107 分 = 有条件的独立或极轻度依赖;72~89 分 = 轻度依赖;54~71 分 = 中度依赖;36~53 分 = 重度依赖;19~35 分 = 极重度依赖;18 分 = 完全依赖。具体评定项目详见表 3-28。

FIM 中的功能水平和评分标准:

1)完全独立(7 分):构成活动的所有作业均能规范、完全地完成,不需修改和辅助设备或用品,并在合理的时间内完成。

2)有条件的独立(6 分):具有下列一项或几项。活动中需要辅助设备;活动需要比正常长的时间;或有安全方面的考虑。

表 3-28　功能独立性评定

		项目		评估日期
运动功能	自理能力	1	进食	
		2	梳洗修饰	
		3	洗澡	
		4	穿裤子	
		5	穿上衣	
		6	上厕所	
	括约肌控制	7	膀胱管理	
		8	肠道管理	
	转移	9	床、椅、轮椅间	
		10	如厕	
		11	盆浴或淋浴	
	行走	12	步行 / 轮椅	
		13	上下楼梯	
	运动功能评分			
认知功能	交流	14	理解	
		15	表达	
	社会认知	16	社会交往	
		17	解决问题	
		18	记忆	
	认知功能评分			
FIM 总分				

　　3）有条件的依赖(5分、4分、3分)：病人付出 50% 或更多的努力，其所需的辅助水平如下。①监护和准备(5分)：病人所需的帮助只限于备用、提示或劝告，帮助者和病人之间没有身体的接触或帮助者仅需要帮助准备必需用品，或帮助带上矫形器；②少量身体接触的帮助(4分)：病人所需的帮助只限于轻轻接触，自己能付出 75% 或以上的努力；③中度身体接触的帮助(3分)：病人需要中度的帮助，自己能付出 50%~75% 的努力。

　　4）完全依赖(2分、1分)：病人需要一半以上的帮助或完全依赖他人，否则活动就不能进行。①大量身体接触的帮助(2分)：病人付出的努力小于 50%，但大于 25%；②完全依赖(1分)：病人付出的努力小于 25%。

　　(4) 功能活动问卷(functional activities questionnaire，FAQ)：由 Pfeffer 于 1982 年开发，是常用的 IADL 评定工具。主要用于研究社区老年人的独立性和轻症老年痴呆。FAQ 评定分值越高表示障碍程度越重，正常标准为 <5 分，≥5 分为异常。FAQ 项目较全面，能较好地反映病人在家庭和社会中的独立程度(表 3-29)。

Note：

表 3-29　功能活动问卷（FAQ）

项目	正常或从未做过,但能做（0分）	困难,但可单独完成或从未做过（1分）	需要帮助（2分）	完全依赖他人（3分）
I. 每月平衡收支的能力、算账的能力				
II. 病人的工作能力				
III. 能否到商店买衣服、杂货和家庭用品				
IV. 有无爱好,会不会下棋和打扑克				
V. 会不会做简单的事,如点煤气、泡茶等				
VI. 能否准备饭菜				
VII. 能否了解近期发生的事件(时事)				
VIII. 能否参与讨论和了解电视、杂志的内容				
IX. 能否记住约会时间、家庭节日和吃药时间				
X. 能否拜访邻居、自己乘坐公共汽车				

（5）龙氏情境图示日常生活自理能力评定量表:该量表由深圳大学王玉龙等于 2015 年设计研发,主要用于评定功能障碍者的日常生活自理能力。该量表根据功能障碍者的活动范围将其分为床上人、家庭人(包括乘坐轮椅)和社会人(可参与户外活动的人群)。每个群体选择三项符合该类人群实际的 ADL 进行评定。床上人的评定项目是大、小便控制、进食和娱乐;家庭人的评定项目是如厕、个人清洁和家务;社会人的评定项目是小区锻炼、购物和活动参与。所有评定内容均通过情景图画呈现,评定可由专业人士或者病人及家属操作完成(图 3-6)。

该量表根据"能不能下床""能不能到户外""需要不需要人照顾"三个关键词为线索,首先确定评定对象所属的人群类别(床上人、家庭人和社会人)。然后在相对应的人群类别中对其进行日常生活活动的评定,最终将其 ADL 能力划分为六个等级:生活完全不能自理、生活基本不能自理、生活小部分自理、生活大部分自理、生活基本自理和生活完全自理(图 3-7)。

（6）《国际功能、残疾和健康分类》(ICF)的活动和参与成分:ICF 是 WHO 2001 年第 54 届世界卫生大会通过的残疾分类标准,同时,ICF 也可作为评定工具直接应用于临床。ICF 包括四个成分:身体功能、身体结构、活动和参与以及背景性因素。其中,活动和参与成分可用于 ADL 的评定。

在 ICF 中,活动和参与成分包括九个领域:学习和应用知识,一般任务与要求,交流,活动,自理,家庭生活,人际交往和联系,主要生活领域,以及社区、社会和公民生活。每个领域包括不同级别的类目。对于每一个类目,既可评定病人在标准环境中完成此类目的能力表现(活动),也可评定在现实生活情景中完成任务的活动表现(参与)。

活动和参与成分的类目评定采用 ICF 的限定值标准(0、1、2、3、4、8、9)。限定值 0 表示没有困难,占整个严重性标尺的 0%~4%;1 表示轻度困难,占整个严重性标尺的 5%~24%;2 表示中度困难,占整个严重性标尺的 25%~49%;3 表示重度困难,占整个严重性标尺的 50%~95%;4 表示完全困难,占整个严重性标尺的 96%~100%;限定值 8 表示未特指,即没有充分的信息确定损伤的严重性;限定值 9 表示不适用,即该类目不适用某个具体病例(表 3-30)。

Note:

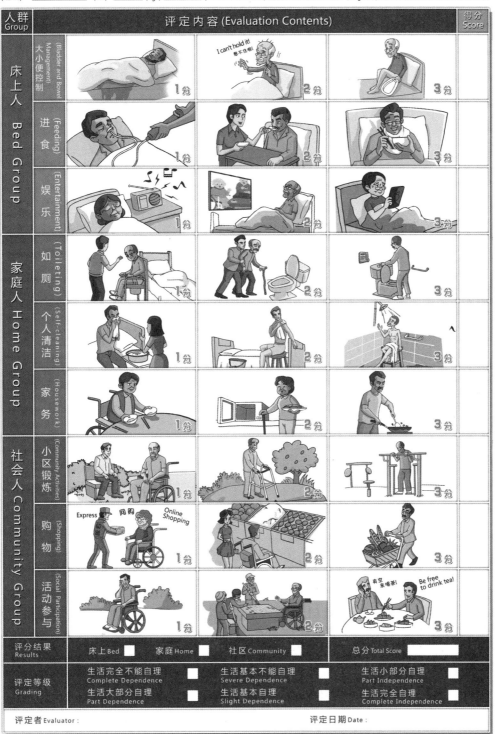

图 3-6 龙氏情境图示日常生活自理能力评定量表

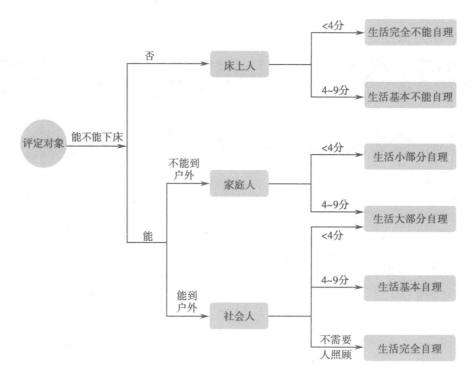

图 3-7 龙氏情境图示日常生活自理能力评定量表的评定流程

表 3-30 ICF "活动和参与" 成分评定标准

ICF 限定值	意义	语义表达	严重性
0	没有困难	无,缺乏,微不足道……	0~4%
1	轻度困难	略有一点,很低……	5%~24%
2	中度困难	中等程度,一般……	25%~49%
3	重度困难	很高,非常……	50%~95%
4	完全困难	全部……	96%~100%
8	未特指		
9	不适用		

知 识 链 接

ICF 活动和参与成分评定

在 ICF 术语中,活动(activity)是指个体执行一项任务或行动,即在标准环境中完成此类目的能力表现;参与(participation)是指个体投入一种生活情境中的活动表现。

以类目"d4 500 短距离步行"为例,假如某人在与工作有关的事故中失去了一条腿,他在标准环境(如平坦且不打滑的路面)下不使用拐杖行走的真实能力非常有限,但是借助拐杖后,可在邻近的人行道路上独自行走,不依赖任何帮助,但是行走速度稍缓慢。则该病人在该类目上的"活动"限定值为"3"(重度问题),"参与"限定值为"1"(轻度问题),可标记为"d4 500.13"。类目编码后的第一个限定值代表"参与"的限定值,第二个限定值代表"活动"的限定值。

在临床工作中,评定者可以根据自己的需要选择评定"活动"还是"参与",也可以两者都进行评定。

Note:

二、生活质量评定

(一) 概述

1. 定义　生活质量(quality of life, QOL)又称为生存质量、生命质量,是一个内涵十分丰富而复杂的概念。广义的生活质量被理解为人类生存的自然状态和社会条件的优劣状态,其内容包含:收入、健康、教育、营养、环境、社会服务和社会秩序等方面。WHO对于生活质量的定义是:个人根据自身所处的文化和价值体系,对于自身生存状态的主观感受,这种感受充分考虑了其目标、期望、标准及所关心的各种事物,同时受到个人身体健康、心理状态、个人信仰、社会关系和所处环境的综合影响。

生活质量概括为两种,即社会学与经济学领域的生活质量和医学领域的健康相关生活质量(health-related quality of life, HRQOL)。在医学领域,健康相关生活质量是指病人对于自身疾病与治疗产生的躯体、心理和社会反应的一种实际的、日常的功能性描述。

目前医学领域对生活质量的认识仍未完全统一,但以下几点得到了多数学者的认同:①生活质量是一个多维的概念,包括身体功能、心理功能、社会功能以及与疾病或治疗相关的多个方面;②生活质量主要是个体的主观认知和体验指标,应由被测者自己作出判断和评价;③生活质量是有文化依赖性的,其评价不能脱离相应的文化背景和价值体系。

2. 评定内容　关于生活质量的内容,更多人接受WHO和Ferrell的观点。

WHO提出,生活质量的评定应该包括六个方面:①躯体功能;②心理功能;③自理能力;④社会关系;⑤生活环境;⑥宗教信仰与精神寄托。

Ferrell提出了生活质量的四维模式,即生活质量的评定应包括身体健康状况(包括各种生理功能活动有无限制、休息与睡眠是否正常等)、心理健康状况(含智力、情绪等)、社会健康状况(含社会交往和社会活动、家庭关系、社会地位等)和精神健康状况(含对生命价值的认识、宗教信仰和精神文化等)(图3-8)。

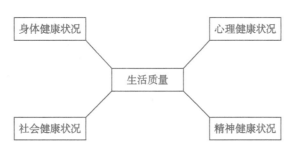

图 3-8　Ferrell 的生活质量四维模式

(二) 生活质量评定

1. 评定方法　常用的生活质量的评定方法有访谈法、观察法和量表评定法等。

(1) 访谈法:是通过不同形式的访谈了解受访者的心理、行为、健康状况、生活水平等,综合评价其生活质量。根据访谈问题的明确程度,访谈法可以是结构式访谈、半结构式访谈或者非结构式访谈。结构化访谈常采用问卷或调查表,对所问的问题和可能的反应都有所准备;半结构式访谈可根据预先设定的访谈提纲进行访谈,给予受访者一定的自由;非结构式访谈一般无固定的访谈条目或者提纲。

(2) 观察法:是评定者在一定时间内有目的、有计划地观察个体的行为或活动、疾病症状及相关反应等,从而判断其生活质量。观察法常用于植物人状态、精神障碍、老年性痴呆或危重症者的评定。

(3) 量表评定法:是目前评定生活质量最广为采用的方法,即通过使用具有较好信度、效度的标准化量表对受试者的生活质量进行多维综合评价。目前常用的生活质量量表多为受试者自我报告(self

report)量表。

2. 常用量表 目前医学领域已经开发了多种生活质量评定量表,可以分为三类:①普适性量表(general scale),适用于不同健康状态和疾病类型的一般人群;②疾病专用量表(disease-specific scale),专门用于某一种疾病病人的评定;③领域专用量表(domain-specific scale),用于测量一般人群和特殊人群生活质量的某个领域或特定内容,但不能反映总的生活质量状况,例如排泄相关生活质量、吞咽障碍相关生活质量等。

(1) 世界卫生组织生活质量评定量表:此量表是由 WHO 于 1993 年组织 15 个合作中心共同编制成的一套用于测量个体与健康相关的普适性生活质量量表,包括 WHOQOL-100 和 WHOQOL-BREF,后者即简化版。WHOQOL-100 内容包括生理、心理、独立性、社会关系、环境和精神支柱 / 宗教和个人信仰等 6 个领域,共 24 个方面 100 个条目。此量表结构严谨,内容涵盖面广,适用于多个学科的有关生活质量的研究,但测评耗时长、实际工作量大。WHOQOL-BREF 包括生理、心理、社会关系和环境4 个领域,共有 29 个条目。WHOQOL-BREF 量表的结构(表 3-31)。

表 3-31 WHOQOL-BREF 量表的结构

Ⅰ. 生理领域	Ⅲ. 社会关系领域
1. 疼痛与不适	14. 个人领域
2. 精力与疲倦	15. 所需社会支持的满意程度
3. 睡眠与休息	16. 性生活
4. 走动能力	Ⅳ. 环境领域
5. 日常生活能力	17. 社会安全保障
6. 对药物及医疗手段的依赖性	18. 住房环境
7. 工作能力	19. 经济来源
Ⅱ. 心理领域	20. 医疗服务于社会保障:获取途径与质量
8. 积极感受	21. 获取新信息、知识、技能的机会
9. 思想、学习、记忆和注意力	22. 休闲娱乐活动的参与机会与参与程度
10. 自尊	23. 环境条件(污染 / 噪声 / 交通 / 气候)
11. 对身材和相貌的感受	24. 交通条件
12. 消极感受	总的健康状况与生活质量
13. 精神支柱	

(2) SF-36 简明健康状况量表(medical outcome study 36-item short-form health survey scale,SF-36):由美国医疗结局研究组开发的一个普适性量表。内容包括躯体活动功能、躯体功能对角色功能的影响、躯体疼痛、总体健康自评、活力、社会功能、情绪对角色功能的影响和精神健康等 8 个领域。SF-36量表的中文版已经由方积乾教授等研制应用。SF-36 是目前实际上公认的具有较高信度和效度的普适性生活质量评价量表之一。

(3) 生活满意度量表(satisfaction with life scale,SWLS):包括 5 个条目,对生活的满意程度分为 7 级,分别从完全不同意到完全同意。SWLS 被认为简单易行,能较敏感地反映生存情况的改变。

(4) 脑卒中专用生活质量量表(stroke-specific quality of life scale,SS-QOL):是由美国学者 William等人研究编制的专门用于脑卒中病人的生活质量量表,包括体能、家庭角色、语言、移动能力、情绪、个

Note:

性、自理、社会角色、思维、上肢功能、视力和工作能力等 12 个方面,49 个条目。此量表的最大优点就是针对性较强,覆盖面较全,弥补了其他量表的一些不足。

(李　琨)

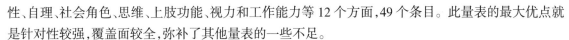

1. 试述日常生活活动的定义和分类。
2. 列举常用的生活质量普适性评定量表。

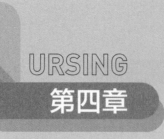

URSING
第四章

常用康复治疗技术

04章 数字内容

────── 学 习 目 标 ──────

知识目标：

1. 掌握运动疗法和物理因子疗法的定义及分类,作业治疗的概念,语言治疗的定义、作用和治疗原则。

2. 掌握矫形器、助行器、假肢的定义及功能。

3. 熟悉各种运动疗法和物理因子疗法的适应证和禁忌证,各种物理治疗方法的特点及护理要点。

4. 熟悉常用作业治疗方法的特点,不同的语言功能障碍及语言治疗的训练方式。

5. 熟悉矫形器、助行器、假肢的分类,矫形器、助行器、假肢的评定方法。

6. 了解作业治疗新技术的种类和应用。

能力目标：

1. 能协助医生和康复治疗师开展安全的物理治疗,运用运动疗法和物理因子疗法制订康复护理方案。

2. 能够分析判断常见的功能障碍所适用的作业疗法,能应用康复辅助器具对有功能障碍的病人进行功能矫治。

3. 能判断失语症、构音障碍所适用的治疗方法,并制订相应的康复护理计划。

素质目标：

培养以人为本的护理理念,用发展的眼光看待学科发展,关注病人安全,全心全意为病人提供有效的护理服务。

康复治疗是康复医学的主要组成部分,以团队方式进行工作,涵盖物理治疗、作业治疗、言语治疗、心理治疗和辅助器具(也称为支具与矫形器)等。贯彻早期介入、综合实施、循序渐进、主动参与的原则。

第一节　物　理　治　疗

物理治疗(physical therapy,PT)是通过运动治疗,又称为功能训练、物理因子治疗和手法治疗,重点改善肢体功能的一种治疗手段。具体包括:声、光、电、磁、力(含运动、压力)、热、冷等。国际上称为3M治疗:运动治疗(movement therapy)、物理因子治疗(physical modality therapy)、手法治疗(manipulation therapy)。物理治疗的重点是改善躯体的运动功能,如卧、坐、站的体位及其相关之间的转移,平衡和协调能力,以及行走能力。

一、运动治疗

运动治疗是以运动学、生物力学和神经发育学为基础理论,以功能训练为主要手段,以手法和器具(器械)为载体,达到恢复、改善或重建躯体功能的治疗方法,是物理治疗的主要部分。其主要治疗作用有:改善运动组织(肌肉、骨骼、关节、韧带等)的血液循环和代谢能力;改善关节活动范围、放松肌肉、纠正躯体畸形、止痛;提高肌力、耐力、心肺功能和平衡协调能力;提高神经-肌肉运动控制能力等。基本种类包括关节活动技术、软组织牵伸技术、肌力训练技术、协调性训练技术、平衡功能训练技术、呼吸训练技术、步行训练技术、医疗体操、神经发育疗法(neurodevelopmental treatment,NDT)、运动再学习疗法(motor relearning program,MRP)、强制性使用运动治疗(constraint-induced movement therapy,CIMT)等,分别简述如下:

(一) 关节活动技术

1. 被动运动　指在病人完全不用力的情况下,借助外力来完成关节活动范围训练的方法,外力主要来自治疗师、病人健肢以及各种康复训练器械。持续被动活动(continuous passive motion,CPM)是相对间断活动而言,即在一定时间内、在病人耐受的情况下不间断地重复进行被动关节活动训练。

关节活动技术于术后可立即用于患肢训练,术后当天可根据情况在20°~30°内活动,以后视病情改善程度每日或每次训练时对活动度进行调整,逐步增大活动范围。禁忌证:各种原因所致的关节不稳、骨折未愈合又未做内固定、骨关节肿瘤、全身状况极差、病情不稳定等。若运动破坏愈合过程、造成该部位新的损伤、导致疼痛、炎症等症状加重时,训练也应禁忌。

2. 主动助力运动　指病人在外力的辅助下主动收缩肌肉来完成关节活动的运动训练,助力可由治疗师、病人健肢、各种康复器械(如棍棒、滑轮和绳索装置等)以及引力或水的浮力提供。适用于可进行主动肌肉收缩但肌力相对较弱,不能完成全关节活动范围的病人。禁忌证同被动关节活动训练。

3. 主动运动　由病人肌肉主动收缩产生的关节活动范围,通常与肌力训练同时进行。适用于可主动收缩肌肉且肌力大于3级的病人。通过主动关节活动范围训练达到改善和扩大关节活动范围,改善和恢复肌肉功能以及神经协调功能的目的。禁忌证同被动关节活动范围训练。

4. 机器人引导的运动　随着高科技向临床的日益渗透,越来越多的康复机器人应用于临床康复治疗之中。由于机器人是由计算机控制程序,可以将前述的主动运动、主动助力运动及被动运动融合一体,将分散的关节活动、肌力训练整合为以功能为导向的模式化运动,使用时操作者可以根据病人的需要启动不同的程序,是一种非常有应用前景的康复医疗设备。

5. 关节活动技术护理要点　①活动前评估病人的一般情况;②帮助病人做好治疗部位的准备,如局部创面的处理,矫形器、假肢的处置;③活动中询问病人,出现疼痛时,酌情调整运动范围并记录治疗效果,改进训练方法;④熟悉关节活动技术的适应证与禁忌证;⑤使用机器人引导运动方法时,需告诉病人治疗目的、方法和预期结果,以及操作要点和注意事项,并做好相应的配合护理。

（二）软组织牵伸技术

软组织牵伸技术是指通过外力（人工或机械／电动设备）牵伸并拉长挛缩或短缩的软组织，并且做轻微的超过组织阻力和关节活动范围的运动训练，以达到改善或重新获得关节周围软组织的伸展性，防止发生不可逆的组织挛缩，调节肌张力，增加或恢复关节活动范围，预防或降低躯体在活动或从事某项运动时出现的肌肉、肌腱损伤。

根据牵伸力量的来源、牵伸方式和持续时间，可以把牵伸分为手法牵伸、器械牵伸和自我牵伸三种。手法牵伸是治疗者对发生紧张或挛缩的组织或活动受限的关节，通过手力牵伸，并通过控制牵伸的方向、速度和持续时间来增加挛缩组织的长度和关节活动范围。机械牵伸是利用小强度的外部力量，较长时间作用于缩短组织。自我牵伸是一种由病人自己完成的肌肉伸展性训练，可以利用自身重量作为牵伸力量。

软组织牵伸的护理要点：①牵伸前必须先进行评估；②病人应采取舒适、放松的体位；③牵伸力量的方向应与肌肉紧张或挛缩的方向相反；④牵伸力量必须足够拉紧软组织的结构，但不至于导致疼痛或损伤。在牵伸过程中病人感到轻微疼痛是正常的，要以病人能够耐受为原则，如果第 2d 被牵伸部位仍然有肿胀和明显的疼痛，说明牵伸强度太大，应降低牵伸强度或休息 1d；⑤避免过度牵伸肌力较弱的肌肉或水肿组织。

（三）肌力训练技术

肌力是指肌肉收缩时能产生的最大力量，与肌肉收缩时的张力有关。肌力训练是根据超量负荷的原理，通过肌肉的主动收缩来改善或增强肌肉的力量。

1. **肌力训练分类** 根据肌肉的收缩方式可以分为等长运动和等张运动；根据是否施加阻力分为非抗阻力运动和抗阻力运动。非抗阻力运动包括主动运动和主动助力运动，抗阻力运动包括等张性（向心性、离心性）、等长性、等速性抗阻力运动。

（1）等张收缩训练：肌肉收缩时，肌肉长度有变化而肌张力不变，产生关节运动（图 4-1）。分为向心性收缩和离心性收缩。根据病人的肌力和功能的需要，可将阻力施加在肌肉拉长或缩短时。

（2）等长收缩训练：肌肉收缩时，肌张力增加而肌肉长度不变，不发生关节运动，但肌张力明显增高（图 4-2）。在运动中，等长收缩训练是增强肌力的有效方法，特别适用于关节疼痛和关节不允许活动情况下进行肌力增强训练，以延缓和减轻肌肉失用性萎缩。

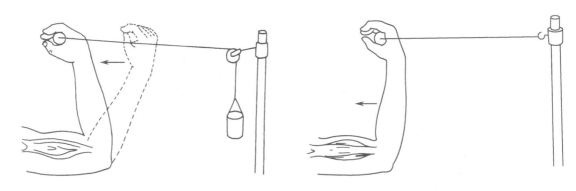

图 4-1 肱二头肌的等张收缩　　　　　　　图 4-2 肱二头肌的等长收缩

（3）等速训练：也称为等动训练，该训练需要在专门的等速训练仪上进行。由仪器限定了肌肉收缩时肢体的运动速度，根据运动过程中肌力大小变化调节外加阻力。主要特点是受训肢体在运动全过程中始终保持相等的角速度（单位时间移动的角度度数），而阻力是变化的，在整个运动过程中只有肌肉张力和力矩输出增加。

2. **肌力训练方法选择** 当肌力为 1 级或 2 级时，进行徒手助力肌力训练。当肌力达 3 级或以上时，进行主动抗重力或抗阻力肌力训练。此类训练根据肌肉收缩类型分为抗等张阻力运动（也称为动力性运动)、抗等长阻力运动(也称为静力性运动),以及等速运动。

3. 护理要点 ①肌力训练应从助力活动、主动活动、抗阻活动逐步进行。当肌力在2级以下时,一般选择助力性活动;当肌力达到3级时,让患肢独立完成全范围关节活动;肌力达到4级时,按渐进抗阻原则进行肌力训练。②有高血压、冠心病或其他心血管疾病的病人,在进行等长抗阻训练,尤其是抗较大阻力时,医护人员应时刻提醒病人保持顺畅呼吸,避免屏气,引起 Valsalva 效应,增加心血管负担。③阻力通常加在需要增强肌力的肌肉远端附着部位,但在肌力较弱时,也可靠近肌肉附着的近端,以减少阻力。阻力的方向与肌肉收缩时关节发生运动的方向相反。④肌力训练后应观察病人全身心血管反应以及局部有否不适,如有酸痛情况时,可给予热敷或按摩等,以助消除训练后的局部疲劳。如疼痛显著,应及时联系治疗师,调整次日训练量。

（四）平衡训练

平衡训练是指改善人体平衡功能的训练,用以锻炼本体感受器、刺激姿势反射,适用于治疗神经系统或前庭器官病变所致的平衡功能障碍。

1. 训练内容 主要包括静态平衡(即在安静坐或立位状态下能以单侧及双侧负重而保持平衡)及动态平衡(包括自动动态、他动动态平衡以及动作中平衡)。①静态平衡训练的大致顺序为:前臂支撑俯卧位、前臂支撑俯卧跪位、前倾跪位、跪坐位、半跪位、坐位、站立位(扶平行杠站立、独自站立、单腿站立);②动态平衡训练是在支撑面由大到小、重心由低到高的各种体位,逐步施加外力完成,具体可通过摇晃平衡板训练、大球或滚筒上训练以及通过平衡仪进行训练;③自动动态平衡指病人自己取坐或立位时,自己改变重心的平衡功能;④他动动态平衡指病人在外力破坏其平衡的作用下,仍能恢复平衡。

2. 护理要点 ①训练时要求病人放松、消除紧张及恐惧心理。医护人员要时刻注意病人的安全,预防跌倒,避免造成病人再次损伤和增加心理负担;②训练必须由易到难,注意保护,并逐步减少保护;③从静态平衡训练开始,逐步过渡到自动动态平衡,再过渡到他动动态平衡;④训练时所取的体位应由最稳定的体位,逐渐过渡到最不稳定的体位。逐步缩减病人的支撑面积和提高身体重心,在保持稳定性的前提下逐步增加头颈和躯干运动,由注意保持平衡到不注意也能保持平衡,由睁眼训练保持平衡过渡到闭眼的平衡训练。

（五）协调性训练

协调功能主要是协调各组肌群的收缩与放松。协调性训练是以发展神经肌肉运动控制协调能力为目的的训练,常用于神经系统和运动系统疾病的病人。它是利用残存部分的感觉系统以视觉、听觉和触觉来管理随意运动,其本质在于集中注意力,进行反复正确的练习。协调性障碍包括深感觉性、小脑性、前庭迷路性及大脑性的运动失调,帕金森病及由于不随意运动所致的协调性障碍。

1. 训练方法 要适合病人现有功能水平,上肢着重训练动作的准确性、节奏性与反应的速度,下肢着重训练正确的步态。训练顺序是:①先易后难,先卧位、再在坐位、立位、步行中进行训练;②先单个肢体、一侧肢体(多先做健侧或残疾较轻的一侧),再双侧肢体同时运动;③先做双侧对称性运动,再做不对称性运动;④先缓慢,后快速⑤先睁眼做,再闭眼做。

2. 护理要点 ①可指导病人利用一些生活动作来辅助强化协调动作,例如可采用作业疗法、竞赛等趣味性方法进行训练。②操练时切忌过分用力,以避免兴奋扩散,因为兴奋扩散往往会加重不协调。③所有训练要在可动范围内进行,医护人员要时刻注意保护病人,避免再次受伤和增加心理负担。

（六）步行训练

因外伤或疾病造成神经、肌肉、关节损伤,出现步行障碍者需要进行步态训练,造成步态异常的疾病有偏瘫、截瘫、截肢及下肢损伤等。

1. 步行训练前必需的训练和准备 ①关节活动范围(ROM)训练;②健侧及上肢肌力的维持和增强;③耐力训练;④平衡及协调训练;⑤下肢承重练习;⑥合理选用辅助用具:包括矫形器、助行器、拐杖、手杖和轮椅等。

2. 步行基本动作训练 步行的基本动作训练通常利用平行杠、拐杖、手杖在训练室中进行。其顺序为：平行杠内步行 - 平行杠内持杖步行 - 杠外持杖步行 - 弃杖步行 - 应用性步行（复杂步训练）。

3. 步行训练护理要点 ①提供必要保护，以免跌倒。②掌握训练时机，不可急于求成。如偏瘫病人在平衡、负重、下肢分离动作训练未完成前不可过早进入步行训练，以免造成误用综合征。③凡病人能完成的动作，应鼓励病人自己完成，不要辅助过多，以免影响以后的康复训练进程。

（七）神经发育疗法

NDT 是 20 世纪 40 年代开始出现的治疗脑损伤后肢体运动障碍的方法，其典型代表为 Bobath 技术、Brunnstrom 技术、Rood 技术、Kabat-Knott-Voss 技术（又称为 PNF 技术）其共同特点如下：

1. 治疗原则 以神经系统作为重点治疗对象，将神经发育学、神经生理学的基本原理和法则应用到脑损伤后运动障碍的康复治疗中。

2. 治疗目的 把治疗与功能活动特别是 ADL 结合起来，在治疗环境中学习动作，在实际环境中使用已经掌握的动作并进一步发展技巧性动作。

3. 治疗顺序 基本动作的练习应按照运动发育的顺序进行，由头到尾、近端向远端的顺序治疗，将治疗变成学习和控制动作的过程。在治疗中强调先做等长练习（如保持静态姿势），后做等张练习（如在某一姿势上做运动）；先练习离心性控制（如离开姿势的运动），后练习向心性控制（如向着姿势的运动）；先掌握对称性的运动模式，后掌握不对称性的运动模式。

4. 治疗方法 强调早期治疗、综合治疗以及各相关专业的全力配合。应用多种感觉刺激，包括躯体、语言、视觉等，并认为重复强化训练对动作的掌握、运动控制及协调具有十分重要的作用。

5. 护理要点 ①由于感觉对运动的重要性，训练中一定要病人主动注意训练的过程，更好地体验到运动觉和视觉的反馈信息，有助于动作的完成和改进。②强调重复学习的重要性，要求病人尽可能在日常动作中反复练习。③有顺序地组合其他方法。④在动作进行过程中和完成后给予病人适当鼓励。

（八）运动再学习疗法

把中枢神经系统损伤后运动功能的恢复训练视为一种再学习或再训练的过程，以神经生理学、运动科学、生物力学、行为科学等为理论基础，以脑损伤后的可塑性和功能重组为理论依据。认为实现功能重组的主要条件是需要进行针对性的练习活动，练习得越多，功能重组就越有效，特别是早期练习有关的运动。而缺少练习则可能产生继发性神经萎缩或形成不正常的神经突触。MRP 主张通过多种反馈（视、听、皮肤、体位、手）的引导来强化训练效果，充分利用反馈在运动控制中的作用。

运动再学习疗法由 7 部分组成，包含了日常生活中的基本运动功能，分别为：①上肢功能。②口面部功能。③仰卧到床边坐起。④坐位平衡。⑤站起与坐下。⑥站立平衡。⑦步行。治疗时根据病人存在的具体问题选择最适合病人的部分开始训练，每一部分分为 4 个步骤：①了解正常的活动成分并通过观察病人的动作来分析缺失的基本成分。②针对病人丧失的运动成分，通过简洁的解释和指令，反复多次地练习，并配合语言、视觉反馈及手法指导，重新恢复已经丧失的运动功能。③把所掌握的运动成分与正常的运动结合起来，不断纠正异常，使其逐渐正常化。④在真实的生活环境中练习已经掌握的运动功能，使其不断熟练。

（九）运动处方

运动处方是对准备接受运动治疗或参加运动锻炼的病人，由专科医生通过必要的临床检查和功能评估后，根据所获得的资料和病人的健康状况，为病人选择一定的运动治疗项目，规定适宜的运动量，并注明注意事项。运动处方的内容包括运动治疗项目、运动治疗量以及运动治疗的注意事项 3 方面内容。

1. 运动治疗项目 根据运动治疗的目的分为以下几类：

（1）耐力性项目：以健身、改善心脏和代谢功能，防治冠心病、糖尿病、肥胖等为目的。如医疗行走、健身跑、骑自行车、游泳、登山，也可以做原地跑、跳绳、上下楼梯等运动。耐力性项目一般属于周期性、

Note:

节律性的运动。

(2) 力量性项目:以训练肌肉力量和消除局部脂肪为目的。如各种持器械医疗体操,抗阻力训练(沙袋、实心球、哑铃、拉力器等),一般适合骨骼肌和外周神经损伤引起的肌肉力量减弱。

(3) 放松性项目:以放松肌肉和调节神经为主要目的。如医疗步行、医疗体操、保健按摩、太极拳、气功等,多适合心血管和呼吸系统疾患的病人、老年人及体弱者。

(4) 矫正性项目:以纠正躯体解剖结构或生理功能异常为目的。如脊柱畸形、扁平足的矫正体操,增强肺功能的呼吸体操,治疗内脏下垂的腹肌锻炼体操,骨折后的功能锻炼等。

2. 运动治疗量　运动治疗中的总负荷量取决于运动治疗的强度、频度(密度)和治疗的总时间,其中,运动治疗的强度是运动处方中定量化的核心。

(1) 运动治疗强度:因心率和运动强度之间呈线性关系,故运动强度常以心率来表示。心率是确定运动强度的可靠指标,在制订运动治疗处方时,应注明运动治疗中允许达到的最高心率和应该达到的适宜心率即靶心率。运动强度还可采用代谢当量(MET)来表示。MET 又称梅脱,是估计能量消耗的最实用指标,一个代谢当量相当于每分钟每千克体重 3.5ml 的摄氧量。此外,运动治疗中的主观感觉是病人身体对运动治疗量的反映。适宜的运动治疗强度是在治疗中病人感觉舒适或稍微有气喘,而呼吸节律不紊乱。

(2) 治疗时间:取决于运动治疗的强度。对耐力性或力量性运动治疗项目,一次运动治疗时间可以分为准备、练习、结束 3 个部分。准备部分通常采用小强度的活动使心肺功能、肌肉韧带以及血压逐渐适应练习部分的运动治疗,避免在突然大强度的运动后,发生内脏器官的不适应和肌肉韧带的损伤。练习部分是治疗的主要部分,至少维持 20~30min。结束部分主要做一些放松性的活动,防止在运动治疗完成后,由于血液聚集于肢体,回心血量减少而出现心血管症状。

(3) 治疗频度:每周参与或接受治疗的次数。取决于运动强度和每次运动持续的时间。小运动治疗量每日 1 次,大运动治疗量隔日 1 次。如果间隔时间超过 3d,运动治疗效果的蓄积作用就会消失。

3. 注意事项　在实施运动治疗时,需要注意以下几个方面:

(1) 掌握好适应证:运动治疗的效果与适应证的选择是否适当有关。对不同的疾病应选择不同的运动治疗方法,例如,心脏病和高血压病病人应该以主动运动为主,如有氧训练、医疗体操等。

(2) 循序渐进:运动治疗的目的是改善病人的躯体功能,提高适应能力。因此,在实施运动处方时,内容应该由少到多,程度由易到难,运动量由小到大,使病人逐渐适应。

(3) 持之以恒:大部分的运动疗法项目需要经过坚持一定的治疗时间,才能显示出疗效,尤其是对年老体弱病人或神经系统损伤的病人。因此,在确定运动治疗方案后,要坚持才能积累治疗效果,切忌操之过急或中途停止。

(4) 个别对待:虽然运动治疗的适用范围很广,但在具体应用时,仍需要根据不同的疾病、不同的对象(如性别、年龄、文化水平、生活习惯等),制订出具体的治疗方案,即因人而异,因病而异,这样才能取得理想的治疗效果。

(5) 及时调整:运动处方实施后,定时评估,了解运动处方是否合适,及时调整治疗方案(如内容、持续时间、难易程度等),然后,再次实施,如此循环,直至治疗方案结束。

二、物理因子治疗

(一) 电疗法

电疗法(electrotherapy)是指应用电治疗疾病的方法。电流频率(frequency,f)的基本计量单位为赫(赫兹,Hz)。根据所采用电流频率的不同,电疗法通常分为直流电疗法、低频电疗法($0 < f < 1\ 000Hz$)、中频电疗法($1kHz < f < 100kHz$)、高频电疗法($100kHz < f < 300GHz$)等。常用的电疗法如下。

1. 直流电疗法与直流电药物离子导入疗法　直流电是电流方向不随时间变化而变化的电流。以直流电治疗疾病的方法称为直流电疗法(galvanization)。借助直流电将药物离子导入人体以治疗疾病的方法称为直流电药物离子导入疗法,或称直流电离子导入疗法、电离子导入疗法(iontophoresis)。

(1) 治疗作用:①促进局部小血管扩张、改善血液循环,反射性调节异常的冠状动脉舒缩功能;②对神经系统功能有明显的影响:镇静和兴奋作用;③直流电阴极有促进伤口肉芽组织生长,软化瘢痕,松解粘连和促进消散等作用,而阳极有脱水作用,可减轻组织水肿和渗出;④治疗静脉血栓:促进静脉血栓溶解的退缩作用;⑤促进骨折愈合;⑥治疗癌症:利用直流电电极下产生的强酸和强碱杀死癌细胞。

(2) 治疗特点:①兼有药物与直流电的双重作用;②导入药物的有效成分,为组织和器官所吸收后可直接发挥药理作用;③病灶局部浓度高,对表浅病灶的应用特别有利;④药物离子在体内蓄积时间较长,发挥作用的时间亦较长。该疗法的缺点是导入的药量少,透入表浅。

(3) 临床应用　①适应证:神经炎、神经损伤、慢性溃疡、伤口和窦道、瘢痕粘连、角膜混浊、虹膜睫状体炎、高血压和冠心病等;②禁忌证:恶性肿瘤(电化学疗法时除外)、高热、意识障碍、出血倾向、孕妇腰腹部、急性化脓性炎症、急性湿疹、局部皮肤破损、局部金属异物、心脏起搏器及其周围、对直流电过敏者。

(4) 护理要点　①应保持皮肤完整,以免造成皮肤灼伤;②正极下组织含水量减少,皮肤较为干燥,疗后局部可应用润肤剂,如有皮肤过敏,而治疗必须进行时,疗后局部加氟轻松软膏涂敷。

2. 低频电疗法　应用频率1 000Hz以下的脉冲电流作用于人体治疗疾病的方法。常用的低频电疗法有:经皮神经电刺激疗法(TENS)、神经肌肉电刺激疗法(neuromuscular electrical stimulation, NES)、功能性电刺激疗法(functional electrical stimulation, FES)。

(1) 治疗作用:①兴奋神经肌肉组织。②促进局部血液循环。③镇痛,特别用于软组织损伤疼痛。

(2) 临床应用:①适应证:TENS可用于各种疼痛,例如偏头痛、幻肢痛、关节痛、术后切口痛等,以及骨不连病人等;NES可用于肌痉挛疼痛等,神经失用症、各种原因所致的失用性肌萎缩、肌腱移植术后、姿势性肌肉软弱等;FES可用于减轻痉挛,加速协调运动和随意活动控制能力恢复,适用于治疗中枢性麻痹的病人,包括脑瘫、偏瘫、截瘫、四肢瘫,还包括痉挛型、弛缓型、共济失调型等病人。②禁忌证:出血倾向疾病、恶性肿瘤、局部金属植入物者、意识不清等。

(3) 护理要点:①治疗前做好宣教,告知病人治疗中应有的感觉;②帮助病人做好治疗部位的准备,如局部创面的处理,支具、托、假肢的处置;③治疗部位如有创伤或遇其他有创检查(局部穿刺、注射、封闭等)之后24h内应停止该项治疗;④治疗中要经常询问病人的感觉,老人、儿童、体弱者的治疗时间要短些,输入强度要弱些。

3. 中频电疗法　医用中频电流的范围为1 000~100 000Hz。临床上常用的中频电疗法有等幅正弦中频电疗法、干扰电疗法和正弦调制中频电流疗法等。

(1) 等幅正弦中频电疗法:应用频率为1~20kHz的等幅正弦电流治疗疾病的方法,通常称为等幅中频电疗法,习惯称为"音频电"疗法。

1) 治疗作用:主要为消散硬结、软化瘢痕、松解粘连,也可改善局部组织血液循环,促进炎症吸收,镇痛等。

2) 临床应用:①适应证,各类软组织扭挫伤疼痛、关节痛、神经痛等,瘢痕、肠粘连、注射后硬结等;②禁忌证,急性炎症、出血性疾病、恶性肿瘤、局部金属异物、心脏起搏器、心区、孕妇下腹部、对电流不能耐受等。

(2) 干扰电疗法:两路频率分别为4 000Hz与4 000Hz±100Hz的正弦交流电通过两组电极交叉输入人体,在电场线交叉处形成干扰场,产生差频为0~100Hz的低频调制中频电流,以这种干扰电流治疗疾病的方法称为干扰电疗法。

1) 治疗作用:干扰电流兼具低频电与中频电的特点,最大的电场强度发生于体内电流交叉处,作用较深,范围较大。不同差频的干扰电流治疗作用有所不同。具体作用包括:①改善周围血液循环;②镇痛作用;③对运动神经和骨骼肌的作用;④对内脏平滑肌的作用。可促进内脏平滑肌活动,提高

Note:

其张力,改善内脏血液循环,调整支配内脏的自主神经;⑤对自主神经的调节作用。

2) 临床应用:①适应证:各种软组织创伤性疼痛、肩周炎、肌痛、神经炎、皮神经卡压性疼痛。特别适于各种内脏疾患等症如:胃痉挛、尿路结石、胃肠功能紊乱、肠痉挛、胃下垂、习惯性便秘、术后尿潴留等。②禁忌证:急性炎症病灶、深静脉血栓形成、带起搏器者、孕妇下腹部、心脏部位、出血倾向者、结核病灶、恶性肿瘤等。

(3) 正弦调制中频电疗法:该疗法使用的是一种低频调制的中频电流,其载波频率为 2 000~8 000Hz,载波波形有:正弦波与梯形波,调制频率为 1.5~150Hz。该疗法兼具低、中频电疗的特点,减少人体的电阻,增大治疗用的电流量,增加电流的作用深度,不同波形和频率的变换交替出现,可以克服机体对电流的适应性。适应证和禁忌证同干扰电疗法,护理要点同低频电疗法。

4. 高频电疗法 在医学上把频率超过 100kHz 的交流电称为高频电流。最常用的高频电疗法为短波疗法、超短波疗法、微波疗法。

(1) 治疗作用 ①镇痛(神经痛、痉挛性痛、张力性痛、缺血性痛、炎症性痛);②消炎消肿;③解痉;④扩张血管,促进血液循环;⑤增强机体免疫防御功能;⑥高频电刀可治疗表浅癌。

(2) 临床应用 ①适应证:采用中、小剂量的高频电流可治疗各种特异或非特异性慢性、亚急性或急性炎症等;②禁忌证:恶性肿瘤(中小剂量)、妊娠、有出血倾向、高热、心肺衰竭、装有心脏起搏器、体内有金属异物、颅内压增高、活动性肺结核等。妇女经期血量多时应暂停治疗。

(二)光疗法

应用人工光源或日光辐射治疗疾病的方法称为光疗法(phototherapy)。光疗包括红外线疗法、可见光疗法、紫外线疗法、激光疗法。

1. 红外线疗法(infrared therapy) 应用红外线治疗疾病的方法称为红外线疗法。

(1) 治疗作用:红外线辐射机体组织后主要产生温热效应(辐射热),红外线穿透组织的深度很浅,近红外线可达皮下组织,远红外线只达表皮。表浅组织产热后通过热传导或血液传送可使较深层的组织温度升高,血管扩张,血流加速,并降低神经的兴奋性,因而有改善组织血液循环、增强组织营养、促进水肿吸收和炎症消散、镇痛、解痉的作用。

(2) 临床应用:①适应证:软组织扭挫伤恢复期、肌纤维组织炎、关节炎、神经痛、软组织炎症感染吸收期、伤口愈合迟缓、慢性溃疡、压疮、烧伤、冻伤、肌痉挛、关节纤维性挛缩等;②禁忌证:恶性肿瘤、高热、急性化脓性炎症、急性扭伤早期、出血倾向、活动性结核,局部感觉或循环障碍者慎用。

(3) 护理要点:①红外线照射眼睛可引起白内障和视网膜烧伤,故照射头面部或上胸部时应让病人戴深色防护眼镜或用棉花蘸水敷贴于眼睑上。②急性创伤 24~48h 内局部不宜用红外线照射,以免加剧肿痛和渗血。③下列情况照射时要适当拉开照射距离,以防烫伤:a. 植皮术后;b. 新鲜瘢痕处;c. 感觉障碍者如老人、儿童、瘫痪病人。④治疗过程中病人不得随意移动,以防触碰灯具引起灼伤,医护人员应随时询问病人的感觉,观察局部反应。治疗中病人如诉头晕、心慌、疲乏无力等不适,应停止治疗并对症处理。⑤多次治疗后,治疗部位皮肤可出现网状红斑,以后会有色素沉着。

2. 紫外线疗法(ultraviolet therapy) 应用紫外线进行治疗疾病的方法称紫外线疗法。紫外线又分为:长波紫外线(ultraviolet A radiation,UVA):波长 320~400nm,色素沉着、荧光反应作用强,生物学作用弱;中波紫外线(ultraviolet B radiation,UVB):波长 280~320nm,红斑反应最强,生物学作用最强;短波紫外线(ultraviolet C radiation,UVC):波长 180~280nm,对细菌和病毒的杀灭和抑制作用强。

(1) 治疗作用:杀菌作用、消炎作用、促进维生素 D_3 的形成、镇痛作用、脱敏作用、促进组织再生、调节机体免疫功能、光致敏作用等。

(2) 临床应用:①适应证:紫外线疗法适用于风湿性疼痛、骨质疏松症疼痛、急性神经痛、急性关节炎、皮肤及皮下急性化脓性感染、感染或愈合不良的伤口、佝偻病、软骨病、银屑病、白癜风、变态反应性疾病(如支气管哮喘、荨麻疹)等;②禁忌证:恶性肿瘤、心肝肾衰竭、出血倾向、活动性肺结核、急性湿疹、红斑狼疮、光过敏性疾病、应用光敏药物(除外光敏治疗)者。

(3) 护理要点：①照射时应注意保护病人及操作者的眼睛，以免发生电光性眼炎。②严密遮盖非照射部位，以免超面积超量照射。

3. 激光疗法（laser therapy）　激光是受激辐射放大的光。激光既具有一般光的物理特性，又具有亮度高、单色性好、定向性强、相干性好等特点。应用激光治疗疾病的方法称为激光疗法。

(1) 治疗作用：①热效应；②机械效应；③光化学效应；④电磁效应。光的治疗作用随其能量的大小而不同。非破坏性的低能量激光主要有抗炎、镇痛、刺激组织生长、影响内分泌功能、调节神经及免疫功能等作用。高能量破坏性的激光主要用作光刀以供外科切割、焊接或烧灼之用。

(2) 临床应用：①适应证：低强度激光用于皮肤皮下组织炎症、伤口愈合不良、慢性溃疡、窦道、口腔溃疡、脱发、面肌痉挛、过敏性鼻炎、耳软骨膜炎、带状疱疹、肌纤维组织炎、关节炎、支气管炎、支气管哮喘、神经炎、神经痛、外阴白色病变、女性外阴瘙痒等；②禁忌证：恶性肿瘤（光敏治疗除外）、皮肤结核、活动性出血、心肺肾衰竭等。

(3) 护理要点：①烧灼治疗后应保持局部干燥，避免局部摩擦，尽量使其自然脱痂；②照射治疗时，不得直视光源，治疗时医务人员须戴护目镜，病人面部治疗时也应戴护目镜；③治疗过程中，医护人员应随时询问病人的感觉，以舒适温度为宜，并根据病人的感觉随时调整照射距离，病人不得随意变换体位，或移动激光管。

(三) 磁疗法

磁疗法（magnetotherapy）应用磁场作用于人体治疗疾病的方法称为磁疗法。

1. 治疗作用　具有较好的止痛作用，对中枢神经系统的抑制作用，以及抗渗出和促进吸收的双重作用。对慢性和急性炎症均有一定的消炎作用。对自主神经功能有调节作用，对早期高血压有降压作用。

2. 临床应用　①适应证：软组织扭挫伤、血肿、神经痛、关节炎、神经衰弱、高血压、颈椎病、肩周炎、面肌抽搐、乳腺小叶增生、颞下颌关节炎、支气管炎、哮喘、视网膜炎、痛经等；②禁忌证：高热、出血倾向、孕妇、心力衰竭、极度虚弱、皮肤溃疡等。

3. 护理要点　①眼部磁疗时，应采用小剂量，时间不宜过长。②密切观察磁疗不良反应的出现。常见磁疗不良反应有头晕、恶心、嗜睡、失眠、心慌、治疗区皮肤瘙痒、皮疹、疱疹等。不良反应的发生率与磁场强度成正比，0.1T 以下的磁场很少发生不良反应。发生不良反应后，只要停止治疗，症状即可消失。③对老年、体弱、小儿、急性病、头部病变者一般均以小剂量开始，逐渐加大剂量。

(四) 超声波疗法

超声波疗法（ultrasonic therapy）是频率高于 20kHz 的声波超过人耳的听阈，称为超声波。应用超声波治疗疾病的方法称为超声波疗法。

1. 治疗作用　超声波的机械振动作用于人体时引起微细的按摩效应、温热效应、空化效应以及多种理化效应。能够缓解肌痉挛、软化瘢痕、镇痛，以及加强组织代谢、提高细胞再生能力、促进骨痂生长、消炎的治疗作用。

2. 临床应用　①适应证：瘢痕、注射后硬结、扭伤、关节周围炎、肌肉血肿、骨膜炎、肩周炎、腱鞘炎、强直性脊柱炎、坐骨神经痛等；②禁忌证：急性化脓性炎症、严重心脏病、局部血液循环障碍、骨结核、椎弓切除后的脊髓部位、小儿骨骺部位、孕妇下腹部等禁用。头、眼、生殖器等部位慎用。常规剂量的超声波禁用于肿瘤。

(五) 低温疗法

低温疗法指应用低温治疗疾病的方法。低温疗法可分为两类：利用低于体温与周围空气温度、但在 0℃ 以上的低温治疗疾病的方法称为冷疗法；0℃ 以下的低温治疗方法称为冷冻疗法，其中 –100℃ 以下的治疗为深度冷冻疗法。

1. 治疗作用　镇痛、止血、降低体温等。

2. 临床应用　①适应证：高热、中暑病人、脑损伤和脑缺氧、软组织损伤早期、鼻出血、神经性皮炎等;②禁忌证:动脉血栓、雷诺病、系统性红斑狼疮、血管炎、动脉硬化、皮肤感觉障碍等。老年人、婴幼儿、恶病质者慎用。

(六)水疗法

水疗法(hydrotherapy)应用水治疗疾病、进行功能康复的方法称为水疗法。天然水源(泉水、海水、河水等)是重要的疗养因子。

1. 治疗作用 液态的水可与身体各部分密切接触,传递理化刺激而产生治疗作用。

(1)温度作用:温水浴与热水浴可使血管扩张充血,促进血液循环和新陈代谢,使神经兴奋性降低,肌张力下降,疼痛减轻。热水浴有发汗作用;不感温水浴有镇静作用;冷水浴与凉水浴可使血管收缩,神经兴奋性升高,肌张力增高,精力充沛。

(2)机械作用:静水压可增强呼吸运动和气体代谢,可压迫体表静脉和淋巴管,促使血液和淋巴液回流,有利于减轻水肿。水的浮力可使浸入水中的身体部位受到向上的力的支托而漂浮起来,可减轻负重关节的负荷,便于活动和进行运动功能训练。缓慢的水流对皮肤有温和的按摩作用。水射流对人体有较强的机械冲击作用,可引起血管扩张,肌张力增高,神经兴奋性增高。

(3)化学作用:水是良好的溶剂,可以溶解许多物质。水中加入某种药物或气体时,对皮肤、呼吸道具有化学刺激作用,可使机体产生相应的反应。

2. 临床应用 ①适应证:脊髓损伤、脑血管意外偏瘫、肩 - 手综合征、肌营养不良、骨折后遗症、骨性关节炎、强直性脊柱炎、疲劳、类风湿关节炎、肥胖、神经衰弱等的辅助治疗;②禁忌证:过高或过低温度浸浴疗法的禁忌证有动脉硬化(特别是脑血管硬化)、心力衰竭、高血压等。

(七)生物反馈疗法

反馈技术是指将控制系统的输出信号以某种方式返输回控制系统,以调节控制系统的方法。反馈控制技术常用于工程、电子技术,用于生物、医学的反馈技术称为生物反馈。应用电子技术和训练使人能对自己体内异常的不随意生理活动进行自我调节控制以治疗疾病的方法称为生物反馈疗法(biofeedback therapy, BFT)。

1. 治疗作用 在一般情况下,人对自己体内的生理活动是感觉不到、不能随意控制的,通过神经 - 体液途径进行自我调节以适应外环境的变化,保持体内环境的相对平衡。生物反馈疗法采用电子仪器将人体内肌电、血管紧张度、汗腺分泌、心率、脑电等不随意活动的信息转变为可直接感知的视听信号,再通过病人的学习和训练对这些不随意活动进行自我调节控制,改变异常的活动,使之正常化。

2. 临床应用 神经系统功能性病变与某些器质性病变所引起的局部肌肉痉挛、抽动、不全麻痹,如咬肌痉挛、痉挛性斜颈、磨牙、面肌抽动与瘫痪、口吃、职业性肌痉挛、遗尿症、大便失禁等;焦虑症、恐怖症及与精神紧张有关的一些身心疾病;紧张性头痛、血管性头痛;高血压、原发性高血压、心律不齐;偏头痛;其他如雷诺病、消化性溃疡、哮喘、性功能障碍、抑郁症、失眠等。

三、手法治疗

手法治疗包括西方的手法治疗和中国传统医学手法治疗,是通过手力治疗缓解病人的病痛的治疗方法。以下介绍西方手法治疗中应用最多的关节松动术(joint mobilization)。

1. 概念 关节松动技术是指治疗者在关节活动允许的范围内完成的一种针对性很强的手法操作技术,属于被动运动范畴,操作时常选择关节的生理运动和附属运动作为治疗手段。

2. 手法等级 关节松动技术将操作时的手法分为 4 级(图 4-3)。Ⅰ级:在关节活动范围的起始端做小幅度的、有节奏的

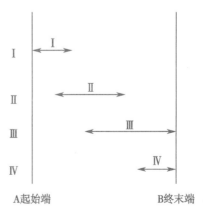

A起始端　　　　　　　　　B终末端

A-B关节活动允许范围

图 4-3　关节松动术分级

振动。Ⅱ级：在关节活动允许范围内，做大幅度的、有节奏的振动，但不接触关节活动的起始端和终末端。Ⅲ级：在动作范围极限处抵抗组织的阻力，做大幅度的、有节奏的振动，每次均要接触到关节活动终末端。Ⅳ级：在动作范围极限处抵抗组织的阻力，做小幅度的、有节奏的振动，每次均要接触到关节活动终末端。Ⅰ、Ⅱ级用于治疗因疼痛引起的关节活动受限，Ⅲ级用于治疗关节疼痛并伴有僵硬，Ⅳ级用于治疗关节因周围组织粘连、挛缩而引起的活动受限。

3. 临床应用

（1）适应证：任何由力学因素（非神经性）引起的关节功能障碍；可逆性关节活动范围降低；由功能性关节制动引起关节内及周围组织粘连而造成的关节僵硬，关节活动范围受限等；脱位关节或关节内组织错乱的复位等。

（2）禁忌证：关节活动过度、外伤或疾病引起的关节肿胀、关节急性炎症、恶性疾病、严重骨质疏松、关节不稳定、关节骨折未愈合、急性神经根炎症或压迫、椎动脉供血不足。

知识链接

中华武术运动——太极拳

21世纪人类生活方式将发生明显变化的方面之一，就在于其更加重视健康，注重经过锻炼而得到强壮的身体。无论年轻人还是老年人，都会更多地重视下肢的运动。从中医学的论点认为，人到中年以后，上盛下虚。所以中国民间有一句话是"人老腿先老"，美国的医学界把老年人跌跤死亡率逐年上升的问题列为导致死亡的第三大敌，《美国医学会杂志》报道，经过美国华盛顿大学医学院的科学家从美国8个治疗机构中心为老年人设计的锻炼项目获得的结果发现，参加锻炼的2 328名年龄在六十岁以上的老年人，摔倒的可能性减少了大约13%，而在多种锻炼形式中，太极拳的效果最佳，年龄在七十岁以上者摔倒的可能性下降了25%。他们认为，中国太极拳的锻炼方式有助于加强老年人双腿的稳定能力，降低因为摔倒而受伤的可能性，美国政府因此专门拨款支持把中国太极拳运动作为防止跌倒现象的科学项目的研究。自20世纪90年代以来，太极拳这一中华武术运动，在美国乃至世界都发展很快。

摘自《中国太极拳》官网

（杨长永）

思 考 题

1. 采用思维导图分析运动疗法的特点。
2. 比较低频电、中频电、高频电的治疗作用。
3. 简述紫外线疗法的治疗作用和护理要点。

第二节　作 业 治 疗

一、概述

1. 定义　作业治疗（occupational therapy，OT）是康复医学的重要组成部分。世界作业治疗师联盟（WFOT）把作业治疗定义为：通过选择性的作业活动去治疗有身体或精神疾患的伤残人士，提高病人在生活的各方面达到最高程度的功能水平和独立性。2001年WHO颁布的《国际功能、残疾和健康分类》（International Classification of Functioning，Disability and Health，ICF）将作业治疗的定义修改为：

协助功能障碍的病人选择、参与、应用有目的和有意义的生活,以达到最大限度地恢复躯体、心理和社会方面的功能,增进健康,预防能力的丧失及残疾的发生,以发展为目的,鼓励他们参与及贡献社会。

2. **特点**　作业治疗和运动疗法中功能锻炼的侧重点有所不同。运动疗法以恢复各关节的活动范围、增强肌力,以及提高身体的协调和平衡功能为主;作业治疗则是在运动疗法的基础上,强调恢复上肢的精细协调动作,以适应日常生活活动及工作、职业的需要,作业治疗不仅仅是功能锻炼的延续,而且是获得新的日常生活活动能力及职业能力的过程。

3. **目标**　作业治疗的对象是所有作业功能有障碍的人,与传统医疗服务以有无疾病来界定服务对象略有不同。作业治疗的最终目标是:①维持病人现有功能,最大限度发挥其残存功能。②提高病人日常生活活动自理能力。③为病人提供职业前的技能训练,帮助其回归家庭和社会。④为病人设计及制作个体化的与日常生活及职业相关的各种自助器具。⑤通过适宜的作业活动训练,增加病人的自信心,促进其重返家庭和社会。

二、分类

1. **按作业治疗的名称分类**　日常生活活动训练;手工艺作业;文书类作业;治疗性游戏作业;园艺作业;木工作业;黏土作业;皮工作业;编织作业;金工作业;制陶作业;工作装配与维修;认知作业;计算机操作、书法、绘画作业等。

2. **按治疗的内容分类**　日常生活活动训练;工艺治疗;文娱治疗;园艺治疗;自助具、矫形器制作及训练和假肢训练;就业前功能评估和功能性作业活动等。

3. **按治疗目的和作用分类**　用于减轻疼痛的作业;用于增强肌力的作业;用于增强肌肉耐力的作业;用于改善关节活动范围的作业;用于增强协调性的作业;用于改善步态的作业;用于改善整体功能的作业;用于调节心理、精神和转移注意力的作业;用于提高认知能力的作业等。

4. **按作业治疗的功能分类**　功能性作业治疗、职业作业治疗、心理性作业治疗、作业宣教和咨询、环境干预以及辅助技术等。

三、作业治疗的功能

1. **增加躯体感觉和运动功能**　结合神经生理学疗法,以改善躯体的感觉和运动功能,如增加关节活动度、加强肌肉力量、耐力,改善身体协调性、平衡能力以及手指的精细功能等。

2. **改善认知和感知功能**　以提高大脑的高级功能,如定向力、注意力、认识力、记忆力、顺序、定义、概念、归类、解决问题、安全保护意识等。

3. **提高生活活动自理能力**　通过生活活动自理能力的训练,矫形器及自助器具的使用,提高病人自行活动能力、自我照料能力、环境适应能力以及工具使用能力等。

4. **改善参与社会及心理能力**　以改善病人进入社会和处理情感的能力,如自我观念、价值、介入社会、人际关系、自我表达、应对能力等,帮助病人克服自卑、孤独、无助等心理,并且调动病人的积极性,参与到社会活动中去。

四、作业治疗的内容

(一) 躯体性作业治疗

1. **主要工作地点**　普通医院(包括急诊、康复、门诊等部门)、康复中心、社区医疗中心及日间训练中心等。

2. **服务对象**

(1) 伤残所致的功能障碍:包括骨折、关节损伤、颅脑及脊髓损伤等,截肢、断肢再植等。

(2) 神经肌肉系统疾病:如脑卒中、共济失调、进行性肌营养不良、帕金森病、脑瘫、老年痴呆、周围神经病损、脊髓灰质炎后遗症等。

Note:

（3）骨关节系统疾病：如风湿、类风湿关节炎、强直性脊柱炎、退行性骨关节炎、肩关节周围炎等。

（4）各种肿瘤的相对稳定期。

（5）其他：如肺心病、冠心病、糖尿病等。

3. 工作内容

（1）促进机体功能的恢复：包括肌力、肌张力、耐力、关节活动范围、知觉、认知、柔韧性、协调性和灵敏性训练等。作业治疗师可通过作业活动条件的变化，要求病人在活动时必须完成相应的动作。如双手做砂磨板活动，以扩大关节的活动范围，增加负荷，通过改变动作复杂性，使病人的肌力、关节活动范围、协调性、体力、耐力及平衡能力等方面得到提高。

（2）神经发育疗法：包括强制性运动疗法、运动再学习法、双侧上肢训练、镜像治疗等，促进中枢与肢体的正常发展。

（3）促进残余功能最大限度地发挥：通过安装假肢并训练等，使残余功能最大限度地发挥。还可以预防肌肉萎缩，减轻或预防畸形的发生，提高对疼痛的耐受力等。

（4）改善精神状况：减轻残疾者或病人的抑郁、恐惧、愤怒、依赖等心理异常和行为改变。

（5）提高日常生活活动能力：特别是在 ADL 训练中，可以提高病人的翻身、起坐、穿衣、进食、个人卫生、行走等生活自理能力。

（6）促进工作能力的恢复：病人要恢复正常生活和工作能力，必须经过一段时间的调整和适应，作业治疗则是恢复他们这方面独立性的好方法。

（二）社会心理性作业治疗

1. 主要工作地点　精神病医院（包括急诊、康复、疗养及门诊等部门）、康复中心、社区中心及日间训练中心等。

2. 服务对象　各种精神障碍及疾病，如精神分裂症、抑郁症、躁狂症，人格异常及其他心理障碍等。

3. 工作内容

（1）改善病人的心理社交状态：作业治疗可以根据病人的不同情况将各种心理及社交技能或要求巧妙地贯穿到丰富多彩的活动中，对病人进行治疗。如对长期精神分裂症病人，作业治疗师可利用治疗性活动，培养其工作习惯，促进其恢复意志力，再学习已失去的生活自理能力及工作技能。

（2）利用行为疗法，减少不适当的社会行为，促进适当行为的发生。

（3）给予病人精神上的支持，减轻病人的不安与烦恼，或给病人提供发泄不良情绪的条件，如利用木工、皮革工艺等带有敲打动作的作业活动。在作业活动中，设法创造条件，与病人进行交流，这是一种特殊的心理治疗方法。

（4）对肢体伤残者提供心理支持性治疗：例如，对完全性脊髓损伤病人，就目前医学的发展水平，提供完全独立自主行走是不可能的，而病人都在极力期待着，表现出不安、急躁、抑郁、悲观等各种复杂的情绪，这个时期称为障碍适应时期，应及时给予相应的心理辅导。

（5）提供工作训练，促进工作能力的恢复。利用就业前功能评测，可帮助病人确定较合适的工种，增加就业机会。

（三）发育性作业治疗

1. 主要工作地点　普通医院儿科、儿童医院（包括康复、疗养及门诊等部门）、儿童康复中心、儿童福利院及早期教育或训练中心。

2. 服务对象　①学习行为异常；②智力（认知）障碍；③儿童发展障碍，例如自闭症、多动症、专注力失调等；④脑瘫。

3. 工作内容

（1）发展感知运动、感觉统合，进行认知训练、Bobath 疗法等功能训练，促进儿童及发育障碍患儿的正常发育。

(2) 游戏及娱乐:在儿童的世界中寓治于乐(play as work),通过游戏及娱乐活动,恢复儿童应有的作业功能。

(3) 引导式训练(conductive education),促进儿童及发育障碍患儿学习能力的正常发展。

(4) 设计、制造及应用支架和辅助器具。

(5) 用特别设计的工艺、文书及肢体活动提高作业技能(如手部功能、读写能力等)。

(6) 通过训练使患儿掌握因发展障碍而未曾掌握的日常生活技能。

(7) 为年长儿童提供职前训练、工作训练。

五、常用的作业治疗方法

1. **日常生活活动**　个人卫生(洗脸、刷牙、梳头、洗澡和如厕等)、进食(如端碗、持杯、用筷或刀叉,汤匙、抓拿或切割食品等)、床上活动(翻身、坐起、移动、上下床等)、更衣(穿脱衣裤和鞋袜等)、转移训练(如床和轮椅间的转移、轮椅和拐杖的使用等)以及站立、室内外步行、跨门槛、上下楼梯、乘公共汽车或骑自行车等。

2. **家务活动**　具体方法有烹调配餐(如配备蔬菜,切割鱼、肉,敲蛋,煮饭和洗涤锅碗瓢盆等)、清洁卫生(如使用扫把、拖把、擦窗、整理物品、搬移物件等),其他如使用电器、购物、管理家庭经济以及必要的社交活动。

3. **生产性活动训练**　指利用生产性活动(如木工、金工、编织、制陶等)对病人进行训练,以达到改善功能目的的训练技术。此项训练需要木工工具、金工工具、制陶工具及材料等。由于场地、材料的限制,综合医院很少应用。

4. **手功能训练**　手功能训练是作业治疗的核心内容,通过功能性活动练习,以提高手的握力和捏力;通过双手协调、手眼协调和手内协调训练获得手部的正确控制和稳定运动,改善手的灵活性。手功能训练可用的设备及用具很多,日常生活用品皆可作为训练工具。基本用品包括橡皮泥、弹力带、握力计、捏力计、不同阻力的夹子、生产性活动工具、各种娱乐与休闲工具、插板、插件、套筒等。

5. **教育性技能活动**　是寓教于技能的活动训练,通常适用于儿童或感官残疾者。需具备必要的学习用具,包括各种图片、动物玩具和各种大小型的积木和玩具等。在受到教育的同时对具有感官障碍者还有知觉 - 运动功能的训练,如皮肤触觉和本体感觉(通过对关节肌肉的本体感受器进行刺激)训练、感觉运动觉(包括位置觉)的训练等。

6. **心理性作业活动**　通过作业活动给病人以精神上的支持,减轻病人的不安和焦虑,或给病人提供一个发泄不满情绪的条件,主要包括各种球类活动在内的文体活动和园艺活动,常以集体的形式进行治疗。要设法创造条件,促进病人之间以及治疗师、家属与病人进行交流,这是一种特殊的心理治疗方法。如截瘫病人的射箭比赛、篮球比赛,偏瘫病人的郊游、游泳,截肢病人的羽毛球比赛,精神病病人的庭园管理(如种花、植树、锄地、拔草等)等。活动设计需要充分调动病人的参与活动积极性,转移注意力,增强病人的自信心,主动参与社会活动。另外,还要充分掌握轮椅、假肢和各种支具的使用,只有熟练操纵以后才能融入园艺或娱乐活动中去。

7. **辅助器具配置和使用活动训练**　辅助器具是病人在进食、着装、如厕、写字、打电话等日常生活娱乐和工作中为了充分利用残存功能、弥补丧失的功能而研制的一种简单实用帮助障碍者使之自理的器具。辅助器具大多是治疗师根据病人存在的问题予以设计并制作的简单器具,如防止饭菜洒落的盘挡;改造的碗、筷协助固定餐具的防滑垫等;加粗改进型的勺、叉;帮助完成抓握动作的万能袖等。

8. **认知综合功能训练**　对觉醒水平、定向力、注意力、认识力、记忆力、顺序、定义、关联、概念、归类、解决问题、安全保护、学习概括分别进行训练。如提高觉醒水平,可用简单的问题提问,或反复声音刺激等;每天进行空间、时间的问答,刺激提高病人的定向能力;帮助病人回忆熟悉的事物可提高病人的记忆力;阅读书刊能逐步使病人理解定义、概念等。

六、新技术及应用

随着科技的发展,近年来有许多新技术应用在作业治疗中,包括虚拟现实(virtual reality,VR)技术、上肢机器人及远程认知康复技术。

(一) 虚拟现实技术

虚拟现实技术是用一个虚拟的系统模仿另一个真实系统的技术,是一种新兴且迅速发展的技术。它利用计算机的专业软硬件和外围设备,形成逼真的视觉、听觉、触觉、嗅觉,使用者能与虚拟世界进行体验和交互作用。虚拟现实技术已广泛应用于多感官教学、飞行员训练、医疗训练、心理治疗以及康复训练等领域。在作业治疗中,最常见包括日常活动模拟环境训练、上肢功能及手功能训练、娱乐休闲活动训练、治疗性活动训练以及精神心理社交技巧训练等。

1. **日常生活活动训练** 要求康复训练的环境和内容与真实生活密切相关,病人才能将训练习得的技能迁移运用到实际生活中。VR 技术在模拟真实生活场景,提供日常生活技能训练方面具有不可比拟的优越性,它可以提供丰富的作业场景从而突破医院或者康复机构实际环境的限制。在虚拟环境中跟随计算机程序学习诸如倒茶、烹饪、打扫、购物等日常作业活动,可以保证训练的一致性和可重复性,提供了大量的实践机会并降低错误操作导致危险的可能性。

2. **脑卒中病人的运动功能评定和训练** VR 技术应用的一个新领域就是脑卒中病人的康复,国内外许多研究组织已经利用虚拟现实技术,在该领域进行了许多研究,取得了一定的临床资料和治疗成效。

3. **认知康复** 通过 VR 技术结合各种软件,可以提供各种认知成分训练,例如注意力训练游戏、计算以及各种定向训练等。这种训练方式内容丰富,难度易于调节,并具有即时反馈的特点,使病人有更好的依从性,训练中更容易获益。有学者将一些认知评定的内容整合到 VR 技术中,使得评定更容易进行并且可以严格控制其他参数,保证评定的一致性和准确性。

4. **精神心理疾患的康复** 虚拟现实技术能够容易地进行场景控制,因此治疗师能够根据病人需求控制活动场景,定制互动游戏,并调节相应的参数从而虚拟一系列的治疗用环境,从而安全有效地进行康复训练。虚拟现实游戏可用于恐高症、幽闭恐怖症、飞行恐怖症、社交恐怖症患者,也可通过一系列的游戏,改善病人的焦虑和抑郁情绪。

(二) 上肢机器人技术

外骨骼式上肢康复机器人是近年来应用于偏瘫病人上肢功能康复训练的新器材,此设备由一部甚至多部电机进行驱动,保证了机器人可动关节的独立运动,可使卒中偏瘫病人完成部分或全部分离运动的训练,使运动更为精确。在作业治疗的应用中主要体现在以下方面:

1. 机器手臂可以为肌力较差的上肢提供重力补偿,为肌力 3 级以上的上肢提供阻力作用,并可以针对性地进行特定关节单独训练或多个关节复合训练。

2. 电脑多媒体系统结合平面及三维人机互动软件可以提供病人在多种环境下进行有益的、重复的、强烈的以及功能特定性的运动训练。

3. 多维空间的游戏活动综合了上肢的肌力、关节活动范围、眼手协调功能的共同训练,且活动的难度也可视病人的功能进步及时进行调节,极大提高了病人的依从性。

4. 机器人辅助训练过程中,由于视觉、听觉的实时、针对性的反馈,让病人能及时看到自己的成绩,激发病人积极参与作业训练的兴趣。

(三) 远程认知康复技术

远程康复(telerehabilitation)也称之为电子康复(e-rehabilitation)或在线康复(online rehabilitation),是指应用电脑交流和信息技术改善功能障碍者、残疾者享受康复服务的权力,支持独立的生活。这种电子康复服务交流包括远程监测(remote monitoring)、教育(education)、环境控制(environmental control)、社区接入(community access)、评估与再训练(assessment and retraining),通过电子信息和交流技术,在一定距离传送医疗康复服务。一般包括下列三个部分:①通过电子交流系统,向治疗师、残疾者个人和家庭成员提供"正在进行"的康复教育和训练服务;②通过电子手段遥测康复进展和残疾的健康结局;③在一定距离通过由电子传送的策略与设备进行治疗干预。病人在家中即可通过宽频网络与治疗师进行视频交流及治疗,节省了交通时间和费用。按照参与者及实施场所的不同,远程康复大致分为如下几类:①家庭远程康复(home telerehabilitation,HTR)模式;②远程指导的家庭康复(home rehabilitation teleguided,HRTG)模式;③社区远程康复(community telerehabilitation,CTR)模式;④远程指导的社区康复(community rehabilitation teleguided,CRTG)模式。在作业治疗中的应用主要在以下方面:

1. **电脑评估与训练软件** 主要集中于注意力、记忆力、视空间能力、功能性语言交流、执行功能和解决问题能力改善方面的计算机评估与训练,改善认知障碍所致的日常生活问题,提高认知功能,满足病人日常生活活动的需要。认知康复软件包括认知、感知、教育、功能性技能训练、社区生活技能、训练等内容。例如神经行为认知状态测试(neurobehavioral cognitive state examination,NCSE)、Rivermead 知觉评估量表(Rivermead perceptual assessment battery,RPAB)、第 3 版非词语智力测验(test of nonverbal intelligence3)、Rivermead 行为记忆检查(Rivermead behaviour memory test,RBMT)、行为忽略测验(behaviour inattention test,BIT)等均可通过线上对病人进行评估。

2. **远程教育康复** 结合当地社会生活发展的实际状况将一些功能性活动编成软件、制成网页在互联网上发布,供病人及其家属模仿练习;也可作为基层社区专业人员继续教育之用。如在认知训练网站里,教育脑损伤病人如何使用银行柜员机,在超市里如何购买指定的商品等,模拟训练病人解决问题,改善执行功能。通过搜索引擎可以检索到从事这方面工作的相关网站和网页。

七、注意事项

必须根据病人功能障碍的特点选择适宜的作业治疗内容,即选择对躯体、心理和社会功能起到一定治疗作用的方法,因此,选择的内容具有明确的目的性和针对性。为了达到预期的训练效果,应严格掌握适应证和禁忌证。除此之外,不同的作业治疗方法还应注意一些特别的问题。如:在进食期间病人应保持坐位,餐具用防滑垫固定。脑卒中病人患侧上肢可放在桌上,有助于稳定肘部。如有可能,可训练病人用患手使用饮食器皿,必要时应提供进食辅助用具。吃饭或饮水过程中若持续发生呛咳,应进行详细的吞咽功能评估。卧床的病人在床上应取半卧位,用有盖的小壶或双耳杯或吸管饮水比较容易。

作业治疗是从临床康复治疗向日常生活活动能力和社会劳动的过渡。因此,所选择的各种作业活动应具有现实性和实用性,符合病人生活的环境和社会背景,适应病人的文化教育背景和就业需求。尽可能根据病人的兴趣和患病前的职业内容选择适宜的作业治疗方法,以提高其主动参与性和趣味性,有助于其回归工作岗位。作业治疗应遵守循序渐进的原则。根据病人个体情况,对时间、强度、间歇次数等进行适当调整,以不产生疲劳为宜。必须详细记录作业治疗的医嘱、处方、进度、反应、病人完成能力和阶段性的评估及治疗方案。

知 识 链 接

世界作业治疗师联盟

世界作业治疗师联盟(WFOT)开始于1951年6月在英国举行的一次会议,当时有28个来自不同国家的代表参加讨论成立该组织。同年9月,在斯德哥尔摩举行的国际残疾人康复协会的大会上继续讨论该问题。

1952年,世界作业治疗师联盟筹备会在英国利物浦举行。来自七个国家的作业治疗师协会

Note:

或组织的代表参会,并书面批准另外三个国家的作业治疗师协会加入该组织。这十个正式成员国是美国、英国(英格兰和苏格兰)、加拿大、南非、瑞典、新西兰、澳大利亚、以色列、印度和丹麦。在这次会议上,美国的 Helen Willard 担任临时主席,直到选举出正式主席。第一个选举出来的主席是来自苏格兰的 Margaret B Fulton;第一副主席是来自加拿大的 Gillian Crawford。本次会议制定了世界作业治疗师联盟章程和初步目标。1959 年被世界卫生组织(WHO)承认,1963 年被联合国认定为作业治疗的国际性组织。

(杨长永)

思 考 题

1. 简述作业治疗的分类和功能。
2. 采用思维导图归纳常用的作业治疗方法。
3. 论述作业治疗的注意事项。

第三节　语言与吞咽障碍治疗

一、语言治疗

(一) 概述

语言治疗是指通过各种手段对有语言障碍的病人进行针对性的治疗,其目的是改善交流功能,使病人重新获得最大的沟通与交流能力。所采用的手段是言语训练,或借助于交流替代设备如交流板、交流手册、手势语等。

1. 适应证与禁忌证　凡是有语言障碍的病人都可以接受语言治疗,但由于语言训练是训练者(语言治疗师)与被训练者之间的双向交流,因此,对伴有严重意识障碍、情感障碍、行为障碍、智力障碍、重度痴呆或有精神疾病的病人,以及无训练动机或拒绝接受治疗者,语言治疗难以实施或难以达到预期的效果。

2. 治疗目标

(1) 长期目标:根据评估结果推测病人最终可能达到的交流水平,包括恢复原来的工作或改变工作,参与社会活动、社区交往或回归家庭等。

(2) 短期目标:将达到最终目标的过程,分成若干阶段逐步设定具体细致的目标,即根据失语症或构音障碍的不同类型、不同程度,选择合适的训练课题,设定可能达到的水平和预后所需的时间。

3. 治疗原则

(1) 早期开始:语言治疗开始得愈早,效果愈好。

(2) 及时评估:语言治疗前进行全面的语言功能评估,治疗过程中要定期评估。

(3) 循序渐进:语言训练的过程遵循循序渐进的原则,由简单到复杂。

(4) 及时反馈:强化正确的反应,纠正错误的反应。

(5) 主动参与:治疗师与病人之间,病人与家属之间的双向交流是治疗的重要内容。

(二) 失语症治疗

1. 治疗时机　开始实施语言治疗的条件是病人意识清楚、病情稳定、能够耐受集中训练 30min 左右。训练前应做语言评估,根据病人失语的类型及程度给予针对性的训练。尽管失语症病人发病后的 3~6 个月是言语功能恢复的高峰期,但临床发现发病后 2~3 年的失语症病人,只要坚持系统的、强化的言语治疗,仍然会有不同程度甚至明显的改善。

2. 治疗方法

(1) Schuell 刺激促进法:由 Schuell 创立,是 20 世纪以来应用最广泛的训练方法之一,是以对损害的语言系统应用强的、控制下的听觉刺激为基础,最大限度地促进失语症病人语言功能的恢复。Schuell 刺激促进法包括六个原则:①适当的语言刺激;②多种途径的语言刺激;③反复刺激提高其反应性;④刺激引起病人某些反应;⑤对病人正反应的强化;⑥矫正刺激。

(2) 阻断去除法:同样的意思或内容用两个语言反应来处理时,通过没有障碍的来使有障碍的语言得到复活。

(3) 程序学习法:此方法是把刺激的顺序等分成几个阶段,对刺激的方法、反应的强度进行严格限定。

(4) 脱抑制法:用病人本身可能的功能(如唱歌等)来解除功能抑制的方法。

3. 失语症的对症治疗

(1) 听理解训练:以 Schuell 刺激法为核心。根据病人听理解障碍的严重程度选择合适的训练课题。①语音辨识:让病人从事先录好的声音(每组一个或多个词语音,余为社会自然音:狗叫、鼓掌声、汽车鸣笛声等)中分辨出词语音(一般从 2 选 1 逐渐增加)。②听词指图:治疗师将若干张图片摆放在桌面上,说出一单词的名称,令病人指出所听到单词的图片。其顺序为高频名词→低频名词→任意名词→高频动词→低频动词→任意动词→高频动宾词组→低频动宾词组→任意动宾词组。③听语记忆广度扩展:用与②相似的方法,治疗师说出卡片的内容,让病人按先后顺序指出所听到的单词的图片,或用情景画、扑克牌等进行。④句篇听理解:以语句或短文叙述情景画的内容,令病人指出对应画面或让病人听一段故事后,再回答相关问题。⑤执行口头指令:先从简单的一步指令开始训练,如"张开嘴",再逐渐增加到三步或更多指令。

(2) 口语表达训练 包括以下几个方面:

1) 言语表达技能训练:首先要训练言语表达技能。方法是通过逐个地训练音素、字和词汇,最后结合成句子。先训练病人发元音"a""u"和容易观察的辅音"b""p""m"。可以用压舌板帮助病人使其发音准确,要求病人对着镜子练习,有利于调整发音。

2) 改善发音灵活度的训练:对于发音缓慢费力的病人,可以让其反复练习发音,如发"pa、pa、pa""ta、ta、ta""ka、ka、ka",然后过渡到发"pa、ta、ka",反复练习。

3) 命名训练:首先要进行听觉训练、图片与文字卡匹配作业,然后用图片或实物让病人呼名。如有困难,可给予词头音、姿势语、选词等提示;亦可利用关联词(成语、谚语、诗词等)引导。如病人不能命名"伞",可以采用手势、口型、词头音或利用上下文的方式进行提示,如可以对他说"外面下雨,要带……";经过几次提示,常可获得满意效果。

4) 扩大词汇的训练:通过单词复述、图片 - 单词匹配等作业扩大词汇,也可应用反义词、关联词、惯用语等鼓励病人进行口头表达,如:男 - 女,冷 - 热,饭 - 菜,跑 - 跳等。

5) 复述训练:根据病人复述障碍的程度进行直接复述(单音节、单词、词组、短句、长句等);看图或实物复述;延迟复述;重复复述等。

6) 描述训练:给病人出示有简单情景的图片,让病人描述。

7) 日常生活能力交流训练:将训练的单词、句子应用于实际生活。如提问"杯子里装着什么东西?""你口渴时,会怎样?"重症病人进行交流能力训练时应运用代偿手段且必须训练病人正确使用,包括姿势语言(如手势、点头、摇头等)训练和交流板的应用。

(3) 阅读理解和朗读训练:根据病人的功能水平(视觉匹配水平、单词水平、语句及篇章水平),选择适当的阅读和朗读内容。

(4) 书写训练:对于失写病人,训练时要循序渐进,训练顺序为临摹、抄写、自发性书写(看图书写、听写、功能性书写等)。书写训练中,可根据病人情况,选择不同的书写训练内容,如数或词书写、命名书写、便条书写、信件书写、作文等。

4. 训练注意事项

（1）时间安排：每日的时间安排应根据病人的具体情况而定。短时间、高频率的训练比长时间、低频率的训练效果好。

（2）注意疲劳：密切观察病人，一旦有疲劳迹象应及时调整时间和变换训练项目或缩短训练。

（3）训练目标要适当：每次训练开始时从病人容易的课题入手，令其获得成功感而激励进一步坚持训练。对那些过分自信的病人可提供稍难一些的课题进行尝试，以加深其对障碍的认识。

（三）构音障碍的治疗

构音障碍治疗侧重于异常的言语表现。按评估的结果选择治疗顺序，一般情况下，按呼吸、喉、腭和腭咽区、舌、唇、下颌运动逐个进行训练。构音器官评估所发现的异常部位，便是构音运动训练的出发点，多个部位的运动障碍要从有利于言语产生，选择几个部位同时开始。构音运动改善后，可以开始构音的训练。对于轻中度障碍的病人，训练主要以自身主动练习为主；对于重度障碍的病人，由于病人自主运动较差，应以治疗师采用手法辅助治疗及训练使用交流辅助系统为主。

1. 呼吸训练　是改善发声的基础。呼吸训练可采取的体位有：①仰卧位平静呼吸；②过渡状态平静呼吸；③坐位平静呼吸；④站立位平静呼吸。常用的训练包括：①增加呼气时间的训练。治疗师数1、2、3时，病人吸气，然后数1、2、3憋气，再数1、2、3病人呼气，以后逐渐增加呼气时间直至10s。呼气时尽可能长时间地发"s""f"等摩擦音，但不出声音，经数周的练习，呼气时发音达10s，并维持这一水平。②呼出气流控制训练。继续上述练习，在呼气时摩擦音由弱至强，或由强至弱，加强和减弱摩擦音强度；在一口气内尽量作多次强度改变。指导病人感觉膈部的运动和压力，这表明病人能够对呼出气流进行控制。也可以让病人在数1、2、3、4、5时改变发音强度。

2. 放松训练　痉挛性构音障碍的病人，往往有咽喉肌群紧张，同时肢体肌肉张力也增高，通过放松肢体的肌紧张可以使咽喉部肌群也相应地放松。放松训练的顺序应由下肢、躯干、上肢，最后是头颈部。

3. 语音训练　对伴有口颜面失用和言语失用的病人，在语音训练时需做下述两方面的练习：①由构音器官的自发运动引发自主运动，言语治疗师画出口形图，告诉病人舌、唇、齿的位置以及气流的方向和大小，以纠正口颜面失用。②嘱病人模仿治疗师发音，包括汉语拼音的声母、韵母和四声。原则为先发元音，如"a""u"，然后发辅音，先由双唇音开始如"b""p""m"，能发这些音后，将已学会的辅音与元音结合，如"ba""pa""ma""fa"，熟练掌握以后，采取元音＋辅音＋元音的形式继续训练，最后过渡到训练单词和句子。痉挛性构音障碍病人的喉运动异常主要是内收增强，而弛缓性则相反，内收减弱。可根据病人具体情况选择训练。

4. 减慢言语速度训练　构音障碍的病人可能表现为可以发出绝大多数音，但由于痉挛或运动的不协调，使多数音发成歪曲音或韵律失常。利用节拍器控制言语速度，由慢开始逐渐加快，病人随节拍器发音可以明显增加言语清晰度。

5. 音辨别训练　音的分辨能力训练首先要让病人能分辨出错音，可以通过口述或放录音，也可以采取小组训练的形式，由病人说一段话，让其他病人评议，最后由治疗师纠正。

6. 克服鼻音化训练　鼻音化构音是由于软腭运动减弱、腭咽部不能适当闭合而将非鼻音发成鼻音，这种情况会明显降低音的清晰度，使对方难以理解。可采用引导气流通过口腔的方法进行训练，如吹蜡烛、吹喇叭、吹哨子等。另外也可采用"推撑"疗法：让病人两手掌放在桌面上向下推，或两手掌放在桌面下向上推，在用力的同时发"啊"音，可以促进腭肌收缩和上抬。另外发舌根音"卡"也可用来加强软腭肌力，促进腭咽闭合。

7. 韵律训练　由于运动障碍，很多病人的言语缺乏语调和重音变化，表现为音调单一、音量单一和节律异常。可借助电子琴等乐器让病人随音的变化训练音调和音量；借助节拍器让病人随节奏发音，纠正节律。

8. 音节折指法训练　病人每发一个音,健侧一个手指掌屈,音速与屈指的速度一致。使病人通过自身的本体感觉及视觉建立较好的反馈通路,改善说话方式,实现自主控制说话,提高说话的清晰度。适用于痉挛性、运动失调性、弛缓性构音障碍。

9. 非言语交流方法的训练　重度构音障碍的病人由于言语功能的严重损害,即使经过语言治疗其言语交流也是难以进行的,为使这部分病人能进行社会交流,语言治疗师可根据每个病人的具体情况和未来交流的实际需要,选择设置替代言语交流的一些方法并予以训练。目前国内常用且简单易行的有图画板、词板、句子板等。图画板上画有多幅日常生活活动的画面,对于文化水平较低和失去阅读能力的病人会有所帮助;词板、句子板适用于有一定文化水平和运动能力的病人。

二、吞咽障碍治疗

(一) 治疗目的

吞咽障碍的治疗主要是恢复或改善病人的吞咽功能,增加进食的安全,减少食物误咽、误吸入肺的机会,减少吸入性肺炎等并发症发生,提高身体的营养状况。

(二) 治疗方法

1. 营养方式改变　吞咽障碍病人需要首先解决的问题是营养。如病人不能安全经口摄取足够的营养,应考虑改变营养方式。如无禁忌的情况下,推荐使用肠内营养,肠内营养除经口进食外,经鼻胃管喂食也是常用的方法,近年来,间歇性经口胃管喂食的应用逐渐增多。间歇性经口胃管喂食是指进食时经口插胃管,非进食时拔除管道的进食方法,其主要特点为间歇性。此方法可使消化道保持正常的生理结构,促进吞咽功能的恢复,手法简单、安全,且不会对皮肤黏膜造成压迫,避免长期置管所致的呃逆及反流性疾病等并发症,不影响病人的吞咽训练及日常活动。

2. 摄食训练　吞咽障碍病人进食应以安全为主,并结合以下要求进行摄食训练:

(1) 进食体位:一般让病人取半卧位,躯干抬高约 30°,头部前屈,辅助者位于病人健侧。此时进行训练,食物不易从口中漏出,有利于食团向舌根运送,还可以减少向鼻腔逆流及误咽的危险。严禁在水平仰卧及侧卧位下进食。

(2) 进食姿势:吞咽时还要注意选择合适的进食姿势改善或消除吞咽误吸症状,主要的吞咽姿势有转头吞咽、侧头吞咽、低头吞咽及仰头吞咽。

(3) 食物的性状和质地:应根据吞咽障碍的程度及阶段,本着先易后难的原则来选择,容易吞咽的食物其特征为密度均一,有适当的黏性,松散且爽滑,通过咽及食管时容易变形,不在黏膜上残留。

(4) 一口量和进食速度:即最适于吞咽的每次摄食入口量,正常人液体为 1~20ml,浓稠泥状食物 3~5ml,布丁或糊状 5~7ml,固体 2ml。对病人进行摄食训练时,如果一口量过多,会从口中漏出或引起咽部残留导致误咽;过少,则会因刺激强度不够,难以诱发吞咽反射,确认前一口已吞完,方可进食下一口。如病人出现呛咳,应停止进食。

(5) 气道保护手法:根据病人的吞咽情况,在进食过程中,选择性应用气道保护手法。

(6) 注意事项:要培养良好的进食习惯,最好定时、定量,能坐起来不要躺着,能在餐桌上不要在床边进食。有以下情况时,病人暂时不宜经口进食:①昏迷状态或意识尚未清醒;②对外界的刺激迟钝,认知严重障碍;③吞咽反射、咳嗽反射消失或明显减弱;④处理口水的能力低,不断流涎,口部功能严重受损。

3. 吞咽器官运动训练　旨在加强唇、舌、下颌的运动及面部肌群的力量及协调,从而提高吞咽的生理功能,包括唇、舌、下颌、软腭等吞咽相关器官的肌肉在正常生理运动范围内循序渐进式的训练。训练过程可根据病人的能力借助一些小工具,如舌肌康复器、压舌板、舌压抗阻反馈训练仪等进行被动或抗阻训练。Masako 训练法及 Shaker 训练法是常用的吞咽运动训练方法。

4. 吞咽器官感觉训练　旨在帮助改善口腔器官的感觉及口周、舌的运动功能。感觉训练技术包

Note:

括：①触觉刺激。用手指、棉签、压舌板、电动牙刷等刺激面颊部内外、唇周、整个舌部等，以增加这些器官的敏感度。②舌根及咽后壁冷刺激与空吞咽。咽部冷刺激是使用棉棒蘸少许冷冻的水，轻轻刺激腭、舌根及咽后壁，然后嘱病人做空吞咽动作。③味觉刺激。用棉棒蘸不同味道果汁或菜汁（酸、甜、苦、辣等），刺激舌面部味觉，增强味觉敏感性及食欲。嗅觉刺激、k点刺激、振动训练、气脉冲感觉刺激训练等也是常用的感觉训练方法。

5. 气道保护手法　是一组旨在增加病人口、舌、咽等结构本身运动范围，增强运动力度，增强病人对感觉和运动协调性的自主控制，避免误吸、保护气道的徒手操作训练方法。气道保护手法主要包括：保护气管的声门上吞咽法及超声门上吞咽法；增加吞咽通道压力的用力吞咽法；延长吞咽时间的门德尔松吞咽法等。此法需要一定的技巧和多次锻炼，应在吞咽治疗师指导和密切观察下进行。

6. 电刺激　利用低频电刺激咽部肌肉，可以改善脑损伤引起的吞咽障碍。神经肌肉电刺激疗法是其中最常用的电刺激方法，包括刺激完整的外周运动神经来激活所支配肌肉的电刺激（如经皮神经电刺激疗法）以及直接激活去神经支配的肌肉纤维的电刺激（如手持式感应电刺激）两种。主要治疗目标是强化无力肌肉及进行感觉刺激，帮助恢复喉上抬运动控制、延缓肌肉萎缩、改善局部血流。

7. 表面肌电生物反馈训练　可通过表面电极监测肌肉活动，为病人提供肌肉收缩力量大小和时序的视觉提示，并通过肌电声音、波形反馈，语言提示，训练病人提高吞咽肌群的力量和协调性。

8. 球囊扩张术　此项技术主要是通过脑干神经反射弧和大脑皮质及皮质下中枢的神经调控发挥作用。现已发展经口、经鼻两种途径扩张，有主动、被动扩张之分，常用于神经源性吞咽障碍，如脑干损伤所致环咽肌功能障碍，也可用于头颈部肿瘤放疗术后所致的环咽肌良性狭窄。此项技术相当安全可靠，成本低廉，操作简单，病人依从性高，大量临床循证实践表明疗效肯定。

9. 通气吞咽说话瓣膜技术　在气管切开病人中，于气管套管口安放一个单向通气阀，吸气时瓣膜开放，吸气末瓣膜关闭，呼气时气流经声带、口鼻而出，改善吞咽和说话功能。它有助于恢复语言交流能力，改善咳嗽反射，减少误吸，提高嗅觉、味觉功能，提高呼吸功能。

10. 辅助器具口内矫治　口腔辅助器具适用于舌、下颌、软腭等器质性病变的手术治疗，口腔器官受损或双侧舌下神经麻痹导致软腭上抬无力，影响进食吞咽功能的病人。可应用腭托等代偿，这些辅助器具需要与口腔科合作制作。

11. 手术治疗　对于环咽肌不能松弛，保守治疗无效的病人，采用环咽肌切断术；对于喉上抬不良的病人可施行甲状软骨上抬，下颌骨固定术或舌骨固定术；对于软腭麻痹导致鼻咽闭锁不能，吞咽时食物逆流进入鼻腔的情况，可施行咽瓣形成手术，以加大吞咽的压力。

（杨长永）

思　考　题

1. 请试述 Schuell 刺激法的训练原则及方法。
2. 请通过思维导图归纳构音障碍训练的方法。
3. 请简述吞咽障碍摄食训练的方法。

第四节　康复辅助器具

辅助器具是指病、伤、残病人使用的，用于防止、补偿、减轻或抵消残疾的各种产品、器具或设备。其作用为提高运动功能，减少并发症，提高生活自理能力，提高学习和交流能力，增加就业机会，提高病人的生活质量，减轻社会负担。本节主要介绍矫形器、助行器、假肢和轮椅。

中国康复辅助器具标准化体系的建立

《中共中央国务院关于促进残疾人事业发展的意见》(中发〔2008〕7 号)和国务院办公厅《关于加快推进残疾人社会保障体系和服务体系建设的指导意见》(国办发〔2010〕19 号)都将残疾人辅助器具工作作为残疾人"两个体系"建设的重要组成部分,进一步推动了残疾人辅助器具工作的发展。康复辅助器具既有改善老年人、残疾人、伤病人等身心障碍生活质量、提升社会服务水平的作用,又能促进国内产业结构调整、激发经济内生动力。目前,康复辅助器具领域已出台101 项国家标准、5 项行业标准,初步建立了中国康复辅助器具的标准化体系。

一、矫形器

矫形器(orthosis)是指在人体生物力学的基础上,作用于躯干、四肢、踝足等部位的体外附加装置。由于需要矫形器的部位和作用差别很大,矫形器制作的针对性很强,需要根据病人的实际情况制定处方。

(一) 基本功能

1. 稳定和支持　限制关节异常活动,保持关节稳定,恢复其承重功能,发挥良好的运动功能。如小儿麻痹后遗症、下肢肌肉广泛麻痹病人可以使用膝踝足矫形器来稳定膝、踝关节,以利步行。

2. 固定和保护　固定和保护病变肢体及关节,防止畸形、挛缩和促进组织愈合。如骨折后的各种固定矫形器。

3. 预防、矫正畸形　应以预防为主。因软组织病变及肌力不平衡引起骨关节畸形,可通过矫形器预防及纠正畸形。多作用于儿童,儿童生长发育阶段由于骨关节生长存在生物可塑性,矫形效果较好。

4. 减轻轴向承重　矫形器可以部分承担体重,减轻肢体或躯体负荷。如坐骨负重矫形器,可使下肢免除负重,恢复行走功能。

5. 抑制站立、步行中的肌肉反射性痉挛　如硬踝足塑料矫形器用于脑瘫病人可以防止步行中出现痉挛性马蹄内翻足,改善步行能力。

6. 改进功能　如各种帮助手部畸形病人改进握持功能的腕手矫形器。

(二) 分类

矫形器分为固定式和功能性矫形器两大类。前者主要用于矫形和保护;后者主要是发挥残留肢体的功能。按照治疗部位分类如下:

1. 上肢矫形器　包括肩关节矫形器、肘关节矫形器、腕关节矫形器和手部矫形器等,材料及工艺要求轻便灵活。使用目的在于为患侧上肢提供牵引力,控制异常活动,纠正畸形,扶持部分瘫痪肢体,完成精细动作及日常生活活动。

2. 下肢矫形器　包括髋关节矫形器、膝关节矫形器、踝足矫形器等。下肢的功能是负重和行走,因此下肢矫形器的主要作用是减少负重,限制活动,替代肢体功能,维持下肢稳定性,改善站立和行走,预防及纠正畸形。

3. 脊柱矫形器　包括头颈部矫形器(HCO),颈部矫形器(CO),颈胸部矫形器(CTO),颈胸腰骶部矫形器(CTLSO),胸腰骶部矫形器(TLSO)及腰骶部矫形器(LSO)。脊柱的功能是支持躯干,保持姿势,因此脊柱矫形器的作用是固定躯干,矫正不良姿势,预防及纠正畸形。

(三) 使用方法

1. 矫形器的康复处方　经康复治疗组结合病人的病史、躯体功能评估结果、辅助器具评估(种类、尺寸、配件及特别改制部分等)以及环境评估状况,由康复医师制订矫形器康复处方,主要包括:病

Note:

人的基本信息、矫形器使用的目的、功能要求、品种、材料、尺寸、固定范围、体位、作用力的分布及使用时间等。

2. 矫形器佩戴前后的功能训练　康复治疗组综合病人的整体情况制订个体康复训练方案。佩戴前以增强肌力,改善关节活动范围和协调功能,消除水肿为训练目标;在正式使用前,要进行试穿并调整对位对线,动力装置等结构,使病人学会穿脱矫形器,在穿上矫形器后进行一系列的功能活动和日常生活活动训练。对长期使用矫形器的病人,应每3个月或半年随访一次,了解矫形器的使用情况,动力装置及病情变化,根据功能要求及时修改和调整矫形器。

二、助行器

助行器(walking aids)指辅助人体支撑体重,保持平衡和行走的工具。主要用于一侧下肢缩短、一侧下肢不能支撑行走、步态异常等行走不稳的病人。

(一) 手杖

为单手扶持帮助行走的工具。根据结构和功能,可分为单足手杖、多足手杖、直手杖、可调式手杖、带坐式手杖、多功能手杖和盲人用手杖等。①单足手杖一般采用木材或铝合金制成,适用于握力好、上肢支撑能力强的病人,如偏瘫病人的健侧等;②多足手杖包括三足或四足,支撑面较广而且稳定,多用于平衡能力及肌力差、使用单足手杖不够安全的病人。

(二) 拐杖

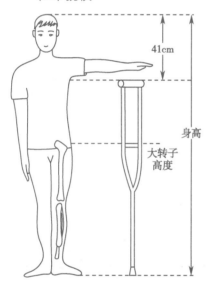

图 4-4　腋杖长度测量方法

拐杖有普通拐杖、折叠式拐杖、前臂杖、腋杖和平台杖等。前臂杖适用于握力较差、前臂力量较弱,但又不必使用腋杖者;腋杖较稳定,适用于截瘫或外伤严重的病人;平台杖主要用于手关节严重损害的类风湿病人或手有严重损伤不能负重者,由前臂负重。

确定腋杖长度的方法(图 4-4):身长减去 41cm 的长度即为腋杖的长度。站立时大转子的高度即为把手的位置,也是手杖的长度及把手的位置。或让病人站立,肘关节屈曲 25°~30°,腕关节背伸,小趾前外侧 15cm 处至背伸手掌面的距离即为手杖的长度。

(三) 助行器

助行器是用来辅助下肢功能障碍者(如偏瘫、截瘫、截肢、全髋置换术后等)步行的工具。主要有保持平衡、支撑体重和增强上肢伸肌肌力的作用。常见的有:框架式(两轮、三轮、四轮式)、截瘫行走器、交替式行走器等。

1. 框架式助行器　框架式助行器可支撑体重便于病人站立和行走,其支撑面积大,故稳定性好。使用时,病人两手扶持左右两侧,于框架当中站立和行走。临床常用的有:①固定型。用于下肢损伤或骨折不能负重病人。双手提起两侧扶手同时向前置于地面代替患足,然后健肢迈步。②交互型。体积小,无脚轮,可调节高度。使用时先向前移动一侧,然后再移动另一侧,如此来回移动前行。适用于立位平衡差,下肢肌力差的病人及老年人。③两轮型。适用于上肢肌力差,单侧或整个提起步行器较困难者。前轮着地,步行时只要向前推即可。④助行椅:助行椅由四个轮子、座面及平衡框架组成,移动性强,座面可以坐位休息,适合行动不便的老年人、关节疼痛和运动损伤的病人行走。⑤台式助行器:由万向轮、平衡管、弧形胸托和扶手组成,移动容易,高度可调,可把前臂置于胸托上,双手抓握扶手。适用于偏瘫病人及步态不稳的老年人。使用时注意身体与地面保持垂直,以防摔倒。

Note:

2. 截瘫助行器　根据病人截瘫的具体情况制作配置。当病人重心转移时,在位于大腿矫形器内侧的互动铰链装置作用下,瘫痪肢体能够前后移动。适用于 T_{10} 或 T_{10} 以下完全性截瘫或部分高位不完全性截瘫病人。

3. 交替式助行器　最早用于无行走能力的高位截瘫病人的助行器。适用于各种原因所致的 T_4 以下完全性或更高节段不完全性脊髓损伤病人,辅助截瘫病人实现独立行走的目的。

三、假肢

假肢是用于弥补因先天性肢体缺损和后天性伤病截肢所致的肢体部分或全部缺失的人工肢体。

(一)上肢假肢

上肢是进行日常生活和精细活动的主要器官,所以上肢假肢的基本要求为外观逼真、动作灵活、功能良好、轻便耐用、穿脱方便。

1. 康复评定　残肢有无畸形、有无神经瘤,皮肤是否完整、有无溃疡创面感染、有无瘢痕,关节活动范围是否受限以及肌群肌力是否良好等。在安装假肢前先对上述情况进行适当处理。其次,残肢长度测量要准确,因为残肢的长度直接影响到假肢的安装及装配后的功能恢复。

(1)截指与部分手的截肢:可装配假手指以弥补缺损,改善外观。有些拇指缺损或食、中、环、小指的缺损应积极装配部分手假肢或同作用的对掌物以改善功能。对某些缺指者戴上假手指不但不能改善外观,而且会妨碍手功能的应劝病人不必安装。

(2)腕关节离断:可装配索控式假手或钩状手,应用双层插入式接受腔或开窗加盖式接受腔,假肢依靠腕部的膨大部位进行悬吊。假肢可以随着残肢进行旋前、旋后活动,因此不另设腕关节旋转机构。

(3)前臂截肢:肘下保留 15cm 左右的长度,较适合机电假手或机械假手的安装,且功能恢复满意。若肘下短于 6cm,假肢安装较困难,且稳定性差,功能恢复也差。同时保留肘关节很重要,即使前臂残端短至 3~5cm,安装假肢的效果也比肘上截肢好。

(4)肘关节离断:其结构、功能与上臂假肢相近,不同之处是肘关节铰链装配在肘的两侧,接受腔可以依靠肱骨髁进行悬吊,有较好的假肢悬吊和控制接受腔旋转的功能。

(5)上臂截肢:最好保留 18cm 左右的长度,如是高位上肢截肢应尽量保留肱骨头,以便保留肩部外形,有利于假肢的稳定性及功能恢复。

(6)肩关节离断:适合装配装饰性假肢。

2. 康复训练　主要包括:①穿戴假肢(手)前的训练。当截肢手为利手时,首先要进行更换利手的训练。先从日常生活活动开始,然后过渡到手指的精细协调动作训练,最终使截肢侧能完全替代利手的功能。②穿用假肢(手)的训练。首先教会病人认识上肢假肢的名称和用途。其次学会穿脱和使用假肢。如果是前臂假肢,应教会病人前臂的控制和机械手的使用。如果是上臂假肢,还要学会前臂和手的控制、肘关节屈曲,开启肘锁和肩关节的回旋。如果是钩式能动手,还要指导病人训练抓控和释放动作,再进一步指导病人日常生活能力。

(二)下肢假肢

下肢的主要功能是承重、平衡、站立和步行。功能良好的下肢假肢除了外观逼真、轻便耐用、操纵简便以外,还应具有适合的长度、良好的承重功能和生物力线,以保证截肢病人安装假肢后步行平稳,步态良好。

1. 康复评定　主要包括身体功能评估,如皮肤情况、残肢畸形及程度、残肢长度测量、残端形状、关节活动范围、肌力检查和神经瘤情况等。

(1)皮肤情况:有无感染、溃疡、窦道及骨残端粘连的瘢痕。如皮肤条件不好,应积极治疗,情况稳定好转后再进行安装;糖尿病引起皮肤溃疡者,应先有效控制血糖,否则不宜安装假肢。

(2)残肢畸形及程度:残肢关节有无畸形及关节活动范围如何,负重力线是否良好等。如残肢关节严重畸形或假肢负重力线不良的病人则不适合安装假肢,否则将会影响步态,不能顺利行走,甚至导致脊柱侧弯,腰背疼痛。

(3) 残肢长度测量:膝下截肢长度的测量是从胫骨平台内侧至残端;膝上截肢测量是从坐骨结节至残端。理想的膝下截肢长度为 15cm,膝上截肢为 25cm 左右。

(4) 残端形状:传统截肢的残端为圆锥形,现已不采用。目前采用更为合理的圆柱形残端,并配合新型的假肢接受腔,更有利于假肢的功能恢复,效果更佳。

(5) 关节活动范围:有无关节挛缩及关节活动范围的改变,尤其是髋关节和膝关节。应早期进行关节活动范围训练,以防关节活动范围严重受限,影响假肢安装。

(6) 肌力:主要检查维持站立肌群和行走肌群的肌力情况。如臀大肌、臀中肌、髂腰肌和股四头肌等。主要肌群肌力小于 3 级,不宜佩戴假肢。

(7) 神经瘤:主要检查神经瘤的有无、大小、部位、疼痛程度等。必要时,手术切除后才安装假肢。

2. 康复训练

(1) 临时假肢康复训练:为了帮助截肢病人早日康复,近年来多主张早期(一般在截肢术后 2 周,拆线后)即可安装临时假肢。主要训练内容包括:①穿脱临时假肢训练。②平衡训练。包括在平行杠内进行单足或双足站立保持平衡训练。③迈步训练。开始从假肢侧迈半步负重,逐渐过渡到整步负重,然后假肢负重,再训练健侧迈步。④侧方移动训练。⑤上下阶梯及坡道训练。

(2) 永久性假肢的安装及康复训练:通过临时假肢的系统训练后,残肢已良好定型,身体的平衡性、灵活性及步态均较满意的情况下,即可装配永久性假肢。一般在临时假肢应用后的 2~3 个月内,根据病人的情况进行调整。该阶段主要针对永久性假肢进行适应性训练,强化下肢的肌力和运动功能,加强平衡功能、协调功能以及步态的训练。主要训练内容包括:①穿脱假肢训练;②起坐和站立训练;③平行杠内训练;④实用性动作训练。

四、轮椅

(一) 临床应用

1. 适用对象　①步行功能严重减退的病人,如截肢、骨折、瘫痪和痛症;②遵医嘱禁止走动的病人;③脑性瘫痪的病人,障碍程度严重不能走路的脑瘫病人如果无须卧床,改为坐轮椅;④老年人通过轮椅代步,增加日常活动,增强心肺功能,改善生活质量;⑤肢体残缺者。

2. 种类　根据不同残损的部位及残留的功能,轮椅分为普通轮椅,电动轮椅和特殊轮椅。普通轮椅一般由轮椅架、轮、刹车装置、坐垫、靠背五个部分组成。特殊轮椅根据不同的需要又分为站立式轮椅、躺式轮椅、单侧驱动式轮椅、电动式轮椅和竞技式轮椅。

(二) 选择指标

根据不同病人残损的程度及保留的功能,轮椅的选择不同。轮椅参数的测量与确定(图 4-5)。

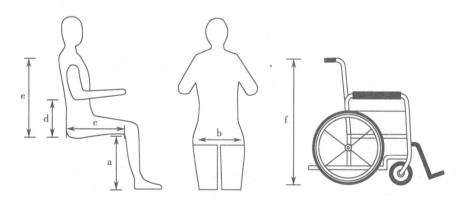

a. 坐席高度;b. 坐席宽度;c. 坐席长度;d. 扶手高度;e. 靠背高度;f. 轮椅全高。

图 4-5　轮椅参数的测量与确定

1. **座位高度**　坐下时,膝关节屈曲 90°,测量足跟至腘窝的距离,一般为 40~45cm。如果坐席太高,则轮椅不宜推入至桌面下;太低则病人的坐骨结节承受压力太大。

2. **座位宽度**　测量坐下时两侧臀部最宽处之间的距离再加上 5cm,为座位的最佳宽度,即坐下后臀部侧边各有 2.5cm 的空隙。当座位太宽时不宜坐稳,操纵轮椅不便,肢体易疲劳;过窄则病人坐起不便,臀部及大腿组织易受压迫。

3. **座位长度**　测量坐下时后臀部向后最突出处至小腿腓肠肌之间的距离,并减去 5~6.5cm 为座位长度,即乘坐轮椅时小腿后方上段与坐席前缘之间应用 5~6.5cm 的间隙。座位太短,体重落在坐骨结节上,局部易受压过重;座位过长则会压迫腘窝,影响局部血液循环,并且容易磨损皮肤。

4. **扶手高度**　坐下时,上臂垂直,前臂平放于扶手上,测量椅面至前臂下缘的高度再加 2.5cm 为扶手高度。如使用坐垫,还应加上坐垫高度。扶手太高时上臂被迫上抬,容易疲劳;扶手太低,需要前倾上身才能维持平衡,长期维持这种姿势不仅容易疲劳,有时还会影响呼吸。

5. **靠背高度**　靠背越高,越稳定;靠背越低,上身及上肢的活动就越大。①低靠背:测量坐位面至腋窝的距离,再减去 10cm;②高靠背:测量坐位面至肩部或后枕部的实际高度。

6. **足托高度**　与座位高度有关。安全起见,足托至少应与地面保持 5cm 的距离。

7. **坐垫**　为预防压疮,可在靠背上和座位上放置坐垫。

8. **其他辅助件**　为满足特殊病人需要而设计,如增加手柄摩擦面,车闸延伸,防震装置,扶手安装臂托及轮椅桌,方便病人吃饭、写字等。

(三) 操作技巧

自行推动轮椅的病人,如要在社区附近通行,除了要熟练掌握在平地上自行推动轮椅的方法外,还要学会后轮平衡术,以方便上人行道,也可应用于上坡。具体方法为:①准备姿势和动作。头微后仰,上身挺起,两臂拉后,手肘屈曲,手指紧握后轮轮环,拇指按在轮胎上,然后轻轻向后拉起,瞬间用力向前推,小轮便会离地。②保持平衡。轮椅前倾时,后仰上身,推动前轮环;轮椅后退时,前倾上身,拉后轮环。

(马素慧)

思 考 题

请简述假肢的康复锻炼方法。

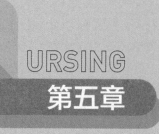

第五章

常用康复护理技术

05章 数字内容

学 习 目 标

● 知识目标：
1. 掌握体位摆放及体位转移的方法，常用呼吸训练和排痰技术的适用对象和方法，吞咽障碍康复护理的目的、适用范围和方法。
2. 掌握日常生活活动能力训练的原则、方法和注意事项；心理护理的原则和方法；无障碍环境及无障碍设施的概念。
3. 熟悉体位摆放及体位转移的注意事项，吞咽障碍电刺激治疗和球囊导管扩张术的配合，吞咽障碍护理的注意事项。
4. 熟悉神经源性膀胱及神经源性肠道康复护理的目的、注意事项、康复护理的原则和方法；熟悉残疾者常见心理问题。
5. 了解医院、无障碍家居环境的建设要求，康复护理环境管理的注意事项。

● 能力目标：
1. 能根据病人情况对病人实施正确的体位摆放，能正确指导病人进行体位转移。
2. 能正确指导病人实施呼吸肌训练、腹式呼吸和缩唇呼吸，能综合运用排痰技术维持病人呼吸道通畅。
3. 能根据评估结果指导病人进行合理的神经源性膀胱和神经源性肠道护理管理。
4. 能结合病人的功能和心理状态，指导病人正确实施日常生活活动能力训练，应用正确的心理护理方法，合理布置病房环境，并对出院病人进行家居环境建设与改造指导。

● 素质目标：
1. 培养尊重病人、保护病人隐私的人文精神。
2. 树立专业、敬业、爱业的护理学价值观，培养多学科协作的团队意识。

第一节　体位摆放及体位转移

一、体位摆放

体位摆放是指根据治疗、护理以及康复的需要对病人所采取并能保持的身体姿势和位置。体位摆放是康复护理工作中的重要组成部分,护士应根据疾病特点协助并指导病人保持良姿位。

体位摆放的目的是预防或减轻痉挛和畸形的出现,保持躯干和肢体功能状态,预防并发症及继发性损害的发生。常用的体位摆放技术包括脑损伤病人和脊髓损伤(高位)病人抗痉挛体位摆放、骨关节疾病病人的功能位及烧伤病人抗挛缩体位摆放等。

（一）体位摆放方法

1. 脑损伤病人抗痉挛体位摆放　脑损伤后病人常常会出现上运动神经元综合征,表现为痉挛、肌力减退以及各种主动运动控制和协调能力的受损等。过度的痉挛会造成关节挛缩、关节半脱位和关节周围软组织损伤等并发症。抗痉挛体位为了防止或对抗痉挛姿势的出现,保护肩关节及早期诱发分离运动而设计的一种治疗体位,能抑制上肢屈肌,下肢伸肌的典型痉挛模式,有利于病人恢复正常的运动模式。脑损伤病人抗痉挛体位摆放包括患侧卧位、健侧卧位、仰卧位、床上坐位等。

（1）患侧卧位:患侧在下,健侧在上,头部垫枕,患臂外展前伸旋后,患侧肩部尽可能前伸,以避免受压和后缩,上臂旋后,肘与腕均伸直,掌心向上;患侧下肢轻度屈曲位放在床上,健腿屈髋屈膝向前放于长枕上,健侧上肢放松,放在胸前的枕上或躯干上(图5-1)。

（2）健侧卧位:健侧在下,患侧在上,头部垫枕,患侧上肢伸展位置于枕上,使患侧肩胛骨向前向外伸,前臂旋前,手指伸展,掌心向下;患侧下肢向前屈髋屈膝,并完全由枕头支持,注意足不能内翻悬在枕头边缘(图5-2)。

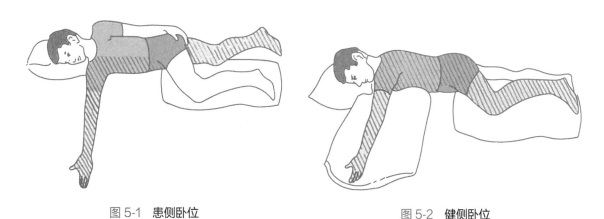

图 5-1　患侧卧位　　　　　　　　　　图 5-2　健侧卧位

（3）仰卧位:头部用枕头良好支撑,患侧肩胛和上肢下垫一长枕,上臂旋后,肘与腕均伸直,掌心向上,手指伸展位,整个上肢平放于枕上;患侧髋下、臀部、大腿外侧放垫枕,防止下肢外展、外旋;膝下稍垫起,保持伸展微屈(图5-3)。

（4）床上坐位:当病情允许,应鼓励病人尽早在床上坐起。但是床上坐位难以使病人的躯干保持端正,容易出现半卧位姿势,助长躯干的屈曲,激化下肢的伸肌痉挛。因此在无支持的情况下应尽量避免这种体位。取床上坐位时,髋关节屈曲近90°,病人背后给予完全支撑,使脊柱伸展,达到直立坐位的姿势,头部无须支持固定,以利于病人主动控制头的活动。患侧上肢用软枕支撑,有条件的可给予一个横过床的可调节桌子,桌上放一软枕,让病人的上肢放在上面(图5-4)。

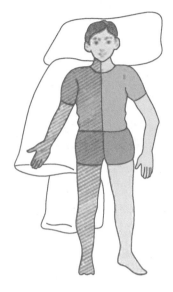

图 5-3 仰卧位

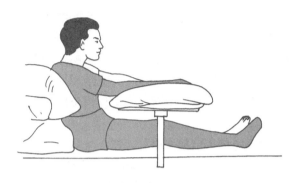

图 5-4 床上坐位

2. 脊髓损伤(高位)病人抗痉挛体位摆放

(1) 仰卧位:头部垫枕,将头两侧固定,肩胛下垫枕,使肩上抬前挺、肘关节伸直、前臂旋后、腕背伸、手指微曲,髋、膝、踝下垫枕,足保持中立位(图 5-5)。

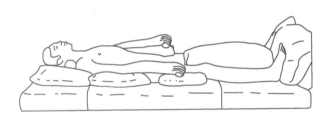

图 5-5 仰卧位

(2) 侧卧位:头部垫枕,上侧上肢保持伸展位,下肢屈曲位,将下侧的肩关节拉出以避免受压和后缩,臂前伸,前臂旋后,肢体下均垫长枕,背后用长枕靠住,以保持侧卧位(图 5-6)。

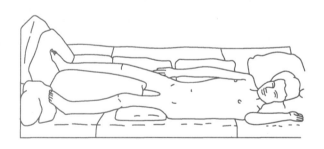

图 5-6 侧卧位

3. 骨关节疾病病人的功能位摆放 功能位指当肌肉、关节功能不能或尚未恢复时,必须使肢体处于发挥最佳功能活动的体位,是根据该部位功能的需要而设计的一种位置。在临床上,常采用绷带、石膏、矫形支具、系列夹板等将肢体固定于功能位。

(1) 上肢功能位:肩关节屈曲 45°,外展 60° (无内、外旋);肘关节屈曲 90°;前臂中间位(无旋前或旋后);腕关节背伸 30°~45° 并稍内收(即稍尺侧屈);各掌指关节和指间关节稍屈曲,由示指至小指屈曲度有规律地递增;拇指在对掌中间位(即在掌平面前方,其掌指关节半屈曲,指间关节轻微屈曲)。

(2) 下肢功能位:下肢髋伸直,无内、外旋,膝稍屈曲 20°~30°,踝处于 90° 中间位。

4. 烧伤病人抗挛缩体位　在烧伤的急性期,正确的体位摆放,可减轻水肿,维持关节活动度,防止挛缩和畸形,以及使受损伤的功能获得代偿。烧伤病人常常感觉非常不适,多采取长期屈曲和内收的舒适体位,极易导致肢体挛缩畸形。抗挛缩体位原则上取伸展和外展位,但不同的烧伤部位体位摆放也有差异,也可使用矫形器协助。烧伤病人身体各部位抗挛缩体位见表 5-1。

表 5-1　烧伤病人身体各部位抗挛缩体位

烧伤部位	可能出现的畸形	抗挛缩体位
头面部	眼睑外翻,小口畸形	戴面具,使用开口器
颈前部	屈曲挛缩	去枕,头部充分后仰
肩	上提、后撤、内收、内旋	肩关节外展 90° ~100° 并外旋
肘	屈曲并前臂旋前	肘关节处于伸展位
手背部	MP 过伸,PIP 和 DIP 屈曲,拇指 IP 屈曲并内收,掌弓变平(鹰爪)	腕关节背伸 20° ~30°,MP 屈曲 90°,PIP 和 DIP 均为 0°,拇指外展及对掌位
手掌部	PIP 和 DIP 屈曲,拇指 IP 屈曲并内收	MP、PIP 和 DIP 均为 0°,拇指外展,腕背伸 20° ~30°
脊柱	脊柱侧弯,脊柱后凸	保持脊柱成一条直线,以预防脊柱侧弯,尤其是身体一侧烧伤者
髋	屈曲、内收	髋关节中立伸展位;如大腿内侧烧伤,则髋关节外展 15° ~30°
膝	屈曲	膝关节伸直位
踝	足跖屈并内翻	踝关节背屈 90° 位,防止跟腱挛缩

注:PIP. 远端指间关节。DIP. 近端指间关节。MP. 掌指关节。IP. 指间关节。

(二) 体位摆放注意事项

病人体位摆放训练时,室内温度适宜,因温度太低可使肌张力增高。1~2h 变换一次体位,以维持良好血液循环。

1. 偏瘫病人抗痉挛体位摆放

(1) 床应平放,床头不得抬高,任何时候避免半卧位。

(2) 手中不应放置任何物品,也不应在足底放置任何物品,避免以此方法预防跖屈畸形。

(3) 任何时候禁忌拖、拉患侧上肢,以防止肩关节半脱位。

2. 脊髓损伤(高位)病人抗痉挛体位摆放

(1) 采取轴线翻身护理技术预防脊椎二次损伤。在侧卧位时,尽量使头部和脊椎保持正常对线,背后用长枕靠住,保持侧卧位,避免脊柱扭曲。

(2) 1~2h 变换一次体位,保持床单位平整、干燥,做好大小便失禁护理。

二、体位转移

体位转移是指人体从一种姿势转移到另一种姿势的过程,包括卧→坐→站→行走,是提高病人自身或在他人的辅助下完成体位转移能力的锻炼方法。其目的是教会瘫痪病人从卧位到坐位、从坐位到立位、从床到椅、从轮椅到卫生间的各种转移方法,使他们能够独立地完成各项日常生活活动,从而

Note:

提高其生活质量。瘫痪包括截瘫、四肢瘫、偏瘫等。体位转移包括床上运动和转移技术。

（一）床上运动

床上运动主要包括床上撑起运动、床上横向运动、床上坐位向前后移动。

1. **床上撑起运动** 协助病人坐起,病人在床上取伸膝坐位,身体前倾,两手掌平放在床上。病人肘关节伸直,用力撑起,使臀部离床并向上抬起。保护好病人,让病人作前后左右移动。此方法适用于截瘫病人。

2. **床上横向运动** 移向右侧时,将健侧下肢伸到患侧下肢的下方,用健足勾住患足向右移动。健侧下肢屈曲,用健足和肩支撑起臀部,同时将下半身移向右侧。将头缓慢移向右侧。向左移动与此类似。此方法适用于偏瘫病人。

3. **床上坐位向前后移动** 病人在床上取坐位,身体前倾,两手掌交叉向前。辅助病人抬高一侧臀部,将重心放在另一侧臀部上。辅助病人将抬起一侧的臀部向前或者向后移动,犹如病人用臀部行走。

（二）转移技术

转移技术主要包括从仰卧位到坐位运动、从坐到站的运动、床-椅转移运动等。

1. **从仰卧位到坐位运动** 病人仰卧,患侧上肢放于腹上,健足放于患侧足下呈交叉状。护理人员位于病人健侧,双手分别扶于病人双肩,缓慢帮助病人向健侧转身,并向上牵拉病人双肩。病人同时屈健肘支撑身体,随着病人躯体上部被上拉的同时病人伸健肘,手撑床面。健足带动患足一并移向床沿,两足平放于地面,整理成功能位。

2. **从坐到站的运动** 协助病人将脚跟移动到膝关节中离线的后方。协助病人身体向前倾;操作者面向病人站立,双下肢分开位于病人双腿两侧,用双膝夹紧病人双膝外侧以固定,双手托住病人臀部或拉住腰带,将病人向前上方拉起。病人双臂抱住操作者颈部或双手放于操作者肩胛部,与操作者一起向前向上用力,完成抬臀、伸腿至站立。协助病人调整重心,使双腿下肢直立承重,维持站立平衡。

3. **床-椅转移运动** 包括床-椅和椅-床的双方向转移。

（1）站立位转移法:推轮椅到床旁,与床成30°~45°夹角,刹住车闸,翻起脚踏板,协助病人坐于床边,双脚着地,躯干前倾;操作者面向病人站立,协助病人从坐位到站位;病人站稳以后,操作者以足为轴慢慢旋转躯干,使病人背部转向轮椅,臀部正对轮椅正面,使病人慢慢弯腰,坐至轮椅上;翻下脚踏板,将病人双脚放于脚踏板上。

（2）床上垂直转移法:将轮椅正面向床,垂直紧靠床边,刹住车闸;帮助病人取床上坐位,背对轮椅,躯干前屈,臀部靠近床沿,一手或双手向后伸抓住轮椅扶手,操作者站在轮椅的一侧,一手扶住病人的肩胛部,一手置于病人的大腿根部,病人上肢用力将臀部抬起向后上方移动,操作者协助病人,使病人的臀部从床上移动到轮椅上,打开车闸,挪动轮椅离床,使病人足跟移至床沿,刹住车闸,将双脚放于脚踏板上。

（三）体位转移注意事项

1. **体位转移前** 消除病人的紧张、对抗心理,以配合转移,护理人员应详细讲解转移的方向、方法和步骤,使病人处于最佳的起始位置。

2. **全面评估** 转移前护理人员应了解病人的能力,如瘫痪的程度和认知情况,需要的方式和力度的大小等。

3. **进行转移前** 应先计划移动的方法、程序和方向,并详细地分析病人身体的位置、病人所要完成的动作、辅助器具的位置及操作等。

4. **转移时的空间要足够** 床、椅之间转移时,椅子或者轮椅等放置的位置要适当(缩短距离及减小转换方向)、去除不必要的物件。

5. **互相转移时** 两个平面之间的高度尽可能相等,两个平面应尽可能靠近,两个平面的物体应稳定:如轮椅转移时必须先制动,椅子转移时应在最稳定的位置等。

6. 转移时应注意安全　避免碰伤肢体、臀部、踝部的皮肤,帮助病人穿着合适的鞋、袜、裤子,以防跌倒。

7. 病人和操作者　采用较大的站立支撑面,以保证转移动作的稳定性,操作者在病人的重心附近进行协助,要注意搬移的正确姿势。

(孟　玲)

思 考 题

1. 试述偏瘫病人抗痉挛体位摆放方法。
2. 试述体位转移方法。

第二节　呼吸训练与排痰技术

一、概述

呼吸训练(breath training)是指通过各种训练保证呼吸道通畅,提高呼吸肌功能,促进排痰和痰液引流,改善肺与毛细血管气体交换,加强气体交换效率,提高生活能力的方法。呼吸训练已广泛用于呼吸系统疾病、胸腹部手术后及其他合并呼吸功能障碍如高位脊髓损伤、周围神经损伤疾病病人的康复。呼吸训练主要包括放松训练、呼吸肌训练、腹式呼吸训练、缩唇呼吸法、局部呼吸法,预防及解除呼吸急促等。

排痰技术又称为气道分泌物去除技术(secretion removal techniques),可以促进呼吸道分泌物的排出、维持呼吸道通畅、减少反复感染,从而可有效地改善病人的肺通气功能和气体交换功能。排痰技术主要包括有效咳嗽训练、辅助咳嗽技术、体位引流、叩击、振动等方法。

二、呼吸训练

(一) 放松训练

放松训练有利于气急、气短所致的肌肉痉挛和精神紧张症状的缓解,减少体内能量消耗,提高呼吸效率。在进行呼吸训练前,必须先使病人全身放松。

进行放松训练时,病人可采取卧位、坐位或站立体位,放松全身肌肉。还可以选择一个安静的环境,进行静气功练习或借助肌电反馈技术进行前额和肩带肌肉的放松。对肌肉不易松弛的病人可以教其放松技术,让病人先充分收缩待放松的肌肉,然后再松弛紧张的肌肉,达到放松的目的。还可以做肌紧张部位节律性摆动或转动,以利于该部位肌群的放松。缓慢地按摩或牵拉也有助于紧张肌肉的放松。

(二) 呼吸肌训练

呼吸肌训练(ventilatory muscle training,VMT)是改善呼吸肌肌力和耐力的训练方式,主要强调吸气肌的训练。用于治疗各种急性或慢性肺疾病,主要针对吸气肌无力、萎缩或吸气肌无效,特别是横膈及肋间外肌。呼吸肌训练有 3 种形式:横膈肌阻力训练;吸气阻力训练;诱发呼吸训练。

1. 横膈肌阻力训练(strengthen the diaphragm)　病人仰卧位,头稍抬高的姿势。让病人掌握横膈吸气,在病人上腹部放置 1~2kg 的沙袋。让病人深吸气同时保持上胸廓平静,沙袋重量必须以不妨碍膈肌活动及上腹部鼓起为宜。逐渐延长病人阻力呼吸时间,当病人可以保持横膈肌呼吸模式且吸气不会使用到辅助肌约 15min 时,则可增加沙袋重量。

2. 吸气阻力训练(inspiratory resistance training)　为吸气阻力训练所特别设计的呼吸阻

力仪器以改善吸气肌的肌力及耐力,并减少吸气肌的疲劳。

病人经手握式阻力训练器吸气。吸气阻力训练器有各种不同直径的管子提供吸气时气流的阻力,气道管径愈窄则阻力愈大。每天进行阻力吸气数次。每次训练时间逐渐增加到 20~30min,以增加吸气肌耐力。当病人的吸气肌力/耐力有改善时,逐渐将训练器的管子直径减小。

3. 诱发呼吸训练器(incentive respiratory spirometry)　是一种低阻力的训练方式,或称为持续最大吸气技巧,是强调最大吸气量的维持。

病人尽可能深吸气,呼吸训练器提供病人视觉和听觉反馈。诱发呼吸训练器可增加病人吸气容积以预防术后肺泡陷落,同时也能增强神经肌肉疾病病人的呼吸肌。这种呼吸方式无论使用呼吸训练器与否都可进行训练。

病人仰卧或半坐卧位,放松舒适姿势。让病人做 4 次缓慢、轻松的呼吸。让病人在第 4 次呼吸时做最大呼气。然后将呼吸器放入病人口中,经由呼吸器做最大吸气并且持续吸气数秒钟。每天重复数次,每次练习 5~10 组。

训练中避免任何形式的吸气肌长时间的阻力训练。如果出现颈部肌肉(吸气辅助肌)参与吸气动作,则表明膈肌疲劳。

(三)腹式呼吸训练(diaphragmatic breathing)

正常呼吸时,膈肌运动占呼吸功的 70%。呼吸困难时,辅助呼吸肌也参与。慢性阻塞性肺疾病(chronic obstructive pulmonary disease,COPD)病人的横膈处于下降位,变得平坦和松弛,而且肺过度膨胀失去弹性回缩力,横膈难以上升,其运动只占呼吸功的 30%。为弥补呼吸量的不足,在平静呼吸时肋间肌或辅助呼吸肌也参与,即以胸式呼吸代替,吸气费力时呼气也主动进行,并且呼吸频率加快。重度呼吸肌疲劳时,也可出现错误的呼吸,即吸气时收缩腹肌,使横膈无法活动。当辅助呼吸肌处于持续紧张状态时,作用相互抵消,呼吸困难不仅不能缓解反而加重,耗氧量大大增加。

腹式呼吸也称膈肌呼吸,不是通过提高分钟呼吸量,而是通过增大横膈的活动范围以提高肺的伸缩性来增加通气的。横膈活动增加 1cm,可增加肺通气量 250~300ml,深而慢的呼吸可减少呼吸频率和每分通气量,增加潮气量和肺泡通气量,提高动脉血氧饱和度。膈肌较薄,活动时耗氧不多,又减少了辅助呼吸肌不必要的使用,因而呼吸效率提高,呼吸困难缓解。缓慢膈肌呼吸还可以防止气道过早萎陷,减少空气滞积,减少功能残气量。另外,膈肌呼吸在体外引流时有助于排除肺内分泌物。

进行腹式呼吸训练时,病人处于舒适放松姿势,斜躺坐姿位。操作者将手放置于前肋骨下方的腹直肌上。让病人用鼻缓慢地深吸气,病人的肩部及胸廓保持平静,只有腹部鼓起。然后让病人有控制地呼气,将空气缓慢地排出体外。重复上述动作 3~4 次后休息,不要让病人换气过度。让病人将手放置于腹直肌上,体会腹部的运动,吸气时手上升,呼气时手下降。病人学会膈肌呼吸后,让病人用鼻吸气,以口呼气。让病人在各种体位下(坐、站)及活动下(行走、上楼梯)练习腹肌呼吸。

(四)局部呼吸(segmental breathing)

局部呼吸适用于因手术后疼痛及防卫性肺扩张不全或肺炎等原因导致肺部特定区域的换气不足。

1. 单侧或双侧肋骨扩张(lateral costal expansion)　病人坐位或屈膝仰卧位。操作者双手置于病人下肋骨侧方。让病人呼气,同时可感到肋骨向下向内移动。让病人呼气,操作者置于肋骨上的手掌向下施压。恰好在吸气前,快速地向下向内牵张胸廓,从而诱发肋间外肌的收缩。让病人吸气时抵抗操作者手掌的阻力,以扩张下肋。病人吸气,胸廓扩张且肋骨外张时,可给予下肋区轻微阻力以增强病人抗阻意识。当病人再次呼气时,操作者手轻柔地向下向内挤压胸腔来协助。教会病人独立使用这种方法。病人可将双手置于肋骨上或利用皮带提供阻力。

2. 后侧底部扩张(posterior basal expansion)　病人坐位,垫枕,身体前倾,髋关节屈曲。病人双手置于肋后侧。按照上述的"侧边肋骨扩张"方法进行。这种方法适用于手术后需长期在床上保持半卧位的病人，因为分泌物很容易堆积在肺下叶的后侧部分。

（五）缩唇呼吸（pursed-lip breathing）

缩唇呼吸也称吹笛式呼吸（pursed-lip breathing）可降低呼吸频率，增加潮气量及增强运动耐力。

进行缩唇呼吸训练时，病人闭嘴经鼻吸气后，将口唇收拢为吹口哨状，让气体缓慢地通过缩窄的口形，徐徐吹出。一般吸气 2s，呼气 4~6s，呼吸频率 <20 次 /min。训练时病人应避免用力呼气使小气道过早闭合。呼气的时间不必过长，否则会导致过度换气。呼气流量以能使距口唇 15~20cm 处的蜡烛火焰倾斜而不熄灭为度，以后可逐渐延长距离至 90cm，并逐渐延长时间（图 5-7）。

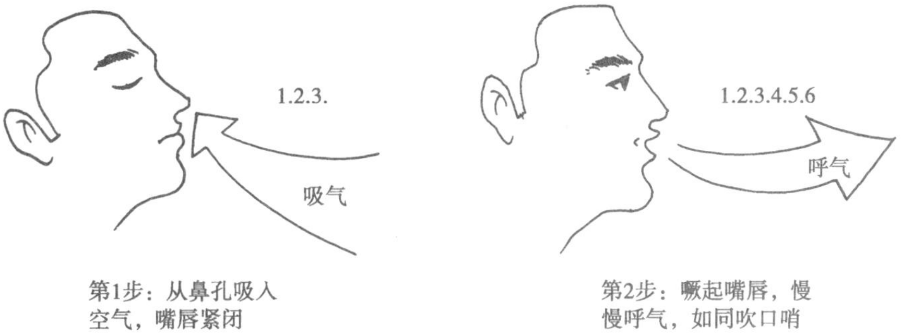
1.2.3.
吸气
1.2.3.4.5.6
呼气
第1步：从鼻孔吸入空气，嘴唇紧闭
第2步：噘起嘴唇，慢慢呼气，如同吹口哨

图 5-7 **缩唇呼吸**

（六）预防及解除呼吸急促

该方法适用于病人正常的呼吸模式被干扰而产生的呼吸短促，例如慢性阻塞性肺疾病（肺气肿、气喘）的周期性呼吸困难发作。病人用力过度或接触过敏原时。

指导病人放松、身体前倾，该体位可刺激膈肌呼吸。按医嘱使用支气管扩张剂。让病人吹笛式呼气，同时减少呼气速率，呼气时不要用力。每次吹笛式呼气后，以腹式吸气，不要使用辅助肌。让病人保持此姿势，并尽可能放松地继续吸气。

三、排痰技术

（一）有效咳嗽训练（effective cough training）

咳嗽是一种防御性反射，当呼吸道黏膜上的感受器受到刺激时，可引起咳嗽反射。无效的咳嗽只会增加病人的痛苦和消耗体力，加重呼吸困难和支气管痉挛，因此控制无效咳嗽，掌握有效咳嗽的方法和时机，是非常有必要的。

进行有效咳嗽训练时，将病人安置于舒适和放松的位置，指导病人在咳嗽前先缓慢深吸气，吸气后稍屏气片刻，快速打开声门，用力收腹将气体迅速排出，引起咳嗽。一次吸气，可连续咳嗽 3 声，停止咳嗽，并缩唇将余气尽量呼尽。之后平静呼吸片刻，准备再次咳嗽。如深吸气可能诱发咳嗽，可试断续分次吸气，争取肺泡充分膨胀，增加咳嗽频率。咳嗽训练一般不宜长时间进行，可在早晨起床后、晚上睡觉前或餐前半小时进行。

（二）辅助咳嗽技术（assisted cough techniques）

辅助咳嗽技术主要适用于腹部肌肉无力，不能引起有效咳嗽的病人。让病人仰卧于硬板床上或坐在有靠背的椅子上，面对着护士，护士的手置于病人的肋骨下角处，嘱病人深吸气，并尽量屏住呼吸，当其准备咳嗽时，护士的手向上向里用力推，帮助病人快速呼气，引起咳嗽。

（三）体位引流（postural drainage）

体位引流是依靠重力作用促使各肺叶或肺段气道分泌物流至大气管，再配合正确的呼吸和咳痰，将痰液排出的方法。体位引流的原则是将病变位置置于高处，使引流支气管的开口方向向下。本法适用于年老体弱、久病体虚、胸部手术后、疼痛等原因，不能有效咳出肺内分泌物者；慢性支气管炎、肺

Note:

气肿等病人发生急性呼吸道感染及急性肺脓肿痰量多（痰量在 300~400ml/d）且黏稠并位于气管末端者;潴留分泌物长期不能排清者,如支气管扩张等;某些特殊检查前的准备,如支气管镜、纤维镜、支气管造影等。

进行体位引流前,向病人解释体位引流的目的、方法以及如何配合,消除病人的紧张情绪;准备好体位引流用物。借助 X 线直接判定痰液潴留的部位,或者采用听诊、触诊、叩诊等方式判断。根据检查发现的痰液潴留部位,将病人置于正确的引流姿势,即痰液的潴留部位位于高处,使次肺段向主支气管垂直引流,同时观察病人的反应。具体部位及体位(图 5-8)。注意事项包括:①每次引流一个部位,一般 5~10min,如有多个部位,则总时间不要超过 30~45min,以防止造成病人疲劳;②在体位引流时,联合不同的徒手操作技术如叩击、振动等,同时指导病人做深呼吸或者有效地咳嗽促进痰液排出;③治疗频率应根据病人的病情而制订,一般情况下每天上、下午各引流一次,痰量较多时,可增至每天3~4 次。

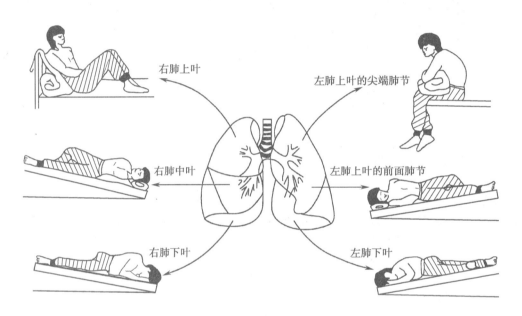

图 5-8 体位引流部位与体位

体位引流期间应配合饮水、支气管湿化、化痰、雾化吸入、胸部的扩张练习、呼吸控制等措施增加疗效;因为夜间支气管纤毛运动减弱,分泌物易在睡眠时潴留,宜在早晨清醒后做体位引流;不允许安排在饭后立即进行体位引流,应在饭后 1~2h 或饭前 1h 进行头低位引流,防止胃食管反流、恶心和呕吐;引流过程中需注意生命体征的变化。

(四) 叩击(percussion)

护士五指并拢,掌心空虚,呈杯状(图 5-9),于病人呼气时在肺段相应的特定胸壁部位进行有节律的快速叩击(80~100 次 /min),每一部位叩击 2~5min,叩击与体位引流相结合可使排痰效果更佳。这种操作不应该引起疼痛或者不适。对敏感的皮肤应防止直接刺激,可以让病人穿一件薄的柔软舒适的衣服,或者在裸露的身体上放一条舒适轻薄的毛巾,避免在骨突部位或者是女性的乳房区做敲打。由于叩击是力量直接作用于胸壁的,因此存在凝血障碍、肋骨骨折的病人禁用此方法。

(五) 振动(vibration)

两只手直接放在病人胸壁的皮肤上并压紧(图 5-10),当病人在呼气的时候给予快速、细小的压力振动,每次 0.5~1min,每一部位振动 5~7 次。振动法有助于纤毛系统清除分泌物,常用于叩击之后,禁忌证同叩击法。

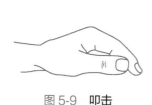

图 5-9 叩击

图 5-10 振动

（六）吸痰法（aspiration of sputum）

吸痰法是指利用机械吸引的方法，经口、鼻腔、人工气道将呼吸道的分泌物吸出，以保持呼吸道通畅的一种治疗方法。临床上主要用于年老体弱、危重、昏迷、麻醉未清醒前、气管切开等不能有效咳嗽、排痰者。临床上常用的吸痰装置有电动吸引器和中心负压吸引装置两种，它们利用负压吸引原理，连接导管吸出痰液。注射器吸痰法，一般用 50ml 或者 100ml 注射器连接吸痰管进行抽吸。适用于紧急状态下吸痰。

（方 华）

思 考 题

1. 腹式呼吸的训练方法是什么？
2. 如何为病人正确实施体位引流？

第三节 吞咽障碍护理技术

吞咽障碍护理可以帮助改善病人的吞咽功能，改变或恢复经口进食的方式；可以预防和减少并发症的发生，改善病人的营养状态；有利于病人整体功能的恢复，增强病人康复的信心。吞咽障碍护理技术主要应用于脑卒中、颅脑外伤、帕金森病等神经系统疾病导致的神经源性吞咽障碍病人。吞咽障碍护理技术包括管饲饮食和吞咽训练。

一、管饲饮食

管饲饮食能保证意识不清和不能经口进食病人的营养和水分供给，避免误吸。2 周内的管饲饮食可以采用鼻胃管和鼻肠管方法；2 周以上的管饲饮食建议采用经皮内镜下胃造瘘术和经皮内镜下空肠造瘘术。对于管饲饮食病人需同时进行吞咽功能的动态评估和康复训练。

二、吞咽训练

吞咽困难病人进行经口进食时，康复处理包括：间接训练，直接训练，代偿性训练，电刺激治疗，环咽肌痉挛（失弛缓症）球囊导管扩张术。

（一）间接训练

1. **口唇运动** 利用单音单字进行康复训练，如嘱病人张口发"a"音，并向两侧运动发"yi"音，然后再发"wu"音，也可嘱病人缩唇然后发"f"音。其他练习方式如吹蜡烛、吹口哨动作，缩唇、微笑等动作也能促进唇的运动，加强唇的力量。此外用指尖或冰块叩击唇周，短暂的肌肉牵拉和抗阻运动、按摩等，通过张闭口动作促进口唇肌肉运动。

2. **颊肌、喉部运动** 进行颊肌运动训练时，嘱病人轻张口后闭上，使双颊部充满气体、鼓起腮，随呼气轻轻吐出，也可将病人手洗净后，作吮手指动作，或模仿吸吮动作，体验吸吮的感觉，借以收缩颊部及轮匝肌肉,每日2遍,每遍重复5次。

进行喉上提训练时,嘱病人头前伸,使颌下肌伸展2~3s。然后在颌下施加压力,嘱病人低头,抬高舌背,即舌向上吸抵硬腭或发辅音的发音训练。目的是改善喉入口的闭合能力,扩大咽部的空间,增加食管上括约肌的开放的被动牵张力。

3. 舌部运动　病人将舌头向前伸出,然后左右运动摆向口角,再用舌尖舔下唇后转舔上唇,按压硬腭部,重复运动20次。

4. 屏气-发声运动　病人坐在椅子上,双手支撑椅面做推压运动和屏气。此时胸廓固定、声门紧闭;然后,突然松手,声门大开、呼气发声。此运动不仅可以训练声门的闭锁功能、强化软腭的肌力而且有助于除去残留在咽部的食物。

5. 冰刺激　用头端呈球状的不锈钢棒蘸冰水或用冰棉签棒接触腭咽弓为中心的刺激部位,左右相同部位交替刺激,然后嘱病人做空吞咽动作。冷刺激可以提高软腭和咽部的敏感度,改善吞咽过程中必需的神经肌肉活动,增强吞咽反射,减少唾液腺的分泌。

6. 呼吸道保护手法

(1) 声门上吞咽法:也叫自主气道保护法。先吸气后,在屏气时(此时声带和气管关闭)做吞咽动作,然后立即做咳嗽动作;亦可在吸气后呼出少量气体,再做屏气和吞咽动作及吞咽后咳嗽。

(2) 超声门上吞咽法:吸气后屏气,再做加强屏气动作,吞咽后咳出咽部残留物。

(3) 门德尔松氏手法:指示病人先进食少量食物,然后咀嚼、吞咽,在吞咽的瞬间,用拇指和食指顺势将喉结上推并处于最高阶段,保持这种吞咽状2~3s,然后完成吞咽,再放松呼气。此手法是吞咽时自主延长并加强喉上举和前置运动来增强环咽肌打开程度的方法,可帮助提升咽喉以助吞咽功能。

(二) 直接训练

进食时采取的措施,包括进食体位、食物入口位置、食物性质(大小、结构、温度和味道等)和进食环境等。

1. 体位　进食的体位应因人因病情而异。开始训练时应选择既有代偿作用且又安全的体位。对于不能坐位的病人,一般至少取躯干30°仰卧位,头部前屈,偏瘫侧肩部以枕垫起,喂食者位于病人健侧。此时进行训练,食物不易从口中漏出、有利于食团向舌根运送,还可以减少向鼻腔逆流及误咽的危险。颈部前屈是预防误咽的一种方法。仰卧时颈部易呈后屈位,使与吞咽活动有关的颈椎前部肌肉紧张、喉头上举困难,因此容易发生误咽。

2. 食物的形态　根据吞咽障碍的程度及阶段,本着先易后难的原则来选择。容易吞咽的食物特点是密度均匀、黏性适当、不易松散、通过咽和食管时易变形且很少在黏膜上残留。稠的食物比稀的安全,因为它能较满意地刺激触、压觉和唾液分泌,使吞咽变得容易。此外,要兼顾食物的色、香、味及温度等。不同病变造成的吞咽障碍影响吞咽器官的部位有所不同,对食物的要求亦有所不同。口腔准备期的食物应质地很软,易咀嚼,如菜泥、水果泥和浓汤,必要时还需用长柄勺或长注射器喂饲;口腔期的食物应有内聚、黏性,例如很软的食物和浓汤;咽期应选用稠厚的液体,例如果蔬泥和湿润光滑的软食,避免食用有碎屑的糕饼类食物和缺少内聚力的食物;食管期的食物为软食、湿润的食物,避免高黏性和干燥的食物。

根据食物的性状,一般将食物分为五类,即稀流质、浓流质、糊状、半固体和固体。半固体如软饭,固体如饼干、坚果等。临床实践中,应首选糊状食物。

3. 食物在口中位置　食物放在健侧舌后部或健侧颊部,有利于食物的吞咽。

4. 一口量　一般先以少量试之(3~4ml),然后酌情增加,如3ml、5ml、10ml。为防止吞咽时食物误吸入气管,可结合声门上吞咽训练方法。这样在吞咽时可使声带闭合封闭喉部后再吞咽,吞咽后咳嗽,可除去残留在咽喉部的食物残渣。调整合适的进食速度,前一口吞咽完成后再进食下一口,避免次食物重叠入口的现象,还要注意餐具的选择,应采用边缘钝厚匙柄较长,容量约5~10ml的匙子为宜。

5. 培养良好的进食习惯 最好定时、定量,能坐起来不要躺着,能在餐桌上不要在床边进食。

(三) 代偿性训练

代偿性训练是进行吞咽时采用的姿势与方法,一般是通过改变食物通过的路径和采用特定的吞咽方法使吞咽变得安全。

1. 侧方吞咽 让病人分别左、右侧转头,做侧方吞咽,可除去梨状隐窝部的残留食物。

2. 空吞咽与交替吞咽 每次进食吞咽后,反复做几次空吞咽,使食团全部咽下,然后再进食。可除去残留食物防止误咽,亦可每次进食吞咽后饮极少量的水(1~2ml),这样既有利于刺激诱发吞咽反射,又能达到除去咽部残留食物的目的,称为"交替吞咽"。

3. 用力吞咽 让病人将舌用力向后移动,帮助食物推进通过咽腔,以增大口腔吞咽压,减少食物残留。

4. 点头样吞咽 颈部尽量前屈,形状似点头,同时做空吞咽动作,可去除会厌谷残留食物。

5. 低头吞咽 颈部尽量前屈姿势吞咽,使会厌谷的空间扩大,并让会厌向后移位,避免食物溢漏入喉前庭,更有利于保护气道;收窄气管入口;咽后壁后移,使食物尽量离开气管入口处。

(四) 电刺激治疗

电刺激治疗包括神经肌肉低频电刺激和肌电反馈技术。

(五) 球囊导管扩张术

球囊导管扩张术用于卒中、放射性脑病等脑损伤所致环咽肌痉挛(失弛缓症)病人。如果在吞咽过程中出现吞咽与其松弛不协调时,食团就难以从咽部进入食管,造成吞咽困难,即环咽肌失弛缓症。球囊导管扩张术是用普通双腔导尿管中的球囊进行环咽肌痉挛(失弛缓症)分级多次扩张治疗。此方法操作简单,安全可靠,康复科医生、治疗师、护士均可进行。

1. 用物准备 14号普通球囊导尿管或改良硅胶双腔球囊导管、生理盐水、10ml注射器、液体石蜡及纱布等,插入前先注水入导尿管内,使球囊充盈,检查球囊是否完好无损,然后抽出水后备用(图5-11、图5-12)。

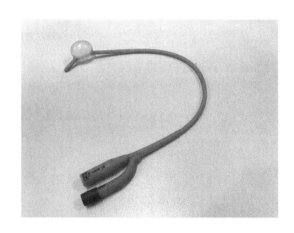

图 5-11 **普通导尿管球囊注水后**

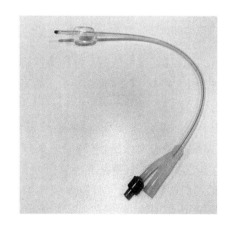

图 5-12 **改良硅胶双腔球囊导管球囊注水后**

2. 操作步骤 由1名护士按插鼻饲管操作常规将备用的14号导尿管经鼻孔插入食管中,确定进入食管并完全穿过环咽肌后,将抽满10ml水(生理盐水)的注射器与导尿管相连接,向导尿管内注水 0.5~10ml,使球囊扩张,顶住针栓防止水逆流回针筒。将导尿管缓慢向外拉出,直到有卡住感觉或拉不动时,用记号笔在鼻孔处作出标记(长度18~23cm),目的是为再次扩张时或扩张过程中判断环咽肌长度作为参考点。抽出适量水(根据环咽肌紧张程度,球囊拉出时能通过为适度)后,操作者再次轻轻地反复向外提拉导管,一旦有落空感觉,或持续保持2min后拉出,阻力锐减时,迅速抽出球囊中的水。再次将导管从咽腔插入食管中,重复操作 3~4 遍,自下而上地缓慢移动球囊,通过狭窄的食管入口,充分牵拉环咽肌降低肌张力。

3. 操作后处理　上述方法 1~2 次 /d。环咽肌的球囊容积每天增加 0.5~1ml 较为适合。扩张后,可给予地塞米松 +α 糜蛋白酶 + 庆大霉素雾化吸入,防止黏膜水肿,减少黏液分泌。

三、吞咽障碍护理注意事项

对于有吞咽障碍的病人应重视初步筛查及动态的观察和评估,防止误吸特别是隐性误吸的发生;科学进行吞咽功能训练,保证病人能够安全进食,避免渗透和误吸;在进食或摄食训练前后应认真清洁口腔,保持口腔卫生;对于吞咽障碍的病人,要尽早进行吞咽功能的训练,促进病人吞咽和进食功能的恢复;照顾者的教育与配合对病人的康复效果非常重要;康复团队协作能够给病人以最好的照顾与护理,从而保障病人安全进食和整体功能恢复。

(孟　玲)

思 考 题

1. 试述吞咽障碍病人的经口训练方法。
2. 试述吞咽障碍护理的注意事项。

第四节　神经源性膀胱护理技术

一、概述

神经源性膀胱护理的目的是促进膀胱排空、降低膀胱内压力、预防和减少并发症,保护上尿路,提高病人的生活质量。神经源性膀胱护理技术的选择和应用需要基于系统的评估,并考虑病人的功能、并发症、经济情况、依从性等多种因素。

二、神经源性膀胱护理原则

1. 以评估结果为依据　神经源性膀胱的护理管理应建立在系统的评估基础上,并且应该定期的随访和评价,根据评估结果调整护理管理措施。针对不同类型的神经源性膀胱病人,处理原则也不尽相同。

(1) 逼尿肌过度活动、低顺应性膀胱的病人:此类病人的护理管理原则是降低膀胱内压、预防并发症和保护上尿路,并减少尿失禁对日常生活的影响。可应用药物治疗,例如口服抗胆碱能药物、膀胱壁注射 A 型肉毒毒素等缓解膀胱逼尿肌过度活动;如有括约肌过度活动或存在逼尿肌 - 括约肌协同失调,可服用 α 受体阻断药缓解尿道出口阻力。护理技术可使用失禁辅助用品、进行膀胱功能训练、监测药物治疗效果和不良反应、记录排尿日记等,残余尿量过多时可配合间歇导尿。

(2) 逼尿肌活动不足的病人:此类病人的护理管理原则是减少残余尿、预防充溢性尿失禁及并发症,最终提高生活质量。护理技术可采用间歇导尿、膀胱功能训练、监测药物治疗效果和不良反应、记录排尿日记等,必要时可使用失禁辅助用品。

2. 早期干预　神经源性膀胱病人应尽早诊断并及时进行干预,预防出现各种并发症,避免上尿路损害。

3. 多学科协作　神经源性膀胱的护理管理包括排尿方式的选择、辅助用具的选择、膀胱功能训练等,同时还可能需要配合药物、手术治疗等。这需要多学科的共同参与。

4. 长期随访　部分神经源膀胱病人的排尿功能障碍可能长期存在,因此应定期随访,指导病人进行科学的护理管理,从而达到预防并发症、提高生活质量的目的。

三、神经源性膀胱护理技术

(一) 排尿方式

有效、及时的尿液排空是神经源性膀胱管理的重要内容,可以预防由于尿液潴留、残余尿增多和膀胱内压升高而造成的各种并发症。常用的排尿方式包括间歇导尿、留置导尿、耻骨上膀胱造瘘等。

1. 间歇导尿　间歇导尿(intermittent catheterization)是指仅在需要导尿时将尿管插入膀胱,排空后即拔除,不用留置于膀胱内的一种引流尿液的方法。与留置导尿相比较,间歇导尿在重建膀胱功能、预防并发症、提高病人生活质量方面更有优势,是目前神经源性膀胱病人首选的尿液排空方式。

(1) 作用:①可使膀胱规律性充盈与排空接近生理状态,防止膀胱过度充盈;②规律排出残余尿液,减少泌尿系统和生殖系统的感染;③使膀胱间歇性扩张,有利于保持膀胱容量和恢复膀胱的收缩功能;④减少排尿障碍对病人活动和心理的影响,提高病人生活质量。

(2) 适应证:①神经系统功能障碍,如脊髓损伤、多发性硬化、脊柱肿瘤等导致的排尿问题;②非神经源性膀胱功能障碍,如前列腺增生、产后尿潴留、膀胱内梗阻等导致的排尿问题等。

(3) 禁忌证:①不能自行导尿且照顾者不能协助导尿的病人;②缺乏认知导致不能配合插管者或不能按计划导尿者;③尿道生理解剖异常,如尿道狭窄,尿路梗阻和膀胱颈梗阻;④可疑的完全或部分尿道损伤和尿道肿瘤;⑤膀胱容量小于 200ml;⑥膀胱内感染;⑦严重的尿失禁;⑧每天摄入大量液体无法控制者;⑨经过治疗,仍有自主神经反射异常者。

(4) 方法:间歇导尿分为无菌间歇导尿(sterile intermittent catheterization,SIC)、清洁间歇导尿(clean intermittent catheterization,CIC)和部分无菌的间歇导尿。①无菌间歇导尿是用无菌技术实施的间歇导尿,其发生尿路感染的概率低于清洁间歇导尿。但是受技术难度的限制,建议在医院内由医护人员实施。②清洁间歇导尿是在清洁条件下进行的间歇导尿,可由病人及照顾者实施。清洁是指所用的导尿物品清洁干净,会阴部及尿道口用清水清洗干净,无须消毒,插管前使用肥皂或洗手液洗净双手即可,不需要无菌操作。③部分无菌的间歇导尿即在间歇导尿过程中部分使用了无菌技术,包括充分消毒外生殖器和 / 或使用无菌的导尿管、润滑剂、器械及手套等。部分无菌的间歇导尿的操作难度远低于无菌间歇导尿,能够由病人或照顾者自行完成,但其无菌要求高于清洁间歇导尿,在病人或照顾者自我管理的过程中,更利于减少导管所致的尿路感染。

(5) 时机和频率:间歇导尿宜在病情基本稳定、无须大量输液、饮水规律、无尿路感染的情况下开始。间歇导尿的病人一般需要先行尿流动力学检查、记录排尿日记,以确定膀胱类型、逼尿肌压力、膀胱安全容量、是否需药物介入、制订饮水计划等。一般每天导尿 4~6 次,每次导出尿量不宜超过膀胱安全容量。

知 识 链 接

间歇导尿的频率

在临床护理实践中,不建议单纯根据残余尿量多少确定导尿次数。但是以下护理常规可以参考:两次导尿之间能自行排尿 100ml 以上,残余尿量 300ml 以下时,每 6h 导尿一次;两次导尿之间能自行排尿 200ml 以上,残余尿量 200ml 以下时,每 8h 导尿一次;当残余尿量少于 100ml 或为膀胱容量 20% 以下时,可暂停导尿,但仍需定时监测自排尿量、残余尿量等。

Note:

(6) 饮水计划:饮水计划是病人进行间歇导尿前的准备工作及进行间歇导尿期间要遵从的重要原则,以避免膀胱因不能排尿过度膨胀而有损其功能。导尿开始前 3d 记录病人的日常饮水时间、量,找出饮水和排尿的规律,制订个体化的饮水计划(图 5-13)。一般平均饮水以 100~125ml/h 为宜,以防短时间内饮水过多导致膀胱过度、过快充盈。每天饮水量控制在 1 500~2 000ml,睡前 3h 避免饮水。避免饮用茶、咖啡、含酒精饮品、糖水等利尿性饮料,同时尽量避免摄入刺激性、酸辣食物。

(7) 排尿日记:排尿日记既是神经源性膀胱评估的重要内容,也是治疗和护理的组成部分。排尿日记有多种形式,可根据需要记录病人排尿频次、尿量、尿失禁发作情况、尿垫或衣物更换情况、液体摄入量等(图 5-13)。通过填写排尿日记,病人能够积极参与到神经源性膀胱的管理中来,对形成规律的排尿习惯、减少并发症、提高生活质量有积极意义。

饮水及排尿日记记录表

日期	时间	液体摄入量		排尿情况		漏尿情况		膀胱感觉	备注
		种类	量/ml	自排	导尿	次数	量/ml		

图 5-13 饮水及排尿日记记录表

(8) 注意事项:①选择软硬程度合适的导尿管,以减少对尿道黏膜的机械性损伤和刺激。②插尿管时宜动作轻柔,特别是男性病人,注意阴茎与腹部的角度,嘱病人缓慢深呼吸,慢慢插入尿管,切忌用力过快过猛致尿道黏膜损伤。③如在导尿过程中遇到障碍,应先暂停 5~10s 并把导尿管拔出 3cm,然后再缓慢插入,不可猛力插入;如在拔导尿管时遇到阻力,可能是尿道痉挛所致,应等待 5~10min 再缓慢拔管。④注意观察相关并发症如遇下列情况应及时报告处理:出现血尿;尿管插入或拔出失败;插入导尿管时出现痛苦增加并难以忍受。泌尿道感染:排尿时尿道口疼痛;尿液混浊、有沉淀物、有异味;下腹疼痛或背部疼痛及烧灼感等。脊髓损伤病人出现漏尿次数增多、膀胱充盈时自主神经反射异常等症状,应考虑是否存在逼尿肌压力增加、逼尿肌反射亢进等情况,报告医师并进一步检查及处理。

2. 留置导尿 留置导尿(indwelling catheterization)是用无菌技术经尿道将导尿管插入膀胱并长时间留置以引流尿液,这也是神经源性膀胱病人尿液排空的方法之一。适用于:①脊髓损伤急性期的病人。此时病人常表现为损伤平面以下躯体和肢体运动感觉及反射完全消失,排尿障碍以尿潴留多见,而且急性期常需要大量输液,因此需要短期内留置尿管以排空尿液。②不适合或拒绝实施间歇导尿者。③尿道损伤或者狭窄者。④膀胱逼尿肌过度活动、膀胱低顺应性病人。

需要注意的是,长久留置尿管已经很少用,易出现下尿路感染、附睾炎、尿道狭窄等并发症。留置尿管期间要保持管道的密闭性,无膀胱感染不需常规进行冲洗,不能长期夹闭导尿管,以免膀胱压力增高尿液反流。

3. 耻骨上膀胱造瘘　耻骨上膀胱造瘘(suprapubic cystostomy)是由下腹部耻骨联合上缘穿刺进入膀胱,放置导管将尿液引流到体外的一种方法,分为暂时性和永久性两种。适用于:①尿道异常,如尿道狭窄、尿路梗阻或尿道瘘;②复发性尿路梗阻;③导尿管插入困难;④继发于尿失禁的尿漏导致会阴部皮肤损伤;⑤心理因素,如身体形象或个人意愿;⑥希望改善性功能;⑦存在前列腺炎、尿道炎或睾丸炎。

需要注意的是,耻骨上膀胱造瘘与留置导尿相似,易出现尿路感染等并发症,应尽量避免长期使用。

(二)辅助用具

以尿失禁症状为主的神经源性膀胱病人,可以使用外部辅助用具以减少尿失禁对生活的影响。常用的外部辅助用具如尿垫,使用时应监测有无尿路感染、失禁性皮炎等并发症。男性尿失禁病人可以考虑使用带有阴茎套的外部集尿器。注意每日清洁阴茎并更换阴茎套,但过度肥胖、阴茎萎缩或回缩的病人佩戴外部集尿器会比较困难。

(三)膀胱功能训练

膀胱功能训练包括排尿习惯训练、诱导排尿训练、排尿意识训练、反射性排尿训练及盆底肌训练等。

1. 排尿习惯训练　详细记录病人 3d 的排尿情况,以确定病人排尿模式。根据排尿模式和日常习惯,确立排尿间隔时间表。排尿间隔时间不少于 2h,在预定的时间协助并提示病人排尿。病人仰卧位时上身抬高或坐位可利用尿液重力作用便于排尿。

2. 诱导排尿训练

(1) 利用条件反射诱导排尿:能离床的病人,协助病人到洗手间,坐在座厕上,打开水龙头让病人听流水声。对需卧床的病人,放置便器,用温热毛巾外敷膀胱区或用温水冲洗会阴,边冲洗边轻轻按摩病人膀胱膨隆处。

(2) 开塞露塞肛诱导排尿:采用开塞露塞肛,促使逼尿肌收缩,内括约肌松弛而导致排尿。

3. 排尿意识训练　适用于留置尿管的病人。每次放尿前 5min,病人卧于床上,指导其全身放松,想象自己在一个安静、宽敞的卫生间,听着潺潺的流水声,准备排尿,并试图自己排尿,然后由陪同人员缓缓放尿。想象过程中,强调病人运用全部感觉。开始时可由护士指导,当病人掌握正确方法后由病人自己训练。

4. 盆底肌训练　病人在不收缩下肢、腹部及臀部肌肉的情况下自主收缩盆底肌肉(会阴及肛门括约肌),每次收缩维持 5~10s,重复做 10~20 次,每日 3 组。病人也可以坐在马桶上,两腿分开,开始排尿,中途有意识地收缩盆底肌肉,使尿线中断,如此反复排尿、止尿,重复多次,使盆底肌得到锻炼。

(四)辅助排尿

辅助排尿包括反射性排尿和代偿性排尿,但是这些辅助排尿方式不适用于尿流动力学检查提示存在逼尿肌无抑制性收缩、膀胱压力升高和逼尿肌-括约肌协同失调等的病人,会增加尿液反流风险。因此,在使用前需要谨慎评估,要确保上尿路在尿动力学上是安全的才可使用。

1. 反射性排尿　通过叩击耻骨上膀胱区、挤压阴茎、牵拉阴毛、摩擦大腿内侧、刺激肛门等刺激,诱发逼尿肌收缩和尿道括约肌松弛,产生排尿。反射性排尿会引起自主神经反射异常(尤其是损伤平面在胸髓 T_6 及以上的脊髓损伤病人)、膀胱内高压、尿液反流等情况,因此应在尿流动力学监测确保安全的情况下才能使用。

2. 代偿性排尿训练　最常用的是 Valsalva 法和 Crede 法。①Valsalva 法:病人取坐位,腹部放松,身体前倾,用力屏气做排便动作,增加膀胱壁压力以利排尿;②Crede 法:用拳头于脐下 3cm 深按压并向耻骨方向滚动,动作缓慢柔和,同时嘱病人增加腹压帮助排尿。代偿性排尿训练会增加膀胱内压,也可能会引起反射性括约肌收缩,从而增加膀胱出口阻力,并不能够达到有效排尿,而且也会增加尿

Note:

路感染的发生率。因此代偿性排尿训练不适合用于膀胱逼尿肌反射亢进、逼尿肌括约肌失协调、膀胱出口梗阻、膀胱 - 输尿管反流、尿道异常的病人；患有颅内高压、心律失常或心功能不全等的病人也不适合进行代偿性排尿训练。

（五）注意事项

1. 系统评估　在实施神经源性膀胱护理前应进行系统的评估，以确定神经源膀胱的类型，并制订安全的康复护理计划。

2. 预防并发症　在实施神经源性膀胱护理期间，应密切监测相关并发症，如尿路感染、上尿路损害、失禁性皮炎等。

3. 定期复查　建议至少每年 1 次全面检查。尿常规每 2 个月 1 次，泌尿系超声及残余尿量测定每 6 个月 1 次，肾功能及尿流动力学检查每年 1 次。高度推荐采用影像尿流动力学检查，如果没有条件，也应进行非同步的膀胱尿道造影结合尿流动力学检查。如病人有不适或发现尿液颜色、性状等异常应及时就诊。

4. 心理护理　神经源性膀胱的康复是一个漫长的过程，在整个康复期间，需要做好病人的心理护理；详细讲解有关知识；说明配合训练膀胱功能可以逐步恢复，取得病人合作；症状稍有好转，应予以鼓励，以增强康复治疗信心。

（李　琨）

思　考　题

1. 试述神经源性膀胱护理管理的原则。
2. 试述神经源性膀胱病人常用的排尿方式及其注意事项。

第五节　神经源性肠道护理技术

一、概述

神经源性肠道功能障碍不仅给病人造成便秘、大便失禁等问题，还影响了病人的饮食、独立性和自尊，降低了病人的生活质量。神经源性肠道的护理管理是康复护理的重点和难点。

神经源性肠道护理的目的是帮助病人形成规律排便，消除或减少由于失禁造成的难堪，预防因便秘、腹泻与大便失禁导致的并发症，从而提高病人的生活质量。

二、神经源性肠道护理原则

1. 基于系统的评估　神经源性肠道护理管理计划应建立在系统评估的基础上，同时要定期进行评估和调整。

2. 个体化　制订神经源性肠道护理管理计划时，要考虑到病人的神经源性肠道类型，同时也要考虑病人患病前的生活习惯和排便习惯。反射性肠道病人主要表现为便秘，护理管理原则是建立规律的排便习惯，预防由便秘引起的并发症，如自主神经反射异常、肛裂、痔疮等。弛缓性肠道病人的排便反射被破坏，可表现为大便失禁和 / 或便秘。康复护理原则是保持成形大便，减少大便失禁的次数，养成规律排便习惯。

3. 早期干预　神经源性肠道的护理管理应在疾病的急性期启动，因为排便规律需要较长时间才能建立。

4. 多学科协作　神经源性肠道的护理管理需要多学科专业人士共同参与，包括医师、护士、治疗师、营养师等。

5. 长期随访　由于神经源性肠道病人的饮食、肠道功能、家庭工作环境、照顾者等都可能会随着时间和年龄出现变化,因此应对此类病人进行长期随访,至少每年 1 次。

三、神经源性肠道护理技术

神经源性肠道护理技术包括排便方式管理、饮食管理、运动指导、药物使用和肠道功能训练等。目标是:①实现规律排便(每天或隔天 1 次排便);②定时排便;③每次排便量正常;④粪便成形(可达到 Bristol 粪便性状量表的第三类、第四类);⑤排便时间控制在 30min 以内。

针对反射性肠道和弛缓性肠道,其肠道管理内容也有所不同。两种类型神经源性肠道的病人,都需要进行生活方式的调整,包括调节饮水、纤维素的摄入,保证足够的体力活动,制订个体化的肠道管理计划等;两种类型的病人都需要根据个体情况、按照医嘱选择使用口服缓泻剂、胃肠动力药等。反射性肠道病人的主要排便方式是手指直肠刺激、人工清便和 / 或使用直肠栓剂等药物;弛缓性肠道病人的主要排便方式是人工清便。为了达到充分清空直肠内粪便的目的,同时减少发生便秘和失禁的风险,反射性肠道病人每周至少 3 次排便,而弛缓性病人可能需要进行一天 1 次或多次的排便。

(一) 排便方式

1. 手指直肠刺激(digital rectal stimulation)　适用于反射性肠道病人。手指直肠刺激可诱发直肠肛门反射,促进结肠尤其是降结肠的蠕动,从而促进粪便的排出。手指直肠刺激既可由护士实施,也可指导病人或照顾者执行。通常在餐后 30min 实施。进行手指直肠刺激时,病人取侧卧位或坐在坐便椅上,操作者的示指或中指带指套,涂润滑油,缓缓插入肛门,用指腹一侧沿着直肠壁做环形滑动,持续 10~20s,直到感到肠壁放松、排气、有粪便流出。以上手指直肠刺激可每 5~10min 重复进行,直到粪便排清。如果操作前发现病人直肠内有粪块嵌塞,可先用人工清便方法将直肠的粪块挖清,然后再进行手指直肠刺激。

2. 人工清便(manual evacuation)　适用于弛缓性肠道病人。既可由护士实施,也可指导病人或照顾者执行。病人取侧卧位或坐在坐便椅上,操作者的示指或中指带指套,涂润滑油,缓慢插入肛门,由外向内挖出粪团,将直肠内的粪便挖清。

(二) 排便行为

1. 定时排便　根据病人既往的习惯安排排便时间,养成每日定时排便的习惯。一般在早餐或晚餐后 20~40min 进行排便,此时胃结肠反射最强,有利于粪便排出。

2. 排便体位　排便常采用可以使肛门直肠角增大的体位即蹲位或坐位,此时可借助重力作用使大便易于排出,也易于增加腹压,有益于提高病人自尊、减少护理工作量、减轻心脏负担。若不能取蹲或坐位,则以左侧卧位较好。

(三) 饮食和运动

神经源性肠道病人的均衡饮食对满足其机体需要、维持良好营养状态非常重要。纤维素的摄入以 15~20g/d 为宜,但是应根据病人的耐受程度进行调整,过多或过少的纤维素摄入都不利于病人的排便。另外,每天应保证足够的饮水量,防止粪便坚硬干燥、不易排出。若病人出现营养不良、脱水、体重显著下降、食欲不佳等情况,应及时咨询营养师。

规律的体力活动以及站立训练有助于神经源性肠道的管理,但应注意运动时的安全,预防跌倒或运动损伤。

(四) 盆底肌功能训练

病人平卧,嘱其吸气时收缩肛门,此时盆底肌向上提起;在肛门收缩时,大腿部、腹部等盆底肌以外的肌肉保持放松;保持收缩状态 5~10s,重复做 10~20 次,每日 3 组,以促进盆底肌肉功能恢复。

(五) 药物使用

1. 口服药物　常用口服药物有促胃肠动力药、各类缓泻剂等。护士应观察药物的疗效和不良

Note:

反应。

2. 直肠栓剂　甘油栓和开塞露是常用的直肠刺激剂和润滑剂。其他常用栓剂如比沙可啶栓等。使用栓剂时需注意栓剂应直接接触直肠壁。

（六）经肛门灌洗

经肛门灌洗（transanal irrigation）适用于进行保守肠道护理（包括手指直肠刺激、人工清便、药物、生活方式干预等）无效或疗效不佳的病人，有助于排空病人直肠、乙状结肠和降结肠内的粪便。该操作既可由护士实施，也可指导病人或照顾者执行。经肛门灌洗器有手动或电动等不同类型，可在餐后20~30min实施，灌洗液建议使用36~38℃温水（电解质失衡的病人可使用0.9%生理盐水），泵入速度为200~300ml/min。初始灌洗量可为500ml，每次可增加100ml。操作时，病人可坐在马桶或坐便椅上，将带有气囊的导管插入直肠，气囊充气以保持导管在直肠内，然后泵入灌肠液。灌洗结束后，将球囊放气并移除导管，然后排空灌洗液和其他肠内容物。实施经肛门灌洗时应密切监测肠穿孔、出血、结肠炎、电解质紊乱等并发症，脊髓损伤病人还需监测自主神经反射异常的发生。

（七）注意事项

1. 长期坚持　有效的肠道管理需要不断地评估和调整，可能数月才能建立规律的排便行为，这需要医护人员、病人和照顾者长期和共同的努力，因此应鼓励病人和家属配合治疗，增强其康复的信心。

2. 预防并发症　在实施神经源性肠道护理期间，应密切监测相关并发症。当病人出现腹泻时，注意对肛周皮肤的保护，避免发生皮肤损伤。脊髓损伤病人还需监测自主神经反射异常的发生。

（李　琨）

思 考 题

1. 试述神经源性肠道的护理管理原则。
2. 试述神经源性肠道病人的护理管理措施及其注意事项。

第六节　日常生活活动能力训练技术

一、概述

日常生活活动（activities of daily living, ADL）是指人们为了维持生存以及适应生存环境而必须每天反复进行的、最基本的、最具有共同性的活动。ADL大致包括运动、自理、交流、家务活动和娱乐活动等。自我照顾性活动即自我护理是个体在稳定或变化后的环境中维持生命，增进健康与幸福，确保自身功能健全和发展而进行的自我照顾活动。自理的内容主要包括进食、更衣、如厕、个人的清洁卫生等。根据病人的功能状况，针对性地进行自我照顾性日常生活活动能力训练，或通过代偿手段维持和改善病人的ADL能力，最终发挥病人的最大潜能，提高生活质量。

1. 训练环境与常用设备　进行ADL训练时最好有一间专门的训练室，室中模拟典型的家庭环境布置，配备床、椅、衣柜、个人卫生用品、坐便器、浴盆、厨房用具和清洁卫生工具等日常生活常用设施，还可以因地制宜、就地取材选取训练工具，有条件的情况下可配置环境控制系统，用以训练重度残疾病人。

2. ADL训练的方法与步骤

（1）评估功能状况：评估病人能完成和不能完成的日常生活活动，病人能否自己找出相应的解决方法；评估病人的整体情况，进行这些活动时是否安全。

（2）确定训练目标：训练的目标由病人提出，或由病人和护士协商决定。

（3）选择训练方法：根据病人不同的功能状况，选择适当的教学方法。如可采用视、听教学，也按照运动学习的步骤分阶段实际操作。

3. 训练原则　ADL 训练需要反复实践，并在实际应用环境中检验训练效果。

（1）针对性原则：严格按照病人疾病特点、病程、评定结果等制订个体化康复训练计划，并根据病人功能状况变化及时调整训练方案。

（2）渐进性原则：训练强度由小到大，时间由短到长，动作的复杂性由易到难。开始训练一项活动时难度不宜过高，以免引起焦虑情绪。根据病人功能状况的改善情况适时给予鼓励，增强其的自信心。

（3）持久性原则：训练时间越长，动作的熟练程度越高，效果越好，因此训练需要持之以恒。

（4）综合性原则：在训练中，既重视局部的训练，也要重视全身功能状况的改善，还要注意病人的心理健康状态。调整病人的心理状态，可以调动其参与训练的积极性，同时良好的功能训练效果，也可以促进病人的心理健康，所以训练中要注重病人身心整体功能的康复。

（5）安全性原则：不管采取任何训练方式，都应以保证病人安全为前提，训练中密切观察病人病情变化，避免因训练方法不当造成损伤或病情加重。

二、训练方法

(一) 进食障碍训练指导

饮食是人体摄取营养的必要途径。合理的饮食和营养可以满足人体需求，促进组织修复，提高机体免疫力，使病人尽快恢复。康复对象存在着的不同程度的功能障碍，都会直接或间接地影响进食和营养的补充，因此有必要进行进食障碍训练指导。

1. 训练条件　①病人意识清楚，全身状况稳定；②体位能够保持稳定；③能产生吞咽反射、咳嗽反射，根据病人的功能状况选择适当的餐饮用具。

2. 训练方法

（1）进食训练：①病人保持直立的坐姿，身体靠近餐桌，患侧上肢放在桌子上；卧床病人取健侧卧位；②将食物及餐具放在便于使用的位置，使用防滑底的餐饮具或在餐饮具下面安装吸盘或放置防滑垫防止其滑动，使用盘档防止饭菜被推出盘外；③用健手持食物进食，或用健手把食物放在患手中，再由患手将食物放入口中；④对丧失抓握能力、协调性差或关节活动受限者，可将食具进行改良，如使用加长加粗的叉、勺或佩带橡皮食具持物器等协助进食；⑤有吞咽障碍的病人必须先进行吞咽动作训练，再进行进食训练。

（2）饮水训练：①杯中倒入适量的温水，放在方便取放的位置；②可用患手持杯，健手协助稳定患手，端杯至口边，饮水；③使用加盖及有饮水孔的杯子，必要时可用吸管饮水。

3. 注意事项　①创造良好的饮食环境，排除干扰用餐的因素等；②根据康复对象的吞咽和咀嚼功能选择食物，进食后观察口中有无残存食物，必要时床旁备吸引器；③鼓励病人尽可能自己进食，必要时给予护理援助；④整个训练过程中护士必须守候病人，不得离开。

(二) 穿脱衣物训练指导

衣物的穿脱是日常生活活动不可缺少的动作。对有身体功能障碍而不能完成衣物穿脱动作的康复对象，只要能保持坐位平衡，有一定的协调性和准确性，即应当指导病人利用残存功能来解决衣物的穿脱问题，以恢复生活自理能力。下面以偏瘫病人为例指导穿脱衣物训练。

1. 训练条件　①病人能够保持坐位平衡；②病人健侧具备基本的活动能力，有一定协调性和准确性。

2. 训练方法

（1）穿、脱套头上衣：①先将患手穿上袖子并拉到肘部以上，再穿健侧衣袖，最后套头、整理；②脱衣时先将衣服脱至胸部以上，再用健手将衣服拉住，从背部将头脱出，脱健手后再脱患侧（图5-14）。

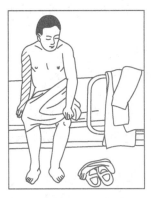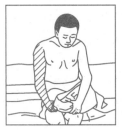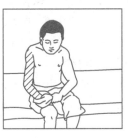

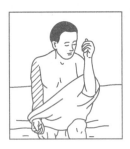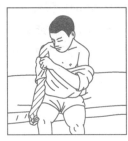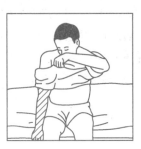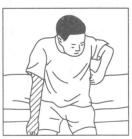

图 5-14　穿套头上衣（右侧偏瘫）

（2）穿、脱开身上衣：先穿患侧，再穿健侧，步骤如下：①把袖子穿在患侧的手臂上，继而把衣领拉至患侧的肩上；②健手转到身后把衣服沿患肩拉至健肩；③把健侧的手臂穿入另一侧衣袖；④把衣服拉好，系好扣子。脱衣顺序与穿衣顺序相反，先脱健侧，再脱患侧（图 5-15）。

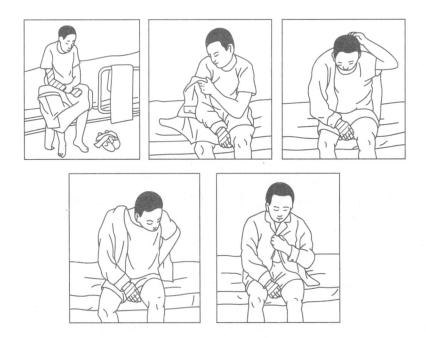

图 5-15　穿开身上衣（右侧偏瘫）

（3）穿、脱裤子：①穿裤时将患腿屈髋、屈膝放在健腿上，套上裤腿后拉到膝以上，放下患腿，全脚掌着地，健腿穿裤腿并拉到膝以上，抬臀或站起向上拉至腰部，整理系紧；②脱裤时顺序与穿衣顺序相反，先脱健侧，再脱患侧。

(4) 穿、脱袜子和鞋：①穿袜子和鞋时先将患腿抬起放在健腿上,用健手为患足穿袜子和鞋,放下患足,双足着地,重心转移至患侧,再将健侧下肢放到患侧下肢上方,穿好健侧的袜子和鞋;②脱袜子和鞋时顺序相反。

3. 注意事项　①衣物穿脱动作的训练,必须在掌握坐位平衡的条件下进行;②在衣物选择上,应当选用大小、松紧、薄厚适宜,易吸汗,又便于穿脱的衣、裤、鞋、袜,纽扣、拉链和鞋带使用尼龙搭扣,裤带选用松紧带等;③必要时可使用辅助用具,如纽扣牵引器、鞋拔等;④偏瘫病人在衣物穿脱顺序上,注意穿衣时先患侧后健侧,脱衣时先健侧后患侧。

（三）个人卫生训练指导

清洁是人的基本需要之一,全身皮肤和黏膜的清洁,对于体温的调节和并发症的预防具有重要意义,个人卫生特别是头面部的清洁和衣着的整洁也影响着人的精神状态和社会交往。康复对象生活不能自理,很多体现在不能解决个人的卫生问题。个人卫生包括洗手、洗脸、拧毛巾、刷牙、修剪指甲及入浴等。

1. 训练条件

（1）病人体温、脉搏、血压等生命体征稳定。

（2）病人能保持坐位平衡 30min 以上,有一定的转移的能力。

（3）健侧肢体肌力良好,可独立进行修饰、洗浴。

（4）浴室温度适宜,设施安全。

2. 训练方法

（1）洗脸、洗手训练：①病人坐在洗脸池前,用健手打开水龙头放水,调节水温,洗脸、患手和前臂（图 5-16）;②洗健手时,患手贴在水池边伸开放置或将毛巾固定在水池边缘,涂过香皂后,健手及前臂在患手或毛巾上搓洗（图 5-17）;③拧毛巾时,可将毛巾套在水龙头上,然后用健手将两端合拢,再向一个方向拧干（图 5-18）。

（2）刷牙训练：借助身体将牙膏固定（如用膝夹住）,用健手将盖旋开,刷牙由健手完成;还可采用助具协助进行,如环套套在手掌上,将牙刷插入套内使用。

（3）剪指甲：将指甲剪固定在桌子上,一端突出桌沿,伸入需修剪的指甲于剪刀口内,用患手掌下压指甲剪柄即可剪去指甲。双手力量均差者可用下颌操作指甲刀。

（4）洗澡：①盆浴。病人坐在浴盆外椅子上（最好是木质椅子,高度与浴盆边缘相等）,脱去衣物,先用健手把患腿置于盆内,再用健手扶住盆沿,健腿撑起身体前倾,抬起臀部移至盆内椅子上,再把健腿放于盆内。另一种方法是病人将臀部移至浴盆内横板上,先将健腿放入盆内,然后帮助患腿放入盆

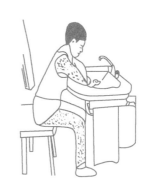

图 5-16　洗患手及手臂（右侧偏瘫）

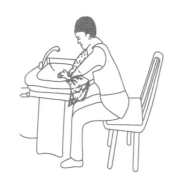

图 5-17　洗健手及手臂（右侧偏瘫）

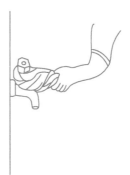

图 5-18　健手拧毛巾

Note:

内。洗浴完毕后,出浴盆顺序与入浴盆顺序相反。②淋浴。病人坐在椅子上,先开冷水管,再开热水管调节水温。洗澡时可用健侧手持毛巾擦洗或用长柄的海绵刷协助擦洗背部和身体的远端。如果患侧上肢肘关节以上有一定控制能力,可将毛巾一侧缝上布套,套于患臂上协助擦洗。将毛巾压在腿下或夹在患侧腋下,用健手拧干。

3. 注意事项　①洗澡水温一般在 38~42℃。②出入浴室时应穿防滑的拖鞋,要有人在旁边保护。③病人洗澡的时间不宜过长,浴盆内的水不宜过满。

(四) 乘轮椅如厕训练指导

排泄是维持生命的重要过程,病人独立完成如厕动作,能满足其关于隐私和自尊的需求。应根据病人的功能状况,对卫生间的环境和设施进行调整和改造,使病人安全顺利地完成轮椅到坐便器的转移、穿脱裤子、擦拭、冲洗和洗手等一系列如厕动作。

1. 训练条件　①病人能保持身体平衡。②卫生间符合无障碍卫生间要求。

2. 训练方法　①病人乘坐轮椅靠近坐便器,关好刹车,翻起脚踏板。②分开双脚,稳固地踏在地面上,躯干微向前倾,以健手撑起身子站起。③转向将两腿后面靠近坐便器,解开裤带,并脱裤子到臀部以下,膝盖以上,坐到便器上排便。④便后用健手擦拭,冲洗厕所,用手拉裤子站起后整理,洗手。

3. 注意事项　①训练时要有人保护。②卫生间的扶手要牢固耐用,地面要保持干燥。

(五) 步行训练指导

步行是人们日常生活中最基本的功能活动之一,恢复步行能力是大多数偏瘫病人及其家属最急迫的要求,也是康复治疗的重要目标之一。

1. 训练条件　①患腿要有足够的负重能力,能够支撑体重的 3/4 以上。②有良好的站位平衡能力,室内步行需达到 2 级平衡,室外步行需达到 3 级平衡。③下肢有完整的本体感觉,有主动屈伸髋、膝关节的能力。

2. 训练方法　①步行前准备活动:在帮助下(扶持或靠墙)能完成步行的分解动作,包括重心转移练习,患肢负重练习,交叉侧方迈步,前后迈步,加强膝、髋控制能力的练习等。②平行杠内训练或扶持步行训练:步行训练初期,为保证安全,最好让病人在平行杠内进行向前行走、向后倒走、转身、侧方行走等;偏瘫病人扶持行走时,护士要站在偏瘫侧,一手握住病人的患手,使其拇指在上,掌心向前,另一手从患侧腋下穿出置于胸前,手背靠在胸前处,使患手伸直,与病人一起向前缓慢步行。③室内行走:在平行杠内不扶杠能行走时即可进行室内行走。开始在室内平肢尽量以内收内旋的状态上抬,与健足站在同一层台阶上。下楼梯:健手抓住前下方的扶手→用健侧手足支撑身体,患足移至下一个台阶上→将健足下到与患足同一个台阶上。当病人熟练掌握后,可练习一足一阶法。

3. 注意事项　①训练时要提供安全、无障碍的环境。注意保护病人,穿合脚的鞋袜,不要紧接在饭后、午睡和入浴后训练。②偏瘫病人进行训练时,护士一定要给予必要的帮助,病人身体不稳时,不可牵拉其患侧肢体,以免造成骨折和脱白。

(孙　静)

思　考　题

---

1. 简述 ADL 训练的原则。
2. 试述进食障碍的训练条件和训练方法。

第七节　心理康复护理技术

一、概述

1. 定义　心理护理是指在康复护理过程中,护士运用心理学的理论和技术,以良好的人际关系为基础,通过各种方式或途径,给予病人积极的影响,以改变其不良的心理状态和行为,解决心理健康问题,促进病人的身心康复。康复护理的对象主要是残疾者和慢性病病人,他们不同程度地存在心理和社会适应障碍,所以心理护理应贯穿康复活动的全过程。

2. 残疾者常见心理问题　残疾是人生中的重大挫折,残疾者的心理反应和变化规律是影响康复进程的重要因素。病人从突然致残到慢性康复的过程中,心理活动复杂而多变,主要表现以下心理活动特点。

(1) 心理危机:是指个体在遇到突发事件或面临重大的挫折和困难时,既不能回避又无法用自己的资源和应激方式来解决时所出现的心理反应。可表现为食欲减退、睡眠障碍、恐惧、焦虑、抑郁、社交退缩、容易自责或怪罪他人等。护理人员应主动进行干预,提供心理援助,帮助病人顺利度过危机阶段。

(2) 焦虑心理:残疾会导致身体外观异常和机体部分功能的丧失,病人对自身的认识和感觉体验受到伤害,导致焦虑情绪。表现为无明确客观原因的紧张担心、心烦意乱、失眠、无助感和全身不适等。严重的焦虑不仅会增加生理和心理上的痛苦,而且会对康复进程产生不利的影响。

(3) 抑郁心理:残疾必然伴随功能丧失,同时长期受疾病的折磨,多数病人会产生轻重不同的抑郁情绪。轻者表现为情绪低落,丧失生活乐趣、食欲减退和体重减轻等,严重的抑郁会导致绝望。

(4) 自卑心理:指个体对于自我品质、自我能力的评价或自我信念处于消极状态。残疾者要面对自我形象的变化、功能的丧失、社会地位、经济收入以及家庭角色的巨大变化,容易产生自卑心理,表现为敏感多疑,过分的自我意识或心理失衡,往往避免参加社会活动,甚至自我隔离封闭。

(5) 孤独心理:社会信息的剥夺和对亲人依恋的需要得不到满足是病人产生孤独感的主要原因。残疾者常因外表的区别、机体功能受限、创造的社会价值较低、花费较多和连累家人等原因,在社会上受重视程度降低;同时残疾造成身体行动的不便,以及残疾者的自卑心理等,导致与社会接触减少,接受外界信息减少,容易产生孤独心理。

(6) 依赖心理:是一个人在自立、自信、自主方面发展不成熟,遇事往往犹豫不决,难以自己作出决定,过分地依赖他人才能决策和行动的一种不良心理。一个人患病或残疾以后,自然会受到家人和亲友的关心照顾,长期被照顾会使病人通过自我暗示,认为自己的病很严重,变得被动、依赖、顺从,情感脆弱甚至幼稚,爱与归属感增强,希望得到更多人的关心和温暖,否则会感到孤独、自怜。

(7) 退化心理:是心理和行为上出现的退缩反应,即表现出其年龄所不应有的幼稚行为反应,利用自己退化的行为来争取别人的同情与照顾,用以避免面对现实的问题与痛苦,例如,已养成良好生活习惯的儿童,表现出尿床、吸吮拇指、好哭、极端依赖等婴幼儿时期的行为。成人表现为以自我为中心,需求增多,不合作等。退化心理是病人的心理防御反应,此时病人需要更多的关心和支持。

3. 影响残疾者心理反应的主要因素

(1) 个体因素　①个体生物因素:伤残病人的心理状态受病人的年龄、疾病类型和躯体残疾程度影响;②个体心理因素:与病人的个性心理特征有关。

(2) 家庭因素:家庭成员作为病人最亲近的人,给予病人心理、经济上的支持以及日常生活的照料对病人的心理康复起着非常重要的作用。

(3) 社会因素　①发达的社会精神文明、完善的社会支持和保障系统利于残疾病人心理康复,早日回归社会;②医护人员因素:医护人员良好的道德品质,诊疗过程中和蔼可亲的态度、准确规范的语言以及高超的治疗技术都会对病人的心理康复起到积极的作用。

4. 心理护理的原则 ①建立良好的沟通环境：心理护理是在康复护理人员与病人的交往过程中完成的，融洽、良好的沟通交流环境是心理护理的基础。②身心治疗相结合：在康复护理中，各种疾病的心理因素和躯体因素可以互为因果和互相影响，因此在心理护理的同时应综合运用药物、运动疗法等其他治疗方法，积极处理和改善躯体症状。在躯体治疗的同时，要充分发挥心理护理的作用，消除心理因素和生理因素的相互影响而形成的恶性循环，使病人的身心功能协调平衡。③自主性原则：使病人认识到自我护理是一种为了自己的生存、健康及舒适所进行的活动，是一种心理健康的表现。护理人员要充分调动病人的主观能动性，积极参与自身康复活动，尽可能地部分或全部照顾自己，为全面康复创造条件。

二、心理护理方法

1. 营造积极向上的心理环境 护理人员应主动与病人交流，尊重病人，善于倾听。及时解决病人的疑问，以建立和谐的沟通环境。可根据病人疾病、性格及心理特点的不同安排病房和床位。将开朗乐观的病人与悲观消极的病人安排在同一间病房，将康复进展迅速、成功的病人与病情反复、情绪低落的病人安排在同一间病房，使他们能够进行情感和康复经验的交流，用一方积极的情绪去感染和改变另外一方，从而激发病人积极的心理状态。

2. 心理支持 支持心理疗法是护理人员通过护患沟通了解病人的心理问题，消除心理紊乱，提高心理承受能力，恢复心理平衡的一种护理方法。具体方法包括保证、解释、指导、鼓励和疏泄等。

（1）保证：残疾病人常将注意力全部集中在残疾的身体部位而忽略本身尚存的身体功能，导致自我评价太低，加重了痛苦和焦虑。护士可在康复评定的基础上，根据病人的实际情况用科学的态度对康复效果作出切合实际的保证，让病人看到康复的希望，缓解紧张情绪。

（2）解释：护士在了解病人心理问题的原因后，有针对性地进行解释。解释内容包括残疾者目前的处境，治疗程序，可能的恢复程度及医疗技术的局限性，情绪波动与疾病的关系等，逐渐消除一些不切实际的幻想，以良好的心态接受事实。

（3）指导：人生的中途致残者要面对家庭及社会角色的变化，许多具体问题需要指导，如护士要指导病人残疾后生活的安排、营养的摄入等，调节自己的生活方式，学会与残疾共生，以最佳的方式生活下去。

（4）鼓励：护理人员对病人恰当的鼓励且与病人的治疗阶段相联系时会取得很好的效果，而不应泛泛使用，如利用病人在康复过程中的任何进步进行正强化；用自己的康复知识发表权威性的评论；用自己乐观的情绪表达对病人康复的信心等。

（5）疏泄：致残后的人要经历心理危机及各种复杂多变的心理活动，护士要创造条件，诱导或启发病人将内心被压抑的痛苦和感受发泄出来，要以同情、谅解、耐心的态度听取病人的倾诉，获取病人的信任，从而有针对性地加以引导，使病人获得心理上的轻松感。

3. 正确应用心理防卫机制 应用积极的心理防卫机制如幽默、补偿、升华，可以化解心理危机，树立信心去克服困难和寻求新的出路。许多残疾人自强不息、顽强拼搏，不但能较好地康复，还能为社会作出贡献，最大限度地体现自己的社会价值。

4. 防止医源性因素的影响 医院和病房整洁舒适的环境，医护人员娴熟的技术操作，和蔼可亲的态度，权威性的影响和暗示，都会对残疾病人的心理活动产生积极的影响。医护人员要掌握病人的心理活动规律，满足病人的心理需要，防止医源性因素对康复进程的影响。

5. 提供康复信息和社会支持 给需要功能代偿的残疾者提供装备矫形器、假肢的信息；改造公共设施，使残疾者能方便地活动等都可以稳定病人情绪，提高其抗挫折能力。来自家属、亲友和社会各方面的精神和物质上的支持，良好的社会道德风尚，对他们身心康复、回归社会起着积极的作用。

6. 寻求心理咨询和心理治疗的帮助　康复护理人员运用心理学的理论和技术,通过和康复病人专业的心理沟通与咨询,达到心理康复护理的目的。

（孙　静）

─────── 思 考 题 ───────

试述心理支持疗法的具体方法。

第八节　康复护理环境管理

一、概述

（一）环境

1. 概念　环境是指围绕着人类的空间以及其中可以直接或间接影响人类生存和发展的各种自然环境因素与社会环境因素的总和。人与环境是相互依存、相互影响的对立统一体。

2. 分类　人类环境习惯上分为自然环境和社会环境。

（1）自然环境:是指环绕于人类周围的自然界,它包括大气、水、土壤、生物和各种矿物资源等。自然环境是人类赖以生存和发展的物质基础,包括未受人类活动干扰的原生环境和受人类活动影响较多的次生环境。

（2）社会环境:指人类通过经济、政治、文化等活动,在自然环境的基础上,为不断提高物质和精神生活水平,通过长期有计划、有目的的发展,逐步创造和建立起来的人工环境,包括社会制度、经济状况、生产活动、生活方式、文化教育、宗教信仰、风俗习惯和人际关系等。

（二）无障碍环境

1. 概念　无障碍环境对应的英文是"accessibility",意指能够进去、可接近、可获得、易到达。所谓无障碍环境指的是一个使残疾人既可通行无阻又易于接近的理想环境,包括物质环境、信息和交流的无障碍。

无障碍设施（accessibility facilities）是指为了保障残疾人、老年人、儿童及其他行动不便者在居住、出行、工作、休闲娱乐和参加其他社会活动时,能够自主、安全、方便地通行和使用所建设的物质环境。

2. 分类　在现代社会,人们每天需要接触不同的环境,包括家庭环境、工作环境和社会环境,而这些环境大多数是为健康人设计的,并未考虑到有各种功能障碍的残疾人。无障碍环境是保障包括残疾人、老年人等在内的全体社会成员平等、充分地参与社会生活,共享物质文化成果的基本条件。无障碍环境包括:

（1）物质环境的无障碍:城市道路、居住区、公共建筑等的规划、设计和建设应方便残疾人通行和使用,如城市道路既应满足轮椅和拐杖使用者通行,还要方便视力残疾者通行。

（2）信息和交流的无障碍:无论健全人还是功能障碍者,任何情况下都能平等、方便、无障碍地获取信息或使用通常的沟通手段利用信息。如影视作品、电视节目的字幕和解说,盲人有声读物,盲文试卷等,均能使听力、言语和视力残疾者无障碍地获得信息,进行交流。

（三）康复护理环境管理的注意事项

1. 安全性　康复护理的服务对象是有各种功能障碍的病人和生理功能减退的老年人,工作中首先要考虑环境的安全性,如通道照明良好,地面平整防滑,马桶旁安装扶手等,根据服务对象的功能状况及时去除环境中可能导致跌倒或身体伤害的危险因素,确保使用安全。

2. 舒适性　病房环境整洁,空气新鲜,无噪声污染,温湿度适宜,床间距保证轮椅通行等是病人对环境的基本要求,也是康复环境指导时遵循的基本原则之一。

3. **可及性**　指病人在无须他人帮助的情况下,能够方便地感知、到达、进入及使用环境设施,使病人能独立完成力所能及的事情。

4. **评估指导**　应根据病人在实际环境中的表现,进行现场评估,针对病人的适应情况进行相应的功能训练和指导。

二、医院环境建设要求

医院是为特殊人群服务的场所,无障碍设施的设置会大大提高人们就医的便捷性和安全性,而且可以从心理上改善功能障碍者就医的畏难情绪。我国《无障碍设计规范》(GB 50763—2012)国家标准对于医疗康复建筑制订了相应的规定,具体如下:

(一) 医院公共环境要求

1. **出入口**　应是水平可行走路线,地面做防滑处理。设有台阶和轮椅坡道时,入口处应设有平台让病人休息和准备进入,平台的深度不宜小于1.5m,上方应设置雨棚。

2. **轮椅坡道**　坡度约为5°,坡面要用防滑材料。坡道宽度不小于1.2m时,能保证一辆轮椅和一个人侧身通行;坡道宽度不小于1.5m时,能保证一辆轮椅和一个人正面相对通行;坡道宽度不小于1.8m时,能保证两辆轮椅正面相对通行。坡道两侧应设扶手,邻空侧应设5cm高的突起围栏以防轮椅轮子滑出(图5-19)。

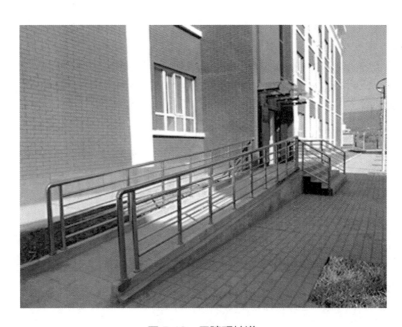

图 5-19　无障碍坡道

3. **门**　宜采用推拉门或平开门,避免使用力度大的弹簧门或玻璃门,门的净宽度不小于90cm,在距地面35cm范围内安装护门板。把手应选用横握式或U型把手,高度距地面85~90cm,在门把手一侧的墙面留有宽度不小于40cm的空间,使轮椅能够靠近门把手。宜取消门槛,如有门槛,高度及门内外地面高度差不宜大于1.5cm,并以斜面过渡。推荐使用按钮或感应式自动开闭的门。

4. **无障碍通道**　室内通道不宜小于1.20m,室外通道不宜小于1.5m。通道应连续,地面应平整、防滑、反光小或无反光,不宜设置厚地毯。固定在无障碍通道的墙、立柱上的物体或标牌距地面高度不宜小于2m,如小于2m时,探出部分宽度不宜大于10cm,如大于10cm,其距地面高度应小于60cm。

Note:

5. **无障碍楼梯、台阶**　楼梯宜采用直线形,宽度不宜小于 1.2m。台阶深度不宜小于 30cm,高度为 10~15cm。台阶踏面前缘应设计成圆弧形,踏面平整防滑或在前缘设防滑条。为便于弱视者辨别,踏面和踢面的颜色宜有区分和对比,上行及下行的第一台阶宜在颜色或材质上与平台有明显区别。距踏步起点和终点 25~30cm 处宜设提示盲道。当台阶比较高时,宜在两侧做扶手(图 5-20)。

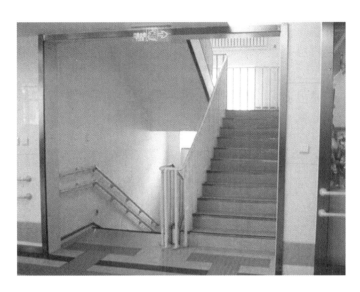

图 5-20　无障碍楼梯、台阶

6. **无障碍电梯**

(1) 候梯厅:深度不宜小于 1.50m,宽度不宜小于 90cm,公共建筑及设置病床梯的候梯厅深度不宜小于 1.8m。应设电梯运行显示装置和抵达音响,呼叫按钮高度为 0.9~1.1m,电梯出入口地面宜设盲道提示标志。

(2) 轿厢:轿厢门开启的净宽度宜不小于 80cm,电梯门应自动关闭且延迟;轿厢侧壁上应设高 0.9~1.1m 带盲文的选层按钮、电行显示装置和报层音响,三面壁上应设扶手;正面高 90cm 处至顶部应采用有镜面效果的材料,使乘轮椅病人进出电梯时能清楚地观察到自己和周围人所在的位置。轿厢最小规格不宜小于 1.4m×1.1m,中型规格不宜小于 1.6m×1.4m,医疗建筑与老人建筑宜选用病床专用电梯(图 5-21)。

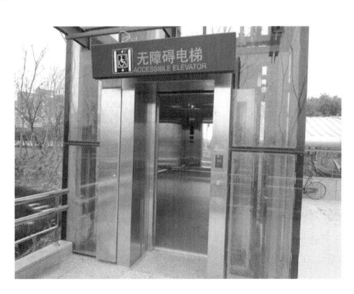

图 5-21　无障碍电梯

Note:

7. 扶手无障碍 扶手要防滑、易于抓握且安装坚固,应能承受100kg以上的重量。高度宜为85~90cm,内侧与墙面的距离不宜小于4cm。扶手保持连贯,末端应向内拐到墙面或向下延伸不小于10cm,栏杆式扶手应向下成弧形或延伸到地面上固定。

8. 无障碍卫生间 面积不宜小于4.00m²,地面应防滑、不积水。门应采用向外开启的平开门,通行净宽度不小于80cm,并安装门外可紧急开启的门锁。坐便器高40~45cm,两侧安装相距80cm的扶手,扶手距地面70cm,也可采用可移动扶手。小便器下口距地面高度不宜大于40cm,两侧距地面90cm处设垂直扶手,正面120cm处设横向扶手。洗手盆水嘴中心距侧墙宜大于55cm,其底部应留出空间供乘轮椅者移动。在洗手盆上方安装的镜子应倾斜向下,可以照到轮椅里的身体部分,镜子中心离地约105~115cm。水龙头开关应采用长柄式或自动感应开关。在坐便器旁的墙面高40~50cm处安装救助呼叫按钮(图5-22)。

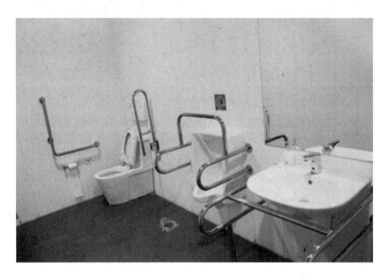

图5-22 无障碍卫生间

9. 低位服务设施 诊区的分诊台、挂号处和缴费处、病区的护士站、公共电话台、查询处和饮水器的服务台等应设置低位服务设施,方便乘轮椅者或身材较矮人士接触和使用,其上表面距地面高度宜为70~85cm,下方宜留空间供乘轮椅者移动。

10. 其他 院区室外及候诊区在设置正常座椅的同时,预留轮椅停留空间。儿童医院每层应至少设置一处母婴室,并靠近公共厕所,母婴室设有婴儿打理台、水池、座椅等设施。挂号、收费、取药或报告处应设置文字显示器和语言广播装置。

(二) 病房环境要求

1. 房间的布置应符合以下要求:

(1) 不同类型的残疾者对病室环境有不同的需求:①每张病床净使用面积不小于6m²,床间距应大于1.2m。②床面高度、坐便器高度、浴盆或淋浴座椅高度应与标准轮椅坐高一致,以方便转移。病床一侧留有直径不小于1.5m的轮椅回转空间,通道宽度不小于1.5m。③病室内不宜放置过多物品,在卫生间及病房的适当部位,需安装救助呼叫按钮。④门把手、电灯开关、水龙头、洗脸池等的高度均低于常规高度;窗户和窗台也略低于常规高度,以不影响病人观望窗外的视线。⑤家具根据坐位的高度选择,勺子、碗、梳子等日常生活用品均应符合残疾者的功能状态。

(2) 单侧忽略病人对病房环境的要求:偏瘫病人常患有单侧忽略,即忽略患侧身体和患侧空间,所以应尽量吸引病人注意力在患侧,如将床头桌放在患侧,桌上放置病人喜欢的食品和物品,吸引病人向患侧转头并使用健侧上肢越过患侧取放物品。电视机、收音机等也放在患侧,医护人员查房、陪护对病人进行照顾等均在患侧以引起病人对患侧的注意。

（3）互动交流：患有言语功能障碍的病人尽量安排与言语功能较好的病人同住，鼓励病人相互交流，帮助提高语言能力。视觉障碍者，病室内物品摆放合理、整齐，地面避免放置障碍物。

2. 无障碍浴室应符合以下要求：

（1）地面：要求防滑和不积水。浴间入口宜采用活动门帘，如采用平开门，门扇应向外开启，既节省浴间面积，也便于紧急情况时进行救援。

（2）淋浴间：无障碍淋浴间短边宽度不宜小于1.5m，应设距地面高70cm的水平抓杆和高1.4~1.6m的垂直抓杆。淋浴喷头为手持式，控制开关及毛巾架高度距地面不宜大于1.2m。热水管要予以屏蔽，以免烫伤使用者，尤其是有感觉障碍的病人。

（3）盆浴间：浴盆高度为40~45cm，在浴盆一端设置方便进入和使用的坐台，坐台高度宜为45cm，深度不宜小于45cm，方便病人转移和摆放浴用物品。浴盆内侧应设高60cm和90cm的两层水平抓杆，长度不小于80cm。洗浴坐台一侧的墙上设高90cm、长度不小于60cm的安全抓杆。

三、居家环境建设与改造指导

我国《住宅设计规范》（GB 50096—2011）对住宅无障碍建设制定了相应的标准。无障碍家居环境改造包括建筑物出入口、室内地面平整及坡化、房门改造、厨房低位灶台、卫生间改造及安装改善残疾人家居生活条件的其他设施等。

（一）出入口

1. 在住宅楼首层出入口修建无障碍坡道；走廊、楼道加装扶手；楼梯口、门口铺设盲道；安装语音对讲门铃、闪光门铃或可视门铃；单元楼内电梯加装语音系统。

2. 平房家庭院内至户外通道地面平整硬化，户内实现无障碍通行，房门应便于轮椅通过。

（二）起居室（厅）

1. 有良好的朝向及视野，墙面、门宽及家具位置，应符合轮椅使用要求。室内地板不应打蜡，地毯尽量去除。

2. 家具不宜过多，外露部分应经过圆弧处理，避免棱角。家具材质宜选择皮革、布艺类的软性材质，少用玻璃类易碎、尖锐的装修材料和家具，尽量降低残疾人摔倒磕碰后受到的伤害。沙发不宜过软、过深和过矮，方便残疾人起坐。橱柜高度应≤120cm，深度≤40cm。

3. 室内灯光照明应有弱有强，夜间最好有低度照明，便于起夜如厕；视力较弱的人，写字看书灯光应强一些。电源插座、开关应安装在方便、安全部位，电源开关高度应为90cm，插座高度应为40cm。室内温度可调节，因脊髓损伤病人特别是颈髓损伤病人存在体温调节障碍。

4. 智能家居产品的使用。盲人选用多功能语言报时钟、语言电子盲表、盲人专用电话或其他配有盲文标志的产品；对于聋哑人，可通过增加光的强度、振动仪器等来提醒通知；行动不便者轻按遥控器，窗帘自动拉开等智能家居产品的使用，极大方便了残疾人的日常生活，提高了自理能力。

（三）卧室

1. 床头应靠墙或墙角，床腿底部采用负压吸盘使之固定，床前应有充足的轮椅回转空间。

2. 床的高度应与轮椅的座位高度接近，方便进行床与轮椅之间转移。对于非轮椅使用者，床的高度应以残疾者坐在床边时，髋、膝、踝关节保持约90°，双足能平放在地面上为宜。

3. 床边应放置床头柜用于摆放床头灯、电话、药品或救助呼叫按钮等，残疾者在床上可以触及。

4. 衣柜内挂衣杆的高度距地面≤120cm，深度≤60cm，方便乘轮椅者自如取挂衣物，衣柜内的横隔板距地面不高于130cm。

（四）厨房

1. 对于轮椅使用者，厨房的门要能使轮椅通过，空间应足够轮椅转动。操作台距地面高度应在75~80cm，或可升降；台面深度50~55cm，台下容腿空间净宽度宜≥60cm，高度宜≥60cm，深度宜≥25cm。台面光滑以便必要时搬运重物。厨房用具需设置在方便易取的位置。

2. 水池以及灶炉下方均应留有放入双膝和小腿的空间。洗涤池边缘需下凹,下面的管道宜有所遮挡,以免对轮椅使用者形成障碍。

3. 吊柜柜底离地面高度宜 <120cm,吊柜深度≤25cm,最好能自动升降,把手最好是长条形,橱柜内的储物架采用拉框式或轨道式以便于拿取。

4. 厨房内的热水管给予屏蔽以防烫伤;燃气灶具的控制开关设在前端,便于使用;燃气管道宜用明管且有保护措施;厨电使用尽量安全,宜选用智能型产品,视力残疾人家庭可配置专用电磁炉、电压力锅和电饭煲(图 5-23)。

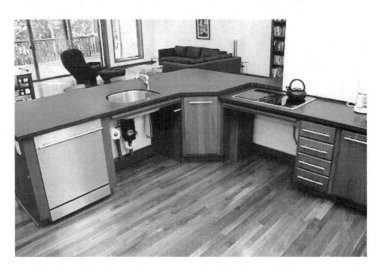

图 5-23　无障碍厨房

(五) 卫浴间

1. 空闲面积足够轮椅在里面 360° 旋转,门口能让轮椅顺利通过;地面宜选用有花纹、防滑性好的地砖和防滑垫,确保地面平整,不积水;安装必要的扶手及紧急呼叫装置。可以在墙壁上安装可折叠凳,方便使用且节省空间。

2. 宜选用功能齐全的智能型马桶。选用坐便器时,宜选择挂墙式坐便器,可以节省空间,且易于清洁。

3. 洗手盆宜采用挂墙式或立柱式,下部留有乘轮椅者膝盖伸入的空间。

(张妙媛)

思 考 题

1. 试述无障碍环境分类。
2. 试述为轮椅使用者进行居家环境改造指导。

URSING

第六章

常见神经疾病病人康复护理

06章 数字内容

── 学 习 目 标 ──

● 知识目标：
1. 掌握脑卒中、颅脑损伤、脑性瘫痪的主要功能障碍和康复护理措施。
2. 掌握脊髓损伤、周围神经病损伤、阿尔茨海默病病人存在的主要功能障碍、康复护理措施及康复护理指导。
3. 熟悉格拉斯哥昏迷量表（Glasgow coma scale，GCS）计分的轻、中、重型分类法。
4. 熟悉帕金森病的概念、病因、诊断和鉴别诊断以及流行病学特点，阿尔茨海默病临床表现、记忆障碍、语言障碍、定向能力障碍概念。
5. 了解周围神经病损、帕金森病、阿尔茨海默病概念、病因、损伤、分类、诊断与流行病学特点。
● 能力目标：
能对脑卒中、脑性瘫痪、脊髓损伤及帕金森病病人进行康复护理评估，围绕康复护理原则与目标根据评估结果制订康复护理措施，并进行康复护理指导。
● 素质目标：
1. 培养发现问题、分析问题、解决问题的临床思维。
2. 培养尊重病人、保护病人隐私的人文精神。
3. 树立专业、敬业、爱业的护理学价值观，培养多学科协作的团队意识。

第一节　脑　卒　中

 ————————————　导入情境与思考　————————————

李先生,男,52 岁,因突发言语困难、右侧肢体无力 2h 入院。

病人于 6 点睡醒后突发言语不能,右侧肢体活动不利。既往高血压病史 10 余年。

体格检查:T 36.5℃,P 86 次/min,R 18 次/min,BP 170/90mmHg,失语,双眼向左凝视,右鼻唇沟变浅,伸舌右偏,右侧肌张力低,右侧肢体肌力 0 级(Brunnstrom 分期 1 期)。

辅助检查:MRI 显示 T1 低信号和 T2 高信号病变区域,诊断为缺血性脑卒中。

请思考:

1. 病人目前存在的主要功能障碍有哪些?

2. 针对病人的功能障碍护士应如何评估?

一、概述

(一) 概念

脑卒中(stroke),又称脑血管意外(cerebrovascular accident,CVA),是指急性起病,症状持续时间至少 24h,由脑局部血液循环障碍所致的神经功能缺损综合征。根据脑卒中的病理机制和过程分为两类:出血性脑卒中(脑实质内出血、蛛网膜下腔出血)和缺血性脑卒中(脑血栓形成、脑栓塞,统称脑梗死)。

(二) 病因

依据解剖结构与发病机制,脑卒中的病因包括以下几类:

1. **血管壁病变**　高血压性动脉硬化和动脉粥样硬化,风湿、结核或梅毒所致动脉炎,先天性动脉瘤或动、静脉畸形,血管损伤等。

2. **血液流变学及血液成分异常**　高脂血症、高血糖、高蛋白血症、白血病或红细胞增多症等所致血液黏滞度增高,血小板减少性紫癜症、血友病、DIC 等所致凝血机制异常。

3. **心脏病**　各种心脏相关疾病引起的栓子脱落是心源性脑梗死的主要病因。

4. **血流动力学因素**　高血压或低血压,血容量改变。

5. **其他**　颈椎病、肿瘤压迫邻近血管,颅外空气、脂肪、癌细胞、细菌等栓子脱落进入颅内。

世界卫生组织(World Health Organization,WHO)指出脑卒中的危险因素包括:

1. **可调控的因素**　高血压、心脏病、糖尿病、高脂血症等。

2. **可改变的因素**　不良饮食习惯、大量饮酒、吸烟等。

3. **不可改变的因素**　年龄、性别、种族和家族史等。

(三) 诊断

1. **脑出血**　既往有高血压病史者,情绪激动或体力活动时突然发病,迅速出现不同程度的意识障碍及颅内压增高症状,伴偏瘫、失语等体征,应考虑为本病,CT 等检查可明确诊断。

2. **蛛网膜下腔出血**　在活动或情绪激动时突然出现剧烈头痛、呕吐、脑膜刺激征阳性,CT 检查显示蛛网膜下腔内高密度影,脑脊液检查为均匀一致血性,可明确诊断;若能行 DSA 检查,可明确病因(先天性动脉瘤或脑动静脉畸形)。

3. **缺血性脑卒中**　中老年病人,有高血压、高血脂、糖尿病等病史,发病前可能有短暂性脑缺血发作史,在安静休息时发病为主;症状逐渐加重;发病时意识清醒,而偏瘫、失语等神经系统局灶体征明显,结合头部 CT 及 MRI 检查,可明确诊断。

（四）流行病学

脑卒中是危害中老年人身体健康和生命的主要疾病之一，它与心脏病、恶性肿瘤构成人类三大致死疾病。脑卒中也是成人首要的致残疾病，约 2/3 幸存者遗留有不同程度的残疾。其发病率、患病率和死亡率随着年龄的增长而增高。我国脑卒中的发病呈现北方高于南方、西部高于东部的特征，且寒冷季节发病率高，尤其是出血性脑卒中的季节性更为明显。根据 2017 年发表的（National Epidemiological Survey of Stroke in China，Ness-China）中国脑卒中流行病学调查研究，我国脑卒中年发病率为 345.1/10 万人，年死亡率为 159.2/10 万人，年患病率为 1 596.0/10 万人，每年新发病例约 240 万，每年死亡病例约 110 万，存活者约 1 100 万。

随着人口老龄化的加剧，脑卒中造成的危害日趋严重，给社会、家庭带来沉重的负担和痛苦，大部分脑卒中会引起运动、言语、感觉、吞咽、认知及其他障碍，严重影响病人的身心健康从而使其生活质量明显下降。大量循证和临床实践证明，积极、早期、科学、合理的康复训练能改善病人的功能障碍程度，从而改善其生活质量。

二、主要功能障碍

（一）运动功能障碍

脑卒中病人运动功能障碍是脑卒中后最常见、最严重的功能障碍，由锥体系统受损引起，是致残的重要原因。运动功能障碍多表现为一侧肢体不同程度的瘫痪或无力，即偏瘫。

（二）言语功能障碍

言语功能障碍是指口语、书面语、手势语等交流能力的缺陷。脑卒中后言语功能障碍包括失语症和构音障碍两个方面。

1. **失语症**　失语症是指由于脑部损伤使原已获得的语言能力受损或丧失的一种语言障碍综合征，也是优势大脑半球损害的重要症状之一。主要表现为对语言的表达和理解能力障碍；对文字的阅读和书写能力障碍；高级信号活动的障碍（如计算困难、乐谱阅读困难等）。常见类型有：运动性失语，感觉性失语，传导性失语，命名性失语，经皮质运动性失语，经皮质感觉性失语，完全性失语等。

2. **构音障碍**　构音是把语言符号通过声音表达出来的过程，正常由呼吸运动、发声运动和调音运动三部分共同协调完成。上述过程出现障碍而表现出的发声困难，发音不准，吐字不清，声响、音调、速度及节律异常，鼻音过重等言语特征改变，即为构音障碍。

（三）吞咽功能障碍

吞咽功能障碍是脑卒中最常见的并发症之一。吞咽动作一般分为口腔准备期、口腔期、咽期和食管期，脑卒中后吞咽功能障碍为前三期单独或同时发生的障碍。摄食和吞咽功能障碍的病人易发生吸入性肺炎或因进食不足出现营养不良、水电解质紊乱。

（四）感觉障碍

感觉障碍主要表现为痛温觉、触觉、运动觉、振动觉、位置觉、实体觉、图形觉和两点辨别觉减退或丧失。

（五）认知障碍

认知障碍主要包括智力障碍、记忆力障碍、失认症（包括视觉失认、听觉失认、触觉失认、躯体忽略、体象障碍）、失用症（包括观念性失用、结构性失用、运动性失用、步行失用）。

（六）心理障碍

心理障碍是指人的内心、思想、精神和感情等心理活动发生障碍。脑卒中病人通常会经历震惊、否定、抑郁反应、对抗独立、适应等几个心理反应阶段。常见的心理障碍有抑郁心理，焦躁心理，情感障碍。

（七）日常生活活动能力及生活质量障碍

日常生活活动是指一个人为独立生活必须每天反复进行的、最基本的身体动作或活动，即衣、食、

Note:

住、行、个人卫生等的基本动作和技巧。脑卒中病人由于运动功能、言语功能、吞咽功能、感觉功能、认知功能等多种功能障碍并存,常导致衣、食、住、行、个人卫生等基本动作和技巧能力的下降或丧失,严重影响病人日常生活活动能力,进而影响其生活质量。

（八）其他功能障碍

其他功能障碍包括①面神经功能障碍:主要表现为额纹消失,口角歪斜及鼻唇沟变浅等表情肌运动障碍。核上性面瘫表现为睑裂以下表情肌运动障碍,可影响发音和进食;②误用综合征:病后治疗方法不当可引起关节肌肉损伤、骨折、肩髋疼痛、痉挛加重、异常痉挛模式和异常步态、足内翻等;③失用综合征:长期卧床可引起压力性损伤、肺部感染、肌萎缩、骨质疏松、直立性低血压、肩手综合征、心肺功能下降、异位骨化等失用综合征;④延髓麻痹:分真性和假性延髓麻痹,以后者多见。

三、康复护理评估

（一）脑损害严重程度评估

1. 格拉斯哥昏迷量表（Glasgow coma scale,GCS） GCS 用来判断病人的意识状况。GCS≤8分为昏迷,是重度损伤;9~12 分为中度损伤,13~15 分为轻度损伤,详见本章第二节。

2. 临床神经功能缺损程度评分标准 该量表参考爱丁堡 - 斯堪的纳维亚评分量表,是我国目前评定脑卒中临床神经功能缺损程度应用最广泛的量表之一,评分为 0~45 分,0~15 分为轻度神经功能缺损,16~30 分为中度神经功能缺损,31~45 分为重度神经功能缺损。

3. 美国国立卫生研究院卒中量表（NIH stroke scale,NIHSS） 是国际上公认的、使用频率最高的脑卒中评定量表,有 11 项评估内容,得分低说明神经功能损害程度轻,得分高说明神经功能损害程度重（表 6-1）。

表 6-1　美国国立卫生研究院卒中量表（NIHSS）

项　　目	得分
（1）意识与定向力	
①意识水平	
清醒	0
嗜睡	1
昏睡	2
昏迷	3
②定向力问题（现在的月份和自己的年龄,回答必须正确,接近的答案不得分）	
两个问题均回答正确	0
一个问题回答正确	1
两个问题均回答不正确	2
③定向力命令（睁眼闭眼,健侧手握拳与张开）	
两个任务执行均正确	0
一个任务执行正确	1
两个任务执行均不正确	2
（2）凝视（只评测水平凝视功能）	
正常	0
部分凝视麻痹	1
完全性凝视麻痹	2

Note:

续表

项　目	得分
(3) 视野	
没有视野缺失	0
部分偏盲	1
完全偏盲	2
双侧偏盲	3
(4) 面瘫	
正常	0
轻度面瘫	1
部分面瘫	2
完全性面瘫	3
(5) 上肢的运动(如果坐位,上肢前屈至 90°,手掌向下;如果卧位,前屈 45°,观察上肢是否在 10s 内跌落)	
保持 10s	0
不到 10s	1
不能抗重力	2
直接跌落	3
截肢或关节融合	9
(6) 下肢运动(下肢抬高 30°)常常在卧位检测下肢是否 5s 内跌落	
保持 5s	0
不到 5s	1
不能抗重力	2
直接跌落	3
截肢或关节融合	9
(7) 肢体共济失调(指鼻试验和足跟膝胫试验)	
无共济失调	0
上肢或下肢共济失调	1
上下肢均共济失调	2
截肢或关节融合	9
(8) 感觉	
正常	0
部分缺失	1
明显缺失	2
(9) 语言	
没有失语	0
轻中度失语	1
重度失语	2
完全性失语	3

Note:

续表

项　目	得分
（10）构音障碍	
正常	0
轻度至中度障碍	1
重度障碍	2
（11）忽视	
没有忽视	0
存在一种类型的忽视	1
存在一种以上类型的忽视	2

（二）运动功能评估

运动功能评估的主要内容是肌力、关节活动度、肌张力、痉挛、步态分析、平衡等功能评估,常用的有 Brunnstrom 分期、Fugl-Meyer 法、Bobath 方法、上田敏法、改良 Ashworth 痉挛评估量表、运动评估量表等,它们各有侧重,可根据临床需要选用,以下就最常用的评估法进行介绍。

1. Brunnstrom 分期评估法　是评价脑卒中偏瘫肢体运动功能最常用方法之一,是一种定性或半定量的评估方法。根据病人手、上肢及下肢肌张力和运动模式的变化,将运动功能恢复分为 6 个阶段或等级。应用该评估法能精细观察肢体完全瘫痪后,先出现共同运动,然后再分解成分离运动的恢复过程（表 6-2）。

表6-2　Brunnstrom 分期

分期	运动特点	上肢	手	下肢
1	无随意运动	无任何运动	无任何运动	无任何运动
2	引出联合反应	仅出现协同运动模式	仅有极细微的屈曲	仅有极少的随意运动、共同运动
3	随意出现的共同运动	可随意发起协同运动	可有钩状抓握,但不能伸指	在坐和站立位上,有髋、膝、踝的协同性屈曲
4	共同运动模式打破,开始出现分离运动	出现脱离协同运动的活动:肩 0°、肘屈 90° 的条件下,前臂可旋前、旋后;肘伸直的情况下,肩可前屈 90°;手臂可触及腰骶部	能侧捏及松开拇指,手指有半随意的小范围伸展	在坐位上,可屈膝 90° 以上,足可向后滑动。在足跟不离地的情况下踝能背屈
5	肌张力逐渐恢复,有分离精细运动	出现相对独立于协同运动的活动;肩伸直时肩可外展 90°;肘伸直,肩前屈 30°~90° 时,前臂可旋前旋后;肘伸直,前臂中立位,上肢可举过头	可作球状和圆柱状抓握,手指同时伸展,但不能单独伸展	健腿站,患腿可先屈膝,后伸髋;伸膝下,踝可背屈
6	运动接近正常水平	运动协调近于正常,手指指鼻无明显辨距不良,但速度比健侧慢（相差 5s 以上）	所有抓握均能完成,但速度和准确性比健侧差	在站立位可使髋外展到抬起该侧骨盆所能达到的范围;坐位下伸直膝可内外旋下肢,合并足内外翻

2. Fugl-Meyer 评定法　Fugl-Meyer 评定法（表 6-3）主要包括肢体运动、平衡和感觉积分,以及关节被动活度积分（包括运动和疼痛总积分）。其评分细则可参见相关书籍的有关内容。

Note:

表6-3　Fugl-Meyer 评定积分总表

评定内容	满分	评定内容	满分
运动总分	100	感觉总分	24
上肢	36	被动关节活动度	
腕和手	30	运动总分	44
上肢总分	66	疼痛总分	44
下肢总分	34	Fugl-Meyer 总分	226
平衡总分	14		

3. 平衡功能评定法

(1) 三级平衡检测法:在临床上经常使用,I 级平衡是指在静态不借助外力的条件下,病人可以保持坐位或站立位平衡;Ⅱ级平衡是指在支撑面不动(坐位或站立位)条件下,病人的身体某个或几个部位运动时可以保持平衡;Ⅲ级平衡是指病人在有外力作用或外来干扰的条件下,仍可以保持坐位或站立位平衡。

(2) Berg 平衡量表:是脑卒中临床康复与研究中最常用的量表,共有 14 项检测内容,具体包括:①坐→站;②无支撑站立;③足着地,无支撑坐;④站→坐;⑤床→椅转移;⑥无支撑闭眼站立;⑦双脚并拢,无支撑站立;⑧上肢向前伸;⑨从地面拾物;⑩站立位转身向后看;⑪转体 360°;⑫双脚交替踏台阶;⑬双足前后位,无支撑站立;⑭单脚站立。每项 0~4 分,满分 56 分,得分高表明平衡功能好,得分低表明平衡功能差,<40 分预示有跌倒的危险。

(三)言语功能评估

言语功能评估主要是通过交流、观察、使用量表以及仪器检查等方法,了解被评者有无言语功能障碍,判断其性质、类型及程度,确定是否需要进行言语康复治疗以及采取何种治疗及护理方法。具体评定内容及方法详见本书第三章第四节。

(四)吞咽功能评估

1. 洼田饮水试验(water swallowing test,WST) 是一种较为方便、常用的鉴别有无吞咽障碍的方法。但 Glasgow 昏迷量表小于 13 分或不能维持坐位的病人不能用此种方法评估。具体操作是:让病人在坐位状态下,饮 30ml 常温水,观察饮水经过并记录时间,具体评定内容详见本书第三章第六节。

2. 吞咽能力评估 根据误咽的程度及食物在口腔内的加工能力,将吞咽能力分为 7 级(表6-4)。

表6-4　吞咽能力的评估标准

分级	临床表现
1级　唾液误咽	唾液引起误咽,应作长期营养管理,吞咽训练困难
2级　食物误咽	有误咽,改变食物的形态没有效果,为保证水、营养摄入应做胃造瘘,同时积极康复训练
3级　水的误咽	可发生水的误咽,使用误咽防治法也不能控制,但改变食物形态有一定的效果,故需选择食物,为保证水的摄入可采取经口、经管并用的方法,必要时做胃造瘘,应接受康复训练
4级　机会误咽	用一般摄食方法可发生误咽,但采取一口量调整、姿势效果、吞咽代偿法(防止误咽的方法)等达到防止水误咽的水平,需要就医和吞咽训练
5级　口腔问题	主要是准备期和口腔期的中度和重度障碍,对食物形态必须加工,饮食时间长,口腔内残留多,有必要对食物给予指导和监察,应进行吞咽训练
6级　轻度障碍	有摄食、吞咽障碍、咀嚼能力不充分,有必要制成软食、调整食物大小,吞咽训练不是必需的
7级　正常范围	没有摄食、吞咽问题,不需要康复治疗

3. 吞咽造影检查　是目前最可信的吞咽功能评定方法。调制不同黏度的造影剂,让病人于不同体位下吞服,在荧光屏幕下摄录整个吞咽过程,然后进行反复和全面的观察、分析并评价(表6-5)。

表6-5　吞咽障碍的程度评分

	吞咽障碍程度	得分
口腔期	不能把口腔的食物送入咽喉,从口唇流出,或者仅由重力作用送入咽喉	0
	不能形成食块流入咽喉,只能把食物形成零零碎碎状流入咽喉	1
	不能一次把全部食物送入咽喉,一次吞咽动作后,有部分食物残留在口腔内	2
	一次吞咽就把全部食物送入咽喉	3
咽喉期	不能引起咽喉上举、会厌的闭锁、软腭弓闭合,吞咽反射不充分	0
	在咽喉凹及梨状窝存有大量的食物	1
	少量潴留残食,且反复多次吞咽才能把残食全部吞下	2
	一次吞咽就可以把食物送入食管	3
误咽程度	大部分误咽,但无呛咳	0
	大部分误咽,有呛咳	1
	少部分误咽,无呛咳	2
	少部分误咽,有呛咳	3
	无误咽	4

(五) 感觉评估

评估病人的痛温觉、触觉、运动觉、位置觉、振动觉、实体觉、图形觉和两点辨别觉是否减退或丧失。具体方法可参阅相关书籍的有关内容。

(六) 认知功能评估

认知是脑的高级功能活动,是获取和理解信息,进行判断和决策的过程,包括注意、记忆、思维、学习、执行功能等。常用的方法有简易精神状态检查量表、洛文斯顿作业疗法认知评定成套测验和电脑化认知测验等,详见本书第三章第三节。

(七) 心理评估

评估病人的心理状态,人际关系和环境适应能力,了解有无抑郁、焦虑、恐惧等心理障碍,评估病人的社会支持系统是否健全有效。具体方法详见本书第三章第九节。

(八) 日常生活活动能力评估

日常生活活动能力评估是脑卒中临床康复常用的功能评定,其方法主要有 Barthel 指数和功能活动问卷(FAQ),详见本书第三章第十节。

(九) 生活质量评估

生活质量(quality of life,QOL)评估分为主观取向、客观取向和疾病相关的 QOL 三种,常用的普适性量表有生活满意度量表、WHOQOL-100 量表和 MOS SF-36 量表等。在普适性量表无法完全满足各类疾病病人的专科测量时,国内外的研究者也研制、改良了一些专供于不同疾病病人的生活质量量表。常用的脑卒中疾病专用生活质量量表有疾病影响调查表卒中专用量表 -30(SA-SIP30)、Frenchay活动指数(FAI)等。

四、康复护理原则与目标

1. 康复护理原则　选择早期合理康复护理时机;制订动态康复护理计划;循序渐进、贯穿始终、综合康复护理要与日常生活活动和健康教育相结合,鼓励病人及家属主动参与和配合;积极预防并发症,做好脑卒中的二级预防。

2.康复护理目标　包括短期目标和长期目标。

(1)短期目标:病人能适应卧床或日常生活活动能力下降的状态,采取有效的沟通方式表达自己的需要和情感,提供舒适的环境,选取恰当的进食方法,维持正常的营养供给,生活需要得到满足,情绪稳定;积极配合进行语言和肢体功能等康复训练,保证受损的感觉、运动、语言和心理等功能的逐步恢复;有效预防压力性损伤、肺炎、尿路感染、深静脉血栓形成等并发症。

(2)长期目标:通过实施体位摆放、体位转移、呼吸训练等综合康复护理技术,最大限度地促进脑卒中病人功能障碍的恢复,防止失用和误用综合征,减轻后遗症;充分强化和发挥残余功能,通过代偿和使用辅助工具,争取病人早日恢复日常生活活动能力,回归社会。

五、康复护理措施

康复护理措施要在评估病人功能水平基础上制订并实施,实施后积极进行护理评价,再通过评价结果及时修改已制订的康复护理措施,并为下一步制订康复护理措施提供依据。

(一)运动功能障碍的康复护理

1.弛缓性瘫痪期　病人意识清楚或轻度意识障碍,生命体征平稳,但患肢肌力、肌张力均很低,腱反射也低。在不影响临床抢救,不造成病情恶化的前提下,康复护理措施应早期介入,从而预防并发症以及继发性损害,同时为下一步功能训练做准备。一般每2h更换一次良肢位以防止发生压疮、肺部感染及痉挛模式。

(1)良肢位摆放:是指为防止或对抗痉挛姿势的出现,保护肩关节、防止半脱位,防止骨盆后倾和髋关节外展、外旋,早期诱发分离运动而设计的一种治疗体位。偏瘫病人典型的痉挛姿势表现为:上肢为肩下沉后缩、肘关节屈曲、前臂旋前、腕关节掌屈、手指屈曲;下肢为外旋,髋膝关节伸直、足下垂内翻。早期注意保持床上的正确体位,有助于预防或减轻上述痉挛姿势的出现和加重。为增加偏瘫侧的感觉刺激,多主张患侧卧位。三种体位的具体摆放参见第五章第一节。

(2)肢体被动运动:目的是预防关节活动受限,促进肢体血液循环和增强感觉的输入。在病后3~4d病情较稳定后,对患肢进行按摩,可促进血液、淋巴回流,防止和减轻水肿,按摩同时又是一种运动感觉刺激,有利于运动功能恢复。按摩要轻柔、缓慢、有节律地进行,不使用强刺激性手法。对肌张力高的肌群用安抚性质的推摩,对肌张力低的肌群则予以摩擦和揉捏。进行患肢关节的全范围关节被动运动,先从健侧开始,然后参照健侧关节活动范围再做患侧,从近端关节到远端关节循序渐进,动作要轻柔缓慢,运动幅度以病人不出现疼痛为度。重点进行肩关节外旋、外展和屈曲,肘关节伸展,腕和手指伸展,髋关节外展和伸展,膝关节伸展,足背屈和外翻。每天做2~3次,每次5min以上,直到主动运动恢复。

1)肩关节:将病人肩关节外展90°,肘关节屈曲90°,做肩关节内旋、外旋运动;做肩关节前屈、后伸运动。

2)肘、前臂:护士一手扶持肘关节,另一手握持病人手部,做肘关节屈伸训练;将肘关节屈曲90°,靠于体侧,做前臂旋前、旋后训练。

3)腕、指关节:护士一手握持病人前臂,另一手握持手指,做腕关节屈、伸、尺侧偏、桡侧偏运动,或做由内向外绕腕运动;做屈、伸手指运动,注意拇指各方向的被动运动。

4)髋关节:病人仰卧位时,屈曲健侧髋关节和膝关节,护士一手按压健侧膝关节,使健侧髋、膝关节充分屈曲,另一手同时向下按压患侧大腿,使患侧髋关节充分伸展;病人健侧卧位时,护士一手扶持病人骶部,一手握持患侧膝部向后移动,使患侧髋关节充分伸展;病人取仰卧位,患侧髋关节屈曲,护士一手扶持膝部,另一手握持足部向外移动,做髋关节外展训练。

5)膝关节:病人仰卧位,护士一手扶持膝部,另一手握持踝部,做膝关节屈、伸运动;护士一手扶持膝部后方,另一手握持踝部上方做内旋、外旋运动(可有15°活动范围)。

6）踝关节：护士一手托抬病人腘窝，使膝关节屈曲，另一手握住足跟，并用前臂将足底压向踝背屈方向，牵拉跟腱。

7）髋、膝、踝三关节被动挤压：病人仰卧位，护士用一手托抬腘窝，使膝关节、髋关节屈曲，另一手握住足跟，并用该侧前臂将足压向头部，使髋关节、膝关节充分屈曲，踝关节充分背屈，并保持一定的挤压力。髋、膝、踝三关节受到充分挤压，增加本体感觉冲动，预防下肢伸肌痉挛。

（3）主动活动：目的是通过躯干肌的活动训练，促进肩胛带和骨盆带的功能恢复。

1）上肢自主被动运动：做 Bobath 握手动作，即双手手指交叉握手，患手大拇指置于健手拇指之上，用健侧上肢带动患侧上肢做患肢的被动运动，使双侧肘关节伸展，肩关节前屈，上举。此运动可防止或减轻患侧上肢出现失用性肌萎缩，维持肩、肘关节活动度和抑制上肢痉挛。

2）体位变换：平卧位会强化伸肌优势，健侧卧位会强化患侧屈肌优势，患侧卧位会强化患侧伸肌优势，不断变换体位可使肢体的伸屈肌张力达到平衡，预防痉挛模式出现，同时也有利于预防压疮和肺部感染。每 2h 变换体位一次。首先进行健侧翻身训练，然后进行患侧翻身训练。

被动向健侧翻身训练：先旋转上半部躯干，再旋转下半部躯干。护士一手放在病人颈部下方，另一手放在患侧肩胛骨周围，将病人头部及上半部躯干转呈侧卧位，然后一只手放在患侧骨盆将其转向前方，另一手放在患侧膝关节后方，将患侧下肢旋转并摆放于自然半屈位。

被动向患侧翻身训练：护士先将病人患侧上肢放置于外展 90°的位置，再让病人自行将身体转向患侧。若病人处于昏迷状态或体力较差时，则可采用向健侧翻身的方法帮助病人翻身。

主动向健侧翻身训练：做 Bobath 握手动作，伸直肘关节，屈曲肩关节 90°，头转向健侧，由健侧上肢、躯干带动患侧上肢及躯干翻向健侧，同时健侧膝关节背屈，勾住患侧小腿，在健侧下肢的带动下，使骨盆和患侧下肢转向健侧（图 6-1）。

主动向患侧翻身训练：做 Bobath 握手，伸直肘关节，屈曲肩关节 90°，头转向患侧，健侧下肢屈曲，足蹬踏床面，着力点在外侧，向患侧用力，在躯干和上肢手配合下，翻向患侧（图 6-2）。

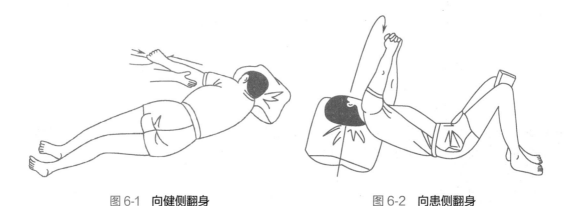

图 6-1　向健侧翻身　　　　　　　　　　图 6-2　向患侧翻身

3）桥式运动：进行翻身训练的同时，加强病人伸髋屈膝肌的练习，可有效防止站位时因髋关节不能充分伸展而出现的臀部后突所形成的偏瘫步态。

双侧桥式运动：取仰卧位，上肢放于体侧，双腿屈曲，足踏床面，将臀部主动抬起，并保持骨盆成水平位（图 6-3）。

单侧桥式运动：在病人可以较容易地完成双侧桥式运动后，进行单侧桥式运动训练。取仰卧位，上肢放于体侧，健侧腿悬空，患侧腿屈曲，足踏床面抬臀（图 6-4）。

动态桥式运动：锻炼下肢内收、外展的控制能力。取仰卧位，屈膝，双足踏住床面，双膝平行并拢，健侧腿保持不动，患侧腿做交替的幅度较小的内收和外展动作，并学会控制动作的幅度和速度，然后患侧腿保持不动，健侧腿做内收、外展练习。

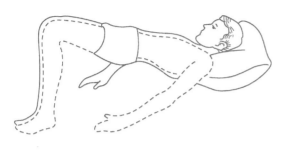

图 6-3　双侧桥式运动　　　　　　　　　　　　　　　图 6-4　单侧桥式运动

2. 痉挛期　此期康复护理的目标是通过抗痉挛的姿势体位来预防痉挛模式和控制异常的运动模式,促进分离运动的出现。

(1) 抗痉挛训练:大多数病人患侧上肢以屈肌痉挛占优势,下肢以伸肌痉挛占优势。抗痉挛训练具体包括以下方法。

1) 卧位抗痉挛训练:采用 Bobath 握手上举上肢,使患侧肩胛骨向前,患肘伸直。仰卧位时双腿屈曲,Bobath 握手抱住双膝,将头抬起,前后摆动使下肢更加屈曲。此外,还可以进行桥式运动,也有利于抑制下肢伸肌痉挛。

2) 被动活动肩关节和肩胛带:病人仰卧,以 Bobath 握手,用健手带动患手上举,伸直和加压患臂。可帮助上肢运动功能的恢复,也可预防肩痛和肩关节挛缩(图 6-5)。

3) 下肢控制能力训练:卧床期间进行下肢训练可以改善下肢控制能力,为以后行走训练做准备。

屈曲动作训练:目的是抑制下肢伸肌异常运动模式的产生,促进下肢分离运动的出现,主要进行屈髋、屈膝动作的训练。取仰卧位,上肢置于体侧,或双手十指交叉举至头顶。护士一手将病人患足保持在背屈位、足底支撑于床面,另一手扶持病人患侧膝关节,维持髋关节呈内收位,使患足不离开床面而移向头端,完成髋、膝关节屈曲,然后缓慢地伸直下肢,如此反复练习。也可在坐位下完成屈膝练习。

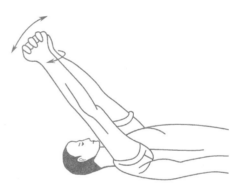

图 6-5　肩关节和肩胛带运动

踝背屈训练:病人取仰卧位,双腿屈曲,双足踏在床面上。护士一手拇指、示指分开,夹住患侧踝关节的前上方,用力向下按压,使足底支撑于床面,另一只手使足背屈外翻。当被动踝背屈抵抗消失后,让病人主动保持该位置,指导病人主动背屈踝关节。用冰块或毛刷快速刺激趾尖、趾背和足背外侧可诱发踝背屈。注意要防止病人过度用力引起足内翻。

下肢内收、外展控制训练:方法见动态桥式运动。

(2) 坐位训练:只要病情允许,应尽早采取床上坐位训练。长期卧床的病人,尤其是老年人,会产生许多严重的并发症,如深静脉血栓形成、坠积性肺炎、压力性损伤等。

1) 坐位耐力训练:开始坐起时可能发生直立性低血压,故应首先进行坐位耐力训练。取坐位时,不宜马上取直立(90°)坐位,可先取 30° 坚持 30min 后,再依次过渡到 45°、60°、90°。如已能坐位 30min,则可进行从床边坐起训练。

2) 从卧位到床边坐起训练:从患侧坐起时,仰卧位,病人将患腿置于床边外,使膝关节屈曲,开始时需护士促进这一动作,或用健腿把患腿抬到床边,然后健侧上肢向前过身体,同时旋转躯干,健手在患侧推床以支撑上身,并摆动健腿到床外,帮助完成床边坐位。若病人需要更多的帮助,护士可将其上肢环绕病人的头和患肩,通过身体扶持病人坐直。从健侧坐起时,先向健侧翻身,健侧上肢屈曲缩到体下,双腿远端垂于床边,头向患侧(上方)侧屈,健侧上肢支撑慢慢坐起。病人由床边坐位躺下,运

Note:

动程序与上述相反。

3. 恢复期　恢复期早期患侧肢体和躯干肌力尚弱,还没有足够的平衡能力,坐起后常不能保持良好的稳定状态,故恢复期应先进行平衡训练。

(1)平衡训练:平衡分为三级。一级平衡为静态平衡;二级平衡为自动动态平衡;三级平衡为他动动态平衡。平衡训练包括左右和前后训练。在静态平衡完成后,进行自动动态平衡训练,即要求病人的躯干能做前后、左右、上下各方向不同摆幅的摆动运动。最后进行他动动态平衡训练,即在他人一定外力推动下仍能保持平衡。

1)坐位平衡训练:首先进行静态平衡训练。病人取无支撑下床边或椅子上静坐位,髋关节、膝关节和踝关节均屈曲90°,足踏地或踏支持台,双足分开约一脚宽,双手置于膝上,护士协助病人调整躯干和头至中间位,当感到双手已不再受力时松开双手,此时病人可保持该位置数秒,然后慢慢地倒向一侧,指导病人自己调整身体至原位,必要时给予帮助。静态平衡训练完成后,进行自动动态平衡训练,让病人双手手指交叉在一起,伸向前、后、左、右、上和下方并有重心相应的移位。最后进行他动动态平衡训练,完成他动动态平衡训练后就可认为已完成坐位平衡训练,此后坐位训练主要是耐力训练(图6-6)。

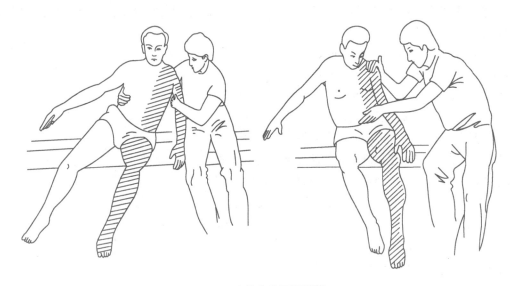

图6-6　坐位左右平衡训练

偏瘫病人坐位时常出现脊柱向健侧侧弯,身体重心向健侧臀部偏移。护士应立于病人对面,一手置于患侧腋下,协助患侧上肢肩胛带上提,肩关节外展、外旋,肘关节伸展,腕关节背伸,使病人患手支撑于床面上,另一手置于健侧躯干或患侧肩部,调整病人姿势,使病人躯干伸展,完成身体重心向患侧转移,达到患侧负重的目的。

2)立位平衡训练:为行走训练做准备。

起立训练:病人双足分开约一脚宽,双手手指交叉,上肢伸展前伸,双腿均匀持重,慢慢站起,护士站在病人对面,用双膝支撑病人的患侧膝部,双手置于病人臀部两侧帮助病人重心前移,伸展髋关节并挺直躯干,坐下时动作相反。要注意防止仅用健腿支撑站起的现象。

站位平衡训练:静态站位平衡训练是在病人站起后,让病人松开双手,上肢垂于体侧,护士逐渐去除支撑,让病人保持站位。注意站位时不要膝过伸。病人能独立保持静态站位后,让病人重心逐渐移向患侧,训练患腿的持重能力,同时指导病人交叉双手,上肢伸向各个方向,并伴随躯干重心相应摆动,训练自动态站位平衡。如病人在受到突发外力的推拉时仍能保持平衡,说明已达到被动态站位平衡。

患侧下肢支撑训练:当患侧下肢负重能力提高后,就可以开始进行患侧单腿站立训练。病人站立位,身体重心移向患侧,健手可握一固定扶手以起保护作用,健足放在护士腿上。为避免患侧膝关节过度伸展,用手帮助膝关节保持屈曲15°左右。随着患侧下肢负重能力的提高,可用另一手握住病人健足,使之向下踩的力量减弱,进而使患侧下肢负重能力逐渐接近单足站立平衡能力。

(2) 步行训练:当病人达到自动动态平衡后,患腿持重达体重的一半以上,且可向前迈步时可开始步行训练。

1) 步行前准备:先练习扶持站立位,接着进行患腿前后摆动、踏步、屈膝、伸髋等活动,以及患腿负重,双腿交替前后迈步和进一步训练患腿平衡。

2) 扶持步行:护士站在病人偏瘫侧,一手握住患手,掌心向前,另一手从患侧腋下穿出置于胸前,手背靠在胸前处,与病人一起缓慢向前步行,训练时要按照正确的步行动作行走或在平行杠内步行,然后扶杖步行到徒手步行。

3) 改善步态训练:步行训练早期常有膝过伸和膝打软(膝突然屈曲)现象,应进行针对性的膝控制训练。如出现患侧骨盆上提的划圈样步态,说明膝屈曲和踝背屈差,应重点训练。

4) 复杂步态训练:如高抬腿步、走直线、绕圈走、转换方向、跨越障碍、各种速度和节律地步行以及训练步行耐力,增加下肢力量(如上斜坡),训练步行稳定性(如在窄步道上步行)和协调性(如踏固定自行车)。

5) 上下楼梯训练:上下楼梯训练应遵照健腿先上、患腿先下的原则。护士站在病人患侧后方,一手协助控制患膝关节,另一手扶持健侧腰部,帮助病人将重心转移至患侧,健足先登上一层台阶,健肢支撑稳定后,重心充分前移,护士一手固定腰部,另一手协助患腿抬起,髋膝关节屈曲,将患足置于高一层台阶。如此反复进行,逐渐减少帮助,至病人能独立上楼梯。下楼梯时,护士站在患侧,协助病人患腿完成膝关节的屈曲及迈步,病人健手轻扶楼梯以提高稳定性,但不能把整个前臂放在扶手上。

(3) 上肢控制能力训练:包括臂、肘、腕、手的训练。

1) 前臂的旋前、旋后训练:指导病人坐于桌前,用患手翻动桌上的扑克牌,或在任何体位时让病人转动手中的一件小物件。

2) 肘的控制训练:重点是伸展动作的训练。病人仰卧,患臂上举,尽量伸直肘关节,然后缓慢屈肘,用手触摸自己的口、对侧耳和肩。

3) 腕指伸展训练:双手交叉,手掌朝前,手背朝胸,然后伸肘,举手过头,掌面向上,返回胸前,再向左、右方向伸肘。

(4) 改善手功能训练:患手反复进行放开、抓物和取物品训练,纠正错误运动模式。

1) 作业性手功能训练:通过编织、绘画、陶瓷工艺、橡皮泥塑等训练病人双手协同操作能力。

2) 手的精细动作训练:通过打字、搭积木、拧螺丝、拾小钢珠等动作以及进行与日常生活有关的训练,加强和提高病人手的综合能力。

(二)言语功能障碍的康复护理

语言是交流沟通的重要手段,应尽早开始语言功能训练。与病人进行语言或非语言交流,通过交谈和观察,全面评估语言障碍的程度,并列举语言功能恢复良好者案例,加强心理疏导,增强病人语言训练的信心。

1. 失语症的康复护理　首先进行听理解训练和呼吸训练,再逐渐同步进行语言表达训练和书写训练。

(1) Schuell 刺激促进法:通过刺激言语过程,最大限度地促进失语症病人语言功能的恢复。治疗的基本形式包括刺激 S、病人的反应 R、治疗师的反馈 FB。核心要求以强的听觉刺激为基础,根据失语情况选用听、视或触觉刺激方式和合适刺激强度反复给予刺激。一次刺激未能引出反应则反复几次以提高其反应性。刺激应引出反应,如不能引起反应,应改变刺激或减轻难度,诱发应答。错误反应不要给予否定,而是给予提示或设法解释,直到病人应答正确或呈现另一刺激。

具体做法:根据失语症类型选择治疗课题(表6-6),按语言模式及程度选择训练课题,参见第四章第三节。选择句子、单词或词组(如西瓜、橘子、桃子、皮球等)通过听、视或触觉刺激病人作出反应,当病人无反应或反应不全时提示病人(如描述、手势、词头音等)或给予适当的反应时间。正确反应和延迟反应及自我更正记为(+);错误反应记为(-);无反应时给予提示,连续无反应或错答应降低刺激级别;连续3次正答率大于80%可进行下一课题。

表6-6 按失语症类型选择治疗项目

失语类型	训练重点	失语类型	训练重点
命名性失语	口语命名、文字命名	经皮质感觉性失语	听理解,以 Wernicke 失语为基础
Broca 失语	构音训练、文字表达		
Wernicke 失语	听理解、会话、复述	经皮质运动性失语	以 Broca 失语为基础
传导性失语	听写、复述		

(2) 阻断去除法:应用于语言能力基本保留,而语言的运用能力存在障碍的失语症病人,通过训练可获得语言运用能力。方法是将未受阻断的较好的语言形式作为"前刺激",引出另一种有语义关联的语言形式的正确反应。

(3) 程序介绍方法:将刺激的顺序分成若干阶段,对刺激的方法和反应的强度严密限定,使之有再现性并定量测定正确率。

(4) 脱抑制法:是利用保留的功能,如唱歌来解除功能抑制的一种方法。

(5) 功能重组法:通过对功能残存成分的重新组织或加上新的成分,产生一个适合于操作性的功能系统。

(6) 间接法:是以改善日常生活交流能力为目的的方法,包括交流效果促进法、功能性交际治疗、小组治疗及交流板的应用等。

2. 构音障碍病人的康复护理 先进行松弛训练和呼吸训练,在此基础上再进行发音训练、发音器官运动训练和语音训练等。训练时应注意选择合适的训练环境及训练时间,结合病人的注意力、耐力、兴趣、日常生活及工作选择训练内容。语言训练的同时进行整体康复。

(三) 吞咽功能障碍的康复护理

昏迷病人病初 1~2d 禁食,待病情稳定后进行鼻饲。大多数病人仅在初期需要鼻饲,严重的吞咽困难者需要终身鼻饲或其他方法替代进食。早期进行吞咽训练,可改善吞咽困难,预防因吞咽障碍导致的误吸、营养不良等并发症。吞咽训练的具体方法详见第五章第三节。

(四) 认知功能障碍的康复护理

认知功能障碍给病人的生活和治疗带来困难,认知训练对病人的全面康复起着重要作用。注意训练应紧密结合病人的功能活动和解决实际问题的能力。

(五) 心理和情感障碍的康复护理

脑卒中病人会出现不同程度的心理和情感障碍,康复护理包括以下几个方面:

1. 建立良好的护患关系,促进有效沟通 良好的护患关系是沟通的精髓与切入点。应关心、尊重病人,鼓励其表达自己的感受,耐心倾听、解答病人提出的问题,解除病人的思想顾虑。

2. 心理疏导 帮助病人从认识上进行重新调整,消除诱因,建立正常的情绪反应模式;鼓励病人通过各种方式倾诉内心痛苦体验,促进病人建立主动认知模式;安慰、激励病人,给予积极暗示,指导其从正面、有利的方面看待现实,增强心理应激能力。

3. 认知行为干预 根据认知过程影响情绪和行为的理论,通过认知和行为来改变病人的不良认知和功能失调性态度。评估病人认知能力及其与自我放松技巧的关系以及接受新事物的能力,鼓励病人练习自我放松技巧,增加成就感;模仿正面形象,自我校正错误行为,提高病人对现实的认知能力。

(1) 放松技巧:护士根据"代偿"和"升华"心理防御机制,用符合病人心理的赞赏、鼓励和美好的语言劝导,巧妙转移病人不良心境。教会其自我行为疗法,如转移注意力、想象、重构、自我鼓励、放松训练等减压技巧,有助于减轻病人抑郁程度。

(2) 音乐疗法:音乐疗法对脑卒中后抑郁有较好的疗效,其中感受式音乐疗法因其简便易行而常被作为首选方法。通过欣赏旋律优美、节奏舒适的轻音乐可引起病人的注意和兴趣,达到心理上的自我调整。

(六) 日常生活活动能力的康复护理

早期即可开始,通过持之以恒的日常生活活动训练,争取能自理生活,从而提高病人的生活质量。训练内容包括进食方法、个人卫生、穿脱衣裤鞋袜、床椅转移、洗澡等。为完成日常生活活动能力训练,可选用一些适用的装置,如便于进食的特殊器皿、改装的牙刷、各种形式的器皿以及便于穿脱的衣服等(图 6-7)。

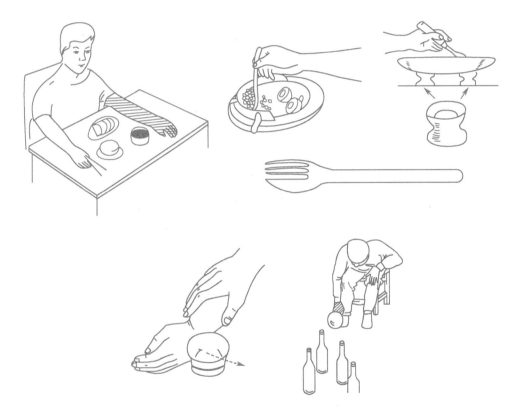

图 6-7　ADL 训练

六、康复护理指导

1. **康复护理指导原则**　鼓励病人主动参与康复训练,并持之以恒;积极配合治疗原发疾病,如高血压、糖尿病、高脂血症、心血管病等;指导有规律的生活,合理饮食,睡眠充足,适当活动,劳逸结合,保持大便通畅,鼓励病人日常生活活动自理;指导病人修身养性,保持情绪稳定,避免不良情绪刺激,学会辨别和调节自身不良习惯,培养兴趣爱好,如下棋、写字、绘画、晨晚锻炼、打太极拳等,唤起他们对生活的乐趣;争取获得有效的社会支持系统,包括家庭、朋友、同事、单位等社会支持。

2. **康复护理指导**　包括以下几个方面:

(1) 用药指导:耐心解释各类药物的作用、不良反应及使用注意事项,指导病人遵医嘱正确用药;

出院后合理用药、积极锻炼并定期随诊。

（2）计划性指导：制订教育计划，通过宣传卡、健康教育处方和公休座谈会的方式，耐心向病人及家属讲解所患疾病有关知识、危险因素及预防，介绍治疗本病的新药物、新疗法，指导正确服药和进行功能训练，使健康教育对象对所患疾病有切合实际的认识和评价，重新树立起病损后的生活和工作目标，为病人重返社会打下基础。

（3）随机指导：针对病人及家属不同时期的健康问题及心理状态进行非正式的随机教育。可贯穿于晨、晚间护理、巡视病房及护理操作中，也可利用探视时间向病人及家属讲解脑卒中有关知识。

（4）示范性指导：通过体位摆放及肢体训练方法等示范，逐渐教会病人及家属，鼓励病人积极进行自我康复训练，最大限度发挥潜能。

（5）交谈答疑式指导：鼓励病人及家属提出问题，护士积极给予回答和解决。通过交谈让病人及家属得到最渴望的相关知识，解除疑惑，更积极主动地参与康复训练。

（6）出院指导：向家属提供科学的护理和协助锻炼的方法，强调对病人的情感支持；指导病人定期随访，坚持康复训练。鼓励成立俱乐部，组织同类病人相互交流，吸取康复成功者的经验。

> **知 识 链 接**
>
> **脑卒中三级康复网络**
>
> 　　脑卒中三级康复网络符合我国分层及康复医疗服务体系的基本要求，一级康复是指脑卒中急性期在神经内科或神经外科住院期间进行的康复治疗，即利用卒中单元，将早期规范的康复治疗与脑卒中急性期治疗有机结合，积极防治各种并发症，为下一步改善病人受损功能创造条件；二级康复是指脑卒中早期在康复医学科或康复中心进行的康复治疗，尽可能使脑卒中病人受损的功能达到最大限度地改善，提高日常生活活动能力；三级康复是指脑卒中恢复中后期和后遗症期在社区或家庭开展的康复治疗，提高病人参与社会生活的能力。

（付绍艳）

> **思 考 题**

1. 请思考护士应如何指导和协助脑卒中病人进行运动功能康复训练？
2. 请阐述护士应如何为脑卒中病人进行出院康复护理指导？

第二节　颅 脑 损 伤

 导入情景与思考

病人，男，55 岁，于入院前约半小时，在车祸中伤及头部急诊入院。头部 CT 示：颅内异常高密度影。初步诊断：闭合性颅脑损伤，多发脑挫裂伤。于入院第 2d 静吸复合麻醉下行颅内血肿清除术，术后病情平稳，存在语言、运动功能障碍，于术后第 10d 转康复医学科康复治疗。

请思考：

1. 简述对该病人应进行哪些运动功能的评估。
2. 结合该病例的认知功能障碍提出相应的康复护理措施。

一、概述

（一）概念

颅脑损伤（traumatic brain injury, TBI）是常见的外科急症，多因外界暴力作用于头部而引起。严重颅脑损伤往往伴有神经系统功能受损，甚至致残或死亡。

（二）病因

颅脑损伤的原因主要见于交通、建筑等意外事故，其次为自然灾害、爆炸、跌倒及各种锐器、钝器伤等，火器伤多见于战时。

（三）流行病学

头颅部位尤其是脑组织的损伤是危害人类生命健康的重要疾病，在青年人的意外死亡中，头部伤是主要的死亡原因，在我国年发病率为 55.4/10 万人。其中发病年龄以 10~29 岁最高，占 62%。有关颅脑损伤的研究发现，男性发生率多于女性，两者比例为 2 ∶ 1。随着交通发达，事故频繁，脑损伤的发生率有日益增高趋势，而医疗水平的提高，使这些病人的存活率升高。但不少外伤后病人遗留有躯体残疾、智力、心理、社会残疾，这些障碍都影响病人的经济、家庭生活和工作。因此除临床采用积极的治疗措施外，配合使用有效的康复措施具有深远的意义。

（四）损伤类型

颅脑损伤的类型繁多，不同的致伤条件可造成不同类型颅脑损伤。

1. 按损伤方式　分为闭合性损伤和开放性损伤。前者指脑组织不与外界相通，头皮、颅骨和硬脑膜的任何一层保持完整，无脑脊液漏；后者指脑组织与外界相通，同时头皮、颅骨、硬脑膜三层均有损伤，可有脑脊液漏。

2. 按损伤部位　分为局部脑损伤和弥漫性脑损伤。当造成损伤的外力作用于局部脑组织时，可导致额叶、顶叶、颞叶、脑干等部位的损伤，损伤部位不同，表现不一。如颞叶损伤，出现对侧肢体共济失调，记忆力注意力减退，思维和综合能力下降，运动性失语，感觉性失语，及精神情感异常，行为障碍；小脑受损会出现小脑共济失调症等。当外力较强，脑组织损伤广泛时，可出现弥漫性脑组织损伤，病人表现为深度昏迷、自主神经功能障碍，可出现持续性植物状态。

3. 按损伤性质　分为脑震荡、脑挫伤与脑裂伤（合称脑挫裂伤）和颅内血肿。脑震荡以受伤后病人出现短暂性昏迷，逆行性健忘和头痛、头晕、无力、记忆力障碍等为特征，一般预后良好。脑挫裂伤是在不同外力与方向作用下脑任何部位出现脑组织断裂的表现，临床上表现相应的具有特征性的严重的神经损害。颅脑损伤只要有较大血管损伤出血，就有发生血肿的可能。

4. 按其伤情表现　国际上普遍采用的是格拉斯哥昏迷量表（Glasgow coma scale, GCS, 表 6-7）计分的轻、中、重型分类法。该方法检查颅脑损伤病人的睁眼反应、言语反应和运动反应三项指标，确定这三项反应的计分后，再累计得分，作为判断伤情轻重的依据。

表 6-7　格拉斯哥昏迷量表（GCS）

睁眼反应	计分	言语反应	计分	运动反应	计分
自动睁眼	4	回答正确	5	按吩咐动作	6
呼唤睁眼	3	回答错误	4	刺痛能定位	5
刺痛睁眼	2	乱说乱讲	3	刺痛能躲避	4
不能睁眼	1	只能发音	2	刺痛肢体屈曲	3
		不能言语	1	刺痛肢体过伸	2
				不能运动	1

注：轻型为 13~15 分，伤后昏迷时间 20min 以内；中型为 9~12 分，伤后昏迷时间 20min 至 6h；重型为 3~8 分，伤后昏迷时间 6h 以上，或在伤后 24h 内出现意识恶化并昏迷在 6h 以上。

Note:

昏迷是丧失意识的状态,既不能被唤醒也没有注意力,眼睛闭合,因而缺乏睡眠/清醒周期 (sleep/wake cycle),对指令没有运动反应,也没有语言。昏迷存在于损伤的早期阶段,通常持续不超过 3~4 周。

重型颅脑损伤中持续性植物状态(persistent vegetative state,PVS)占 10%,它是大脑广泛性缺血性损害而脑干功能仍然保留的结果。PVS 诊断标准:①认知功能丧失,无意识活动,不能行指令。②保持自主呼吸和血压。③有睡眠—觉醒周期。④不能理解和表达言语。⑤能自动睁眼或刺痛睁眼。⑥可有无目的性眼球跟踪活动。⑦下丘脑及脑功能基本保存。以上 7 个条件持续 1 个月以上。

二、主要功能障碍

GCS 得分在 13~15 分的轻度颅脑损伤病人早期可以产生很多躯体、认知和行为方面的症状,包括头痛、注意力差、思考时间延长、健忘、失眠、对光和噪声敏感等。大多数病人经治疗,观察 2d 后神志清醒、生命体征稳定,CT 扫描复查无颅内异常者,可回家或在门诊治疗。GCS 得分小于 12 分的中、重度颅脑损伤病人易出现以下较典型的功能障碍。

(一) 认知功能障碍

认知是认识和理解事物过程的总称,包括知觉、注意、思维、言语等心理活动。颅脑损伤后常见的认知障碍是多方面的,有注意力分散、思想不能集中、记忆力减退、学习困难、归纳、演绎推理能力减弱等。

(二) 行为功能障碍

颅脑损伤病人经受各种各样的行为和情感方面的困扰,对受伤情景的回忆、头痛引起的不适、担心生命危险等不良情绪都可导致包括否认、抑郁、倦怠、嗜睡、易怒、攻击性及躁动不安。严重者会出现人格改变、类神经质的反应、行为失控等。

(三) 言语功能障碍

言语是人类特有的复杂的高级神经活动,言语功能障碍直接影响病人的社会生活能力和职业能力,使其社交活动受限。脑损伤后的言语运动障碍常见的有构音障碍、言语失用。构音障碍是由于言语发音肌群受损后不协调,张力异常所致言语运动功能失常,常涉及所有言语水平(包括呼吸、发声、共鸣、韵律)。病人表现为言语缓慢、用力、发紧,辅音不准,吐字不清,鼻音过重,或分节性言语等。言语失用是由于言语的中枢障碍而产生的言语缺失。大脑左半球是语言运动中枢,当病变部位在大脑左半球额叶和其他 1~2 个脑叶时,会出现重度非流利型失语,病人表现为言语表达能力完全丧失,不能数数,不能说出自己的姓名,复述、呼名能力均丧失,不能模仿发出言语声音等。

(四) 运动功能障碍

运动功能障碍是指运动控制和关节肌肉方面的问题。由于颅脑损伤形式多样,导致运动功能障碍差异很大,通常以肌张力增高多见,出现痉挛、姿势异常、偏瘫、截瘫或四肢瘫、共济失调、手足徐动等。表现为患侧上肢无功能,不能穿脱衣物,下肢活动障碍,移动能力差,站立平衡差,不能如厕、入浴和上下楼梯。

(五) 感觉功能障碍

感觉是人脑对直接作用于感受器官的客观事物个别属性的反映,个别属性包括大小、形状、颜色、硬度、湿度、味道、气味、声音等。通常将感觉分为特殊感觉和一般感觉。特殊感觉包括视觉、听觉、嗅觉、味觉等。一般感觉也称躯体感觉,包括浅感觉、深感觉和复合感觉。感觉障碍表现为感觉减退或消失、感觉过敏,主观上的麻木感、自发疼痛等。

(六) 迟发性癫痫

有一半病人在发病后半年到 1 年内有癫痫发作的可能。它是神经元阵发性、过度超同步放电的表现。其原因是瘢痕、粘连和慢性含铁血黄素沉积的刺激所致。全身发作以意识丧失和全身抽搐为特征。局限性发作以短暂意识障碍或丧失为特征,一般能持续数秒,无全身痉挛现象。

Note:

（七）日常生活自理障碍

病人由于认知能力不足及运动受限,在日常自理生活及家务、娱乐等诸方面受到限制。

（八）就业能力障碍

中重度损伤病人恢复伤前的工作较难,持续的注意力下降、记忆缺失、行为控制不良、判断失误等使他们难以参与竞争性的工作。

三、康复护理评估

（一）认知功能评估

颅脑损伤常可造成病人的认知功能障碍,进而导致病人对外界环境的感知和适应困难,使其发生生活和社会适应性方面的障碍。认知功能评定常用于了解脑损伤的部位、性质、范围和对心理功能的影响,为临床诊断、制订治疗和康复计划、评估疗效提供科学依据。

认知功能的筛查量表包括简明精神状态检查量表(mini-mental status examination,MMSE)、蒙特利尔认知评估量表和认知功能筛查量表(Montreal cognitive assessment,MOCA)、Loewenstein 作业治疗认知评定(Loewenstein occupational therapy cognitive assessment,LOTCA)和认知功能筛查量表。认知功能评定的主要内容还包括注意力评定、记忆力评定以及执行功能评定。具体方法详见第三章第三节。

（二）知觉功能评估

知觉是人对客观事物各部分及属性的整体反应。知觉功能障碍包括失认症和失用症。

失认证是指因脑损伤致病人在没有感觉功能障碍、智力衰退、意识不清、注意力不集中的情况下,不能通过感觉辨认身体部位和熟悉物体的临床症状,包括躯体失认、半侧空间失认、左右失认、视觉失认、触觉失认、疾病失认等。

失用症是指中枢神经系统损伤后,在运动、感觉和反射均无障碍的情况下,不能按命令完成原先学会的动作。在失用症中,发病率最高的为结构性失用、运动性失用和穿衣失用。

失认症和失用症评估的具体方法详见第三章第三节。

（三）言语及吞咽功能评估

言语障碍包括失语症和构音障碍。言语功能评价主要针对失语症进行评价。国内常用失语症评估方法有:汉语失语症成套测验、汉语标准失语症检查。指导临床康复和治疗详见第三章第六节。

（四）运动功能评估

颅脑损伤后常发生广泛性和多发性损伤,部分颅脑损伤病人可同时存在多种运动功能障碍。运动功能评定主要是对运动模式、肌张力、肌肉协调能力进行评定,对其康复计划提供科学依据。

1. **运动模式评估**　采用 Brunnstrom 分期评估法对颅脑损伤后不同时期(弛缓期、痉挛期、恢复期)的运动模式进行评定。

2. **肌力评估**　通常采用徒手肌力评定(manual muscle test,MMT),此评定方法是一种简便易行及常用的评价肌力方法。对肌力在 3 级以上病人,可采用器械评定方法,常用握力测试、捏力测试、背肌力测试、四肢肌群等速肌力测试等。

3. **肌张力评估**　主要是手法检查,首先观察受检肌肉在放松、静止状态下的紧张度,然后通过被动运动来判断。具体方法详见第三章第一节。

4. **痉挛评估**　目前多采用改良 Ashworth 量表进行评估。评估时,病人应采用仰卧位,检查者分别对病人上肢、下肢的关节进行全范围的被动运动,按感受的阻力程度评估。

5. **平衡与协调功能评估**　平衡是指身体所处的一种姿势状态,在运动或受到外力作用时自动调整并保持姿势稳定的一种能力。协调是指人体产生平滑、准确及有控制的运动的能力。完成运动的质量包括按一定的方向和节奏,采用适当的力量和速度,达到准确目标等几方面。协调与平衡相关评定方法详见第三章第一节。

Note:

（五）感觉功能评估

感觉功能评定可分为浅感觉检查、深感觉检查、复合感觉检查。

1. 浅感觉检查

（1）痛觉：被检查者，用大头针的针尖轻刺被检查者的皮肤，询问被检查者有无疼痛感觉，两侧对比、近端和远端对比，并记录感觉障碍的类型（过敏、减退或消失）与范围。对痛觉减退的病人要从有障碍的部位向正常部位检查，对痛觉过敏的病人要从正常部位向有障碍的部位检查，这样容易确定异常感觉的范围。

（2）触觉：被检查者闭目，用棉签轻触被检查者的皮肤或黏膜，询问有无感觉。

（3）温度觉：被检查者闭目，用两只玻璃试管或金属管分别装有冷水（5~10℃）和热水（40~50℃），交替接触病人皮肤，让其辨别冷热。

2. 深感觉检查

（1）运动觉：被检查者闭目，检查者轻轻夹住被检查者的手指或足趾两侧，上下移动5°左右，让被检查者说出运动方向。

（2）位置觉：被检查者闭目，检查者将其肢体摆成某一姿势，请其描述该姿势或用对侧肢体模仿。

（3）振动觉：检查者将振动着的音叉柄置于骨突起处，询问被检查者有无振动感觉并计算持续时间，比较两侧有无差别。

3. 复合感觉检查　包括皮肤定位觉、两点辨别觉、实体觉和体表图形觉，这些感觉是大脑综合分析的结果，也称皮质感觉。

（1）皮肤定位觉：被检者闭目，检查者以手指或棉签轻触被检者皮肤，让被检者说出或用手指出被触部位。

（2）两点辨别觉：①以钝角分规刺激皮肤上的两点，检测被检者有无能力辨别，再逐渐缩小双脚间距，直到被检者感觉为一点为止，测其实际间距，与健侧对比。两点必须同时刺激，用力相等；②Moberg法：将回形针掰开，两端形成一定距离，然后放在病人皮肤上让其辨别。正常人手指末节掌侧为2~3mm，中节4~5mm，近节5~6mm。7~15mm为部分丧失，15mm为完全丧失。两点辨别距离越小，越接近正常值范围，说明该神经的感觉功能越好。

（3）实体觉：①被检者闭目，让其单手触摸熟悉的物体（如钢笔、钥匙、硬币等），并说出物体的名称、大小、形状、硬度、轻重等，两手比较。怀疑有实体感觉障碍者，应先测功能差的手，再测另一只手；②被检者睁眼，用一小布袋装入上述熟悉的物体，令其用单手伸入袋中触摸，然后说出1~2种物体的属性和名称。

（4）体表图形觉：被检者闭目，检查者用笔或竹签在其皮肤上画图形（方、圆、三角形等）或写简单的数字（1、2、3等）让被检者分辨。应双侧对照。

感觉功能评定结果可记录为：正常（0）减弱（−1）和消失（−2），轻度敏感（+1）和显著敏感（+2）。

（六）精神心理功能评估

心理评定是运用心理学的理论和方法对康复对象的心理品质及状态作出鉴定。心理测评是对病人的各种心理障碍用各种心理测验（包括智力测验、人格测验、神经心理测试以及精神症状评定）进行测评，以评定心理障碍的性质和程度，为制订心理康复计划提供科学依据。

四、康复护理原则与目标

1. 康复护理原则　个体化方案、长期康复、全面康复、家属参与。

2. 康复护理目标　颅脑损伤病人应遵循全面康复的原则，即从急诊到入院、从康复中心到社区及家庭进行全面系统的康复评定、制订个体化的康复方案、进行全面的康复训练和指导，使病人和家属积极参与，达到最大化的康复以减少并发症、减轻残疾，回归家庭和社会。

(1) 短期目标:尽最大限度提高病人的觉醒能力,防治各种并发症。

(2) 长期目标:最大限度地促进病人功能的恢复,提高生活质量,使病人最大限度地回归社会。

五、康复护理措施

(一)急性期康复护理措施

颅脑损伤的急性期并发症可加重脑组织损害,因此,此期的康复护理是尽可能排除影响意识恢复的因素,防治各种并发症,同时应加强营养,进行被动运动,预防关节僵硬。颅脑损伤病人的生命体征稳定,特别是颅内压持续 24h 稳定即可进行康复治疗与护理。

1. 维持营养,保持水、电解质平衡　昏迷病人鼻饲流食,所提供的热量宜根据功能状况和消化能力逐步增加,以维持正氮平衡。给予高蛋白质、高热量饮食,避免低蛋白血症,提高机体免疫力,促进伤口愈合及神经组织修复和功能重建。同时也应注意口腔的清洁与护理。

2. 定时翻身叩背,预防并发症　每 1~2h 翻身叩背一次,防止局部受压过久发生压疮或坠积性肺炎,必要时可应用气垫床。翻身时护士应注意防止牵拉瘫痪的上肢,预防肩关节半脱位的形成。

3. 保持肢体的良肢位　偏瘫病人应进行良好肢位摆放才能防止关节挛缩和关节畸形的发生,包括仰卧位、健侧卧位和患侧卧位。具体方法见第六章第一节。

4. 关节被动活动　全身各关节每天进行 1~2 次的被动活动,每个关节活动 3~5 次,活动时要注意手法轻柔、缓慢,避免疼痛以及异位骨化的产生。

5. 呼吸道的护理　呼吸道管理是颅脑损伤全身管理中的重要环节。颅脑损伤及并发的胸腹部损伤、出血等可使呼吸功能受损,需要气管插管或气管切开行人工呼吸或呼吸机辅助呼吸。要求严格进行呼吸道观察,按时吸痰、雾化、湿化。如行呼吸机辅助呼吸,严格管理呼吸机管路,保持呼吸道通畅,防止呼吸道感染。

6. 促醒　严重颅脑损伤的恢复首先从意识开始,功能恢复的大致顺序为:自发睁眼—觉醒—周期性变化—逐渐听从指令—开始说话。可以应用各种神经肌肉促进和刺激方法加速其恢复的进程,帮助病人苏醒、恢复意识。主要方法有:①为昏迷的病人安排适宜的环境,有计划地让病人接受自然环境的刺激;②对病人进行按摩、被动运动及加速刷擦、拍打、挤压、冰刺激瘫痪肢体的皮肤,对大脑有一定的刺激作用;③利用一些不断变化的五彩灯光刺激视网膜、利用针灸刺激头部和躯干的相应腧穴,如感觉区、运动区、百会、四神聪、神庭、人中、合谷、内关、三阴交、劳宫、涌泉、十宣等,促进认知和运动功能的恢复;④对家庭成员进行教育和指导,让其定期和病人语言交流,家庭成员须了解与病人说话的重要性,在床边交谈时须考虑病人的感受,尊重病人的人格;⑤家庭成员应提供一些重要的信息,如病人喜欢的名字、兴趣爱好和憎恶的事物等,还可以让病人听喜爱和熟悉的歌曲、音乐等,鼓励病人主动反应;⑥通过面部表情或脉搏、呼吸、睁眼等变化观察病人对各种刺激的反应。

7. 预防感染　严格无菌操作,观察有无全身和局部感染的表现,遵医嘱应用抗生素。

8. 预防深静脉血栓的形成　深静脉血栓好发于下肢,早期预防可避免其形成。常用的方法有:①进行下肢主动运动和被动运动;②卧床时抬高下肢和穿长筒弹力袜;③下肢气压循环治疗;④主动活动差时进行下肢肌肉功能电刺激。同时注意观察有无下肢深静脉血栓征象,如下肢肿胀、疼痛、皮温改变等,应及早发现、积极诊治。

(二)恢复期康复护理措施

颅脑损伤恢复期病人躯体方面的障碍大多已稳定,但认知、行为和社会心理方面的问题往往持续很久。根据颅脑损伤病人障碍的特点,在急性期过后,病情稳定时,应重点加强功能的康复。

1. 认知障碍的康复　认知康复是在脑功能受损后,通过训练和重新学习,使病人重新获得较有效的信息加工和执行行动的能力,以减轻其解决问题的困难和改善其日常生活能力的康复措施。认知功能训练是提高智能的训练,应贯穿在治疗的全过程。方法包括记忆力、注意力,理解判断能力,推理综合能力训练等。

(1) 注意力与集中能力缩短的训练:注意力与集中能力是指病人为促进理解并作出适当反应集中足够时间长度的能力。脑损伤病人往往不能注意或集中足够的时间去处理一项活动任务,容易受到外界环境因素的干扰而精力涣散。对这类病人常采用的处理方法包括简化某项活动程序,将活动分解为若干个小步骤;给予病人充裕的时间完成活动;对提供的新的信息不断重复;鼓励病人参与简单的娱乐活动,如下跳棋和猜谜;避免身体疲劳;提供频繁的词语、视觉及触觉暗示。

(2) 记忆力损伤的训练:记忆力是指保持恢复并以后可再次使用信息的能力。记忆由短期记忆和长期记忆组成。短期记忆是指保持信息 1min 到 1h 的能力;长期记忆是保持信息 1h 或更长的时间的能力。常采用的处理方法包括鼓励病人使用记忆助具,如卡片、杂志、书籍或录音带,反复地朗诵需要记住的信息;提供钟表、日历、电视及收音机等提醒物;设计安排好日常活动表;把时间表或日常安排贴在高一些的醒目之处;提供新的信息,用不断重复的方式来增进记忆;为过后回忆(复习)而记录或写下新的信息。

(3) 空间障碍的训练:适当的分级活动可帮助病人恢复掌握空间关系的能力,先从包含 2 项内容的绘画中选择一项适当的内容,再从包含 3 项内容的绘画中选择一项适当的内容,最后从一整幅绘画中选择一项适当的内容。逐渐升级到较为正常的刺激水平。

(4) 判断力障碍的训练:判断力是病人理解确定采取行为后果的能力,及以安全恰当的方式采取行动的能力。常用的处理方法包括让病人做简单的选择,如下跳棋和猜谜;让病人参与做决定的过程;提供多项活动选择的机会;提供频繁的反馈;降低/减少注意力涣散(精力涣散)并提供安静的环境;提供充裕的时间。

(5) 顺序排列困难的训练:大多数颅脑损伤病人不能说出完成一项活动各步骤的适当时序。常用处理方法包括把活动分解成简单的步骤;对活动的每一步都提供暗示;在提供下一步的暗示前,允许病人尽己所能完成每一步的活动。

(6) 失认的训练:失认是大脑损伤病人在没有知觉障碍、视力障碍或语言障碍的情况下对先前已知刺激的后天性辨别能力的损害。通常针对不同的失认状态如视觉空间失认、身体失认、触觉失认、听觉失认、单侧忽略等通过重复刺激、物体左右参照物对比、强调正确的答案及其他感觉的方式促进认识,例如熟悉物体的照片可以帮助病人记忆其名称。

计算机在认知康复中的应用较普遍,它可用于注意、集中、视知觉、手眼协调、分辨、言语等方面的训练。优点在于刺激可以在高度受控的方式下提供;治疗过程病人只需和他自己竞争,有利于增加病人的积极性和信心;准确、客观,病人可立即受到反馈。

2. 行为障碍的康复　对行为异常的康复目标是积极消除不正常的、不为社会所接受的行为,促进亲社会行为的发展。稳定、限制的住所与结构化的环境,是改变不良行为的关键。

(1) 躁动不安与易激惹性的处理:提供安全结构化的环境,减少不良刺激,如导管、引流管等有害刺激;避免过于限制或约束病人的行动能力,避免治疗次数过多时间过长;对恰当的行为提供积极的反馈;对于不安的情绪提供宣泄的方式,如散步或其他体力性活动;最大限度减少与不熟悉工作人员的接触。

(2) 易冲动的处理:提供一个安全、布局合理、安静的房间;对不当的行为立即给予反馈;用简单的奖励方法如实物、代币券等教会病人自我控制。对所有恰当的行为进行奖励;在不恰当行为发生后的短时间内拒绝奖励性刺激;一旦不恰当行为出现应用预先声明的惩罚;在极严重的不良行为发生后,给病人厌恶刺激。

3. 言语障碍的康复　若病人全身一般状况稳定,最好能够逐渐延长坐位时间至 1~2h,即可开始训练。内容以听觉刺激法为中心,训练次数 1~6 次/周,每次 30min。具体包括听语指图、复述、听语指字、呼名、阅读、书写、听语记忆广度、句法练习等。应由口腔动作训练开始,病人在穿衣镜前模仿治疗师的口型,通过视觉、听觉接受信息,并通过视觉反馈进行调整,如让病人模仿治疗师做口腔动作、模仿治疗师发辅音、元音及四声等。然后通过听词指物等练习将听觉刺激与视觉刺激结合起来使视听说结合,进行刺激—反应—反馈环路训练激起言语反应。在此基础上通过病人自己说出相应的词语,使语词表达得到锻炼。在言语训练中可采用适当的暗示,如应用手指敲打节拍(一字一拍),促进病人产生言语;在呈现某些动作图片时,做相应的动作或手势提示病人。注意言语训练时,在简单对话的训练中,问题中的词应在病人的提取能力范围内,以训练病人语词的实际应用能力。构音障碍训练包括呼吸发音和共鸣训练及颜面器官(口唇舌等)的训练。结束言语训练的原因包括训练成绩达一定水平后无变化;出院;本人对言语训练无热情;家属问题;健康体力的问题;医疗费用问题等。

4. 运动障碍的康复　运动控制训练的目的是通过抑制异常运动模式,使脑损伤病人重新恢复其机体的平衡、协调及运动控制功能。一般应在生命体征稳定后,在医生及治疗师的指导下,确定活动量、活动范围及限度,应尽早开始偏瘫训练。采用综合促进技术,传递冲动练习,站立床负重及电动体操等,以促进神经功能的恢复,防止肌萎缩并诱发主动运动。

5. 感觉障碍的康复

(1) 对障碍部位进行拍打、逆毛发方向刷擦,以促进感觉功能的恢复,忌用过热的水擦浴、泡脚,以免烫伤。

(2) 先进行触觉训练,选用软物(如橡皮擦)摩擦手指掌侧皮肤,然后是振动觉训练。后期训练涉及对多种物体大小、形状、质地和材料的鉴别,可将一系列不同大小、不同形状、不同质地、不同材料的物体放在布袋中让病人用手触摸辨认,如钥匙、螺钉、回形针、扣子、硬币、橡皮块等。训练的原则是由大物体到小物体,由简单物体到复杂物体,由粗糙质地到纤细质地,由单一类物体到混合物体。

6. 迟发性癫痫的康复　有关预防性抗癫痫药物的应用存在争议,目前一般认为可以常规使用预防性抗癫痫药物。通常需要服用抗癫痫药物至少 2 年,完全控制后仍应再服 2 年。应在医师指导下逐渐减量直至停药,不可突然中断服药。对药物治疗 2~3 年仍不能控制的癫痫发作,且发作频繁而严重者,可适当考虑癫痫病灶切除手术。

7. 日常生活活动能力障碍的康复　脑损伤病人由于精神、情绪异常、行为失控常出现拒绝进食、不能自我料理日常生活的情况,作业治疗对其功能恢复有着特殊的意义,如床上肢体功能位的放置、起坐、利用桥式运动翻身、床边站立、床—轮椅、轮椅—浴室等地的转移训练。尽量让病人自己进食,减少不必要的他人帮助。卧位时,病人如没有吞咽障碍且意识清楚,可让病人自己用瓶子、吸管喝水;服药时也应将药递到病人手中后,让其自己放入口中;在病人能够独立坐稳后,让病人采用坐位将患侧肩前屈、肘伸展、手平放在桌子上躯干双肩保持端正、平稳进餐。在获得一定的运动功能后,利用全身镜子训练病人动态平衡坐的同时,练习穿脱鞋、裤子、上衣等动作。站立动态平衡达到 3 级时,让病人学习站着提裤子、系腰带;试着让其站在卫生间的水池边练习洗漱如单手洗脸、挤牙膏、拧毛巾等,万一有不稳或跌倒的感觉,学会利用周围的设施缓冲下跌的速度。有目的地训练病人对周围事物和物体的认识能力,通过与周围人物的交流提高记忆和理解能力等。

8. 心理护理　颅脑损伤常因突然发生的意外所致,心理的变化大都经历震惊期、否认期、抑郁期、努力期及承受期,各个时期有时交错出现。病人由过去健康的身体、正常的工作及生活,突然转变为肢体功能障碍,需要他人照顾,心理上面临巨大的压力和打击,常表现出消沉、抑郁、悲观和焦虑,甚至会产生轻生的念头及其他异常的行为举止。因此,医务人员工作需认真负责,尊重病人,对病人充满同情和理解,避免使用伤害性语言,以免加重病人的猜疑和痛苦。康复护士应对病人进行行为矫正疗法,建立健康行为,使病人能面对现实,学会放松,逐渐学会生活自理,融入社会。

六、康复护理指导

1. 全面康复护理　全面康复是指既要选择适当的运动治疗进行反复训练,又必须进行认知、心理等其他康复训练,并持之以恒。根据病人的具体情况综合运用各种康复措施,如各种运动疗法、认知康复、心理康复、言语康复、日常生活活动能力训练、康复工程和药物治疗等,只有综合康复才能达到良好的效果。

2. **社区家庭康复护理**　提高家庭参与训练的意识与能力,取得病人及家属的配合,使其了解基本的康复知识和训练技能,并懂得其意义和重要性。保证病人在家庭中得到长期、系统、合理的训练,使其早日回归家庭和社会。

3. **康复护理指导原则**　教育病人主动参与康复训练,并持之以恒;指导规律生活、合理饮食、睡眠充足、适当运动、劳逸结合;保持大便通畅,鼓励病人日常生活活动自理;指导病人保持情绪稳定,避免不良情绪刺激;获得有效的社会支持系统,包括家庭、朋友、同事、单等社会支持。

知 识 链 接

新技术带来的契机

　　脑损害的评估长期以来缺乏定量的测量和预测指标,虽然对脑的认识已进入分子水平,但从整体角度评价脑的动力学行为却十分困难。传统的诊断方法如 CT、MRI、脑电图等仍是基础,随着诊断技术的发展,新的技术如功能性磁共振成像(fMRI)和弥散张量成像(DT1)可发现轴索损伤,量化受累白质的程度,并预测运动损伤程度和一般预后。磁共振波谱可能将成为确诊轻微颅脑创伤的重要手段。功能性近红外线光谱可评估体内光学性质的组织。定量脑电图、动态脑电图、脑磁图、诱发电位、事件相关电位等神经电生理检查也有新的突破。

(黄求进)

思 考 题

1. 请简述格拉斯哥昏迷量表对轻、中、重型颅脑损伤的分类标准是什么?
2. 请阐述脑震荡和脑挫裂伤的在临床特点和功能障碍方面有哪些异同?

第三节　脑 性 瘫 痪

导入情景与思考

　　男童,5岁,32周出生,生后 2d 出现黄疸,持续 20d。现运动发育落后,流涎,吞咽及咀嚼困难,发音障碍,睡眠不佳,便秘。家长诉病人自 3 岁开始出现癫痫发作。

　　体格检查:竖颈(−),翻身(−),角弓反张,胸廓不对称;原始反射残存,不对称性颈强直反射(ATNR)(+),侧弯反射(+);肌张力动摇。

　　辅助检查:脑电图检查示双侧对称同步尖慢波。

　　入院诊断:脑性瘫痪(不随意运动型);癫痫。

　　请思考:

1. 如何进行进食及排便的康复护理?
2. 如何进行睡眠及各种姿势的康复护理?
3. 癫痫发作时如何处理?
4. 如何指导家长对脑瘫儿童穿脱衣服的康复护理?

一、概述

1. **概念**　脑性瘫痪(cerebral palsy,CP)简称脑瘫,是一组持续存在的中枢性运动和姿势发育障碍、活动受限的综合征,这种综合征是由于发育中的胎儿或婴幼儿脑部非进行性损伤所致。脑性瘫痪的运动障碍常伴随感觉、知觉、认知、交流和行为障碍,以及癫痫和继发性肌肉、骨骼问题。

2. **危险因素**　在我国引起脑瘫的主要危险因素有:胎儿发育迟缓、早产儿、低出生体重儿、胎儿宫内窘迫、出生窒息和高胆红素血症。

3. **分型及分级**

(1) 脑性瘫痪按运动障碍类型及瘫痪部位分为 6 型:痉挛型四肢瘫(spastic quadriplegia);痉挛型双瘫(spastic diplegia);痉挛型偏瘫(spastic hemiplegia);不随意运动型(dyskinetic);共济失调型(ataxia);混合型(mixed type)。

(2) 按照粗大运动功能分级系统(gross motor function classification system,GMFCS)分为 5 级:按照GMFCS 0~2 岁、2~4 岁、4~6 岁、6~12 岁、12~18 岁的 5 个年龄段粗大运动功能分级标准,功能从高至低为Ⅰ级、Ⅱ级、Ⅲ级、Ⅳ级、Ⅴ级。

4. **流行病学**　世界范围内脑瘫发生率约为 2.00‰~3.50‰,由于产科技术、围生医学、新生儿医学的发展,新生儿病死率、死胎发生率明显下降,而脑瘫发病率并无减少,且重症脑瘫的比例有增多趋势。我国最新脑瘫流行病学调查在 2012 年至 2013 年对分布于我国东部、西部、南部、北部和中部不同地域的 12 个省市自治区的 32 万 1~6 岁儿童进行了流行病学调查结果显示,脑瘫发病率 2.48‰,患病率为 2.46‰。从流行病学调查结果看,脑瘫发病率各省差别不大、城乡差别不大,男性略高于女性。

5. **康复原则**　基本原则是通过医学、教育、职业、社会、心理、工程等手段,使脑瘫儿童从身体上、心理上、社会上、职业上得到最大限度的恢复和补偿,改善生活质量,适应家庭和社会。

二、主要功能障碍

脑瘫运动功能障碍是最早出现的异常,以姿势运动发育延迟或异常为主。无论哪种类型脑瘫均具有脑发育快速阶段非进行性损伤或发育障碍的特点,其典型临床表现为 5 个方面:运动功能障碍,早期以运动发育落后为主;姿势及运动模式异常;反射发育异常主要为原始反射延迟消失,立直(矫正)反射及平衡(倾斜)反应延迟出现,痉挛型脑瘫可出现病理反射;肌张力和肌力异常(包括牵张反射亢进、关节活动度异常);随着年龄增长的继发性损伤。

1. **不同类型脑瘫的临床表现**

(1) 痉挛型四肢瘫:以锥体系受损为主,包括皮质运动区损伤。牵张反射亢进是本型的特征。病理反射阳性(2 岁后有意义)、锥体束征阳性、四肢肌张力增高呈折刀征,以全身屈曲模式为主,上肢手指关节掌屈手握拳,拇指内收,腕关节屈曲,前臂旋前,肘关节屈曲,肩关节内收,上肢后伸、内旋、内收,躯干前屈,足内、外翻,膝关节屈曲或过伸展,髋关节屈曲、内收、内旋,下肢内收,行走时足尖着地呈"剪刀"步态。

(2) 痉挛型双瘫:症状同痉挛型四肢瘫,主要表现为双下肢痉挛及功能障碍重于双上肢。

(3) 痉挛型偏瘫:症状同痉挛型四肢瘫,表现为一侧肢体痉挛及功能障碍。

(4) 不随意运动型:以锥体外系受损为主,主要包括舞蹈性手足徐动和肌张力障碍,主要特征是非对称性、头及躯干背屈姿势,脸歪向一侧,头部控制能力差,头和四肢不随意动作,这种不随意动作在紧张、兴奋时增多,安静时消失。腱反射正常、锥体外系征 TLR(+)、ATNR(+)。对刺激敏感,表情奇特,挤眉弄眼,或哭或笑,流涎、咀嚼吞咽困难,语言障碍。

(5) 共济失调型:以小脑受损为主,以及锥体系、锥体外系损伤,占发病儿童的 5% 左右。表现为平衡失调,肌张力大多低于正常,位置觉与平衡觉丧失。步态不稳,如酒后的醉酒步态,不协调性运动和辨距障碍。智力以正常者为多,无痉挛,病理反射阳性,可伴有眼球震颤、言语障碍等。

(6) 混合型:指上述两种或两种以上类型的症状、体征同时出现于一个脑瘫儿童身上,称之为混合型。多见于痉挛型与不随意运动型混合。

Note:

2. 伴随障碍具体表现

(1) 语言障碍:脑瘫儿童中约 1/3~2/3 有不同程度的语言障碍,表现为语言发育迟缓,发音困难,构音不清,不能成句说话,不能正确表达,有的儿童完全失语。不随意运动型脑瘫儿童更易伴有语言障碍。

(2) 智力障碍:脑瘫伴有智力低下的约占 1/3。不同病型的脑瘫儿童合并智力低下的发生率不同,痉挛型脑瘫侵害大脑皮质,其智能方面较不随意型脑瘫易受损,所以智能稍差于不随意运动型脑瘫。

(3) 视觉障碍:约半数以上儿童伴视觉障碍,多为视网膜发育不良或枕叶大脑皮质及视神经核变性,传导通路性损伤。主要表现为内、外斜视,视神经萎缩,动眼神经麻痹,眼球震颤及皮质盲。

(4) 听觉障碍:多为核黄疸引起,部分儿童听力减退甚至全聋,以不随意运动型儿童最为常见。

(5) 其他感觉和认知功能障碍:脑瘫儿童常有触觉、位置觉、实体觉、两点辨别觉缺失。儿童常常无法正确辨认一些简单的几何图形,对各种颜色的辨认力也很差,其认知功能缺陷较为突出。

(6) 癫痫发作:脑瘫儿童中伴随癫痫发作的并不少见,以痉挛性四肢瘫、偏瘫、单肢瘫及伴有智能低下者更为多见。临床发作类型以全身性阵挛发作、部分发作、继发性大发作为多。

(7) 情绪、行为障碍:脑瘫儿童表现为好哭、任性、固执、孤僻、脾气古怪、易于激动,情绪不稳定,注意力分散等。

三、康复护理评估

1. 健康状态评估

(1) 一般情况:包括出生日期、出生体重(是否是巨大胎儿或低体重儿)、身长、头围、胎次、产次、胎龄(是足月儿、早产儿、还是过期产)、单胎(或双胞胎)等。

(2) 父母亲一般情况:包括年龄、职业、文化程度、有无烟酒嗜好等。

(3) 家族史:家族中有无脑瘫、智力低下、癫痫、神经管发育畸形病人,母亲是否分娩过类似疾病的孩子,家族有无其他遗传病史等。

(4) 母亲孕期情况:有无妊娠期合并症(如妊娠高血压疾病、糖尿病)、外伤史、先兆流产、孕早期病毒感染、接触放射线、服药史等。

(5) 母亲分娩时情况:是剖宫产还是自然产,如果是自然产,是头位还是臀位;是否使用胎头吸引器或产钳助产;是否难产;有无羊水堵塞、胎粪吸入、脐带绕颈所致的出生时窒息等。

(6) 生长发育情况:是否按时进行预防接种;是否到过疫区;居住环境周围有无污染源;有无脑外伤史;有无胆红素脑病、脑炎等病史。

2. 躯体功能评估 如肌力、肌张力、关节活动度、原始反射或姿势性反射、平衡反应、协调能力、站立和步行能力(步态)等。

3. 言语功能评估 主要是通过交流、观察或使用通用的量表,评估病人有无言语功能障碍。常见的言语障碍包括失语症(dysphasia),构音障碍(dysarthria),言语失用(apraxia of speech)。

4. 感知觉功能评估 脑性瘫痪儿童多伴有感觉异常及知觉缺损,尤其是痉挛型脑瘫儿童表现更为明显。可通过温、触、压觉的检查来确定障碍情况,也可通过询问家长,得知儿童是否不喜欢他人抚摸与抱,是否对各种感觉反应不灵敏等。

5. 日常生活活动能力评估 日常生活活动包括运动、自理、交流及家务活动等。运动方面有床上运动、轮椅上运动和转移、室内或室外行走、公共或私人交通工具的使用。自理方面有更衣、进食、如厕、洗漱、修饰等。交流方面有打电话、阅读、书写、使用电脑、识别环境标志等,家务劳动方面有购物、备餐、洗衣、使用家具及环境控制器(电源开关、水龙头、钥匙等)。日常生活活动能力评估对确定脑瘫儿童能否独立及独立的程度、判定预后、制订和修订治疗计划、判定治疗效果、安排返家都十分重要。

评估过程可让脑瘫儿童在实际生活环境中进行,通过观察儿童完成实际生活中的动作情况,以评估其能力。有些不便完成或不易完成的动作,可以通过询问儿童本人或家长的方式取得结果,如大小便控制、个人卫生管理等。还可采用功能活动问卷(the functional activities questionnaire,FAQ)、快速残疾评定量表(rapid disability rating scale,RDRS)等。

6. 心理社会评估

(1) 评估脑瘫儿童家长对儿童患病的反应、采取的态度和认识程度,以及家庭和社会支持系统情况。面对脑瘫儿童,家长内心十分痛苦和忧虑。一方面会产生负罪感,尤其是母亲,认为是自己的过失造成了孩子的不幸,往往处在深深的自责中,觉得对不起孩子;另一方面对预后非常担忧,考虑是否会导致脑瘫儿童终身残障。家长的情绪和反应会影响脑瘫儿童,使其处于紧张、低沉、不安的环境中。

(2) 对不伴有智力障碍的年长儿,评估其对患病的反应和接受程度。由于中枢性运动障碍,脑瘫儿童的恐惧心理和不安定感很强,害怕摔倒,不敢走路;情绪不稳定,易激动,个性固执、孤僻、有自卑感,常伴有学习和社交困难。

7. 辅助检查

(1) 影像学检查:头部 CT 及 MRI 可以了解颅脑的结构有无异常,确定异常的性质与部位。头颅CT 可显示某些脑瘫儿童的病变所在,如脑室周围脑萎缩,皮质或伴皮质下萎缩,脑软化灶或出现脑穿通畸形,或者中间部结构异常,如胼胝体发育不全等。头颅 MRI 检查可分辨脑组织结构异常,灵敏度高,但 MRI 检查时间较长,存在小婴儿不合作等问题,可选择性应用。

(2) 脑电图检查:据文献报道,约 80% 脑瘫儿童的脑干听觉诱发电位测定结果异常,其中偏瘫的脑电图异常率更高。但有脑电图异常者不一定有癫痫发作;有癫痫发作史者,脑电图也不一定为异常。因此,宜对所有脑瘫发生抽搐的病人进行脑电图监测,以便确定是否合并癫痫。

(3) 脑干听觉诱发电位测定:有些脑瘫儿童的脑干听觉诱发电位测定结果异常,常见潜伏期Ⅰ、Ⅲ、Ⅴ波及峰间潜伏期延长等异常表现,不随意运动型脑瘫儿童异常率较高。

(4) 智商测试:小儿智力测验的方法较多,基本上分为两大类。一类是筛查性的智力测验,如丹佛发育筛查测验、绘人测验等;另一类是诊断性的智力测验,如盖塞尔发育量表、韦克斯勒儿童智力量表等。由于脑瘫儿童常伴有运动、语言、智力、认知等多种功能障碍,智力测验的结果准确性差,不能真实反映脑瘫儿童实际的智力程度。

(5) 其他检查:如心电图检查,甲状腺功能,免疫功能测定等。

四、康复护理原则与目标

1. 康复护理原则　早期发现、早期干预、综合康复。康复护理要与家庭和脑瘫儿童的日常生活相结合,注重儿童发育需求和发育特点,预防继发性残疾的发生。

2. 康复护理目标　分为短期目标和长期目标。

(1) 短期目标:①针对脑瘫儿童年龄及运动发育特点,及时发现其异常表现,为康复提供依据;②做好脑瘫儿童生活护理,加强营养,预防感染,对有吞咽、咀嚼障碍者,防止呛咳或窒息;③根据脑瘫儿童病情程度,给予不同程度的日常生活康复护理;④创造良好的生活和训练环境,促进脑瘫儿童身心的全面发展,提高康复疗效;⑤预防关节挛缩等继发障碍及因跌伤造成的二次损伤并发症的发生,最大限度地减少障碍,提高生活自理能力;⑥采取康复护理措施,纠正脑瘫儿童的异常姿势,从而降低肌肉的紧张程度;⑦经常给脑瘫儿童家长以咨询和指导,争取家长的配合。

(2) 长期目标:通过综合康复护理,使脑瘫儿童在身体、心理、职业、社会等方面达到最大限度地恢复和补偿,实现最佳功能和独立性,提高生活质量,同其他公民一样,平等享有权利,参与社会。

五、康复护理措施

(一) 运动功能障碍及姿势异常康复护理

1. 创建宽敞、整洁、典雅、舒适、安全的康复环境　理想的康复环境有利于康复目标的实现。脑

Note:

瘫儿童由于年龄和损伤部位不同,可以有不同的分型。为使各型脑瘫儿童恢复至理想运动功能状态,应注意康复环境的准备。因此,安全性是环境准备不容忽视的一个重要环节。环境准备要全面考虑环境设施的安全性,确保其使用安全:①应选择带有护栏的多功能床;②避免灯光直接刺激儿童的眼睛;③房间内无障碍设施,方便儿童及轮椅出入;④通道应安装扶手、呼叫器,地面应防滑,以保障其安全。有条件可以给儿童建立多感官刺激室,用色彩鲜艳的颜色刺激儿童的视觉,不同质地的玩具刺激儿童的感觉,悦耳的音乐刺激儿童的听觉等。

2. 进食活动的康复护理 良好的营养状况是脑瘫儿童生长发育及康复训练的基础条件,摄食功能障碍导致儿童摄入营养障碍。因此,在摄食上应给予一定的指导。还必须考虑进食时的姿势与体位,特别是脑瘫儿童头部的控制,根据儿童自身特点来选择最适合的进食体位:①抱坐喂食;②面对面进食;③坐位进食;④坐在固定椅子上进食;⑤侧卧位进食;⑥俯卧位进食。喂饮时应注意,匙进入口腔的位置要低于脑瘫儿童的口唇,从口唇的中央部位插入,喂食者避免从头的上方或侧方喂饮,防止引起头部过度伸展和向一侧回旋。对于咀嚼、吞咽困难的脑瘫儿童,将食物喂到口内时,要立即用手托起小儿下颌,促使其闭嘴。若食物不能及时吞咽,可轻轻按摩颌下舌根部,以促进做吞咽动作。在喂食时,切勿在儿童牙齿紧咬的情况下,强行将食匙抽出,以防损伤牙齿,应等待自动松口时,将食匙迅速抽出。喂食时要使脑瘫儿童保持坐位或半坐位,头处于中线位,避免其头后仰时导致异物吸入。让脑瘫儿童学习进食动作,手把手教其进食,尽快使其能够独立进餐。

3. 穿、脱衣物的康复护理

(1) 衣服的穿脱:①脱套头衫或背心时,先以健侧或功能较好的手为主,拉起衣角,将衣服从头上脱下,然后,健侧或功能较好的一侧先脱下衣袖,患侧或功能较差的一侧后脱;进行穿衣时,先穿患侧或功能较差侧袖子,再穿健侧或功能较好侧袖子,然后以健手为主将衣服套入头部,拉下衣角;②对襟的衣服,可先将其下面的纽扣扣好,根据脑瘫儿童的情况,留 1~2 个上面的纽扣不扣,然后按照套头衫的脱、穿方法进行。

(2) 裤子的穿脱:取坐位,先将患侧或功能较差的下肢套入裤筒,再穿另一侧,然后躺下,边蹬健足,边向上提拉裤子到腰部并系好。脱法与穿法相反。

(3) 下肢障碍较重的裤子的穿脱:取坐位,双腿套上裤子后,若转右侧半卧位,提拉左侧的裤筒,转左侧半卧位时,提拉右侧裤筒,左右交替进行。脱法与穿法相反。穿脱衣服时应注意脑瘫儿童的体位,通常让其先学脱、后学穿。

4. 体位的康复护理

(1) 正确的抱姿:首先要掌握脑瘫儿童自身的活动能力,还要清楚脑瘫儿童所具有的异常特点,更要了解其需要何种程度的扶持,抱起脑瘫儿童时需要控制的身体部位。然而不同类型的脑瘫儿童抱法也不尽相同。如果抱的姿势不正确,异常姿势得以强化,阻碍了正确姿势的形成,会影响脑瘫儿童的康复效果。

1) 痉挛型脑瘫儿童的抱姿:儿童双上肢放在抱者的双肩上,尽可能地环绕其颈部,将儿童两下肢分开置于抱者的腰部。可降低下肢肌张力(图 6-8)。

2) 不随意运动型脑瘫儿童抱姿:此型脑瘫儿童不自主运动增多,头的控制能力差,因此,抱此类脑瘫儿童时应注意促进头部稳定和正中位,双下肢靠拢,髋关节充分屈曲,并尽量靠近胸部,同时用上臂抑制儿童双上肢,防止肩与上肢向后方用力,用胸部抵住儿童头部,防止头颈后仰。此姿势不宜时间过长,可在此姿势下左右摇晃脑瘫儿童(图 6-9)。

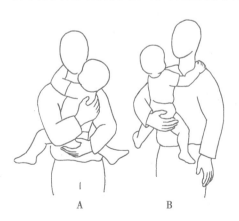

图 6-8 痉挛型脑瘫儿童抱姿
A. 双手;B. 单手。

3）屈曲占优势脑瘫儿童的抱姿：一手扶持儿童上侧肢体的上臂，另一手扶持骨盆部位。可防止两下肢交叉（图6-10）。

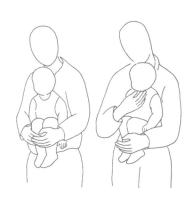
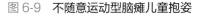
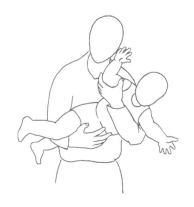

图6-9　不随意运动型脑瘫儿童抱姿　　　　图6-10　屈曲占优势的脑瘫儿童抱姿

4）伸展占优势脑瘫儿童的抱姿：抱者面对儿童，双手伸于其腋下，使儿童头部呈前屈姿势，双上肢前伸，从仰卧位抬起身体。此姿势有利于脑瘫儿童的髋关节、膝关节屈曲（图6-11）。

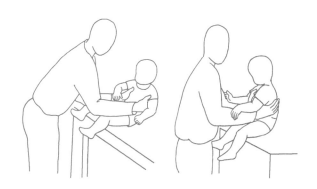

图6-11　伸展占优势的脑瘫儿童抱姿

5）重度角弓反张脑瘫儿童的抱姿：使其头部、肩部、髋关节及膝关节呈屈曲姿位（图6-12）。

6）年长儿、体重较大脑瘫儿童的抱姿：采用两人同时抱法，一人背向儿童，肩负其前臂、握住儿童双手，令其双上肢前伸；另一人面向儿童，双臂分别夹住儿童双足于腋下或用肘部将其双足固定于两侧躯干，用手托住儿童双侧髋关节，拇指向下推压骨盆，使儿童的髋关节充分伸展（图6-13）。

（2）正确的坐姿

1）椅或凳坐位：脑瘫儿童可通过坐椅子或凳子维持正确的坐位体位。痉挛型脑瘫儿童可选用不带靠背的凳子或小木箱练习坐姿，保持头颈与脊柱成一直线，同时髋关节屈曲，膝关节屈曲，全足底着地（图6-14A、图6-14C）；不随意运动型脑瘫儿童可选用高度适合的靠椅，令其髋、膝和踝关节均屈曲呈90°，促进髋关节的屈曲，也可将其两腿分开，置于靠椅的两侧，令患儿骑跨在有靠背的椅子上，双手抓住靠背（图6-14B）。

2）床上坐位：痉挛型脑瘫儿童，操作者在儿童身后，用两上肢从儿童双腋下伸向大腿，扶住大腿内侧，将其拉向自己。

3）使儿童躯干的重量负荷于他自己的坐位支撑面上，并要保持两下肢外展的姿势（图6-15）；不随意运动型脑瘫儿童，床上的最佳坐位应该屈曲双下肢，然后握住患儿的双肩，缓慢加压的同时将两肩向前向内推压，将儿童两手伸出，在前面支持身体或抓玩具。

Note:

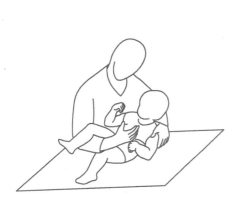

图 6-12　重度角弓反张脑瘫儿童的抱姿

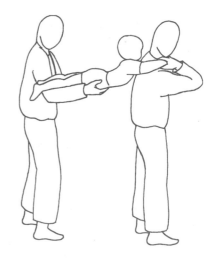

图 6-13　年长儿、体重较大脑瘫儿童的抱姿

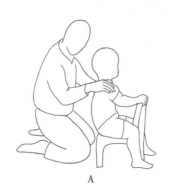

A

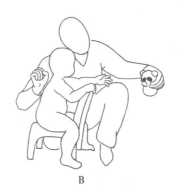

B

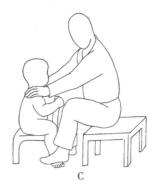

C

图 6-14　不同类型脑瘫儿童椅上坐位

A、C. 痉挛型；B. 不随意运动型。

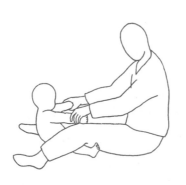

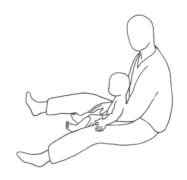

图 6-15　床上坐位

（3）正确的站姿

1）扶站：痉挛型双瘫儿童鼓励其站立,在必要时,从其后面给予膝部一定的支撑,引导其向前、后、左、右进行慢慢地摆动；身体保持平衡,并训练其在身体前屈时,足跟随之移动。

2）靠站：脑瘫儿童靠墙站立,双手放置身体两侧,臀部、躯干靠墙,双足分开与肩同宽,并固定儿童的双足,平放于地面。对于脊柱前凸的儿童,操作者可用手轻轻地推顶其腹部,使其脊柱伸展或在腹部加用一定的重力,使儿童的重心垂直于地面,置于双足中间。对于腰腹肌无力的儿童,操作者用双手握持儿童双肩,以达到能够靠墙站的目的之后,再固定其双足,可使用左右移动其骨盆的办法来调节儿童的重心。

3）独站：头部保持在正中位,上身挺直,髋、膝伸展,双腿稍分开,脚掌平放在地面上,双足与肩同宽。操作者双手控制儿童肩部和腰部,双足置于其双足外缘并夹紧,将操作者的双足踩在儿童的足面

Note：

上固定,根据情况操作者的双手从半脱离到全脱离儿童身体的方法以训练其单独站能力。

5. 睡眠康复护理 正确的睡眠体位对抑制脑瘫儿童的异常姿势、促进正常姿势的发育至关重要。脑瘫儿童由于受到紧张性颈反射的影响,头部很难摆在正中位,常常是倾向一侧,易发生脊柱关节变形。

(1)痉挛型脑瘫儿童的睡眠体位:痉挛型脑瘫儿童宜采用侧卧,此卧位有利于降低肌张力,促进动作的对称,使痉挛肌肉张力得到改善,抑制异常反射。痉挛型屈曲严重的儿童,取俯卧位睡眠,但有严重紧张性迷路反射(TLR)持续存在时,不宜长时间采取俯卧位。在儿童胸前放一低枕,使其双臂向前伸出,当儿童头能向前抬起或能转动时,可以去掉枕头,让其取俯卧体位睡眠。

(2)身体和四肢以伸展为主的脑瘫儿童:除了上述侧卧位体位外,也可采用仰卧位,但必须将儿童放置在恰当的悬吊床内,保持头部在中线位置。为避免儿童的视野狭窄和斜视,可在悬吊床上方悬挂一些玩具,吸引儿童的视线。同时,应将儿童双手放在胸前,以利于儿童手部功能的恢复。

6. 洗浴的康复护理 为脑瘫儿童进行洗浴时应注意:①调节浴室温度在 27℃左右;②调节水温在 38~39℃;③室内应设有防滑地面、扶手等安全措施;④应准备好儿童的洗浴备品;⑤应精心设计浴盆,比如浴盆底要倾斜,以便能支撑儿童的背部,或者准备一个可固定于浴盆上的防滑枕,使儿童可以躺卧于浴盆中;⑥重症痉挛型脑瘫儿童洗浴,可以将一个大球,充半量的气体,放于浴盆中,儿童可坐其上或俯卧其上进行洗浴;⑦不随意运动型脑瘫儿童坐位不稳定,可以用松紧带固定儿童的背部;⑧重症脑瘫儿童不能取坐位,可以让儿童利用放入浴盆中的木板洗浴。

7. 排大小便的康复护理 记录脑瘫儿童 24h 内排便的次数和时间,能取坐位的脑瘫儿童让其养成坐便器上排便的习惯。使用痰盂时,应把痰盂放在一个方形或圆形的痰盂盒中,可以增加稳定性,盒子的高度以儿童坐在其上,双脚能踏到地面为宜,对较小的儿童可以放在护理者膝上,扶持儿童背部并稍向前倾,腿部弯曲,两腿分开,坐在椅子便盆上。

(二)伴随障碍的护理

1. 语言障碍的康复护理 首先要保持正确的姿势,维持脑瘫儿童头的正中位置,在面对儿童眼睛的高度与其交谈。不管儿童懂或不懂,都要利用各种机会跟其说话。为了树立儿童学说话的信心,要鼓励儿童发声,当儿童发声时要立刻答应并与其对话,即使还说不成句,也应点头示意,同时予以表扬及鼓励。语言训练是一项长期而艰苦的工作,需要极大的耐心与持之以恒。

2. 情绪、心理障碍的康复护理 脑瘫儿童由于脑损伤,不仅造成肢体运动功能障碍,而且可能伴有情绪、性格的问题和心理障碍。因此,创造积极的情绪、心理环境,利于运动障碍的早期恢复。

(1)主动加强与脑瘫儿童的接触和交谈,善于正确运用语言技巧,用儿童能够理解的最好方式和通俗易懂的语言进行交流。对有语言障碍的脑瘫儿童,交谈中不可急于求成,要善于理解对方情感表达的内容和方式,当听不明白时,可以叙述能理解的几种意思给他听,然后让他以点头或摇头示意的方式来确认。

(2)尊重理解脑瘫儿童,在为儿童进行各项护理操作和功能训练前,应在取得他们同意后方能为其进行,并让他们从心理上对实施的康复服务感到满意。因为人的心理反应直接影响到情绪,而情绪的好坏又可影响到康复效果和身心健康。

3. 合并癫痫的康复护理 癫痫发作时应立即使脑瘫儿童平卧,头偏向一侧,松解衣领,有舌后坠者可用舌钳将舌拉出,防止窒息;保持呼吸道通畅,注意儿童安全;防止脑瘫儿童抽搐时造成骨折和皮肤破损,注意观察,适当活动与休息,避免情绪紧张。

六、康复护理指导

1. 向脑瘫儿童家长介绍脑瘫的一般知识 包括病因、临床表现、治疗方法及预后等。

2. 教给家长脑瘫儿童日常生活活动训练的内容和方法 避免过分保护,应采用鼓励性和游戏化的训练方式。

3. 告诉家长脑瘫儿童正确的卧床姿势 侧卧位适合各种脑瘫儿童。在儿童卧床两边悬挂一些带声响或色彩鲜艳的玩具,吸引儿童伸手抓玩,让儿童经常受到声音和颜色的刺激,以利康复。

4. 教会家长如何正确抱脑瘫儿童 家长每次抱儿童的时间不宜过长,以便使儿童有更多时间进行康复训练。抱儿童时要使其头、躯干尽量处于或接近正常的位置,双侧手臂不受压。应避免儿童面部靠近抱者胸前侧,防止丧失观察周围环境的机会。对于头部控制能力差而双手能抓握的儿童,可令其双手抓住抱者的衣服,或将双手搭在抱者的肩上或围住颈部。

5. 告诉家长预防脑瘫发生的知识和措施 包括产前保健、围生期保健和出生后预防。

(林　萍)

思　考　题

1. 请简述脑性瘫痪的分型和各型的主要功能障碍是什么?
2. 请阐述脑性瘫痪病人的康复护理评估应包括哪些内容?

第四节　脊髓损伤

 导入情景与思考

病人,男,30 岁,建筑工人,因"工作不慎从高处坠落 3h"急诊就诊,以"脊髓损伤"收入院。经保守治疗 3 周,病情基本稳定。目前病人诉双下肢感觉、运动障碍,排尿、排便障碍。

体格检查:现病人意识清楚,语言流利对答切题。查体病人 T_4 平面以下感觉缺失,双下肢肌力 0 级运动不能、肌张力低、腱反射消失、排尿、排便障碍。

影像学检查:磁共振检查结果为 T_4 水平异常信号。

请思考:

1. 简述该病人急性期体位变换要点。
2. 结合该病例的排尿障碍,提出相应的康复护理措施。

一、概述

脊髓损伤(spinal cord injury,SCI)是指由各种致病因素引起的脊髓结构和功能损害,导致损伤平面以下运动、感觉及自主神经功能障碍,是一种严重的致残性疾病。脊髓损伤可分为外伤性和非外伤性。外伤性脊髓损伤常因高空坠落、车祸、运动损伤等导致;非外伤性脊髓损伤主要因脊髓炎症、肿瘤、血管性疾病等引起。

SCI 发病率在发达国家为 13.1/100 万 ~52.2/100 万,发展中国家为 12.7/100 万 ~29.7/100 万。SCI 病人中男性多于女性,约 2.5~6:1。导致脊髓损伤的原因包括交通事故、跌倒、高空坠落、重物砸伤、与运动和娱乐活动相关的损伤以及暴力伤等。其发生率在各个地区或国家以及不同年龄组之间存在一定的差别,交通事故主要发生在中青年,而跌倒主要发生在老年人;发达国家以交通事故为主,而发展中国家以跌倒为主。随着医学和康复护理技术的不断提高,更多的脊髓损伤病人从初次损伤中存活下来,但大部分留有残疾,表现为截瘫或四肢瘫,感觉异常,排尿、排便障碍等,严重地影响了病人的生活质量,因此,康复护理对减少脊髓功能进一步损害,预防并发症,最大限度地利用所有残存功能,在最短时间内使病人重返社会具有重大意义。

二、主要功能障碍

(一) 运动障碍

根据损伤部位,脊髓损伤可表现出下运动神经元损伤或上运动神经元(主要是皮质脊髓束)损伤。

Note:

1. 下运动神经元损伤　导致肌张力减退和肌无力,常使病人不能完成某些动作,表现为上肢无力而不能牢固握物及举臂乏力等。下肢无力表现为足趾拖地,上下楼梯及起坐困难等。

2. 上运动神经元损伤　导致肢体肌张力增高和肌无力,所致的痉挛性无力常使病人易疲劳,行走时双下肢僵硬或行走笨拙。

3. 严重的脊髓损伤　可导致某节段横贯性损害,表现为截瘫或四肢瘫。高颈髓(C$_4$)以上损伤后,引起双上肢和双下肢同时瘫痪称四肢瘫痪。胸、腰髓损伤引起双下肢瘫痪称截瘫。早期常见脊髓休克,表现为肌张力低,腱反射消失,无病理征,此期一般持续约 2~4 周;恢复期肌张力逐渐增高,腱反射亢进,出现病理征,肢体肌力由远端逐渐恢复。

（二）感觉障碍

1. 疼痛　分为根性、传导束性及脊柱性疼痛。①根性疼痛:最常见也最重要,是由后根受刺激所致,可放射至肢体远端,疼痛多很剧烈,常在夜间加重而致病人痛醒或不能入睡。②传导束性疼痛:比较少见,由脊髓丘脑束受刺激所致,呈弥漫性烧灼样痛或钻痛。③脊柱性疼痛:当病变累及脊柱时,可发生脊柱性疼痛,疼痛多位于脊背深部肌肉,往往与躯干的姿势有关,可伴有局部肌紧张、棘突压痛等。

2. 感觉异常　可呈麻木、蚁走感、凉感等。可出现于病变部位的神经根支配的皮节,也可出现于病变水平以下的部位。胸髓病变可出现束带感。

3. 感觉丧失　感觉丧失不易被病人察觉,甚至皮肤出现损伤而不感觉疼痛时才引起病人的注意。触觉丧失发现较早,病人常感觉麻木。

4. 感觉分离　系感觉传导通路被破坏或功能受抑制时出现的一种症状,即在同一部位只有某种感觉障碍而其他感觉仍保存的一种现象。多见于脊髓结核、脊髓空洞症等疾病中。临床以深浅感觉分离为常见,大部分表现为痛觉、温度觉障碍,其他深感觉正常。

（三）膀胱和直肠功能障碍

主要表现为尿潴留、尿失禁和排便障碍。

1. 膀胱功能障碍　正常情况下膀胱可以贮尿和排尿,当膀胱内尿液达一定程度(约 300~400ml)即有尿意,尿液再增加时膀胱内压随之增加,当压力足以刺激膀胱的感受器,经骶髓和排尿中枢等神经传导即产生排尿。但脊髓损伤早期,膀胱无充盈感,呈无张力性神经源性膀胱,膀胱充盈过度时出现尿失禁;若膀胱逼尿肌无收缩或不能放松尿道外括约肌,从而产生排尿困难,造成膀胱内压增加和残余尿量增多,出现尿潴留。

2. 直肠功能障碍　主要表现顽固性便秘、大便失禁。因结肠反射缺乏,肠蠕动减慢,导致排便困难,称神经源性大肠功能障碍。根据损伤节段的不同,可分为反射性直肠和迟缓性 / 无反射性直肠。S$_2$~S$_4$ 以上的脊髓损伤,其排便反射存在,可通过反射自动排便,但不能控制,主要表现为便秘,大便失禁较少,称为反射性直肠。S$_2$~S$_4$(含 S$_2$、S$_4$)以下的脊髓损伤,无排便反射,常表现为大便失禁,称为迟缓性 / 无反射性直肠。

（四）其他

颈脊髓损伤后,除脑神经内尚保留交感神经纤维外,全身交感神经均被切断。表现为排汗功能和血管运动功能障碍,此时病人已失去调节体温的功能,体温随环境而升降。其他还可出现 Guttmann 征(张口呼吸,鼻黏膜血管扩张,水肿而发生鼻塞)、自主神经反射异常、心动过缓、直立性低血压、皮肤脱屑、水肿、指甲松脆和角化过度等。

绝大多数脊髓损伤病人死于并发症,只有及时有效地防治并发症,才能提高病人的生活质量和期限。主要并发症包括呼吸道感染、呼吸衰竭、泌尿系感染、深静脉血栓形成、异位骨化、压力性损伤、关节挛缩等。

三、康复护理评估

（一）脊髓损伤的神经功能评定

1. 损伤平面的评定　通过对身体两侧 10 组关键肌的肌力检查和 28 对关键点的感觉检查确定运动损伤平面和感觉损伤平面(图 6-16)。脊髓损伤病人的功能恢复通常以损伤平面为依据。

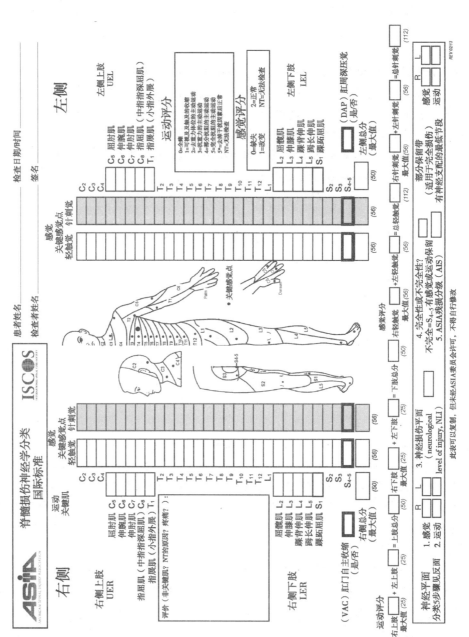

图 6-16 脊髓损伤神经学分类标准

（1）运动平面（motor level）评定：运动平面是指身体两侧均具有正常运动功能的最低脊髓节段。运动功能正常是指该脊髓节段所支配肌肉的肌力≥3级，同时其上一节段关键肌肌力必须≥5级的关键肌所代表的平面。由于左右两侧的运动平面可能不一致，因此需分别评定。某些脊髓平面相应肌节的肌力无法通过徒手检查获得，只能假定其运动平面与感觉平面相同，以感觉损伤平面来确定。

（2）感觉平面（sensory level）评定：由身体两侧有正常的针刺觉（锐/钝区分）和轻触觉的最低脊髓节段进行确定。确定感觉平面时，须从 C_2 节段开始检查。若 C_2 感觉异常，而面部感觉正常，则感觉平面为 C_1。若身体一侧 C_2 至 S_4~S_5 轻触觉和针刺觉均正常，则该侧感觉平面应记录为"INT"，即"完整"，而不是 S_5。感觉检查时，由于左右两侧的感觉平面可能不一致，因此需分别评估。

（3）神经损伤平面（neurological level of injury，NLI）：NLI 是指在身体两侧有正常的感觉和运动功能的最低脊髓节段，该平面以上感觉和运动功能正常（完整）。实际上，身体两侧感觉、运动检查正常的神经节段常常不一致。因此，在确定神经平面时，需要确定四个不同的节段，即 R（右）- 感觉、L（左）- 感觉、R- 运动、L- 运动。而单个 NLI 为这些平面中的最高者。

2. **损伤程度的评定**　根据美国脊髓损伤学会（American Spinal Cord Injury Association，ASIA）的损伤分级，判定最低骶节（S_4~S_5）有无残留功能。骶部感觉功能包括肛门黏膜皮肤交界处的感觉及肛门深感觉，运动功能是指肛门指诊时肛门处括约肌的自主收缩（表 6-8）。

表 6-8　ASIA 损伤分级

级别	脊髓损伤类型	运动感觉功能
A	完全性	鞍区 S_4~S_5 无任何感觉或运动功能保留
B	不完全性感觉损伤	神经平面以下包括鞍区 S_4~S_5 无运动但有感觉功能保留，且身体任何一侧运动平面以下无三个节段以上的运动功能保留
C	不完全性运动损伤	神经平面以下有运动功能保留，且单个神经损伤平面以下超过一半的关键肌肌力小于 3 级（0~2 级）
D	不完全性运动损伤	神经平面以下有运动功能保留，且 NLI 以下至少有一半（一半或更多）的关键肌肌力大于或等于 3 级
E	正常	感觉和运动功能均正常，且病人既往有神经功能障碍，则分级为 E。既往无 SCI 者不能评为 E 级

（二）运动功能评定

1. **运动评分**　脊髓损伤病人的肌力评定不同于单块肌肉，要综合评估。ASIA 评定中选择 10 块关键肌，评估时分左、右两侧进行，评估标准：采用徒手肌力检查法（MMT）测定肌力，每一条肌肉所得分与测得的肌力级别相同，如测得肌力为 1 级则评 1 分，肌力为 5 级则评 5 分。左右侧各 50 分，满分总分为 100 分。评分越高肌肉功能越佳。NT 表示无法检查，如果任何因素妨碍了检查，如疼痛，体位，肌张力过高或失用等，则该肌肉的肌力被认定是 NT。然而，如果这些因素不妨碍病人充分用力，检查者的最佳判断为排除这些因素后病人肌肉肌力为正常（仰卧位 MMT 为 5 级），那么，该肌肉肌力评级为 5 级。

2. **痉挛评定**　临床上多采用改良的 Ashworth 量表，详见第三章第一节。

（三）感觉功能评定

采用 ASIA 的感觉指数评分来评定感觉功能。选择 C_2~S_{4-5} 共 28 个节段的关键感觉点，分别检查身体两侧的痛觉和触觉，感觉正常得 2 分，异常得 1 分，消失为 0 分。单侧一种感觉最高得 $2 \times 28 = 56$ 分，左右两侧两种感觉最高得 $56 \times 2 \times 2 = 224$ 分。分数越高表示感觉越接近正常，无法检查为 NT。

（四）日常生活自理能力评估

病人可采用改良的 Barthel 指数（modified Barthel index，MBI）评定和复杂性或工具性的 ADL 评估（instrumental ADL，IADL）工具来评定。

（五）心理社会状况评估

脊髓损伤病人因有不同程度的功能障碍,会产生严重的心理负担及社会压力,正确评估病人及家庭对疾病和康复的认知程度、心理状态、家庭及社会支持程度,对疾病康复有直接影响。

（六）功能恢复预测

对完全性脊髓损伤的病人,可根据其运动损伤平面预测其功能恢复情况(表6-9)。

表6-9　损伤平面与功能恢复的关系

损伤平面	不能步行	轮椅依赖程度			轮椅独立程度		独立步行
		大部分	中度	轻度	基本独立	完全独立	
$C_1 \sim C_3$	√						
C_4		√					
C_5			√				
C_6				√			
$C_7 \sim T_1$					√		
$T_2 \sim T_5$						√	
$T_6 \sim T_{12}$							√①
$L_1 \sim L_3$							√②
$L_4 \sim SS_1$							√③

注:①可进行治疗性步行。②可进行家庭性步行。③可进行社区性步行。

四、康复护理原则与目标

1. **康复护理原则**　早期应以急救、制动固定、防止脊髓二次损伤及药物治疗为原则;恢复期以康复治疗为中心,加强姿势控制、平衡、转移及移动能力的训练,提高日常生活活动能力。

2. **康复护理目标**　恢复独立生活能力、回归社会,开创新生活。

（1）短期目标:脊髓损伤发生后,早期以急救、固定制动、药物治疗及正确选择手术适应证,防止脊髓二次损伤及并发症的发生。

（2）长期目标:最大限度地恢复独立生活能力及心理适应能力,提高生活质量,并以良好的心态回归家庭与社会,开始新的生活。

五、康复护理措施

（一）康复病区的条件及设施

1. **康复病区**　应宽敞,病床之间不应小于1.5m,使轮椅有足够的空间,方便病人移动及日常活动。病床应选择带有床档的多功能床,并应备有大小不同的软垫,满足病人康复需求。病房床头、走廊、卫生间、淋浴间均应安装呼叫器。

2. **病区地面**　是保证脊髓损伤病人活动安全的重要内容,应平整、防滑、有弹性不易松动的表面材料,保证病人行走、训练、轮椅使用安全可靠。

3. **卫生间**　应无台阶、门宽大、应安装滑道并侧拉,坐便两侧有扶手;水龙头应安装长柄,建造截瘫病人使用方便的洗澡设施,淋浴应有软管喷头,方便病人使用。

4. **病区走廊**　应宽敞,方便病人转移;安装扶手,利于病人行走训练。

（二）急性期康复护理措施

急性期是指脊髓损伤后约6~8周内,主要问题是脊柱骨折尚不稳定、咳嗽无力、呼吸困难、脊髓休

Note:

克等。此期主要防止并发症,其次维持关节活动度和肌肉的正常长度,进行肌力和耐力训练,为过渡到恢复期治疗做准备。脊柱、脊髓损伤病人早期急救处理极为重要,急救措施的正确、及时与否,决定病人的预后。不完全脊髓损伤可因急救处理不当而造成完全性损伤,完全性损伤可因急救处理不当造成损伤平面上升。对颈脊髓损伤病人,上升一个节段就意味着康复目标的降低及残疾程度的增加。

1. 正确体位的摆放　急性期卧床阶段正确的体位摆放,不仅有利于损伤部位的愈合,而且有利于预防压力性损伤、关节挛缩及痉挛的发生。

(1) 仰卧位:四肢瘫病人上肢体位摆放时应将双肩向上,防止后缩,双上肢放在身体两侧,肘伸展,腕关节背屈30°~45°以保持功能位,手指自然屈曲,手掌可握毛巾卷,以防形成功能丧失的"猿手"。截瘫病人上肢功能正常,采取自然体位即可。四肢瘫及截瘫病人下肢体位摆放相同。髋关节伸展,保持髋关节轻度外展。双下肢下垫软枕使下肢高于心脏水平,促进静脉回流,以防止下肢肿胀。双足底可垫软枕,以保持踝关节背屈中立位,预防足下垂的形成(图6-17)。

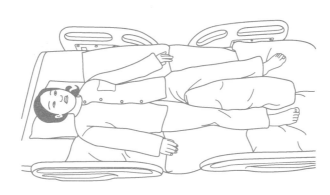

图 6-17　仰卧位

(2) 侧卧位:四肢瘫病人应将双肩向前,肘关节伸展,上侧的前臂放在胸前的枕头上,下侧的前臂旋后放在床上,腕关节自然伸展,手指自然屈曲,在躯干背后放一枕头给予支持;四肢瘫及截瘫病人的下肢体位摆放相同,下侧的髋和膝关节伸展,上侧的髋和膝关节屈曲放在枕头上,与下侧的腿分开,踝关节自然背屈,上面踝关节下垫一软枕(图6-18)。

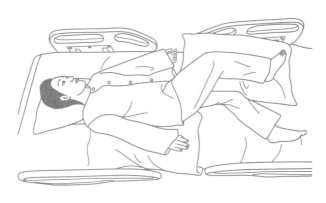

图 6-18　侧卧位

2. 被动活动　被动运动可促进血液循环,保持关节和组织的最大活动范围,防止关节畸形、肌肉缩短及挛缩。病人受伤后就应开始训练,每个肢体的关节从近到远端的活动时间应在10min以上,每个关节都要进行数次的全范围的活动,每天1~2次。对外伤和脊柱骨折导致的脊髓损伤,脊柱稳定性差的病人,禁止脊柱的屈曲和扭转活动。四肢瘫的病人禁止头颈部及双肩的牵伸运动。为避免加重胸、腰椎的损伤,截瘫病人的髋关节活动应禁止。肩关节屈曲、外展对上段脊柱有影响,应控制在90°以内。对下段脊柱有影响的直腿抬高运动时应禁止超过 45°（图 6-19），膝屈曲下髋关节屈曲运动禁止超过 90°（图 6-20）。

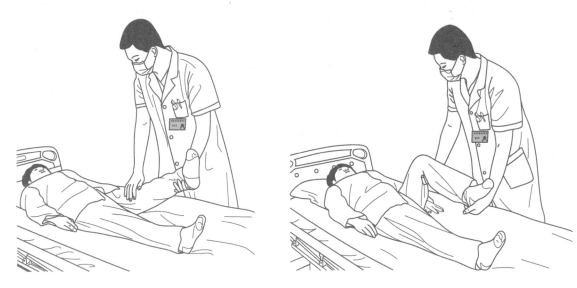

图 6-19　禁止直腿抬高运动超过 45°　　　　图 6-20　禁止膝屈曲下髋关节屈曲运动超过 90°

3. **主动运动**　加强病人肢体残存肌力的训练，可以提高机体的运动功能，增强日常生活能力，为病人重返社会奠定基础。不同肌肉，不同肌力的训练方法不同，以循序渐进为原则，不可操之过急，以免造成损伤，逐渐从被动运动过渡到主动运动，并尽早进行独立的功能性上肢运动。如肱三头肌无力时，做伸肘动作，通过肩的外旋、前伸，放松肱二头肌，靠重力使肘关节伸展。手的功能训练：首先借重力使腕关节屈曲，此时 5 个手指呈伸展位，将双手或单示指和拇指放在要抓的物体上，靠桡侧腕伸肌收缩使腕关节伸展，使屈指肌腱被动牵张，即可抓起较轻的物体。四肢瘫的病人主动运动的重点是三角肌、肱二头肌和斜方肌的下部，以加强转移和行走的控制。主动运动包括：①助力运动：肌力小于 3 级的肌群可采取助力运动，在治疗师的帮助下，配合完成肢体运动，也可在悬吊装置的帮助下进行肢体减重运动，提高肌力；②抗阻力运动：肌力大于 3 级需进行抗阻力运动，可用沙袋、滑轮提供阻力，或采取渐进性抗阻力运动；③等速肌力运动：对肌力大于 3 级可利用等速训练仪进行训练，可较快提高肌力。但抗阻力运动和等速肌力训练还有一定限制，最好在恢复早期或后期康复中进行。

4. **体位变换**　脊髓损伤病人应根据病情变换体位，一般每 1~2h 变换一次，使用气垫床可延长体位变换时间。变换前向病人及家属说明目的和要求，以取得理解和配合。体位变换时，注意维持脊柱的稳定性，可由 2~3 人轴向翻身（图 6-21），避免因脊柱的不对称性而造成二次损害；避免拖、拉、拽等动作，并仔细检查全身皮肤有无局部压红、破溃、皮温、肢体血液循环情况。

5. **呼吸及排痰训练**　颈脊髓或高位胸段脊髓损伤的病人伤后存在不同程度的呼吸功能障碍，影响呼吸肌的运动和协调功能，可导致呼吸衰竭。

（1）呼吸训练：所有病人都要进行深呼吸锻炼。T_1 以上损伤时，膈肌是唯一有神经支配的呼吸肌，应鼓励病人充分利用膈肌吸气，可用手掌轻压紧靠胸骨下面的部位，帮助病人全神贯注于膈肌吸气动作；在病人进行有效呼气期间，用两手在病人胸壁上施加压力，并尽量分开两手，每次呼吸之后，应变换手的位置，尽量多覆盖病人胸壁。

（2）辅助咳嗽：用双手在膈肌下施加压力，可代替腹肌的功能，协助完成咳嗽动作。单人辅助法：两手张开放在病人的胸前下部和上腹部，在病人咳嗽时，借助躯体力量均匀有力地向内上挤压胸廓，压力要酌情，避免骨折处疼痛，又要把痰排出为度。两人辅助法：如病人有肺部感染，痰液黏稠或病人胸部较宽，可两人操作。操作者分别站在病人的两侧，将前臂错开横压在胸壁上或张开双手放在病

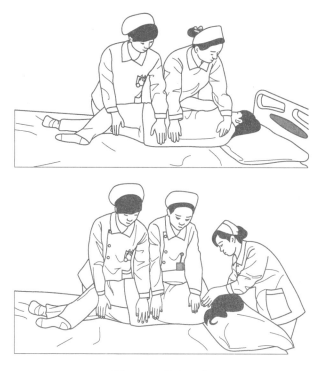

图 6-21　轴向翻身

人靠近自己一侧的胸壁上和下部,手指向胸骨,待病人咳嗽时同时挤压胸壁。最初两周内,每天进行3~4次,以后可每天1次。病人可每天自行练习咳嗽或在家人的帮助下练习,该方法对颈脊髓损伤病人十分重要,可有效排出呼吸道分泌物,预防和治疗肺部感染。

6. **膀胱和肠道功能的处理**　脊髓损伤后出现的排尿障碍为神经源性膀胱,能排空尿液而遗留不同程度的残余尿,为细菌繁殖提供培养基,造成尿路感染。残余尿增多还可造成膀胱输尿管反流,形成上尿路积水使肾功受损。脊髓损伤后1~2周内多采用留置导尿的方法,使导尿管处于持续开放状态,防止膀胱过度充盈。保证每日摄水量在2 000~3 000ml,引流袋低于膀胱水平以下,避免尿液反流,预防泌尿系感染。待病情稳定后,应正确评估膀胱功能状态,尽早停止留置导尿,实行间歇导尿法。便秘病人可用润滑剂、缓泻剂、灌肠等方法,必要时应戴上指套,为病人人工取便,指导病人合理饮食,帮助其养成良好的排便规律。

(三)恢复期康复护理措施

脊髓损伤病人经过约2个月的综合治疗,运动、平衡、转移及日常生活活动能力都有了一定程度的改善,此期的问题是挛缩、各种功能性活动能力低下、日常生活不能自理。康复护士应配合PT师、OT师监督、保护、辅导病人去实践已学到的日常生活动作,不脱离整体训练计划,指导病人独立完成某些功能训练。

1. **增强肌力,促进运动功能恢复**　脊髓损伤病人为了应用轮椅、拐杖或自助器,在卧床或坐位时,主要重视肌力的训练。①0级和1级肌力主要训练方法为被动活动、肌肉电刺激及生物反馈治疗;②2~3级肌力时,可进行较大范围的辅助、主动及器械性运动,根据病人肌力情况,调节辅助量;③3~4级肌力时,可进行抗阻力运动。

2. **垫上训练的康复护理**　病人的垫上训练主要对躯干、四肢的灵活性、力量及功能性动作的训练。

(1)垫上翻身:病人平卧在垫上,头颈屈曲旋转,双上肢上举,做节律性对称性摆动,借摆动惯性,头从一侧转向另一侧,随后双上肢、躯干、下肢顺势转向俯卧位。从俯卧位向仰卧位翻身,可先在一侧骨盆或肩胛下放枕头帮助最初的旋转,如翻身仍困难,可增加枕头,实现躯干和肢体的转动,四肢瘫病人需帮助才能完成,也可借助绳梯或吊环(图6-22)。

Note:

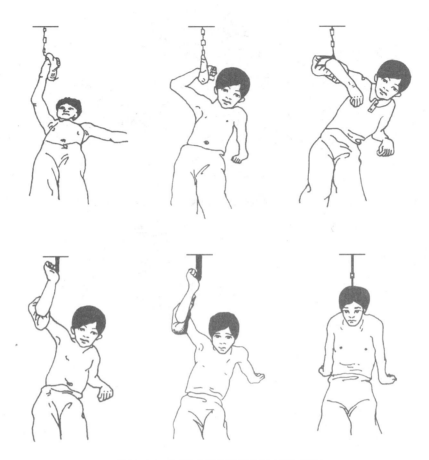

图 6-22　四肢瘫患者借助吊环翻身坐起

（2）垫上胸肘支撑：为改善床上活动，强化前锯肌和其他肩胛肌的肌力，促进头颈和肩胛肌的稳定，应在垫上进行胸肘支撑的练习。俯卧位时，两肘交替移动，直到两肘撑起后，肘位于肩的下方，也可做双肘伸直支撑（图 6-23）手支撑俯卧位，可用于床上移动，但需要三角肌、肱二头肌、肱三头肌、肱桡肌等的良好肌力及肘关节活动正常。

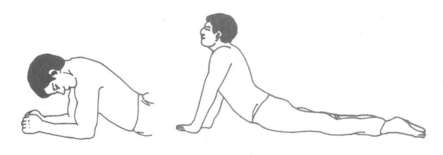

图 6-23　截瘫患者垫上胸肘、双手支撑

（3）垫上双手支撑：进行垫上双手支撑的病人，上肢功能必须正常。这项训练更实用于截瘫病人。病人双手放于体侧臀旁支撑在垫上，使臀部充分抬起，有效支撑动作取决于上肢力量、支撑手的位置和平衡能力。训练时为保持坐位平衡，头、肩、躯干要前屈，使重心保持在髋关节前面，双上肢靠近身体两侧，手在髋关节稍前一点位于垫上，手掌尽可能伸展，手指伸展，身体前倾，头的位置超过膝关节。双侧肘关节伸直，双手向下支撑。双肩下降，把臀部从垫上抬起，如病人上肢长度不足抬起以支撑使臀部抬离床面，可加用段拐（图 6-24）。

Note:

（4）垫上移动：包括侧方支撑移动、前方支撑移动和瘫痪肢体移动病人可利用吊环进行坐起和躺下训练。对改善病人日常生活活动能力非常重要。截瘫病人因双上肢功能正常，垫上移动容易完成，而四肢瘫病人的垫上移动与损伤水平、上肢的长度有关。移动方法是：先借助吊环自主坐起，双手放在体侧，躯干前屈、前倾，双手用力快速向下支撑，头及肩后伸，躯干及下肢向前移动，反复训练。相同方式进行向后和两侧的移动（图6-25）。

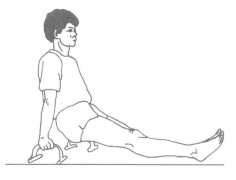

图 6-24　截瘫患者垫上双手支撑

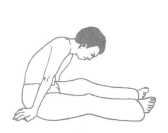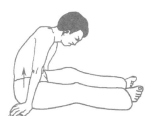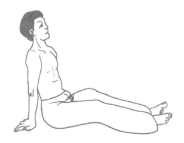

图 6-25　四肢瘫患者垫上移动

3. 坐位训练的康复护理　脊髓损伤病人多采用长坐位和端坐位进行平衡维持训练。包括静态平衡训练和动态平衡训练。在训练中，应逐步从睁眼状态过渡到闭眼状态下进行。

（1）静态平衡训练：病人取长坐位，在前方放一姿势镜，病人和护士可随时调整坐位的姿势。当病人在坐位能保持平衡时，再指示病人将双上肢从前方、侧方抬起至水平位。

（2）动态平衡训练：护士可与病人进行抛球、传球的训练，不但可加强病人的平衡能力，也可强化病人双上肢、腹背肌的肌力及耐久力。

4. 转移训练的护理　转移训练大致分三种形式，即两脚离地的躯干水平转移、两脚不离地的躯干水平转移和两脚不离地的躯干垂直转移。前者的移动平稳，后者的移动需很强的肌力。训练动作包括从轮椅到训练台、床、卫生间、汽车等。转移训练包括帮助转移和独立转移训练。

（1）帮助训练：可由1人帮助进行双足不离地的躯干垂直转移，或2人帮助进行双足离地躯干水平移动。转移训练时，护士双足及双膝抵住病人的双脚及双膝的外面，开始时病人躯干前倾、髋关节屈曲、髋后伸、伸膝、躯干伸展。护士双手抱住病人臀下或提起病人腰带，同步完成站立动作。注意病人站立时锁住双脚及双膝，以防跌倒。坐下时，病人髋关节屈曲，护士双手由臀部滑向肩胛，使病人屈髋，臀部坐到凳子上。

（2）病人独立转移：包括臀部在轮椅上向前移动、将下肢移到训练床上及躯干移动。从轮椅到床的转移方法有：①向前方转移：训练前，护士应先演示、讲解，并协助病人完成训练。将轮椅靠近床边30cm，锁住轮椅，将双下肢放在床上，打开刹车靠近床边，刹车，用双上肢支撑将身体移至床上完成转移；②向侧方转移：轮椅侧方靠近床边并去掉床侧轮椅的扶手，将双下肢放在床上，一手支撑在轮椅的扶手上，另一手支撑在床上，将臀部移至床上。另一种方法是将双脚放在地上，使脚与地面垂直，这种转移方法可以使双脚最大限度地负重；③斜向转移：将轮椅斜向床边30°，刹住并将双脚放在地面上。利用支撑动作将臀部移到床上。上述转移过程也可使用滑板，如床与轮椅转移时将轮椅与床平行，前轮尽量向前，刹住轮椅，取下靠床的轮椅扶手，架好滑板，放好双下肢，用双上肢支撑将臀部移到滑板上反之可将病人移到轮椅上。

5. 站立训练的康复护理　病情较轻的病人经过早期坐位训练后，无直立性低血压等不良反应即可在康复护士指导下进行站立练习。训练时应注意协助病人保持脊柱的稳定性,协助佩戴好颈托、胸腰段支具或腰围,避免脊柱二次损伤。T$_{10}$以下截瘫病人,可借助矫形器与拐杖实现功能性步行。病人站起立床时,从倾斜20°开始,逐渐增加角度,训练期间重视病人主诉,严密监测病人血压、心率及呼吸等。

6. 步行训练的康复护理 伤后3~5个月,已完成上述训练,可佩戴矫形器完成步行训练。尽早开始步行训练可防止下肢关节挛缩,减少骨质疏松,促进血液循环。先在平行杠内站立,后在平行杠内行走训练。可采用迈至步、迈越步、四点步、二点步等方法训练,平稳后移至杠外训练,用双拐来代替平行杠,方法相同。

7. 日常生活活动能力训练的护理 日常生活活动能力训练包括进食、梳洗、如厕、更衣、沐浴、交流、家务、外出等训练。训练前应协助病人排空大小便,如病人携带尿管、便器等应在训练前协助病人妥善固定好,训练后,对病人整体情况进行观察及评估,如有不适感及时与康复医师联系,调整训练内容。

(1)进食:不具备手的抓握功能的病人需要借助辅具来完成进餐动作。训练用的餐具如碗、盘应特殊制作。

(2)梳洗:手功能受限的病人在刷牙、梳头时可用环套套在手上,将牙刷或梳子套在套内使用。拧毛巾时,可指导病人将毛巾中部套在水龙头上,然后将毛巾双端合拢,再将毛巾向同一个方向转动,将水挤出。

(3)如厕:病人如厕一定要遵照轮椅转移的动作。

(4)更衣:训练用的衣服宜宽大、简单,衣扣和带子改为尼龙搭扣。以穿脱开襟衣服为例。穿法:衣服背面放在膝盖上,领子对着自己,衣服的前面向上并打开,将一手伸入衣袖内并伸出手腕;用同样方法完成另一只手,低头将衣服举翻过头顶,手臂伸直,让衣服垂落至肩膀上,身体前倾,使衣服沿躯干与椅子之间的空隙滑下来。脱法:解开衣服纽扣,躯干尽量前屈,双手由衣领处向上拉并使衣服过头,恢复躯干伸展坐位,一只手拇指勾住对侧衣袖腋窝处使手退出衣袖,用同样方法退出另一只手。

(5)沐浴:姿势一般采用长坐位,身体向前倾,头颈部屈曲,可借助长柄的海绵刷擦洗背部和远端肢体,注意防止烫伤。

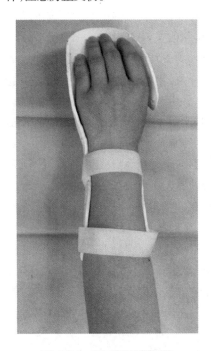

图 6-26 **手功能位矫形器**

(6)交流:通常语言交流无障碍,由于手功能差,可能无法进行书信交流和电话交流,可以制作不同的辅具,以提高病人生活质量。

(7)家务:T$_1$以下脊髓损伤病人一般能做家务,但由于病人须坐在轮椅上,因此病人的生活环境需要进行改造。

(8)外出:主要是轮椅与汽车间的转移动作。需要注意的是,坐在轮椅上时,每30min左右用上肢撑起躯干使臀部离开椅面减压一次,以免坐骨结节等处形成压力性损伤。

8. 假肢、矫形器、辅助器具使用的康复护理 康复护士在PT师、OT师指导下,熟悉并掌握其性能、使用方法及注意事项,监督保护病人完成特定动作,发现问题及时纠正。常用矫形器:手功能位矫形器,是颈髓损伤病人常用的辅助支具(图6-26);膝踝足矫形器又称下肢矫形器,适用于L$_1$~L$_2$脊髓损伤的病人(图6-27)。自助具(辅助具):脊髓损伤病人丧失部分功能,不能独立进行日常生活活动,为解决他们的困难,设计一些专门的器具代偿已丧失的功能,如进餐自助具(图6-28)。

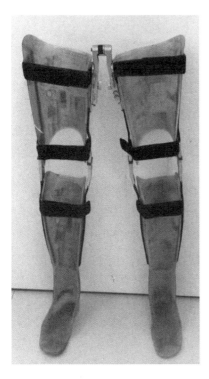

图 6-27　膝踝足矫形器

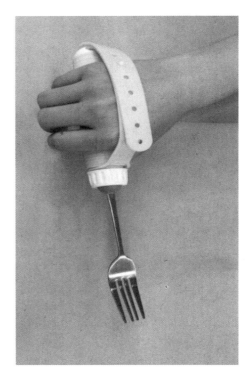

图 6-28　进餐自助具

9. **心理的康复护理**　脊髓损伤病人由于身体的残障,形成了与其他人不同的特殊群体心理,这种心理特征决定了心理康复的内容、方法与应注意的问题。病人大都经历震惊、否定、抑郁反应、对抗独立以及适应阶段。以上各阶段多数时候无法截然划分,可能交叉出现。康复护士应运用心理治疗方法减轻病人的心理障碍,减少焦虑、抑郁、恐慌等神经症状,帮助病人建立良好的人际关系,促进人格的正常成长,很好地面对生活及适应社会。当然有关人员(同事或家属)的协助系统、专家协助系统、社区辅助支持系统的合作与帮助,在康复过程中起着非常重要的作用。

（四）并发症的护理

1. **泌尿系感染**　脊髓损伤病人通常存在排尿功能障碍、尿道解剖结构及泌尿系统病理生理的改变,进而引起尿流动力学的变化。如处理不当很容易出现反复泌尿系感染、泌尿系结石,甚至引起肾积水及肾功能损害。因此,尽早评估泌尿系功能的障碍,确定正确的阶段性膀胱管理模式并进行恰当的防治至关重要。长期留置导尿,可增加病人泌尿系感染的发生率,并给病人生活带来不便。及时对病人行尿流动力学检查,以尽早拔除保留尿管,行清洁间歇导尿。间歇导尿期间,根据病人个体情况制订并实施相应的饮水计划;根据病人膀胱残余尿量和液体入量,决定每天导尿时间和次数;定期行尿常规及尿培养检查。若出现泌尿系统感染症状,则指导病人多饮水,保持会阴部清洁,必要时按医嘱应用抗生素等抗感染治疗。

2. **呼吸系统感染**　呼吸系统并发症是外伤性脊髓损伤病人死亡的主要原因,以通气障碍、肺不张和肺炎最为常见。其发生与脊髓损伤的节段有关,损伤节段越高对呼吸系统及其功能的影响就越大。此外,外伤性胸髓损伤还常合并有胸膜炎、血气胸、肺挫裂伤等损伤,这也是引起肺部感染及肺不张的重要因素。病人长期卧床,支气管及喉部的分泌物不易排出,容易发生肺部感染。保持呼吸道通畅,及时清除呼吸道分泌物,是预防肺部感染的关键措施。对于长期卧床的病人,指导病人采用缩唇法、深呼吸及借助呼吸训练器等方法锻炼肺功能。定时给予翻身拍背,指导病人注意防寒保暖,防止受凉。病房内每天开窗通风两次,每天空气消毒一次。如是气管切开病人,各项操作严格遵从无菌操作原则,加强气道湿化,及时吸痰,保持呼吸道通畅。如已发生肺部感染,则按医嘱应用抗生素,加强翻身拍背;痰液黏稠较难咳出时,遵医嘱予以纤维支气管镜下吸痰、超声雾化吸入并按医嘱应用化痰

Note:

药物治疗。

3. 循环系统并发症

(1) 深静脉血栓:深静脉血栓形成(deep venous thrombosis,DVT)是脊髓损伤后常见并发症,与其相关的肺栓塞直接危及病人生命。深静脉血栓应从基础预防、物理预防及药物预防三方面着手。指导病人踝泵运动、低脂饮食、多饮水、多食新鲜蔬菜水果、戒烟戒酒、改变不良生活习惯、避免在病人瘫痪肢体静脉穿刺等;卧床休息时抬高四肢高于心脏水平以促进血液回流等;同时行气压式四肢血液循环促进治疗、足底静脉泵治疗或穿戴弹力袜等以促进下肢血液回流,避免下肢血液淤滞。监测病人凝血时间及 INR 值,遵医嘱予以药物抗凝治疗或预防深静脉血栓的发生,用药期间密切观察用药后效果及不良反应。常规行四肢静脉彩超检查,若检查结果为阳性,则注意患肢制动、抬高肢体约 10°~15°,勿热敷、按摩患肢等;严密观察患肢周径的变化,局部有无红、肿、热等现象及足背动脉搏动的情况;尽量避免选用患肢静脉输液或采血等;按医嘱应用抗血栓药物治疗,注意观察有无出血倾向及肺栓塞表现,必要时行下腔静脉滤器植入术。

(2) 直立性低血压:脊髓损伤病人早期站立训练时,因交感神经反应丧失,静脉扩张,血压不能随体位及时调整,造成直立性低血压。损伤早期,待病人生命体征稳定后,即可进行体位适应性训练,开始床上被动活动,保持患肢功能位;3 周后过渡到床上的自主活动,逐步从卧位转向半卧位或坐位,颈髓损伤病人早期抬高床头时,需使用颈托;4 周后进行起立床训练,倾斜的角度每日逐渐增加,从 20° 逐渐抬高至 80°,循序渐进。指导病人改变体位时动作不宜过快;摄入充足的钠盐和水分,保证血容量;避免久坐久站,即使在训练时也应每隔 1~2h 活动一下;避免使用易引起血压下降的药物,如使用降压药物或利尿药时,随时监测血压;少食多餐,进食不宜过饱,餐后避免马上活动;积极进行康复训练,物理治疗直立性低血压,包括电动起立床治疗、手法治疗、紧张性治疗;病人在改变体位前可穿弹力袜,腹部采用弹力腹带,减少腹腔血液淤滞;坐轮椅时腰部前倾可缓解直立性低血压。注意观察病人有无低血压症状,如头晕、面色苍白、虚脱等,一旦发生,立即予病人平卧位,抬高双下肢。如病人乘坐在轮椅上,立即将轮椅向后倾斜,以减轻症状,并通知医生处理。

(3) 自主神经反射异常:自主神经反射异常是脊髓损伤最严重的并发症,由机体交感神经系统过度激活乃至失控所引起。在 T₆ 或其以上节段损伤较为常见。脊髓损伤段以下的许多刺激都可诱发,最常见的是下尿路受激,如尿潴留、感染、尿道扩张、结石和睾丸扭转等,其次是大便潴留。临床表现为面部潮红、损伤平面以上皮肤出汗、血压升高(比平常收缩压升高 20mmHg 以上)、心动过缓或过速。一旦发现使病人立即坐直位或抬高床头;减少搬动,使静脉回流减少,并保持病房安静;及时检查膀胱是否过度充盈,大便是否有潴留,注意衣着、鞋袜、矫形器有无压迫或不适,积极去除诱因;据医嘱吸氧,密切监测血压变化情况并及时上报;若处理后收缩压仍然高于 150mmHg 时,可给予硝苯地平 10mg 舌下含服,以快速降压、减轻症状和避免高血压引起的并发症。若 10min 后仍然未缓,可再次给药并及时汇报。使用硝苯地平应注意预防低血压的发生。遵医嘱给予镇静药、阿托品等;向病人及家属讲解发生自主神经反射异常的原因,消除病人紧张情绪。

(4) 压力性损伤:是因身体局部过度受压引起血液循环障碍,造成皮肤及皮下组织坏死而形成。压力性损伤好发于脊髓损伤瘫痪区域的骨突部,如骶尾部、大粗隆部、坐骨结节部、跟骨部、肩胛骨部、棘突部、头后部。病人因活动受限,长期卧床或依赖轮椅转移,皮肤及全身抵抗力差,极易引起压力性损伤。首先要保持病人床单元的清洁、干燥、平整、无渣屑,协助病人每 1~2h 翻身一次,翻身时避免拖、拉、拽等动作。必要时可安置气垫床减压保护。动态评估病人压力性损伤评分,建立翻身卡,加强交接班,每次便后予温水擦洗会阴部及肛周,皮肤较干燥者可涂油保护。坐位时,每 30min 左右指导病人支撑身体,抬起臀部 1~2min,或在臀部放置臀垫,以减少皮肤受压。指导病人进食优质高蛋白饮食,提高皮肤抵抗力。如已发生压力性损伤,则缩短翻身间隔时间,及时予以换药处理。根据创面情况选择合适的敷料,动态评估病人伤口情况,遵医嘱予以药物抗感染治疗。

4. **消化系统并发症** 脊髓损伤自主神经功能紊乱,出现大便控制障碍,主要表现为便秘和大便失禁,统称为神经源性直肠。

(1) 便秘:教会病人养成定时排便的习惯,以餐后 30~45min 最佳,持续 15min 左右,保持在每天的同一时间进行,给病人提供适宜的排便环境,充足的排便时间。定排便体位,蹲位或坐位都可,以便于病人建立排便反射。教会病人定时刺激肠道的技术方法以促进低级排便中枢反射的形成,如肛门牵张术、盆底肌训练术、腹部按摩术、肛门括约肌训练术等。饮食上鼓励病人多饮水,以 2 000ml/d 为宜。多食植物脂肪,如核桃仁、花生米、芝麻等有润肠作用的食物。多食富含粗纤维的食物来维持正常排便,如青菜、韭菜、芹菜、木耳等。必要时按医嘱应用缓泻剂或给予灌肠。

(2) 大便失禁:增加膳食中食物纤维的含量,食物纤维不会被机体吸收,但可增加粪便的体积,刺激肠蠕动,有助于恢复肠道功能,加强排便的规律性,有效地改善大便失禁状况。注意肛周皮肤护理,保持皮肤的清洁干燥,便后用温水洗净肛周皮肤,未出现皮肤破损时可使用爽身粉或油性软膏等保护皮肤。必要时遵医嘱予以止泻药物治疗,注意用药后效果。

5. **神经系统并发症**

(1) 疼痛:脊髓损伤后疼痛是常见的并发症之一,为起源于脊髓本身的中枢性疼痛,常表现为损伤平面以下呈扩散性的感觉异常性疼痛,常为烧灼痛、针刺痛、麻木或跳动痛,一般为自发性,多与情绪改变有关。临床有一些病人的主诉实际上属于感觉紊乱。严重者可影响病人饮食、睡眠及日常生活,应及时处理。

经常与病人交流,向病人及家属介绍其目前的病情、先进的医疗技术和医疗设备,帮助其树立战胜疾病的信心。及时倾听病人的主诉,去除导致疼痛的各种诱因。进行各项操作时,动作轻柔,以免增加病人的不适感,协助病人取舒适卧位。根据疼痛评分量表评分,按医嘱应用非阿片类或阿片类药物。采用相应的物理治疗如肌电生物反馈疗法、经皮神经电刺激等。同时让病人听舒缓的音乐或做其感兴趣的事情,以分散其注意力,减轻疼痛。

(2) 体温调节功能障碍:脊髓损伤后,体温调节中枢对体温调节失去控制,对周围环境温度的变化丧失了调节能力。高热时,调节室温保持在 22℃左右,指导病人多饮水,给予温水擦浴、冰枕物理降温、大动脉处置冰袋等,及时更换潮湿的被服,必要时按医嘱应用退热药物,并观察降温效果,防止降温过快、过低引起衰竭。对体温过低的病人,调节室温维持在 22~26℃,给病人增加衣服和盖被,喝温热饮料,避免使用热水袋局部保暖,以防烫伤,同时注意心率及血压的变化,发现异常及时通知医生处理。

(3) 痉挛:痉挛是由不同的中枢神经系统疾病引起的,以肌肉的不自主收缩反应和速度依赖性的牵张反射亢进为特征的运动障碍。由于痉挛性瘫痪很少出现肌肉萎缩,因此,一定程度的痉挛对于预防压力性损伤或骨质疏松的发生,对不全截瘫病人的站立都是有利的。但是如过度痉挛影响日常生活活动和康复训练的进行,则应该进行治疗。及时发现并去除促使痉挛恶化的因素,如采取避免引起肌紧张的体位、控制感染、稳定情绪、保持环境温度恒定;运用物理疗法,如关节活动范围训练、站立训练、冷疗、水疗、交替电刺激等治疗缓解肌肉张力;联合肌松药物治疗,可口服巴氯芬或替扎尼定等药物,根据病人痉挛变化,调整用药剂量、种类及时间;用苯酚神经封闭、肉毒毒素注射等方法行局部神经阻滞及行脊髓后根切断术治疗。

6. **内分泌系统并发症**

(1) 骨质疏松:脊髓损伤后病人长期卧床、缺少功能锻炼,骨代谢迅速发生改变,导致骨质量降低、骨结构破坏,骨折危险性增加。一旦发生,很难纠正,预防是至关重要的。早期干预措施包括药物治疗如二磷酸盐类,物理疗法如被动站立训练及功能性电刺激、脉冲电磁场等。定期检查骨密度,积极防治骨质疏松、预防病理性骨折。指导病人进食含钙丰富的食物,如虾皮、海带、紫菜、牛奶、新鲜蔬菜等。条件允许时,让病人多接受阳光照射,可以促进钙质的吸收。对病人进行早期康复训练,尤其是站立训练,每天不少于 2h,按医嘱补充钙剂,防止或延缓骨质疏松的发生。

(2) 低钠血症:急性脊髓损伤后常继发一系列水和电解质代谢紊乱,低钠血症是最常见的早期并发症之一。一般认为脊髓损伤后低钠血症属中枢性低血钠,除与早期病人进食不佳、利尿剂、脱水剂的应用有关外,与中枢神经功能紊乱有关。缓慢发生的低钠血症可无明显临床症状或症状不典型,常被脊髓损伤症状掩盖,如果不及时治疗,可使已恢复的神经功能再次丧失,严重时甚至危及生命。当急性脊髓损伤病人出现高热或并发颅脑损伤时,需高度警惕低钠血症的发生。病人入院后定时监测血和尿电解质、渗透压、尿量、尿比重的变化,准确记录 24h 出入量,协助医生确诊低钠的性质。加强饮食护理,增加钠的摄入量是预防低钠血症的重要措施。禁食者可早期预防性补钠,对于合并颅脑损伤及中枢性高热病人,实施高热护理配合限水、增钠的强化护理,可取得良好的效果。

7. 异位骨化　异位骨化(heterotopic ossification,HO)是指关节周围的软组织中出现成骨细胞,并形成骨组织。常于脊髓损伤后 1~6 个月出现。HO 常发生在 SCI 平面以下,髋关节常见,其次为膝、肘和肩关节,手和脊柱也可受累。早期可有不明原因的低热,伴局部组织肿痛:中期皮下组织有硬结出现,患侧肢体较对侧肢体粗大;后期关节活动度降低,关节强直,运动功能障碍。虽然康复锻炼可以防止 SCI 病人肌肉挛缩、关节僵硬,但是力度较大的活动却会造成组织损伤,因此进行推拿或被动活动关节时,动作应轻柔,禁止粗暴用力。超声波或磁热疗法能促进局部炎症的吸收,可以防止 HO 的形成,但是不适用于已经出现 HO 的病人。采用具有活血化瘀、舒筋通络、消肿止痛功效的中药进行热敷,能够滑利关节、改善肢体血液循环,可有效防止 HO 的形成。

六、康复护理指导

脊髓损伤病人的康复是终身的,出院后需继续康复锻炼及护理,因此必须将脊髓损伤的基本知识、生活自理所需的技巧教给病人及其照顾者以提高其自我管理能力,特别是不完全性脊髓损伤病人的自我护理知识与技巧的掌握,对提高其独立水平有很大的帮助。

(一) 饮食调节

注意饮食调节,制订合理的膳食计划,保证维生素、纤维素、钙及各种营养物质的合理摄入。

(二) 自我护理

1. 学会自我护理　教会病人和家属在住院期间完成"替代护理"到自我护理的过渡,重点是教育病人学会如何自我护理。

2. 培养良好卫生习惯　住院期间,培养病人养成良好的卫生习惯,掌握家居环境的要求,出院后要定期复查,防止主要脏器发生并发症。

3. 用药指导　指导病人遵医嘱按时准确服药,尤其注意抗痉挛药物停药时应逐渐减量。

4. 学会自己处理大小便　掌握排尿、排便管理方法,学会自己处理二便,高位颈髓损伤的病人家属要学会协助他们处理二便问题。

5. 制订长远康复计划　教会家属掌握基本的康复训练知识和技能,防止二次残疾。

(三) 心理调适

教育病人培养良好的心理素质,正确对待自身疾病,充分利用残存功能去代偿致残部分功能,尽最大努力去独立完成各种生活活动,成为一个身残志不残,对社会有用的人。

(四) 家居无障碍环境

为了使脊髓损伤病人在家能顺利完成日常生活活动,方便轮椅的出入,家居环境具体要求如下:①出入口的屋内外地面宜相平,若有高度差时,应用坡道连接,坡度不超过 5°。②门最好采用推拉门或自动门,门开启的净宽不得少于 0.8m。③调整床和坐便池的高度,便于轮椅转换动作。④家庭卫生间宽度不能少于 0.8m,卫生间的门与坐便距离不少于 1.2m,在便池邻近的墙上安装承受身体重量的安全抓杆。⑤厨房用具的台面需要调低,水龙头开关要求装有长柄,易开关,方便使用。⑥浴室内轮椅面积不应少于 1.2m×0.8m,邻近墙面应装有安全抓杆。⑦床旁、厨房、沙发、饭桌旁均安装扶手,以利于完成转移动作。⑧家用电器带有遥控装置,可使用专门设计的"环境控制系统"。

（五）回归社会

护士应配合社会康复和职业康复部门,协助病人做回归社会的准备,帮助家庭和工作单位改造环境设施,使其适合病人生活和工作。

另外,在康复医师的协助下,应对病人进行性康复教育。残疾人的性教育,是维持家庭和谐稳定的重要手段,家庭完整、家属支持,是残疾者最大的精神支柱,应鼓励他们勇敢地面对未来。

（杜春萍）

思 考 题

1. 试述脊髓损伤主要的功能障碍和康复护理目标。
2. 如何指导脊髓损伤急性期病人进行正确的体位摆放和体位变换。

第五节　周围神经病损

　　　　　　　　　　导入情景与思考

病人,男,50 岁。因感冒后四肢麻木无力伴胸闷气促 20 余天入院。20d 前,病人感冒后出现四肢麻木无力伴胸闷气促,就诊于当地医院,脑脊液检查提示"急性炎症性脱髓鞘性多发性神经病"。予以气管切开、机械辅助通气、免疫球蛋白静脉注射、甲泼尼龙静脉注射、血浆交换等治疗。现仍有四肢对称性弛缓性瘫痪,感觉烧灼感和皮肤潮红等症状。

体格检查:意识清晰,精神差,呼吸浅快,声音细弱,咽反射消失,双肺听诊有细湿啰音。四肢肌张力低,双上肢肌力 2 级,双下肢肌力 0 级。轻度肌肉压痛。双踝以下痛觉、触觉减退,病理反射未引出。

辅助检查:脑脊液检查结果提示潘氏试验(+),白细胞 $1.0×10^6/L$ ［正常(0~5.0)$×10^6/L$］,蛋白定量 70mg/dl(正常 15~45mg/dl)。

请思考:

1. 简述该病人呼吸道康复护理措施。
2. 简述该病人运动功能障碍的康复护理要点。

一、概述

（一）概念

周围神经是指中枢神经(脑和脊髓)以外的神经,包括 12 对脑神经、31 对脊神经和自主神经(交感神经、副交感神经)。周围神经病损(peripheral neuropathy)是指周围运动、感觉和自主神经的结构和功能的障碍,常由感染、外伤、中毒、受压、遗传、缺血和营养代谢障碍等所致。临床表现为受损神经支配范围内的感觉、运动和 / 或自主神经功能异常,其部位及范围随受损神经的分布形式而异。

（二）分类

1. 神经痛　指受累的感觉神经分布区发生剧痛,神经组织并无明显改变,神经传导功能也正常,常见有三叉神经痛。

2. 神经病　泛指周围神经由于炎症、中毒、缺血、营养缺乏、代谢障碍、外伤等引起的一组疾病和损伤,属炎症性质者习惯上称为神经炎;由于外力作用而发生损伤(如挤压伤、牵拉伤、挫伤、撕裂伤、切割伤、医源性损伤等)称为周围神经损伤(peripheral nerve injuries,PNI)。

3. 其他分类　功能分类;解剖学分类;受损神经数目分类;损伤部位分类和病因分类。

(三) 处理

处理方式有药物治疗、手术治疗、康复治疗和治疗新技术。一般药物治疗主要用于病损早期,手术治疗用于保守治疗无效而又适合或需要手术治疗的病损,而康复治疗无论在病损早期与恢复期还是在手术治疗前后均适用。因此,康复治疗在周围神经病损的治疗过程中具有十分重要的作用。治疗新技术有神经生长因子、超声引导下肉毒毒素注射技术、干细胞移植、神经调控技术等。

二、主要功能障碍

(一) 肢体畸形

当周围神经完全损伤时,由于与麻痹肌肉相对的正常肌肉的牵拉作用,使肢体呈现特有的畸形。如上臂部桡神经损伤后,使手呈现典型的垂腕和垂指畸形;腕部尺神经损伤后,呈现典型的爪形指畸形。

(二) 运动功能障碍

神经完全损伤后,损伤神经所支配的肌肉呈弛缓性瘫痪,主动运动、肌张力和反射均消失。随着病程延长,肌肉逐渐发生萎缩。但在运动神经不完全损伤的情况下,多数表现为肌力减退。伤病后的神经恢复或手术修复后,肌力可能将逐渐恢复。

(三) 感觉功能障碍

周围神经病损后,其分布区的触觉、痛觉、温度觉、振动觉和两点辨别觉可完全丧失或减退,表现为麻木、刺痛、灼痛、感觉过敏等。由于各皮肤感觉神经有重叠分布,所以其分布区的皮肤感觉并不是完全丧失,而是局限于某一特定部位,称为单一神经分布区。在神经不完全损伤的情况下,神经支配区的感觉丧失的程度不同。在神经恢复过程中,上述感觉恢复的程度也有所不同。

(四) 自主神经功能障碍

周围神经病损后,由交感神经纤维支配的血管舒缩功能、出汗功能和营养性功能发生障碍。开始时出现血管扩张、汗腺停止分泌,因而皮肤温度升高、潮红和干燥。2 周后,血管发生收缩,皮温降低,皮肤变得苍白。其他的营养变化有皮肤变薄、皮纹变浅、光滑发亮、指甲增厚变脆,由于皮脂分泌减少,皮肤干燥、粗糙,有时会出现水疱或溃疡。骨骼可发生骨质疏松。

(五) 反射功能障碍

反射功能障碍包括深反射、浅反射减弱或消失,早期偶有深反射亢进。

三、康复护理评估

(一) 运动功能评估

1. 视诊　皮肤是否完整,肌肉有无萎缩、肿胀,肢体有无畸形,步态和姿势有无异常。

2. 肌力和关节活动范围评估　根据病史和检查材料,做肌力测定、关节活动度检查和日常生活活动能力的测定。评估上肢病损时应注意手的灵活性和精细动作的能力,评估下肢时要做步态分析,评估运动障碍的程度和残存的潜力。神经完全受损后,肌肉的肌力完全消失,但运动神经不完全损伤时,多表现为肌力减退。经治疗或手术修复肌力可逐步恢复,可采用徒手肌力评定(MMT)评估肌力。有些疾病可用关节活动度(ROM)检查评估关节、肌肉及软组织挛缩的程度。对肢体麻痹范围大的病人可用 ADL 评估肢体运动功能。

3. 运动功能恢复评估　英国医学研究院神经外伤学会将神经损伤后的运动功能恢复情况分6 级,这种评估方法适用于高位神经损伤(表 6-10)。

表 6-10　周围神经损伤后运动功能恢复等级

恢复等级	评价标准	恢复等级	评价标准
0 级	肌肉无收缩	3 级	所有重要肌肉均能做抗阻力收缩
1 级	近端肌肉可见收缩	4 级	能进行所有运动,包括独立的和协同的
2 级	近、远端肌肉均可见收缩	5 级	完全正常

（二）感觉功能评估

感觉检查包括浅感觉,深感觉和复合觉。根据病人特点询问有无主观感觉异常,同时还应评估感觉障碍的分布、性质及程度。

1. **感觉功能评估**　包括触觉、痛觉、温度觉、压觉、两点辨别觉、图形辨别觉、皮肤定位觉、位置觉、运动觉等。当神经不完全损伤时,神经支配区的感觉丧失程度不同。目前临床测定感觉神经功能多采用英国医学研究会(BMRC)1954 年提出的评估标准。

S0:神经支配区感觉完全丧失。

S1:有深部痛觉存在。

S3:浅痛触觉存在,但有感觉过敏。

S4:浅痛触觉存在。

S5:除 S3 外,有两点辨别觉(7~11mm)。

S6:感觉正常,两点辨别觉≤6mm,实体觉存在。

2. **感觉功能恢复评估**　英国医学研究院神经外伤学会将神经损伤后的感觉功能恢复情况分 6 级(表 6-11)。

表 6-11　周围神经损伤后感觉功能恢复等级

恢复等级	评价标准	恢复等级	评价标准
0 级	感觉无恢复	3 级	皮肤痛觉和触觉恢复,且感觉过敏消失
1 级	支配区皮肤深感觉恢复	4 级	感觉达到 S_3 手水平外,两点辨别觉恢复
2 级	支配区浅感觉触觉部分恢复	5 级	完全恢复

（三）自主神经功能评估

自主神经功能评估可根据自主神经功能障碍的表现进行评估。

（四）日常生活活动能力评估

日常生活活动能力评估常用改良 Barthel 指数量表进行 ADL 评估。

（五）电生理学评估

对于神经病损的部位、程度和病损神经恢复情况的准确判断,需要周围神经电生理学检查作为辅助的检查手段。包括神经肌电图、直流 - 感应电检查或强度 - 时间曲线检查、神经传导速度测定,对周围神经病损作出客观、准确的判断,在指导康复治疗过程中有重要意义。

四、康复护理原则与目标

1. **康复护理原则**　病损早期的康复主要是去除病因,消除炎症和水肿,减少对神经的损伤,预防挛缩、畸形的发生,为神经再生打好基础。恢复期重点在于促进神经再生、保持肌肉质量、增强肌力、促进感觉功能恢复。

2. **康复护理目标**　康复护理目标是在康复护理原则的基础上,针对不同病人及不同病损程度制订的个体化可实现的标准。

（1）短期目标:主要是及早消除炎症、水肿,促进神经再生,防止肢体发生挛缩畸形。

Note:

（2）长期目标：使病人最大限度地恢复原有功能，恢复正常的日常生活和社会活动，重返工作岗位或从事力所能及的工作，提高生活质量。

五、康复护理措施

（一）早期康复护理措施

1. 保持良肢位 应用矫形器、石膏托等，将受损肢体的关节保持功能位。如垂腕时，将腕关节固定于背伸 20°~30°，垂足时将踝关节固定于 90°。

2. 受损肢体的主动、被动运动 由于肿胀疼痛等原因，周围神经病损后常出现关节的挛缩和畸形，受损肢体各关节早期应做全方位的被动运动，每天至少 1~2 次，每次各方向 3~5 次，保证受损各关节的活动范围。若受损范围较轻，需进行主动运动。

3. 受损肢体肿痛的护理 抬高患肢，弹力绷带压迫，患肢做轻柔的向心按摩与被动运动，热敷、温水浴、红外线等方法也可改善局部血液循环，减轻组织水肿和疼痛。

4. 受损部位皮肤的保护 因病损神经所分布的皮肤、关节感觉丧失，无力对抗外力，易继发外伤。一旦发生创伤，由于创口常有营养障碍，治疗较难。因此，对受损部位皮肤应加强保护，如戴手套、穿棉袜等，禁忌使用热水袋保暖、热水浴和接触过高或过低温物体以防局部皮肤烫伤或冻伤；长时间卧床或轮椅使用者，要注意骨隆突等易受压部位皮肤保护，防止局部组织发生压力性损伤。若出现外伤，可选择适当的物理治疗方法，如紫外线、超短波、微波等温热疗法，但需慎重，避免造成感觉丧失部位的烫伤。

（二）恢复期康复护理措施

急性期约 5~10d，炎症水肿消退后，进入恢复期。早期的治疗护理措施仍可选择使用，此期的重点是促进神经再生，保持肌肉质量，增强肌力，促进运动、感觉功能恢复。

1. 物理因子治疗 常见的有低频电刺激疗法（如经皮神经电刺激疗法、神经肌肉电刺激疗法）、中频电疗法、高频电疗法（如短波疗法、超短波疗法、微波疗法等）、光疗法（如红外线疗法、激光疗法）、超声波疗法、生物反馈疗法、经颅磁刺激、水疗等。电刺激虽不能防止肌肉萎缩，但可延迟病变肌萎缩的发展。值得注意的是，电刺激只是在肌肉仍有恢复神经支配的可能时才真正有用。电流引起收缩时，病人应同时尽力主动收缩该肌肉，这样功能恢复会更好。应注意治疗局部皮肤的观察和护理，防止感染和烫伤。

2. 关节活动度训练 关节活动度训练要求病人使用自身肌肉力量、依靠他人力量或借助康复器具，重复主动或被动活动受累关节，逐步提高肌肉力量，松解关节粘连和挛缩，最终恢复正常的关节活动范围。掌握关节活动训练的适应证和禁忌证，充分评估损伤程度和功能障碍水平，后制订干预措施。训练过程中，时刻观察病人生命体征和身体反应，保持关节处于无痛范围，保证安全。

3. 肌力训练 肌力的训练包括增强最大肌力和增强肌肉的持久力，增强最大肌力宜采用等长运动法，而增强肌肉持久力宜采用等张运动法。受损肌肉肌力在 0~1 级时，进行助力运动，应注意循序渐进；受损肌肉肌力在 2~3 级时，可进行范围较大的助力运动、主动运动及器械性运动，但运动量不宜过大，以免肌肉疲劳。随着肌力逐渐增强，助力逐渐减小；受损肌肉肌力在 3~4 级时，可进行抗阻练习，以争取肌力的最大恢复，同时进行速度、耐力、灵敏度、协调性和平衡性的专门训练。

4. 作业疗法 根据功能障碍的部位与程度、肌力与耐力情况，进行相关的作业治疗。如上肢周围神经病损者可进行编织、打字、泥塑等操作；下肢周围神经病损者可进行踏自行车、缝纫机等。无论选用哪种作业方法都会有某些抗阻力的作用，因此尽量选用在健康状况下需两侧肢体参加的作业内容为好。随着肌力的恢复，逐渐增加患肢的操作。

5. 日常生活活动能力训练 在进行肌力训练时，应注意结合 ADL 训练，如练习洗脸、梳头、穿衣、踏自行车等，鼓励并督促病人尽早进行 ADL 训练，以增强身体的灵活性和耐力，从而达到生活自理，提高生活质量的目的。

6. 感觉功能训练　周围神经病损后,出现的感觉障碍主要有麻木、灼痛、感觉过敏、感觉缺失等。

(1) 局部麻木感、灼痛:有非手术疗法和手术治疗。前者包括药物治疗(镇静、镇痛剂、维生素)、交感神经节封闭治疗(上肢星状神经节、下肢腰交感神经节封闭)、物理疗法(TENS、干扰电疗法、超声波疗法、磁疗、激光照射、直流电药物离子导入疗法、电针灸等)。对非手术疗法不能缓解者,可以选择手术治疗,而对保守治疗无效和手术失败者,可采用脊髓电刺激疗法。

(2) 感觉过敏:采用脱敏疗法。皮肤感觉过敏是神经再生的常见现象。感觉过敏的脱敏治疗包括两个方面:一是教育病人使用敏感区,在实施脱敏治疗前,告诉病人这种敏感是神经再生过程的必然现象,随着神经修复,敏感现象会自然减轻,尽可能减少病人恐惧心理,帮助病人克服感觉敏感现象。二是在敏感区逐渐增加刺激,具体方法有①旋涡浴:开始用慢速,再逐渐加快,持续 15~30min。②按摩:先在皮肤上涂抹按摩油,作环形按摩,若有肿胀,则由远端向近端进行按摩。③用各种不同质地不同材料的物品进行局部刺激,如毛巾、毛毯、毛刷、沙子、米粒、小玻璃珠等。④振动方法。⑤叩击方法,如用叩诊锤、铅笔橡皮头叩击敏感区以增加耐受力。在脱敏治疗时,营造安静、舒适、放松的治疗环境,鼓励病人尽快开始可接受的日常生活、工作和娱乐活动等。

(3) 感觉丧失:在促进神经再生治疗的基础上,采用感觉重建方法治疗。用不同物体放在病人手中而不靠视力帮助,进行感觉训练。开始让病人识别不同形状、大小的木块,然后用不同织物来识别和练习,最后用一些常用的家庭器皿,如肥皂、钥匙、别针、汤匙、铅笔等来练习。

7. 心理护理　周围神经病损的病人,往往伴有心理问题,担心经济负担,担心疾病不能恢复,以及由此而发生的家庭和社会生活问题。护士可通过宣教、咨询、示范等方式来消除或减轻病人的心理障碍,使其发挥主观能动性,积极地进行康复治疗。也可通过作业治疗来改善病人的心理状态,如治疗性游戏等。

六、常见周围神经病损康复护理

(一) 急性炎症性脱髓鞘性多发性神经病

急性炎症性脱髓鞘性多发性神经病(acute inflammatory demyelinating polyneuropathy,AIDP)又称吉兰 - 巴雷综合征(Guillain-Barre syndrome,GBS)。本病为病因不明的可能与感染有关和免疫机制参与的急性(或亚急性)特发性多发性神经病。它是一种分节段脱髓鞘疾患,并常累及远端,亦可扩展到神经根,引起急性或亚急性瘫痪。起病急,半数以上病人发病前约 2~4 周有上呼吸道或消化道感染史,继而出现手指、足趾麻木或无力,1d 内迅速出现双下肢无力,然后上升,双侧呈对称性,3~4d 进展为站立及步行困难。大多数病人主诉肌无力渐进性加重伴某些感觉障碍,需 1~12 个月才能完全临床恢复,有的病人遗留肌无力或瘫痪,极少留有感觉障碍。10%~30% 病人出现呼吸肌麻痹,危及生命。

1. 运动功能康复　吉兰 - 巴雷综合征病人可出现四肢完全性麻痹。急性期由于肢体麻痹使关节活动受限,周围皮肤、皮下组织、肌肉等粘连导致关节疼痛,肌肉短缩。根据病人麻痹程度进行全身各关节的被动运动,维持和扩大关节的活动范围,预防以上并发症。肌力的训练要根据麻痹肌肉的肌力决定增强肌力的模式。麻痹肢体对过劳性无力特别敏感,只有当受累肌肉的肌力发展到超过其拮抗肌的水平时,才能逐渐进行肌力训练,否则可导致进一步受损。多采用步态再训练,包括 5 个步骤:①斜板站立;②站立台站立;③平行杠中行走;④配带辅助器具行走;⑤无帮助下行走。

2. 感觉功能康复　尽管本病常出现感觉异常,偶尔产生运动失调性步态,但因大部分病人均保持充分的保护性感觉,所以并不需要保护性支具,感觉功能康复见恢复期感觉训练。

3. 呼吸道康复护理　急性期内,严重的病人可出现呼吸肌麻痹,病人通常住监护病房行气管切开并呼吸机辅助呼吸,应及时做好呼吸道的管理。保持气道通畅,加强口腔护理,及时给予雾化吸入并按需吸痰,按时翻身叩背。定时通风换气,并进行室内空气消毒。如病人病情稳定脱离呼吸机时,要教会病人做深呼吸、有效咳嗽运动防止肺部感染。

4. 日常生活活动能力训练　病人病情呈现急性进展性,很快进入依赖照顾阶段,因此 ADL 训练应从基础性日常活动开始,如良肢位摆放、体位转移训练、进食、修饰、穿衣、大小便训练、洗澡等。根据病人残存功能确定采用辅助或代偿的方法,教会使用新的活动方式,达到最省力、最安全地完成活动,并通过多次重复掌握方法和技巧。

5. 并发症 疼痛、感觉障碍、呼吸衰竭、失用综合征等。

6. 其他康复护理 勤翻身,防止皮肤压力性损伤。面瘫者需保护角膜,防止溃疡。因本病可合并心肌炎,应密切观察心脏情况,补液量不宜过大。

(二) 腕管综合征

正中神经在腕横韧带下受压,产生腕管综合征,也可因外伤、遗传性或解剖异常、代谢障碍所引起,或继发于类风湿关节炎。对于任何年轻或中年人主诉夜间手感觉异常者,均应考虑此病。优势手常感疼痛麻木、大鱼际肌无力、叩击腕横韧带区常引起感觉异常(Tinel 征)。康复措施适用于拒绝手术或病程慢而重的病人。目标在于克服拇指外展无力、疼痛和感觉缺失。

1. 肌无力代偿 严重无力者需配用对掌支具,将拇指置于外展位,以便使拇指掌面能与其他各指接触。

2. 感觉丧失与疼痛 可使用 TENS 表面电极于疼痛区域,使疼痛缓解;如病人已产生反射性交感神经营养不良,可进行手部按摩、冷热水交替浴及腕、指关节助力与主动关节活动范围练习。

(三) 糖尿病性周围神经病变

糖尿病性神经病变是糖尿病最常见的慢性并发症之一,多累及周围神经,病变多成对称性,侵及运动和感觉。其发生与糖尿病病程、血糖控制等因素相关,病程达 10 年以上者,易出现明显的神经病变临床表现。应提醒所有 2 型糖尿病病人确诊时和 1 型糖尿病病人诊断 5 年后应进行糖尿病神经病筛查,早期即应防止神经损伤。一旦病损明显,常表现足无力、疲乏和麻木、吞咽困难、皮肤干燥、大小便异常或阳痿,糖尿病性神经损伤还可使反射减弱,进展期可出现手足肌肉萎缩。

1. 严格控制血糖 合理饮食、运动疗法、联合降糖药、胰岛素治疗,均可以防止、延缓、并在一定程度上逆转临床症状和改善神经传导速度。注意防止低血糖发生。

2. 无力症的护理 糖尿病性单神经炎,可与其他任一神经病损相同处理。如桡神经糖尿病性神经炎,需要一伸腕支托,其他治疗与桡神经损伤相似。

3. 感觉缺失的护理 多数无须特殊治疗。典型表现是足底发干,皮肤皲裂,感染,最终截肢。应指导病人自我护理,如剪趾甲、保持足底皮肤湿润清洁,避免外伤。不要穿过紧的鞋子,每天观察足部皮肤的颜色、温度等情况。

4. 自主神经功能障碍的护理 如产生神经性大小便功能障碍,可采用截瘫病人常用的方法进行训练。男性病人常有阳痿,可使用植入假体或阴茎支托。

知 识 链 接

糖尿病性周围神经病理性疼痛

糖尿病性周围神经病理性疼痛(painful diabetic peripheral neuropathy,PDPN)是指因糖尿病或糖尿病前期引起的周围神经病理性疼痛。该类疼痛多从肢体远端起病,对称分布,呈烧灼样、电击样或针刺样疼痛,夜间为著,并伴有异常痛觉和痛觉过敏。国外 DPNP 的患病率为 10%~26%,目前国内尚无针对 DPNP 的流行病学调查。PDPN 严重影响病人日常生活工作及心理健康。

目前,缓解糖尿病性周围神经病理性疼痛,药物治疗是最基本的。主要药物包括:三环类抗抑郁药物、5-HT 和去甲肾上腺素双通道再摄取抑制药物、抗惊厥药物、局部用药、盐酸曲马多和吗啡类镇痛药物等。药物多以缓解症状为目的,无法阻止或逆转神经病变。非药物治疗常与药物治疗相结合,或作为药物治疗的补充,包括电刺激治疗、针灸治疗、近红外线治疗、低强度激光治疗等。

（四）臂丛神经损伤

臂丛神经损伤并不少见，临床上根据受伤部位的高低可分为三类：上臂型、前臂型、全臂型。康复治疗时应根据损伤类型不同而采用适当的方法。

1. **上臂型** 采用外展支架保护患肢，同时按摩患肢各肌，被动活动患肢各关节，也可选用温热疗法、电疗法。在受累肌肉出现主动收缩时，应根据肌力选用助力运动、主动运动及抗阻运动，必要时可行手术治疗。

2. **前臂型** 使用支具使腕关节保持在功能位，协助患侧腕关节及掌指、指间关节做被动运动。

3. **全臂型** 协助患肢做各关节的被动运动，如患肢功能不能恢复，应训练健肢的代偿功能。

（五）马尾神经损伤

马尾神经损伤大多是由先天或后天各种原因导致腰椎管绝对或相对狭窄，压迫损伤马尾神经而产生的一系列神经功能障碍。临床表现为间歇性跛行，肌肉呈进行性萎缩，肌张力降低，足下垂，且双下肢呈不对称性瘫痪，感觉减退或消失，疼痛，大小便功能障碍。

1. 早期一般为发病后 5~10d。主要康复措施有应用矫形器、支具保持各受累肢体关节功能位，受累肢体尽早进行全范围关节活动及主动或被动运动，每天至少 1~2 次，防止关节挛缩和畸形。可通过抬高患肢、弹力绷带包扎、作轻柔的向心性按摩、冰敷等措施降低患肢肿胀。注意受累肢体皮肤保护。

2. 炎症水肿消退后进入恢复期。可继续选择性进行早期康复措施。除此之外，进行肌力训练、作业治疗、尽早开始 ADL 训练并鼓励病人锻炼自我护理能力。

（六）桡神经损伤

在臂丛的各周围神经中，桡神经最易遭受外伤。不同的受损部位，产生不同临床表现的桡神经麻痹。高位的损伤，产生完全的桡神经麻痹，上肢各伸肌皆瘫痪；肱三头肌以下损伤时，伸肘力量尚保存；肱桡肌以下损伤时，部分旋后能力保留；前臂区损伤时，各伸指肌瘫痪；腕骨区损伤时，只出现手背区感觉障碍。

桡神经损伤后，因伸腕、伸指肌瘫痪而出现"垂腕"（图 6-29），指关节屈曲及拇指不能外展，可使用支具使腕背伸 30°、指关节伸展、拇外展，以避免肌腱挛缩，并进行受累关节的被动运动，避免关节强直。

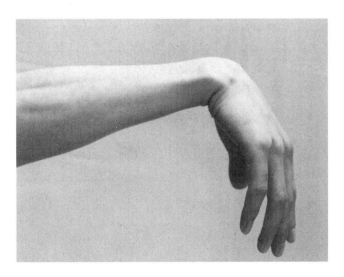

图 6-29 "垂腕"畸形

（七）正中神经损伤

正中神经在上臂受损时,可出现"猿手"畸形(图6-30)。损伤平面位于腕关节时,出现拇指不能对掌、大鱼际肌萎缩及桡侧三个半指感觉障碍。康复治疗时,视病情不同选择被动运动、主动运动及其他理疗方法。为矫正"猿手"畸形,防治肌腱挛缩,可运用支具使受累关节处于功能位。

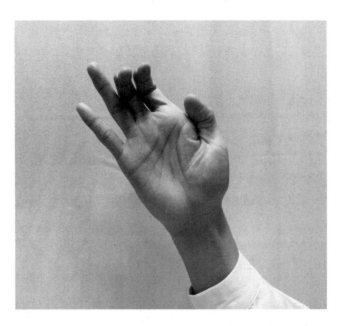

图 6-30 "猿手"畸形

（八）尺神经损伤

为防止小指、环指和掌指关节过伸畸形,可使用关节折曲板,使掌指关节屈曲至45°,也可配带弹簧手夹板,使蚓状肌处于良好位置,屈曲的手指处于伸展状态。

（九）坐骨神经损伤

坐骨神经损伤是多种原因引起坐骨神经原发或继发性损害,产生的沿坐骨神经通路及其分布区域的疼痛综合征。临床主要表现为疼痛、压痛、感觉障碍、运动障碍和自主神经功能障碍等。

急性期疼痛发作时,可以通过卧床休息2~4周、冷或热敷、口服止痛药物、物理因子治疗等缓解;晚期需促进运动功能和感觉功能恢复,防止肢体发生畸形,最终改善病人的日常生活和社会活动能力。康复护理时,可配用支具(如足托)或矫形鞋,以防止膝、踝关节挛缩,及足内、外翻畸形。

（十）腓总神经损伤

腓总神经损伤在下肢神经损伤中最多见。损伤后常表现为足与足趾不能背伸、足不能外展、足下垂、马蹄内翻足、足趾下垂、行走时呈"跨阈步态",小腿前外侧及足背感觉障碍。康复时,可用足托或穿矫形鞋使踝保持90°位。如为神经断裂,应尽早手术缝合。对不能恢复者,可行足三关节融合术及肌腱移植术。

七、康复护理指导

1. **病人的再教育** ①首先必须让病人认识到仅靠医生和治疗师,不能使受伤的肢体功能完全恢复,病人应积极主动地参与治疗;②早期在病情允许下,进行肢体活动,以预防水肿、挛缩等并发症;③周围神经病损病人常有感觉丧失,因此失去了对疼痛的保护机制,无感觉区容易被灼伤或撞伤,导致伤口愈合困难;④必须教育病人不要用无感觉的部位去接触危险的物体,如运转中的机器、搬运重

Note:

物;⑤烧饭、吸烟时易被烫伤;⑥有感觉缺失的手要戴手套保护;⑦若坐骨神经或腓总神经损伤,应保护足底,特别是穿鞋时,防止足的磨损;⑧无感觉区易发生压力性损伤,夹板或石膏固定时应注意皮肤是否发红或破损,若出现石膏、夹板的松脱、碎裂,应立即去就诊。

2. 恢复期训练指导原则　①在运动功能恢复期,不使用代偿性训练,运动功能无法恢复时,再应用代偿功能,注意不能造成肢体畸形;②伴有感觉障碍时要防止皮肤损害,禁忌做过伸性运动;③如果挛缩的肌肉和短缩的韧带有固定关节的作用时,应保持原状;④作业训练应适度,不可过分疲劳。

3. 日常生活的康复指导内容　①指导病人学会日常生活活动自理,肢体功能障碍较重者,应指导病人改变生活方式,如单手穿衣、进食等;②注意保护患肢,接触热水壶、热锅时,应戴手套,防止烫伤;③外出或日常活动时,应避免与他人碰撞肢体,必要时配带支具保持患肢功能早日恢复。

(张妙媛)

思 考 题

1. 试述周围神经病损感觉功能康复护理措施。
2. 试述周围神经病损恢复期训练指导。

第六节　帕 金 森 病

　导入情景与思考

病人,男,71 岁,因肢体震颤、僵直 6 年,记忆力减退 1 周入院。

病人于 6 年前左侧肢体出现震颤,静息时明显,活动或睡眠时则消失,行走时上肢摆幅变小,穿衣、夹菜等精细动作迟缓、笨拙,呈进行性加重,后渐出现右侧下肢肢体震颤、僵直。近 1 周出现记忆力明显减退,表现为视觉记忆和图像记忆下降。

体格检查:T 36.7℃,P 76 次/min,R 18 次/min,BP 140/80mmHg,帕金森步态,行走启步困难,步幅小,行走前冲,走路双上肢无前后摆动。粗测嗅觉减退,视觉、听觉正常,构音正常,语言较连贯。双侧肢体肌力Ⅴ级,右侧肢体肌张力齿轮样增高,左侧肢体肌张力高,但较右侧轻。双侧指鼻、轮替试验慢,右侧明显。右侧肢体静止性震颤明显,直立试验阳性。腹壁反射正常存在,双侧髌阵挛、踝阵挛阴性,双侧 Babinski 征阴性。

辅助检查:PET 检查 ^{11}C-CFT 核素显像示多巴胺转运体(DAT)功能降低。

请思考:

1. 该病人目前主要的护理诊断是什么?
2. 如何对 PD 病人进行步行功能的评估?

一、概述

(一) 概念

帕金森病(Parkinson disease,PD)又称震颤麻痹(paralysis agitans),是中老年常见的神经系统变性疾病,以静止性震颤、肌强直、运动迟缓和姿势步态异常等为临床特征,主要病理改变是黑质多巴胺(DA)能神经元变性和路易小体形成。

(二) 病因

帕金森病的病因包括:神经系统老化、环境因素、遗传因素、氧化应激、线粒体功能缺陷和泛

素 - 蛋白酶体功能异常等。本病多主要发生于 50 岁以上中老年人,40 岁以前很少发病,65 岁以上发病明显增多,提示神经系统老化可能与发病有关,但其程度不足以导致发病,所以神经系统老化只是帕金森病的促发因素;流行病学调查显示,长期接触杀虫剂、除草剂或某些工业化学品可能是 PD 发病的危险因素;本病在一些家族中呈聚集现象,有报道 10% 左右的 PD 病人有家族史,包括常染色体显性遗传或常染色体隐性遗传;大量证据表明帕金森病时黑质纹状体中的这些氧化标志物明显增加,细胞处在氧化应激状态,帕金森病发病非单一因素,可能是几种因素共同作用的结果。

（三）诊断和鉴别诊断

PD 的临床诊断标准为:中老年发病,缓慢进行性病程;四项主征(静止性震颤、肌强直、运动迟缓、姿势步态异常)中必备运动迟缓一项,其余三项至少具备其中之一;左旋多巴治疗有效;病人无眼外肌麻痹、小脑体征、直立性低血压、锥体系损害和肌萎缩等。

PD 须与帕金森综合征鉴别,帕金森综合征是由高血压脑动脉硬化、脑炎、外伤、中毒、基底核附近肿瘤以及吩噻嗪类药物等所产生的震颤、强直等症状。

（四）流行病学

帕金森病全球患病率为 0.32%,按年龄分层,40~49 岁 0.04%,50~59 岁 0.11%,60~69 岁 0.43%,70~79 岁 1.09%,80 岁以上 1.90%,我国近 22 年间其患病率为 0.19%,80 岁以上的患病率可达 1.66%,病人人数已超过 200 万。

（五）疾病进展及表现

随着 PD 疾病的进展,病人除了出现震颤、肌强直以及姿势步态异常等运动症状外,还出现精神方面症状如:抑郁、焦虑、淡漠、睡眠紊乱等;自主神经症状如:便秘、血压偏低、排尿障碍等;感觉障碍如:麻木、疼痛、痉挛等非运动症状,这些症状严重影响病人的身心健康,从而使其生活质量明显下降。PD 主要以药物治疗为主,联合外科和康复等多学科进行综合治疗,临床常用药物有:抗胆碱药、金刚烷胺、复方左旋多巴、多巴胺受体激动剂、单胺氧化酶抑制剂、儿茶酚 - 氧位 - 甲基转移酶抑制剂和辅酶 Q10 等;早期药物治疗显效而长期治疗效果明显减退,同时出现异动症者可考虑手术治疗,需强调的是手术仅能改善症状,而不能根治疾病,术后仍需应用药物治疗,可减少剂量,手术对肢体震颤和 / 或肌强直有较好疗效,而对躯体性中轴症状如姿势步态异常、平衡障碍无明显疗效,手术方法主要有神经核毁损术和脑深部电刺激术(DBS),因 DBS 相对微创、安全和可调控性而成为主要选择;中药或针灸和康复(运动)治疗对改善症状也起到一定作用。目前应用的治疗手段,均只能改善症状,不能阻止病情的发展,更无法治愈,且随着疾病进展,非运动症状、药物的不良反应与并发症逐渐出现,严重影响病人身心健康和生活质量。

二、主要功能障碍

（一）运动功能障碍

1. 震颤性功能障碍 震颤是多数 PD 病人最常见的首发症状,常表现为静止性震颤,多数病人在活动中也有震颤,多从一侧上肢远端开始,呈现有规律的拇指对掌和手指屈曲的不自主震颤,类似"搓丸"样动作。具有静止时明显震颤,动作时减轻,入睡后消失等特征,随病程进展,震颤可逐步涉及下颌、唇、面和四肢。15% 的病人在病程中可无震颤,尤其是发病年龄在 70 岁以上者。震颤在早期常影响病人的书写、持物、精细动作等,严重的病人丧失劳动力和生活自理能力。

2. 强直所致的功能障碍 肌强直表现为屈肌和伸肌的肌张力均增高,多从一侧的上肢或下肢近端开始,逐渐蔓延至远端、对侧和全身的肌肉。这也是 PD 病人的常见主诉,但是在病人的主诉与强直程度之间并不一定平行。强直限制了 PD 病人的活动程度,在早期即出现明显的笨拙,病人心理上有残疾感,后期,病人全身肌肉的僵硬成为主要问题,逐渐发展最终呈现木僵、甚至植物状态。

3. 运动迟缓　病人随意动作减少、减慢。多表现为开始的动作困难和缓慢,如行走时起动和终止均有困难。面肌强直使面部表情呆板,双眼凝视和瞬目动作减少,笑容出现和消失减慢,造成"面具脸"。手指精细动作很难完成,系裤带、鞋带等很难进行;有书写时字越写越小的倾向,称为"写字过小症"。

4. 步态异常　早期走路拖步,迈步时身体前倾,上肢协同摆动的联合动作减少或消失;随病情进展,步伐逐渐变小变慢,启动、转弯时步态障碍尤为明显;晚期有坐位、卧位起立困难。有时迈步后碎步、往前冲、越走越快,不能立刻停步,称为"慌张步态"。有时行走中全身僵住,不能动弹,称为"冻结"(freezing)现象。

5. 姿势不稳定　PD 病人逐渐发展的肌张力增高引起颈、躯干和肢体的屈曲性姿势,上臂保持在躯干的两侧,肘和腕轻度弯曲,与前冲或后冲相关的平衡缺失,病人缺乏正常的姿势反射,姿势障碍是PD 病人的一个特征性表现,这是引起病人行走中容易跌倒的主要原因。由于在起步时病人的躯干、髋部不能协调地向前或左右摇摆而引起的"僵步现象"。

(二) 认知功能障碍

随着疾病的进展,病人逐渐出现认知功能损害。具体表现为抽象思维能力下降,洞察力及判断力差,理解和概括形成能力障碍,对事物的异同缺乏比较,言语表达及接受事物能力下降,以及学习综合能力下降。视空间能力障碍是 PD 病人最常见的认知功能障碍,早期即可出现,表现为观察问题能力及视觉记忆下降、图像记忆下降、缺乏远见、预见和计划性,结构综合能力下降,视觉分析综合能力、视觉运动协调能力和抽象空间结合技能减退;记忆障碍;智力障碍等。

(三) 语言障碍

语言是一种高度复杂的讲话机制参与的活动,受人的呼吸、唇、舌、下颌运动的影响。由于 PD 肌肉的强直和协调功能异常,多数病人逐渐出现语言障碍而影响正常的生活交流。多数病人被语言问题所困惑,常出现语言混浊、缺乏语调、节奏单调等。还会出现下列症状:①音量降低:通常是较早的症状,随着时间的推移,音量严重降低至难以听见;②语调衰减:在开始讲话时音量较强,而后逐渐衰减;③单音调:声音维持在同一水平上,缺乏表情和重音变化;④音质变化:声音像气丝,发颤或高音调或嘶哑等;⑤语速快:从句子的开始到句尾吐字逐渐加速,无任何停顿;⑥难以控制的重复:无意识和难以控制的单字、词组和句子的重复;⑦模糊发音:吐字不清。

(四) 精神和心理障碍

震颤和渐进的运动迟缓引起病人在社会活动中的窘迫心理;异常的步态、易跌倒、言语和发音困难、生活自理能力逐渐下降,增加了病人的精神压力。在 PD 的长达数年的病程中,病人脑内黑质细胞进行性变性,脑内 DA 减少,导致智能和行为改变,病人表现出一种较典型的人格类型,常表现为抑郁、幻觉、认知障碍、痴呆等。

(五) 吞咽功能障碍

PD 病人喉部肌肉运动功能障碍,导致吞咽困难,表现为不能很快吞咽,进食速度减慢,食物在口腔和喉部堆积,当进食过快时会引起噎塞和呛咳。

(六) 膀胱功能障碍

尿动力学研究发现 PD 病人膀胱功能障碍主要原因是逼尿肌的过度活动和外括约肌的功能丧失,病人有类似前列腺肥大的表现,常表现为尿频、尿急、尿流不畅等。

三、康复护理评估

(一) 综合评估

1. 韦氏帕金森病评定法　该法用于帕金森病综合功能障碍评定,采用 4 分制,0 分正常,1 为轻度,2 为中度,3 为重度,总分为每项累加,1~9 分为早期残损,10~18 分为中度残损,19~27 分为严重进展阶段(表 6-12)。

表 6-12 韦氏帕金森病评定法

临床表现	生活能力	记分
1. 手动作	不受影响	0
	精细动作减慢,取物、扣纽扣、书写不灵活	1
	动作中度减慢、单侧或双侧各动作中度障碍,书写明显受影响,有小字症	2
	动作严重减慢,不能书写,扣纽扣、取物显著困难	3
2. 强直	未出现	0
	颈、肩部有强直,激发症阳性,单或双侧腿有静止性强直	1
	颈、肩部中度强直,不服药时有静止性强直	2
	颈、肩部严重强直,服药仍有静止性强直	3
3. 姿势	正常,头部前屈 <10cm	0
	脊柱开始出现强直,头前屈达 12cm	1
	臀部开始屈曲,头前屈达 15cm,双侧手上抬,但低于腰部	2
	头前屈 >15cm,单、双侧手上抬高于腰部,手显著屈曲、指关节屈曲、膝开始屈曲	3
4. 上肢协调	双侧摆动自如	0
	一侧摆动幅度减少	1
	一侧不能摆动	2
	双侧不能摆动	3
5. 步态	跨步正常	0
	步幅 44~75cm,转弯慢,分几步才能完成,一侧足跟开始重踏	1
	步幅 44~75cm,两侧足跟开始重踏	2
	步幅 <7.5cm,出现顿挫步,靠足尖走路转弯很慢	3
6. 震颤	未见	0
	震颤幅度 <2.5cm,见于静止时的头部、肢体	1
	震颤幅度 <10cm,明显不固定,手仍能保持一定控制能力	2
	震颤幅度 >10cm,经常存在,醒时即有,不能自己进食和书写	3
7. 面容	表情丰富,无瞪眼	0
	表情有些刻板,口常闭,开始有焦虑,抑郁	1
	表情中度刻板,情绪动作时现,激动阈值显著增高,流涎,口唇有时分开,张开 >0.6cm	2
	面具脸,口唇张开 >0.6cm,有严重流涎	3
8. 言语	清晰、易懂、响亮	0
	轻度嘶哑、音调平、音量可、能听懂	1
	中度嘶哑、单调、音量小、乏力讷吃、口吃不易听懂	2
	重度嘶哑、音量小、讷吃、口吃严重、很难听懂	3
9. 生活自理能力	能完全自理	0
	能独立自理,但穿衣速度明显减慢	1
	能部分自理,需部分帮助	2
	完全依赖照顾,不能自己穿衣进食、洗刷,起立行走,只能卧床或坐轮椅	3

2. Yahr 分期评定法 是目前国际上较通用的帕金森病病情严重程度分级评定法,它根据功能障碍水平和能力水平进行综合评定(表 6-13)。其中Ⅰ、Ⅱ级为日常生活能力一期,日常生活无须帮助;Ⅲ、Ⅳ级为日常生活能力二期,日常生活需部分帮助;Ⅴ级为日常生活能力三期,完全需要帮助。

表 6-13 Yahr 分期评定法

分期	日常生活能力	分级	临床表现
一期	生活正常不需帮助	Ⅰ级	仅一侧障碍,障碍不明显
		Ⅱ级	两侧肢体或躯干障碍,但无平衡障碍
二期	日常生活需部分帮助	Ⅲ级	出现姿势反射障碍的早期症状,身体功能稍受限,仍能从事某种程度工作,日常生活有轻重度障碍
		Ⅳ级	病情全面发展,功能障碍严重,虽能勉强行走、站立,但日常生活有严重障碍
三期		Ⅴ级	障碍严重,不能穿衣、进食、站立、行走、无人帮助则卧床或在轮椅上生活

(二)运动功能评估

1. 关节活动范围测量 关节活动范围(range of motion,ROM)是指远端骨所移动的度数,即关节的远端向着或离开近端运动,远端骨所达到的新位置与开始位置之间的夹角。关节活动范围测量远端骨所移动的度数,而不是两骨之间所构成的夹角。常用的仪器通常为:通用量角器、电子量角器、指关节测量器等。

2. 肌力评估 常采用手法肌力检查法来评估肌肉的力量。

3. 肌张力评估 多数采用 Ashworth 痉挛量表或改良 Ashworth 痉挛量表。

4. 平衡能力评估 具体方法详见第三章第一节。

5. 步行能力评估 具体方法详见第三章第一节。

(三)认知功能评估

应用本顿视觉形状辨别测验、线方向判断测验、人面再认测验、视觉组织测验等评估视空间能力;采用韦氏记忆量表评价病人的记忆力和智力。

(四)言语障碍评估

评定言语障碍主要是通过交流、观察、使用通用的量表以及仪器检查等方法,了解被评者有无语言障碍,判断其性质、类型及程度,详细参见第三章第四节。

(五)精神和心理障碍评估

1. 常用的智力测验量表 有简明精神状态检查法和韦氏智力量表。

2. 情绪评估 临床中最常见的消极情绪主要有抑郁与焦虑。

(1)常用的抑郁评定量表:汉密尔顿抑郁量表、Beck 抑郁问卷、自评抑郁量表及抑郁状态问卷等。

(2)常用的焦虑评定量表:汉密尔顿焦虑量表和焦虑自评量表等。

(六)吞咽困难评估

1. 反复唾液吞咽测试 1996 年才藤荣一提出的一种评定由吞咽反射诱发吞咽功能的方法。病人坐位,检查者将手指放在病人的喉结及舌骨处,观察 30s 内病人吞咽次数和活动度(即观察喉结上下移动状况),正常吞咽环甲骨(喉结)可上下移动 2cm,约滑过一指距离。高龄病人 30s 内完成 3 次即可。对于病人因意识障碍或认知障碍不能听从指令的,反复唾液吞咽测试执行起来有一定的困难,这时可在口腔和咽部用棉棒冰水作冷刺激,观察吞咽的情况和吞咽启动所需要的时间。

2. 饮水试验 1982 年由洼田俊夫提出,病人坐位,像平常一样喝下 30ml 的温水,然后观察和记录饮水时间、有无呛咳、饮水状况等;具体参见第三章第六节。

Note:

（七）膀胱功能障碍评估

评估病人有无尿潴留、尿失禁和尿路感染的症状和体征。

（八）日常生活活动能力评估

日常生活活动能力评估是帕金森病临床康复常用的功能评定，其方法主要有 Barthel 指数和功能活动问卷（FAQ）等。

（九）生活质量评估

生活质量评估分为主观取向、客观取向和疾病相关的生活质量三种，常用的量表有生活满意度量表、WHOQOL-100 量表和 SF-36 量表等。随着生活质量评估工具的研制，专用生活质量量表帕金森病生活质量问卷（Parkinson disease quality of life questionnaire，PDQ39）产生，2002 年由中国香港 Tsang 等人首次对其进行中文版翻译及评价，具有良好的信效度，可以在帕金森病中广泛应用。

四、康复护理原则与目标

1. **康复护理原则**　早期康复护理，制订动态康复护理计划，循序渐进、贯穿始终、综合康复护理要与日常生活活动和健康教育相结合，鼓励病人及家属的主动参与和配合；积极预防并发症。

2. **康复护理目标**　包括短期目标和长期目标。

（1）短期目标：病人能适应卧床或日常生活活动能力下降的状态，采取有效地沟通方式表达自己的需要和情感，提供舒适的环境，选取恰当的进食方法，维持正常的营养供给，生活需要得到满足，情绪稳定；积极配合进行语言和肢体功能等康复训练，保证受损的感觉、运动、语言和心理等功能的逐步恢复；有效预防发生压疮、肺炎、尿路感染、深静脉血栓形成等并发症。

（2）长期目标：通过康复护理技术，最大限度地促进帕金森病病人功能障碍的恢复，防止失用和误用综合征，减轻后遗症；充分强化和发挥残余功能，通过代偿和使用辅助工具，争取病人早日恢复日常生活活动能力，回归社会。

五、康复护理措施

（一）运动功能训练

运动锻炼的目的在于防止和推迟关节强直与肢体挛缩。根据帕金森病病人的震颤、肌强直、肢体运动减少、体位不稳的程度，尽量鼓励病人自行进食穿衣，锻炼和提高平衡协调能力的技巧，做力所能及的事情，减少依赖性，增强主动运动。病人可采取自己喜爱的运动方式，如散步、慢跑、跳舞、太极拳、舞剑等。

1. **面部表情肌锻炼**　通过皱额眉、张嘴、伸舌、纵鼻、皱眉、舌尖右偏、舌尖左偏、下吹气、上吹气、闭左眼、闭右眼、鼓左腮、鼓右腮、口左歪及口右歪等动作锻炼面部表情肌，改善"面具脸"。

2. **头颈部活动**　改善颈部强直和前倾姿势，头颈部活动包括：①上下运动：头部后仰，双眼注视天空；头部向下，下颌尽量触及锁骨；②左右转动：头部水平左右转动，尽量达到 90°；③左右倾斜活动：面部缓慢向左右肩部倾斜，尽量用耳朵触碰肩膀；④下颌前后运动：下颌水平前伸，再向后收缩。

3. **肩部运动**　促进颈肩和上背部的活动，包括：①耸肩活动：两肩上提，使肩部尽量靠近或触及双耳。假如双肩困难，可单肩锻炼；②肩部后展：肘关节弯曲向后，使两侧肩胛骨靠近，同时打开胸腔。

4. **头颈躯干转动**　改善颈肩僵硬及躯干酸痛。躯干转动：双手放于肩部，尽量头部、颈部和躯干向一侧转动，努力躯干挺直，肩部后展；前倾动作：头颈部保持直线，腰腹部用力，尽量做到躯干的折叠和伸展。

5. **上肢活动**　改善上肢僵硬，增加关节的活动度：①手臂伸拉：手臂水平抬举，肘关节伸直肘窝相对，然后双上肢左右分开，向前回复。类似可做手臂上举，放下，每个动作做到自己的最大范围；②腕关节转动：手腕逆时针、顺时针做画圈运动。

6. **手部运动**　促进手指的灵活性，预防手部肌肉挛缩、屈曲。攥拳 - 伸展动作：五指紧握攥拳，然后用力展开;拇指与其余四指对指活动:缓慢将拇指与每个手指碰触,尽量保持手指伸直,用力触碰 - 展开,起始缓慢,练习后逐渐加速。

7. 下肢活动 伸展下肢肌肉,改善下肢酸痛和肌紧张,预防"不宁腿",提高躯体平衡能力。下肢活动包括:①踢腿活动:坐位时上身直立,不要弯腰,一侧腿用力伸直 - 弯曲,感受脚跟用力外蹬;②腘绳肌牵伸:坐在椅子上,将一腿放于小凳上,另一脚平放于地面,双手放于膝盖,腰部挺直,躯干向前,感受膝盖及大腿后侧的拉伸。此动作也可平坐于床上练习;③踝关节画圈:踝关节缓慢顺时针、逆时针最大限度地画圈。可两侧同时活动,如做不到两侧同时进行则保持身体平衡,单侧画圈。

8. 膝关节与腹部运动 灵活下肢关节,按摩腹部,改善双下肢和躯干无力症状,包括:①抬腿动作:平卧时,双脚尖上勾,感受脚跟用力外蹬,保持。一腿膝盖弯曲上抬,腹部用力,尽可能使大腿贴近腹部;②转髋活动:平卧时,膝盖弯曲,双脚着地,将膝盖向左、向右缓慢最大限度地转动。

9. 足尖站立、小腿牵引运动 改善站立不稳,预防踝关节、足趾挛缩变形。足尖站立活动:站立时,双手扶椅背,双脚合并,脚跟用力上抬;小腿牵引:站立时,双手扶椅背,一腿向后跨一小步。前腿的膝盖弯曲(膝盖不要超过脚尖,保护膝关节),后腿的脚跟不能离开地面,感受后侧小腿的牵拉。双腿交替活动。

10. 起身锻炼 改善病人的日常活动能力。包括①坐位起身:将臀部移至椅子前部,双手放于椅子扶手上,上身前倾至鼻尖超过膝关节位置,两脚稍向后,努力站起;②卧位起身:双腿屈曲,身体向一侧侧身,将上肢移至床外侧。双腿外移,下垂,同时双臂撑床坐起。

(二)认知功能训练

认知功能障碍常给病人带来许多不便,认知训练对病人的全面康复起着极其重要的作用。认知功能训练具体方法请参照第六章第二节。

(三)语言功能训练

1. 音量的锻炼 目的是增加吸气的频率,限制呼气时所讲出的单词的数量。正常的讲话是在中间适当的时候有停顿呼吸,而帕金森病病人对呼吸肌肉活动控制的能力降低,使得在单词之间就停顿,做频繁的呼吸,训练时要指导病人,在停顿呼吸以前,必须以常规的组词方式讲完一定数量的单词。

(1) 感知呼吸的动作:双手放在腹部,缓慢吸气和呼气,感觉腹部的运动,重复几次。

(2) 呼气练习:吸气然后呼气,呼气时持续发元音的声音(啊、喔、鹅、哦等)并计算每次发音的持续时间,要求能平衡发音 10~15s。

(3) 发音感受:把手放在离嘴 12cm 远的地方感受讲话时的气流,用力从 1 数到 10,在每一个数字之间呼吸。

(4) 朗读字词:首先深吸气,再分别讲出下列词语的每一个字:读 / 一本 / 书、刷 / 牙、刀 / 和 / 叉、高兴 / 得 / 跳、幸 / 运、一帮 / 男孩,朗读词组,注意每次读说词组,注意每次读说词组前先吸气并做短暂的停顿,如:幸运一碗汤上床写字等。

(5) 练习呼吸控制,分节读出下列短语:到吃午饭 / 的时间了,在院子里 / 读书,我们需要 / 更多帮助。

2. 音词的练习 ①每次发音前先吸气,然后发"啊"或"de,po"音,从轻柔逐渐调高声音至最大,重复数次"o";②在不同声级水平上重复一些简单的词语;③连续讲下列词语两遍,第一遍音稍低,第二遍声音大而有力:安静 / 安静、别看 / 别看、走近点 / 走近点;④练习读句子,注意句中的疑问词、关键词等重复读"o"。

3. 清晰发音锻炼 ①舌运动练习:舌头重复地伸出和收回;舌头在两嘴角间尽可能快地左右移动;舌尖环绕上下唇快速做环形运动;舌头伸出尽量用舌尖触及下颌,然后松弛,重复数次;尽快准确地说出"拉 - 拉 - 拉""卡 - 卡 - 卡""卡 - 拉 - 卡",重复数次;②唇和上下颌的练习:缓慢地反复做张嘴闭嘴动作;上下唇用力紧闭数秒钟,再松弛;尽快地张嘴和随之用力闭嘴,重复数次;尽快地说"吗 -

吗 - 吗 - 吗……”,休息后再重复。

(四)精神和心理治疗

PD 病人早期动作迟钝笨拙、表情淡漠、语言断续、流涎,病人往往产生自卑、忧郁心理,回避人际交往,拒绝社交活动,沉默寡言,闷闷不乐;随着病程延长,病情进行性加重,病人丧失劳动能力,生活自理能力也逐渐下降,会产生焦虑、恐惧甚至绝望心理。护士应细心观察病人的心理反应,鼓励病人表达并注意倾听他们的心理感受,与病人讨论身体健康状况改变所造成的影响、不利于应对的因素,及时给予正确的信息和引导,使其能够接受和适应自己目前的状态并能设法改善。鼓励病人尽量维持过去的兴趣与爱好,多与他人交往;指导家属关心体贴病人,为病人创造良好的亲情氛围,减轻他们的心理压力。告诉病人本病病程长、进展缓慢、治疗周期长,而疗效的好坏常与病人精神情绪有关,鼓励他们保持良好心态。督促进食后及时清洁口腔,随身携带纸巾擦尽口角溢出的分泌物,注意保持个人卫生和着装整洁等,以尽量维护自我形象。

(五)吞咽功能训练

指导病人进行如鼓腮、伸舌、噘嘴、龇牙、吹吸等面肌功能训练,可以改善面部表情和吞咽困难,协调发音;进食或饮水时保持坐位或半卧位,注意力集中,并给予病人充足的时间和安静的进食环境,不催促、打扰病人进食;对于流涎过多的病人可使用吸管吸食流质饮食;对于咀嚼能力和消化功能减退的病人应给予易消化、易咀嚼的细软、无刺激性软食或半流食,少量多餐;对于咀嚼和吞咽功能障碍者应选用稀粥、面片、蒸蛋等精细制作的小块食物或黏稠不易反流的食物,并指导病人少量分次吞咽;对于进食困难、饮水呛咳的病人要及时给予鼻饲,并做好相应护理,防止经口进食引起误吸、窒息或吸入性肺炎。护士协助和指导病人进行吞咽困难相关康复训练,具体详见本章第一节脑卒中病人护理。

(六)膀胱功能训练

对于尿潴留病人可指导病人精神放松,腹部按摩、热敷以刺激排尿;膀胱充盈无法排尿时在无菌操作下给予导尿和留置导尿。尿失禁病人应注意皮肤护理,必要时留置导尿,并应注意正常排尿功能重建的训练。

六、康复护理指导

PD 为慢性进行性加重的疾病,后期常死于压疮、感染、外伤等并发症,应帮助病人及家属掌握疾病相关知识和自我护理方法,帮助分析和消除不利于个人及家庭应对的各种因素,制订切实可行的护理计划并督促落实。

1. 用药指导 告知病人及家属本病需要长期或终身服药治疗,让病人了解常用的药物种类、用法、用药注意事项、疗效及不良反应的观察与处理。告诉病人长期服药过程中可能会突然出现某些症状加重或疗效减退,让病人及家属了解用药过程中的“开 - 关”现象以及应对方法。

2. 康复训练 鼓励病人维持和培养兴趣爱好,坚持适当的运动和体育锻炼,做力所能及的家务劳动等,可以延缓身体功能障碍的发生和发展,从而延长寿命,提高生活质量。病人应树立信心,坚持主动运动,如散步、打太极拳等,保持关节活动的最大范围;加强日常生活动作训练,进食、洗漱、穿脱衣服等应尽量自理;卧床病人协助被动活动关节和按摩肢体,预防关节僵硬和肢体挛缩。

3. 照顾者指导 本病为一种无法根治的疾病,病程长达数年或数十年,家庭成员身心疲惫,经济负担加重,容易产生无助感。医护人员应关心病人家属,倾听他们的感受,理解他们的处境,尽力帮他们解决困难、走出困境,以便给病人更好的家庭支持。照顾者应关心体贴病人,协助进食、服药和日常生活照顾;督促病人遵医嘱正确服药,防止错服、漏服;细心观察,积极预防并发症和及时识别病情变化。

4. 皮肤护理 病人因震颤和不自主运动,出汗多,易造成皮肤刺激和不舒适感,皮肤抵抗力降低,还可导致皮肤破损和继发皮肤感染,应勤洗勤换,保持皮肤卫生;中晚期病人因运动障碍,卧床时间增多,应勤翻身勤擦洗,防止局部皮肤长期受压和改善全身血液循环,预防压疮。

Note:

5. 安全护理指导　病人避免登高和操作高速运转的机器,不要单独使用煤气、热水器及锐利器械,防止受伤等意外;避免让病人进食带骨刺的食物和使用易碎的器皿;外出时需人陪伴,尤其是精神智能障碍者其衣服口袋内要放置写有病人姓名、住址和联系电话的"安全卡片",或佩戴手腕识别牌,以防丢失。

6. 就诊指导　定期门诊复查,动态了解血压变化和肝肾功能、血常规等指标。当病人出现发热、外伤、骨折或运动障碍、精神智能障碍加重时及时就诊。

知 识 链 接

脑深部电刺激技术

脑深部电刺激技术(DBS)又称脑起搏器治疗手术,是在脑内核团或特定脑区植入刺激电极,通过脉冲电刺激调控相关核团或脑区的功能,达到改善症状的目的。其主要特点:微创、效果确切、安全性高、可重复、可逆,可显著改善 PD 病人的运动症状,提高病人的生活质量。

帕金森病 DBS 手术适应证和禁忌证:原发性 PD,遗传性 PD 或各种基因型 PD,对复方左旋多巴反应良好;药物疗效已显著减退,或出现明显的运动并发症影响病人的生活质量;存在药物无法控制的震颤;除外严重的共存疾病:①有明显的认知功能障碍。②有严重(难治性)抑郁、焦虑、精神分裂症等精神类疾病。③有医学共存疾病影响手术或生存期。

术后常见并发症有:手术相关并发症:颅内出血、感染、术后癫痫等;硬件相关并发症:电极移位、感染、刺激器外露、电极或导线断裂等;刺激相关并发症:构音障碍、发声困难、肌肉痉挛、复视、感觉异常、异动症等。

(付绍艳)

思 考 题

1. 请描述针对 PD 病人的运动功能障碍如何进行康复护理。
2. 请简述 PD 病人出院健康指导的内容。

第七节　阿尔茨海默病

 ———— 导入案例与思考 ————

病人,男,62 岁,近 2 年出现记忆力衰退、注意力下降。近 1 个月有明显"记忆障碍",表现为东西错放、对做过的事情遗忘,遂来医院就诊。

请思考:此病人需要进行哪些方面的康复护理评定及康复护理措施?

一、概述

(一) 概念

阿尔茨海默病(Alzheimer disease,AD)又称早老性痴呆,是一种原因未明的、以进行性认知功能障碍和行为损害为特征的慢性中枢神经系统退行性病变。临床上,起病隐袭,以记忆减退和其他认知功能障碍为特征,常伴有社会或日常生活能力受损和精神行为改变。它是一种综合征,是在意识清晰的情况下全面持续的智能障碍,是获得性进行性认知功能障碍综合征,表现为记忆、语言功能、视空间功

Note:

能障碍、人格异常及认知能力(认知能力包括计算力、综合能力、分析及解决问题能力)降低,常伴行为和感觉异常,导致日常生活、社会交往能力明显减退,是后天智能的持续性障碍。

(二) 病因

AD 的危险因素很多,多项研究显示慢性疾病、遗传因素、人文因素等均与痴呆相关(表 6-14)。

表 6-14　AD 的危险因素 - 荟萃分析

因素	相对危险度(RR)
肥胖	痴呆 RR 1.42(0.93~2.16);AD RR1.80(1.00~3.29)
吸烟	痴呆 RR 2.2(1.3~3.6)
体力活动	痴呆 RR 0.72(0.60~0.86);AD 0.55(0.36~0.84)
教育、职业等	痴呆 RR 0.54(0.49~0.59)
饮酒	痴呆 RR 0.74(0.61~0.91);AD 0.72(0.61~0.86)
中年期高血压	痴呆 RR=1.24~2.8
糖尿病	痴呆 RR=1.47(1.25~1.73);AD 1.39(1.16~1.66)
中年期高胆固醇血症	痴呆 RR=1.4~3.1(4/5 项研究显示阳性结果)

1. 遗传因素　AD 具有家庭聚集性,40% 的病人有阳性家族史,呈常染色体显性遗传及多基因遗传,在第 21 对染色体上有淀粉样变性基因。

2. 环境因素

(1) 铝的蓄积:AD 的某些脑区的铝浓度可达正常脑的 10~30 倍,老年斑(SP)核心中有铝沉积。铝选择性地分布于含有神经纤维缠结(NFT)的神经之中,铝与核内的染色体结合后影响到基因的表达,铝还参与老年斑及神经纤维缠结的形成。

(2) 病毒感染:许多病毒感染性疾病可发生在形态学上类似于 AD 的神经纤维缠结和老年斑的结构变化。如羊瘙痒病、Creutzfeldt-Jacob 病(C-J 病)等,其临床表现中都有痴呆症状。

(3) 免疫系统功能障碍:老年人随着增龄 AD 患病呈明显增高,而增龄与免疫系统衰退、自身免疫性疾病增加有关。抗原 - 抗体复合物沉积形成淀粉样核心,可能导致神经变性和老年斑形成。

(4) 神经递质学说:AD 病神经药理学研究证实 AD 病人的大脑皮质和海马部位乙酰胆碱转移酶活性降低,直接影响了乙酰胆碱的合成和胆碱能系统的功能以及 5-HT、P 物质减少。

(5) 正常衰老:神经纤维缠结和老年斑也可见于正常人脑组织,但数量较少,只是 AD 时这些损害超过了一定的“阈值”水平。

(6) 雌激素作用:长期服用雌激素的妇女患 AD 危险低,研究表明雌激素可保护胆碱能神经元。

(三) 诊断

目前,应用最广泛的 AD 诊断标准是 2011 年美国国立老化研究所和阿尔茨海默协会修改制定的。AD 诊断要求符合以下条件:病人起病年龄 40~90 岁,表现出进行性记忆丧失,此外包括至少 1 项神经心理学功能障碍,并且要除外其他可能导致痴呆的系统性或脑源性疾病。少部分痴呆病人起病可以突发(如外伤或脑卒中等),但多为缓慢性起病。大部分痴呆性疾病都呈进行性发展,只有少数情况下可以通过临床有效干预手段获得改善。

(四) 流行病学

阿尔茨海默病,目前已经成为继心脏病、肿瘤、脑卒中后第四位引起成人死亡的原因。是导致≥60 岁的老年人残障的主要原因,从一份全球疾病负担预测报告分析发现:阿尔茨海默病具有明显的年龄特异性,其患病率随着年龄增长而增加,在一个人的一生中痴呆会导致残障的时间达

11.2%。阿尔茨海默病的终末期会并发四肢痉挛性瘫痪,大小便失禁,病人多死于肺炎、泌尿系感染、压疮、骨折等继发性疾病或衰竭,需要相应的医疗支出,给社会及家庭造成严重的经济负担。据估计在低收入国家每位患阿尔茨海默病者平均花 1 521 美元。2010 年全世界病人阿尔茨海默病的花费超过了全球 GDP 的 1%,美国 10 万人 / 年死于阿尔茨海默病,消耗医疗、护理等直接费用和家属、雇人、失去工作间接费用为 6.04 亿美元,其中大部分的费用都用于病人的日常生活的护理和社交护理。阿尔茨海默病康复护理的目的是早期认识、早期筛查,对症治疗和康复训练,延缓疾病的进程,提高病人的生活质量。

二、主要功能障碍

(一)认知功能损害

1. 记忆障碍　是 AD 最常见的症状,主要表现为近记忆减退为主,逐渐发展为远记忆障碍,包括长时记忆、短时记忆和瞬时记忆三种记忆障碍。病人在输入听信息上有困难,信息从短时记忆中很快消失,信息的储存和远记忆受到损害。

2. 语言障碍　AD 早期病人仅表现为自发性言语减少,一般性社会交往性语言能力相对保持较好,随着病情发展可表现为找词困难、表达复杂思想上的语言能力降低,有时谈话语言内容空洞、重复和累赘。痴呆病人述说能力损害通常比较明显,过多使用代词,且指代关系不明确,交谈时语言重复较多。

3. 定向能力障碍　当病人出现人物、时间、地点三方面记忆下降时就有可能出现定向能力障碍。在早期认知减退的情况下,个体的时间定向力受损会较地点定向力更为明显。视觉空间感知障碍表现对空间结构的辨别障碍。

4. 失认症　包括视觉失认、听觉失认、体感觉失认。视觉失认可表现为对物体或人物形象、颜色、距离、空间环境等的失认,视觉失认容易造成环境迷失方向、不能阅读、不能通过视觉辨别物品,严重时不能辨别亲友或自己的形象;听觉失认表现为对语音、语调、语意难以理解;体感失认主要指触觉失认,严重时病人不能辨别手中的物品,最终病人不知如何穿衣、洗脸、梳头等。

5. 失用症　感觉、肌力、协调性运动正常,但是不能进行有目的性的运动,失用包括观念性失用、观念运动性失用、肢体运动性失用、结构性失用、穿衣失用。中期失用症状明显,病人逐渐出现用过卫生间后不能冲水,不能穿衣服和脱衣服,吃饭容易散落等失用现象,生活需要照顾。

6. 执行功能障碍　与额叶或有关皮质下通路功能障碍有关。执行功能包括动机、抽象思维、复杂行为的计划和组织等高级认知功能。执行功能障碍通常表现为计算困难,此后逐渐发展为理解能力受损、判断力差、概括等能力丧失,表现出组织、计划和制订策略困难。

(二)非认知性神经、精神损害

AD 的行为和精神症状包括:激越、激惹、幻觉、妄想、焦虑、淡漠和欣快等,作为痴呆的非认知症状发生率可达 90% 以上,有高度的异质性、易变性和危害性。

(三)继发性功能损害和并发症

包括肌力减退和肌肉萎缩,关节活动范围受限,软组织挛缩,平衡功能减退和跌倒,步行能力减退,全身耐力减退,吞咽及消化能力下降引起的营养不足,感染,压疮,肢体肿胀及血栓形成,骨、关节损伤及意外等。

(四)日常生活活动能力的减退

早期 AD 病人日常生活功能完全不会受影响,但随着认知功能的下降,在认知功能层面上的 ADL 受限:据统计,目前约有 2%~15% 轻中度痴呆病人生活不能自理,严重影响病人及家属的生活质量,表现为自我意识下控制、处理 ADL 的能力减退(吞咽、大小便控制、穿衣、洗漱等功能下降);在运动功能层面上 ADL 受限:表现为继发功能受损后的 ADL 能力减退(转移活动减少);到最终会出现全面功能下降而呈现木僵状态,完全依赖他人照料。

三、康复护理评估

(一)总体认知功能评估

1. 简易精神状态检查(mini-mental status examination,MMSE)　该表简单易行,国内外广泛应用,是痴呆筛查的首选量表。该量表包括以下 7 个方面:时间定向力,地点定向力,即刻记忆,注意力及计算力,延迟记忆,语言,视空间。共 30 项题目,每项回答正确得 1 分,回答错误或答不知道评 0 分,量表总分范围为 0~30 分。分数越低,损害越严重。判定痴呆:文盲≤17 分,小学≤20 分,中学≤22 分,大学≤23 分。近年文献报道,将异常标准定位 24 分,有报道 MMSE 18~23 分为轻度痴呆,16~17 分为中度痴呆,≤15 分为重度痴呆。

2. 蒙特利尔认知评估(Montreal cognitive assessment,MoCA)　覆盖注意力、执行功能、记忆、语言、视空间结构技能、抽象思维、计算力和定向力等认知领域,旨在筛查轻度认知功能障碍 MCI 病人。国外研究发现以 26 分为分界值,MoCA 评分区别正常老人和 MCI 及正常老人和轻度 AD 的敏感度分别为 90% 和 100%,明显优于 MMSE,但该表在国内尚缺乏公认的年龄和文化程度校正的常模。

3. 临床痴呆量表(clinical dementia rating scale,CDR)　是目前常用的对痴呆程度进行评定的量表,根据记忆力、定向力、判断及解决问题能力、社会活动能力、家庭生活及爱好、个人自理能力等六个方面进行综合判断:CDR 0 分为无痴呆,CDR 0.5 分为可疑痴呆,CDR 1 分为轻度痴呆,CDR 2 分为中度痴呆,CDR 3 分为中度痴呆。

4. 阿尔茨海默病评定量表认知部分(Alzheimer's disease assessment scale cognitive,ADAS-Cog)　适用于轻中度 AD 的疗效评估,由 12 个条目组成,评定时间 30~45min,包括词语回忆、命名、执行口头命令、结构性练习、意向性练习、定向力、词语辨认、回忆测验指令、口头语言能力、找词困难、口头语言理解能力及注意力。总分 0 分(无错误或无损害)至 75 分(严重损害),得分越高,表示认知功能损害越严重,有报道,ADAS-Cog 分数增加≥4 分者为病情恶化,下降≥4 分者为进步。2002~2003 年北京市科学技术委员会"十五"攻关协作研究项目子课题发现 ADAS-Cog 能较好地区分轻中度 AD,但是对于轻度认知损害的老人的 ADAS-Cog 评估不敏感。

5. 画钟试验　该测验操作简便,受文化程度、种族、社会经济状况等干扰因素的影响小,对痴呆病人检测的灵敏度和特异性高达 90%,在临床与科研工作中越来越多被应用。评分标准有多种,但临床常用的为 4 分法,即总分为 4 分:完成一个闭合的圆圈 1 分,时间位置正确 1 分,12 个数字完全正确 1 分,指针位置正确 1 分,正常值 >2 分。

(二)日常生活能力评定

康复科最常用的日常生活能力(activities of daily living,ADL)评估量表为改良 Barthel 指数量表。临床评估中常用阿尔茨海默病协作研究日常能力量表(ADCS-ADL)、改良 Barthel 指数量表、Lawton 工具性日常生活活动能力量表、社会功能问卷(functional activities questionnaire,FAQ)。

四、康复护理原则与目标

1. 康复护理原则　早期筛选出阿尔茨海默病病人,制订动态康复护理计划,循序渐进,贯彻始终,积极预防并发症,延缓阿尔茨海默病的发展。

2. 康复护理目标

(1)短期目标:病人住院期间未发生任何意外事件,最大限度地保持记忆力和沟通能力。

(2)长期目标:提高日常生活活动能力,减少问题行为,能较好地发挥残存功能,生活质量得以提高。

五、康复护理措施

康复护理措施除基本的运动训练外,旨在改善或延缓痴呆病人认知功能、日常生活能力。

（一）记忆训练

主要包括即刻记忆训练、短时记忆训练、长时记忆训练。

1. 即刻记忆训练　训练环境要安静,康复护理人员读出一串随机动物或者植物的名称,让病人复述,从少到多,若能正确复述,就逐渐增加动物或者植物的名称,训练时间不宜太长,以免病人出现烦躁情绪,不配合训练。

2. 短时记忆训练　让病人看几件物品或图片,记忆后回忆,可以用积木摆一些图案给病人看,弄乱让病人按原样摆好。

3. 长时记忆训练　康复护理人员训练时结合病人日常生活功能,通过缅怀活动,鼓励病人回忆过去的生活经历,帮助病人认识目前生活中的真实人物和时间,以恢复记忆并减少错误判断。应养成避免出错的习惯,在痴呆病人训练初期可予以提示,但逐渐取消,这种方法可以引入尚保存的内隐性记忆,病人自己提示比他人提供效果好;空间性再现技术则是利用残存记忆力,反复训练,逐渐增加时间间隔,如在 AD 病人面前放置 3~5 件日常生活中熟悉的物品,让 AD 病人分辨一遍,并记住它们的名称,然后撤除所有物品,让 AD 病人回忆刚才面前的物品,反复数次后完全记住,这种方法强调反复训练以及记忆的有效性和正确性。

（二）定向能力训练

康复护理人员可以在与病人接触时反复讲解一些生活的基本知识,并要求病人讲述日期、时间、上下午、地点、天气等,使病人逐渐形成时间概念;帮助病人认识目前生活中真实人物(如记忆亲人、护士、朋友)和事件;在病房或卧室设置易懂醒目的标志,便于认识病房或卧室、厕所位置。痴呆病人一般都有脱离环境接触的倾向,而且由于病理原因使部分大脑停止活动,因此,可予以实际定向疗法,即利用真实定向训练板,每天记录相关信息,反复做环境的定向练习,核心是用正确的方法反复提醒,在训练过程中鼓励病人尽量多谈论熟悉的人或事,并鼓励尽量自己完成饮食起居等日常活动,以保持同现实生活的接触和日常生活能力。

（三）失用症训练

AD 病人失用早期在日常生活中能比较正常地使用日常工具,可以按要求进行简单的家务。康复护理人员针对病人的观念性失用训练可选择一些日常生活中由一系列分解动作组成的完整动作来进行训练,例如,要求病人摆放餐具后吃饭、餐后收拾餐具、搞卫生,拿起牙刷后再拿起漱口杯刷牙。训练者除将分解的动作一个一个训练外,如果病人不能完成下一个动作,训练者要给予提醒或协助;若病人无法完成一套完整的动作,训练者还要对某一个独立动作进行训练,这样做可以集中改善其中某单项技能。由于步行失用症病人不能发起步行动作,但遇到障碍物却能越过,越过障碍物后即能行走,针对步行失用的病人进行训练时,在病人前面设置一个障碍物,使病人不能左右走和后退,只能向前,迫使病人跨越障碍物,诱发病人迈步。可以让结构性失用症病人按照平面图再画出来,从简单到复杂,循序渐进,或者要求病人重新布置床头柜上的物品位置,让病人把自己的私人常用物品进行有序排列和堆放等。

（四）失认症训练

1. 触觉失认的训练　包括刺激增强 - 衰减法和暗箱法。

2. 听觉失认　根据检查出的类型,针对性训练,可在放录音的同时展示相应内容字卡或图片,例如听狗叫时看狗的图片或字卡等。

3. 视觉失认　颜色失认可提供各种色板让病人配对,或提供各种物体的轮廓图,让病人填上正确的颜色;物品失认可将几种物品放在一起,其中有相同的物品,护士先拿出一个物品,再让病人拿出相同的另一个物品,同时告诉病人该物品的名称、作用等;形状失认可用各种图形的拼板拼出图案,让病人模仿复制,或要求病人按图纸拼出图案;面容失认可拿知名人物或熟悉人物(如家人、挚友等)的照片让病人辨认,或将照片和写好的名字让其配对;视空间失认可让病人在地图上找出本省、本市位置,从本市的地图中查找曾经去过或熟悉的地方位置或路线;也可让病人从重叠图中找出是何种物品

Note:

重叠在一起等。

4. 一侧空间失认(偏侧忽略) 如果病人存在偏侧忽略现象,护士及家属在日常生活中应给予及时的提醒。可经常提供触摸、拍打、挤压、擦刷或冰刺激等感觉刺激;将病人急需要的物品放在其忽略侧,让病人用另一只手越过中线去取它,反复进行训练;阅读时为避免读漏,可在忽略侧的极端放置颜色鲜艳的规尺,或让病人用手摸着书的边缘,从边缘处开始阅读。

5. 身体失认 可刺激病人身体的某一部位(例如轻轻拍打瘫痪的手),让他说出其名称,说出病人身体名称时让他指出其部;让病人先指出护士身体的某一部位,然后指出他自身相应的部位;描绘身体各部分的位置,画出人的轮廓,拼配人体和面部的拼板玩具等。

(五) 思维训练

可根据 AD 病人智力评测结果,选择难易程度适当的智力拼图或编制图案进行训练以提高病人的逻辑联想能力和思维的灵活性;此外可让病人进行单词卡片、图片归纳和物品分类训练病人的分析和综合能力;让病人听或阅读报纸并讲述或指出相关内容以训练病人的理解和表达能力。

六、康复护理指导

目前对 AD 病人无特效药物治疗,重点是要将医院、社区和家庭联系起来,病人绝大部分时间都是在社区和家庭度过的,因此需要康复护理人员定期对病人康复训练方式进行调整、安排和教育,讲授解决问题的技巧。

(一) 饮食起居

教育病人饮食起居要有规律,不能随意无常。一般应早睡早起,定时进食,定时排便。饮食可多样化,但不可过饱。要做到高蛋白,高维生素、高纤维素,低脂肪,低胆固醇,低盐,低糖。常吃富含胆碱的食物如:豆类及其制品、蛋类、花生、核桃、鱼、瘦肉等;富含维生素 B 的食物如:贝类、海带等。注意低盐、低动物性脂肪、低糖饮食,降低血脂,减少动脉硬化,降低血管性痴呆的发生率。

(二) 运动训练

指导家属鼓励病人做一些轻柔的活动,勤动脑,劳逸结合,循序渐进地进行锻炼,如散步、打太极拳、做保健操或练气功,活动量要循序渐进。经常让病人听广播,看报纸,安排一定时间看电视。培养病人的兴趣爱好,如练字、画画、器乐、钓鱼等,保持乐观的心态,增强与人交往的能力,树立家属与病人战胜疾病的信心。

(三) 智力训练

鼓励病人多动脑,在护理人员和家属的指导下进行适当的益智活动,如:下棋、绘画、打麻将、做算数小游戏等感兴趣的活动,活化大脑的细胞,保持大脑的灵活性,防止大脑老化。

(四) 心理护理

鼓励病人积极参加社会活动,与家人建立良好的亲情关系。指导家属关心病人,保证病人的安全和舒适,平时注意观察病人的言谈举止,督促按时服药,按时复诊,保持积极乐观的心态,提高与人交往的能力。

(五) 家庭支持

教会家庭照料者基本护理原则:①回答病人问题时语言要简明扼要;②病人生气和发怒时不要与他争执;③病人吵闹时应冷静予以阻止;④不要经常变换对待病人的方式;⑤病人功能明显减退或出现新症状时及时找医生诊治;⑥尽可能提供有利于病人定向和记忆的提示或线索如日历,物品固定标注,厕所、卧室给予明显指示图;⑦给病人佩戴写有住址、联系人姓名、联系人电话的腕带或卡片,以防止走失。

(六) 定期随诊

建立家庭病房,由康复医师与康复护士定期上门服务指导,进行定期检查随访。

知 识 链 接

社区康复和护理现状

　　近年来,中国香港理工大学康复科学系研发了一种利用互联网进行康复资源信息交换的在线信息处理系统,通过视频通话软件,治疗师能通过下列方式实现远程认知康复指导,对社区康复有积极的作用:①通过电脑屏幕向病人提供训练软件的康复动作示范,并让病人进行操作性训练;②治疗师指导病人参与电脑辅助治疗;③治疗师还能通过交互式视频会议(interactive video conferencing)的形式向病人提供语言及视觉上的指导以加强治疗效果。

（林　萍）

思 考 题

请简述阿尔茨采海默病的主要功能障碍、康复措施及康复护理指导。

NURSING

第七章

常见肌肉骨骼疾病病人康复护理

07章 数字内容

学 习 目 标

知识目标：

1. 掌握颈椎病、肩周炎、关节炎、急性腰扭伤、腰肌劳损、腰椎间盘突出症及关节炎病人的主要功能障碍、康复护理措施及康复护理指导。
2. 掌握骨折的定义、分类，愈合过程及愈合的判定标准，骨折及手外伤导致的功能障碍及康复护理评估。
3. 掌握截肢的定义和原因。人工关节置换术后的康复护理措施。
4. 熟悉颈椎病、肩周炎及关节炎的临床表现、诊断要点。
5. 熟悉常见骨折、手外伤的康复护理措施和康复护理指导。
6. 了解颈椎病、肩周炎、急性腰扭伤、腰肌劳损、腰椎间盘突出症及关节炎的概念、病因、诊断与流行病学特点。
7. 了解截肢后的主要功能障碍，康复评估和护理措施，人工关节置换术后的适应证和禁忌证。

能力目标：

1. 能对颈椎病、肩周炎、关节炎、腰扭伤、腰肌劳损、腰椎间盘突出症病人进行正确的康复护理评估，围绕康复护理原则与目标，根据评估结果制订康复护理措施，并进行康复护理指导。
2. 能在病人骨折不同时期选择合适的康复护理措施，能对手外伤病人进行康复护理评估和针对性的手功能康复。
3. 能对人工关节置换术后病人准确使用康复护理措施并给予康复护理指导。

素质目标：

1. 培养尊重病人、保护病人隐私的人文精神。
2. 树立专业、敬业、爱业的护理学价值观，培养多学科协作的团队意识。

第一节　颈　椎　病

导入情景与思考

病人,男,46岁,颈部活动受限,颈肩部疼痛9年,有长时间从事伏案工作和睡眠姿势不当的病史,近1周症状加重伴右上肢放射性疼痛或麻木入院。查体:C_4~C_7棘突及右侧压痛,右侧神经牵拉试验(+),压头试验(+)。X线示:C_4~C_7轻度骨质增生,生理弯曲变直。诊断:神经根型颈椎病。

请思考:

1. 病人就诊的主要原因是什么? 目前病人有哪些功能障碍?

2. 护士应该采取哪些康复护理措施?

3. 护士如何对病人进行康复指导?

一、概述

颈椎病(cervical spondylosis)是由于颈椎椎间盘退行性变及其继发病理改变累及周围组织结构(神经根、脊髓、椎动脉、交感神经等),出现一系列功能障碍的临床综合征。它是中老年人群的常见病与多发病,近年来发病年龄趋向年轻化。

(一) 病因

颈椎椎间盘退行性变及继发的椎间结构病理改变;长期慢性劳损如不良的睡眠体位、不当的工作姿势和不适当的体育锻炼等是颈椎病发病的主要原因;发育性颈椎椎管狭窄、颈椎先天性畸形也是常见的病因。

(二) 分型

由于颈椎病的临床表现多样化,故其分型方法也不尽相同。有些分型存在争议。国内传统上沿用四种基本分型的方法。

1. 神经根型颈椎病　颈椎病中神经根型发病率高达50%~60%,是颈椎病中最常见的类型。主要表现为颈部活动受限,颈、肩部疼痛。可急性起病,也可慢性发病,常有外伤、长时间从事伏案工作、睡眠姿势不当等病史。检查可见病人颈部活动受限,棘突、棘突旁或沿肩胛骨内缘有压痛点,颈痛并向患手前臂或手指放射。

2. 脊髓型颈椎病　颈椎病中脊髓型发病率为10%~15%,主要表现为颈肩痛伴有四肢麻木、肌力减弱或步态不稳,有"踩棉花感",严重者出现四肢瘫。一般缓慢起病后逐渐加重或时轻时重。检查可见病人颈部活动受限不明显,肢体远端常有不规则的感觉障碍、肌张力增高、腱反射亢进和病理反射。

3. 交感型颈椎病　主要表现为头晕、头痛、头沉重感、偏头痛、眼花、耳鸣、心律失常、肢体或面部区域性麻木、出汗异常等一系列交感神经症状。检查可见病人主观症状多,客观体征少。

4. 椎动脉型颈椎病　主要表现为转头时突发眩晕、天旋地转、恶心、呕吐,四肢无力、共济失调、甚至猝倒,但意识清醒。卧床休息数小时,多至数日症状可消失。

二、主要功能障碍

(一) 神经根型颈椎病

病人的主要功能障碍为上肢与手的麻木、无力等患肢活动障碍,病程长者患肢肌肉可有萎缩。患肢上举、外展和后伸有不同程度受限,严重者可影响 ADL 能力。

(二) 脊髓型颈椎病

病人的主要功能障碍为四肢麻木、肌力减弱或步态异常等上下肢体功能障碍,ADL 能力受限。严

Note: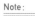

重者可能出现截瘫、二便异常,生活质量较差。

(三) 交感型颈椎病

病人主要为情绪不稳定、焦虑、恐惧多虑等心理表现,一般不影响四肢功能,但影响日常生活活动。

(四) 椎动脉型颈椎病

病人四肢功能一般无影响,轻度影响生活和工作,但头晕严重者亦可影响 ADL 能力。

三、康复护理评估

病人的一般情况评估及心理、社会支持状况的评估,包括病人及家属对该病的认识、心理状态,有无焦虑及焦虑的原因;家庭及社会对病人的支持程度。

病人康复护理评估可从疼痛程度与颈椎活动范围进行单项评定,亦可从症状体征以及影响 ADL 的程度进行综合性评定。针对疼痛程度可采用 VAS 划线法;针对颈椎活动范围可采用方盘量角器进行颈椎屈曲、伸展、侧弯以及旋转度的具体测量。目前,临床上常用综合性量表进行功能障碍评定,但应注意各种量表的适用范围。

(一) 颈部功能不良指数

它是对颈椎病病人功能水平的评测,内容包含 10 个项目(4 项主观症状和 6 项日常生活活动)。具体评测项目为疼痛程度、自理情况、提重物、阅读、头痛、注意力、工作、驾车、睡眠和娱乐,每个项目评为 0~5 分,总分为 0~50 分,分数越高,功能越差。具体分数与功能的相关性如下:0~4 分为无功能丧失;5~14 分为轻度功能丧失;15~24 分为中度功能丧失;25~34 分为严重功能丧失;34 分以上为功能完全丧失。它具有良好的重测信度,与 VAS 疼痛评分有高度相关性。

(二) 日本骨科学会评定法

对于脊髓型颈椎病病人,日本骨科学会评定法应用较为普遍,其正常分值为 17 分,分数越低表示功能越差,它既可用于评定手术治疗前后功能的变化,也可用于评定康复治疗效果(表 7-1)。

表 7-1　脊髓型颈椎病病人 17 分评价表

项目	评分	项目	评分
Ⅰ. 上肢运动功能		Ⅲ. 感觉	
不能自己进食	0	A. 上肢:严重障碍	0
不能用筷子但会用勺子进食	1	轻度障碍	1
手不灵活但能用筷子进餐	2	正常	2
用筷子进食及做家务有少许困难	3	B. 下肢:同上肢	0~2
无障碍但有病理反射	4	C. 躯干:同上肢	0~2
Ⅱ. 下肢运动功能		Ⅳ. 膀胱功能	
不能行走	0	尿闭	0
用拐可在平地行走少许	1	尿潴留,但大劲排尿	1
可上下楼梯,但需扶扶梯	2	排尿异常(尿频,排不尽)	2
行走不稳,也不能快走	3	正常	3
无障碍但有病理反射	4		

四、康复护理原则与目标

(一) 康复护理原则

提高病人防病意识,增强其治疗信心,掌握康复护理方法,循序渐进,持之以恒。

（二）康复护理目标

1. 短期目标　病人焦虑有所减轻,心理舒适感增加,疼痛得以解除,能独立或部分独立进行躯体活动。

2. 长期目标　加强病人颈部姿势的调整,使其不舒适的症状减轻或得到控制。

五、康复护理措施

（一）睡姿与睡枕

颈部姿势对颈椎病症状有明显影响,其中睡眠姿势的影响尤大。绝大多数病人通过姿势调整特别是睡姿调整,适当休息以及正确的颈肩背部肌肉锻炼可取得良好效果。颈椎有正常的生理弯曲,从侧面看有轻度前凸,从正面看,颈椎排列是一直线。因此,睡姿应以仰卧为主,头应放于枕头中央,侧卧为辅,要左右交替,侧卧时左右膝关节微屈对置,俯卧、半俯卧、半仰卧或上、下段身体扭转而睡都属不良睡姿,应及时纠正。合适睡枕对防治颈椎病十分重要,是药物治疗所不能替代的。适合人体生理特点的睡枕应具有:曲线造型符合颈椎生理弯曲;枕芯可承托颈椎全段,使颈椎得到充分松弛和休息;枕芯透气性良好,避免因潮湿而加重颈部不适。还需具备科学的高度和舒适的硬度。枕高应结合个体体型,一般以仰卧时枕中央在受压状态下高度 8~15cm 为宜,而枕两端应比中央高出 10cm 左右。仰卧或侧卧时,使头与颈保持在一个水平上,以利于颈肩部肌肉放松。总之,睡枕高度以醒后颈部无任何不适为宜。

（二）颈托和围领

颈托和围领是颈椎病病人治疗和康复中常用的支具,主要起制动作用,限制颈椎过度活动。它的使用有助于组织的修复和症状的缓解,但长期应用可引起颈背部肌肉萎缩,关节僵硬,不利于病人的康复,故仅在颈椎病急性发作时、颈椎病微创术后、颈椎错位手法治疗后等颈椎需要制动、固定时使用。颈托和围领的合适高度以保持颈椎处于中立位为宜。若有颈部损伤则可应用前面宽、后面窄的颈托,使颈部处于轻度后伸位,以利颈部损伤组织的修复(图 7-1)。

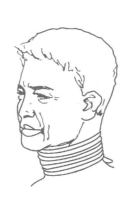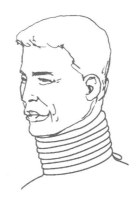

图 7-1　充气式颈托

（三）颈椎牵引的康复护理

颈椎牵引适用于脊髓型以外的各型颈椎病,通过对颈椎牵伸的生物力学效应,增大椎间隙和椎间孔,解除血管神经受压,改善神经根袖内血液循环,消除淤血、水肿;使椎动脉伸展,变通畅;放松痉挛肌肉,减小颈椎应力;改善颈椎曲度,解除后关节处可能存在的滑膜嵌顿,减轻症状。

1. 坐位牵引　病人体位多取靠坐位,使颈部自躯干纵轴向前倾约 10°~30°,避免过伸。要求病人充分放松颈部、肩部及整个躯体肌肉。牵引姿位应使病人感觉舒适,如有不适即应酌情调整。在椎动脉型病人前倾角宜较小,脊髓型病人宜取近垂直姿位,忌前屈牵引。常用的牵引重量差异很大,可用自身体重的 1/15~1/5,多数用 6~7kg,开始时用较小重量以利病人适应。每次牵引快结束时,病人应

Note:

有明显的颈部受牵伸感觉,但无特殊不适,如这种感觉不明显,重量应酌情增加。每次牵引持续时间通常为 20~30min。牵引重量与持续时间可作不同的组合,一般牵引重量较大时持续时间较短,牵引重量较小时持续时间较长。一般每日牵引 1~2 次,也有每日 3 次者,10~20d 为一疗程,可持续数个疗程直至症状基本消除。

2. 仰卧位牵引   如坐位牵引疗效不显著,或症状较重或体弱不耐久坐时可采用。用枕垫保持适当姿位,牵引重量一般为 2~3kg,每次牵引持续时间通常为 20~30min。由于持续卧床有诸多不利,症状有好转时即应改为坐位牵引。

枕颌带牵引时应防止其下滑压迫气管引起窒息,进食时应防止食物呛入气管。除保证牵引安全外,必须掌握好牵引角度、牵引时间和牵引重量三个要素,以达到颈椎牵引的最佳效果。牵引时要注意病人的舒适程度,牵引过程可能出现不适,必须有毅力和耐力,在牵引中要分散病人注意力,可采用读报、谈心等方法,使其消除不适感,并要注意观察其面色、神态、呼吸、脉搏,以免发生意外。少数病人颈椎牵引时可有不良反应,如颈痛加重多为颈部姿势不当引起;又如颞下颌关节疼痛多为牵引重量太大引起,适当调整后多可消除。牵引时配合颈肩部热疗,有助于放松肌肉,增强疗效。

(四)手法治疗的康复护理

手法治疗有很好疗效,简便易行,可疏通经脉,减轻疼痛、麻木,缓解肌肉紧张与痉挛,加大椎间隙与椎间孔,整复滑膜嵌顿及小关节半脱位,改善关节活动度,但切忌粗暴。在进行手法治疗前,要做好耐心细致的思想工作,说明手法治疗的目的和必要性,以取得病人的配合。手法治疗时要观察病人的反应,有异常情况应暂停手法治疗。

(五)心理护理

耐心倾听病人的诉说,理解、同情病人的感受,对病人提出的问题(如手术、治疗效果、疾病预后等)给予明确、有效的回答,建立良好的护患关系,使其能积极配合治疗。向病人婉言说明焦虑对身心健康可能产生的不良影响,帮助并指导病人及家属应用松弛疗法如按摩、听音乐等,创造安静、无刺激的环境,限制病人与具有焦虑情绪的病友及亲友接触。帮助病人树立正确的心态,掌握科学的手段防治疾病。

六、康复护理指导

(一)纠正不良姿势

纠正生活、工作中的不良姿势,防止慢性损伤,对颈椎病的防治显得尤为重要。正确坐姿应尽可能保持自然端坐,头部保持略前倾;桌椅间高度比例应合适,桌面高度原则上以能使头、颈、胸保持正常生理曲线为准,避免头颈部过度后仰或过度前倾前屈;避免长时间处于同一姿势,一般 1~2h 变换一次体位。长期伏案工作者应定时改换头部体位,合理调整头与工作面的关系,不宜长期低头伏案看书或工作,也不宜长期仰头工作,工作中注意纠正头、颈、肩、背的姿势,不要偏头耸肩,谈话、看书时要正面注视,不要过度扭曲颈部。

(二)体育锻炼

合理适度体育锻炼可以调整颈部组织间的相互关系,使相应的神经肌肉得到有规律的牵拉,有助于颈部活动功能的恢复,增加颈椎的稳定性,长期坚持对巩固疗效、预防复发有积极意义。进行医疗体育锻炼的方法因人而异,主要是运动颈椎、颈肩关节。应注意颈部运动的量和强度,运动时间每次30~40min,以舒适为宜,其中颈椎操可以加强颈部肌肉,增强其运动功能,保持颈椎具有较好的稳定性。颈部体操较多,有 Mckenzie 颈椎操、Pilates 颈椎操等。

在颈椎病病人的家庭康复和预防中,调整颈椎姿势同时还应加强颈肩部肌肉的锻炼,常用方法有:①头颈部缓慢进行前屈后伸、左右侧弯、内外旋转、放松动作,双肩、肋骨并拢等动作;②坐位,双手交叉紧握并置于枕后,使头向后仰,胸部前挺,以扩大椎间隙;③仰卧位,颈项枕于枕上,使头后仰,然后可左右转动头部,可使颈肌松弛。每日数次,要求动作规范,长期坚持。既可缓解疲劳,又能使肌肉发达、韧度增强,从而有利于颈段脊柱的稳定性、增强颈肩顺应颈部突然变化的能力。

(三) 防止外伤

避免各种生活意外损伤,如乘车中睡眠,急刹车时,极易造成颈椎损伤,故坐车时尽量不要打瞌睡。运动、劳动或走路时要防止闪、挫伤。在头颈部发生外伤后,应及时到医院早诊断、早治疗。另外落枕、强迫体位及其他疾病(如咽喉部炎症、高血压、内分泌紊乱)等因素均可诱发颈椎损伤,应尽可能避免。

(四) 饮食

颈椎病病人的一般饮食原则为合理搭配。由于颈椎病是椎体增生、骨质退化疏松等引起的,所以病人需对症进食,应以富含钙、蛋白质、维生素 B 族、维生素 C 和维生素 E 的饮食为主。其中钙是骨的主要成分,以牛奶、鱼、猪尾骨、黄豆、黑豆等含量为多。蛋白质也是形成韧带、骨骼、肌肉所不可缺少的营养素。维生素 B、E 则可缓解疼痛,解除疲劳。

(李桂玲)

思 考 题

请阐述颈椎病病人的主要康复护理评估要点及康复护理措施。

第二节　肩　周　炎

 导入情景与思考

病人,女,55 岁,无明显诱因出现右侧肩部疼痛伴活动受限 2 个月。查体右侧肩前方压痛,肩关节外展、外旋主动和被动活动度均下降,手臂抬起困难,不能完成穿脱内衣、梳头活动,影像学显示关节腔变狭窄和轻度骨质疏松为临床特点。该病人诊断为肩关节周围炎。

请思考:

1. 护士如何进行康复护理评估?

2. 结合该病例的功能障碍提出相应的康复护理措施?

一、概述

肩周炎(scapulohumeral periarthritis),俗称冻结肩,是肩周肌肉、肌腱、滑囊及关节囊的慢性损伤性炎症。因关节内、外粘连,而以活动时疼痛、功能受限为临床特点。多见于中老年人,女性多于男性。左侧多于右侧,本病有自愈趋势,约需要 2 年。

(一) 病因

肩周炎是多种原因致肩盂肱关节囊炎性粘连、僵硬,以肩关节周围疼痛,各方向活动受限,影像学显示关节腔变狭窄和轻度骨质疏松为临床特点。长期过度活动、姿势不良等所产生的慢性损伤是主要的诱发因素。

(二) 临床表现

本病的临床表现为肩部疼痛和肩关节活动受限,疾病过程分为以下三个阶段:

1. 急性期(凝结期)　病变主要位于肩关节囊,肩关节造影常显示关节囊紧缩、关节下隐窝闭塞、关节腔容积减少、肱二头肌肌腱粘连。肱二头肌肌腱伸展时,有不适及束感,肩前外疼痛,可扩展至三角肌止点。

2. 慢性期(冻结期)　随着病变的加剧进入冻结期。此期除关节囊严重挛缩外,关节周围大部分

 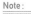

软组织均受累,胶原纤维变性,组织纤维化并挛缩而失去弹性,脆弱而易裂。后期喙肱韧带增厚挛缩成索状。冈上肌、冈下肌、肩胛下肌紧张,将肱骨头抬高,限制其各方向的活动。滑膜隐窝大部分闭塞,肩峰下滑囊增厚,囊腔闭塞,关节囊、肱二头肌肌腱与腱鞘均有明显粘连。此期肩痛为持续性,夜间加重,影响睡眠,上臂活动及盂肱关节活动受限达高峰,通常在7~12个月或数年后疼痛逐渐缓解,进入功能康复期。

3. 功能康复期(解冻期) 发病后约7~12个月,炎症逐渐消退,疼痛逐渐减轻,肩部粘连缓慢性、进行性松解,活动度逐渐增加。

(三)诊断要点

1. 体格检查 三角肌、冈上肌有无萎缩、痉挛等,盂肱关节周围、肩锁关节、喙突等压痛情况,盂肱关节的外展、外旋、前屈和内旋等活动度。

2. 化验检查 常无阳性发现。可有糖尿病史。

3. X线检查 早期阴性,后期可显示骨质疏松,偶有肩袖钙化。肩关节造影可有关节囊收缩,关节囊下部皱褶消失。

二、主要功能障碍

1. 肩关节疼痛 疼痛是突出的症状。疼痛的特点一般位于肩部前外侧,也可扩大到腕部或手指,有的放射至后背、三角肌、肱三头肌、肱二头肌。

2. 肩关节活动障碍和肌萎缩无力 三角肌出现萎缩,肩关节活动受限,活动以外展和外旋受限为主,其次为后伸,肩关节屈曲受累常较轻。

3. 日常生活活动障碍 肩周疾病可影响者穿、脱上衣,洗漱,梳头,系裤带、皮带、胸衣,使用卫生纸等日常生活活动。

三、康复护理评估

主要侧重于疼痛的程度评估(可采用视觉类比法)以及肩关节的 ROM 测量。此外,还可以进行 Constant-Murley score 评定及 Rewe 肩功能评定。

1. Constant-Murley score 肩关节功能评定 Constant-Murley score 满分为 100 分,其中主观评分 35 分,客观检查评分 65 分。主观评分中 1 个项目为疼痛,占 15 分;4 个项目为日常生活活动,分别为工作 4 分、运动 4 分、睡眠 2 分、手的位置 10 分。客观检包括关节活动范围和力量两个项目,关节活动范围评测中前屈、外展、内旋和外旋各 10 分;力量评测为外展肌力评定,占 25 分。

2. Rowe 肩功能评定 可以对肩关节进行综合性评估,如 ADL 评估,具体评定标准参见表 7-2。

表 7-2　Rowe 肩功能评定标准

项　　目	评分
Ⅰ　疼痛	
无疼痛	15
活动时轻微疼痛	12
在无疼痛基础上活动时疼痛增加	6
活动时中度或严重的疼痛	3
严重疼痛,需依靠药物	0
Ⅱ　稳定性	
正常:肩部在任何部位都坚强而稳定	25
肩部功能基本正常,无半脱位或脱位	20

Note:

续表

项　目	评分
肩部外展,外旋受限,轻度半脱位	10
复发性半脱位	5
复发性脱位	0
Ⅲ　运动	
i　外展　151°~170°	15
ii　前屈　120°~150°	12
91°~119°	7
31°~60°	5
<30°	0
iii　外旋(上臂放在一侧)	
80°	5
60°	3
30°	2
<30°	0
iv　内旋拇指触至肩胛角	5
拇指可触及骶尾部	3
拇指可触及股骨粗隆	2
拇指可触及股骨粗隆以下	0
Ⅳ　肌力(与对侧肩部对比,可用徒手,拉力器或 Cybex)	
正常	10
良好	6
一般	4
差	0
Ⅴ　功能	
i　正常功能	25
(可以进行所有的日常生活和体育娱乐活动;可提重 12kg 以上;可游泳、打网球和投掷)	
ii　中等程度受限	20
(可以进行一般的日常生活活动;可游泳和提重 6~8kg;可打网球但打垒球受限)	
iii　头上方的工作中度受限	10
[可提重中度受限 <4kg;田径运动中度受限;不能投掷和打网球,生活自理能力差 　　(如洗脸、梳头等活动,有时需要帮助)]	
iv　明显功能受限	5
(不能进行通常的工作和提物;不能参加体育活动;没有帮助不能照顾自己的日常生活活动)	
v　上肢完全残疾	0

本法总评标准:优秀:100~85。好:84~70。一般:69~50。差:≤40。

四、康复护理原则与目标

1. 康复护理原则　针对肩周炎不同分期功能障碍的程度采取相应的康复护理措施。

2. 康复护理目标

(1) 短期目标：解除疼痛，预防关节功能障碍。

(2) 长期目标：消除恢复期残余症状，继续加强功能锻炼为原则，恢复三角肌等肌肉的正常弹性和收缩功能，以达到全面康复和预防复发的目的。

五、康复护理措施

(一) 缓解疼痛

疼痛早期，可服用消炎镇痛或舒筋活血药物，外用止痛喷雾剂、红花油等。也可采用高频透热治疗、超声波治疗、热疗、中频电疗，疼痛明显者可选用电脑中频、干扰电治疗、磁热按摩治疗等。帮助病人学习自我控制和自我处理疼痛的能力、腹式深呼吸和局部自我按摩等。

(二) 良肢位、保护肩关节

较好的体位是仰卧位时在患侧肩下放置一薄枕，使肩关节呈水平位，可使肌肉、韧带及关节获得最大限度地放松与休息。在同一体位下，避免长时间患侧肩关节负荷；维持良好姿势，减轻对患肩的挤压；疼痛减轻时，可尽量使用患侧进行 ADL 技能的训练。

(三) 关节松动术

主要是用来活动、牵伸关节，是增加关节活动度的特定技术。病人在行此治疗时身体完全放松，治疗者抓握和推动关节，切忌手法粗暴，不应引起疼痛，做完后嘱病人进行主动活动，否则常不能收到预期的效果。

(四) 按摩

1. 松肩　病人坐位，治疗者用拇指推、掌根揉、五指捏等手法沿各肌群走向按摩 5~10min，手法由轻到重，由浅到深。

2. 通络　取肩井、肩贞、中府等穴，每穴按压 1min，以病人有酸、麻、胀感为宜。

3. 弹筋拨络　治疗者以拇指尖端垂直紧贴肱二头肌长头肌腱，并沿肌腱走向横行拨络。再沿喙肱韧带拨络，用拇指和食中指相对捏拿肱二头肌短头、肱二头肌长头、胸大肌止点等处，最后用捏揉手法放松局部。

4. 动摇关节　治疗者与患手相握，边抖边做肩关节展收、屈伸、旋转等各方向的活动。另一手置患肩作揉捏，注意每次应对其中一两个方位的摆动幅度要超过当时的活动范围，在下一次推时再选另两个方位。

5. 用抖法、搓法结束治疗。按摩治疗每日 1 次，10 次为 1 疗程。

(五) 功能锻炼

1. 下垂摆动练习　躯体前屈位，患臂自然下垂，做前后、内外绕臂摆动练习，幅度逐渐增大，直至手指出现发胀、麻木为止。此时记录摆动时间。休息片刻可再做，每天 2 次。

2. 上肢无痛或轻痛范围内的功能练习　由于粘连组织有时不能单纯依靠摆动得到足够牵张，此时宜在可承受范围内作牵张练习，包括用体操棒或吊环等，用健侧带动患侧的各轴位练习。每次 10~15min，每天 1~2 次。

六、康复护理指导

(一) 用药指导

病人痛点局限时，可局部注射醋酸泼尼松龙。疼痛持续、夜间难以入睡时，可短期服用非甾体抗炎药，并加以适量口服肌肉松弛剂。

（二）加强生活护理

防受寒、防过劳、防外伤。尽量减少使用患侧的手或活动肩关节，以免造成进一步疲劳性损伤。

（三）护理指导

肩周炎病人出院回家最有效的治疗是自我锻炼。

1. **梳头**　双手交替，由前额、头顶、枕后、耳后、向前，纵向绕头一圈，类似梳头动作，每组可 15~20 次，每日 3~5 组（图 7-2）。

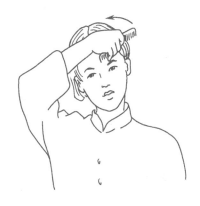

图 7-2　梳头

2. **爬墙练习**　患肢上举用力尽量向上爬墙，逐渐可锻炼抬高患肢，直至正常（图 7-3）。

3. **揽腰**　即将两手在腰后相握，以健手拉患肢，逐渐增加摸背高度（图 7-4）。

4. **拉轮练习**　在墙或树上安滑轮，并穿过一绳，两端各系一小木棍，往复拉动锻炼。

5. **屈肘甩手**　背部靠墙站立或仰卧于床上，上臂贴身，屈肘，以肘部为点进行外旋活动。

6. **展翅站立**　上肢自然下垂，双臂伸直，手心向下缓缓向上用力抬起，到最大限度后停 10s 左右，然后回到原处，反复进行。

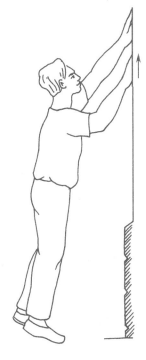

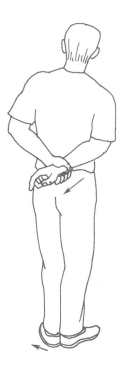

图 7-3　爬墙练习　　　　　　　　　　　　图 7-4　揽腰

Note:

> **知 识 链 接**
>
> **肩周炎的临床康复治疗进展**
>
> 　　目前,肩周炎康复并无单一有效的治疗手段,临床多采用综合康复疗法,现代和传统康复相结合的方法越来越多地出现在近期的研究文献中,说明中西医结合治疗肩周炎是该领域康复发展的趋势。现阶段,采用小针刀、关节腔内注射臭氧、运动疗法结合针灸、超短波或光电疗法等综合治疗各种肩周炎,效果颇佳。

（李桂玲）

思 考 题

请简述肩周炎的临床表现及康复护理措施。

第三节　腰　　痛

────── 导入情景与思考 ──────

　　病人,女,50 岁,因右臀部胀痛 2 年,腰骶部伴右小腿外侧麻胀痛 8 个月,加重 20d 入院。病人 2 年前无明显诱因出现右侧臀部胀痛,无腰痛及放射痛,到当地医院就诊,CT 检查示 L_4~L_5 椎间盘突出,现病情进一步加重,不能独立下床活动,疼痛无法忍受求诊。入院查体:腰部活动度严重受限,直腿抬高试验(+),腰侧弯试验(+),跟腱反射左(++)、右(−),右下肢肌力明显下降。腰椎 CT 示 L_4~L_5 椎间盘向后突出,硬膜囊及神经根受压,周围小关节增生。

　　请思考:

　　1. 如何对该病人进行评估?

　　2. 该病人目前应采取的康复护理措施是什么?

一、急性腰扭伤

（一）概述

1. 定义　急性腰扭伤(acute lumbar muscle sprain)是指在劳动或运动中腰部肌肉、筋膜、韧带和小关节承受超负荷活动引起的损伤,并表现出一系列的临床症状。

2. 病因　急性腰扭伤常见于 40 岁以上中年人,一般发病前有劳累史。常见病因有:

（1）腰扭伤:腰扭伤多因行走滑倒、跳跃、跑步而引起,多为肌肉韧带遭受牵掣所致,故损伤较轻。

（2）腰挫裂伤:腰挫裂伤是较为严重的损伤,最常发生的部位是骶棘肌。当弯腰超过 90° 时,骶棘肌不再维持脊柱位置,脊柱后方的张力则由韧带维持。如果搬物的力量超负荷,肌肉的收缩力不足,就失去了对韧带的保护作用,而发生棘上韧带、棘间韧带的撕裂,甚至发生肌肉的损伤。

3. 诊断要点　病人有搬抬重物史,伤后重者疼痛剧烈,立即不能活动。检查时见病人腰部僵硬,腰前凸消失,可有脊柱侧弯及骶棘肌痉挛。在损伤部位可找到明显压痛点。X 线检查早期无异常发现。

（二）主要功能障碍

1. 腰痛　腰肌扭伤后一侧或两侧当即发生疼痛,有时可以受伤后半日或隔夜才出现疼痛。

Note:

2. **腰部活动稍受限**　不能挺直,俯、仰、扭转感困难。

3. **姿势异常**　腰部僵直,站立时用手扶住腰部,坐位时用双手撑于椅子,以减轻疼痛。

4. **心理障碍**　因长时间的慢性腰腿疼痛,部分病人产生焦虑、紧张和压抑等心理症状。

（三）康复护理评估

1. **疼痛评定**　包括视觉模拟评分法和日本骨科协会腰痛评价表法。

（1）视觉模拟评分法:见第三章第五节。

（2）日本骨科协会腰痛评价表法:详见本章腰椎间盘突出症的评估。

2. **身体状况评定**　可出现局部肌肉紧张、压痛、牵引痛和姿势异常。

（1）局部肌肉:紧张、压痛及牵引痛明显。

（2）姿势异常:检查时腰部僵硬。

3. **影像学评定**　X 线检查早期无异常。

4. **心理评定**　常用 Beck 抑郁问卷、自评抑郁量表、抑郁状态问卷及汉密尔顿抑郁量表、焦虑自评量表、汉密尔顿焦虑量表等。

5. **日常生活活动能力评定**　可采用 Barthel 指数评定法。

（四）康复护理原则与目标

1. **康复护理原则**　当急性或亚急性腰肌扭伤症状被控制后,应给予康复治疗。

2. **康复护理目标**

（1）短期目标:减轻疼痛,改善脊椎关节运动范围。

（2）长期目标:保持良好的步态或姿势,防止疼痛复发。

（五）康复护理措施

1. **卧床休息**　是最基本的治疗,有利于解除腰肌痉挛,减少活动和减轻疼痛,促进损伤组织的修复和愈合。急性腰肌和筋膜扭伤,卧床休息应在 1 周以内,以保证损伤组织充分修复。

2. **物理因子治疗**　可根据病情选用微波、超短波、电脑中频、红外线等。

3. **推拿**　是治疗本病的有效方法,作用是舒筋通络,活血止痛。但应排除脊柱畸形及骨质病变者。

4. **腰背肌功能锻炼**　可使肌肉更加发达有力,脊椎骨的活动度增加,韧带的弹性和伸展性增强。

5. **心理康复**　应用美好的语言、友善的态度、愉快的情绪对病人进行精神上的安慰、支持、劝解、疏导,松弛病人紧张的心理状态,达到治疗和痊愈的目的。

（六）康复护理指导

1. **用药指导**　外用药如双氯芬酸软膏或正红花油倒于手心少许,在患处搓揉至发热。内服药主要起消炎、止痛、活血作用,如非甾体类消炎镇痛药、跌打丸、舒筋活血片等。压痛点明显者局部封闭治疗。

2. **工作指导**　尽可能以机械操作代替繁重的体力劳动。掌握正确的劳动姿势,扛、抬重物时要尽量使胸、腰部挺直,髋膝部屈曲,起身时应以下肢用力为主,站稳再迈步,搬、提重物时,取半蹲位,使物体尽量贴近身体。尽量避免弯腰性强迫姿势工作时间过长。

3. **日常生活指导**　发生腰扭伤,要停止活动,立即休息。为了使腰部的肌肉放松,腰下可垫软枕头,以减轻疼痛。

4. **运动指导**　运动前要做好准备活动,尤其是腰部的准备活动,如前后弯腰、左右转身、上跳下蹲、伸长缩短等。运动时要注意姿势正确,用力得当,动作应协调平衡。

二、腰肌劳损

（一）概述

1. **定义**　腰肌劳损(lumbar muscle strain)是腰骶部的急性损伤迁延或慢性损伤而致,是腰部肌群及其附着点筋膜的慢性损伤性炎症。

2. **病因**　临床常见病,多见于中老年人,近年来发现青壮年人发病也占相当比例,与职业和工作环境有密切关系,多无明显的外伤史。常见病因包括:

(1) 急性腰扭伤后及长期反复的腰肌劳损。

(2) 治疗不及时或处理方法不当,受损组织未得到充分修复而导致软组织粘连或纤维化,刺激或压迫感觉神经及血管而导致腰痛及放射痛。

(3) 长期反复的过度腰部运动及过度负荷。

(4) 慢性腰肌劳损与气候环境条件也有一定关系,湿度太大和气温过低均可促发或加重腰肌劳损。

3. **诊断要点**

(1) 病史:有急性腰部扭伤、姿势不良和寒冷刺激病史。

(2) 临床表现:腰部疼痛、下肢放射痛,检查骶棘肌处、髂骨嵴后部及腰椎横突部压痛阳性。

(3) 辅助检查:X 线片、肌电图及脊髓造影对本病无诊断意义,可用于排除其他疾病。

(二) 主要功能障碍

1. **慢性腰痛**　主要为酸胀痛,休息、适当活动或改变体位时减轻,劳累时加重。

2. **腰部活动稍受限**　自觉腰部活动不便,尤其弯腰受限明显,少数病人因腰部疼痛出现活动障碍。

3. **步态和姿势异常**　病人身体后侧肌肉挛缩,骨盆前倾和腰椎曲度增大,产生姿势异常,较重病人步态拘谨、步行缓慢,形成异常步态。

4. **心理障碍**　因长时间的急慢性腰腿疼痛,部分病人产生焦虑、紧张和压抑等心理症状。

(三) 康复护理评估

1. **疼痛评定**　包括视觉模拟评分法和日本骨科协会腰痛评价表法。

(1) 视觉模拟评分法:详见疼痛评定章节。

(2) 日本骨科协会腰痛评价表法:详见本章腰椎间盘突出症的评定。

2. **身体状况评定**　可出现压痛和姿势异常。

(1) 压痛:多在骶棘肌处、骶骨后面骶棘肌止点处,或髂骨嵴后部、腰椎横突部。在压痛点叩击,疼痛反而减轻。

(2) 姿势异常:骨盆前倾和腰椎曲度增大。

3. **心理评定**　常用 Beck 抑郁问卷、自评抑郁量表、抑郁状态问卷及汉密尔顿抑郁量表、焦虑自评量表、汉密尔顿焦虑量表等。

4. **日常生活活动能力评定**　可采用 Barthel 指数评估法。

(四) 康复护理原则与目标

1. **康复护理原则**　当腰肌劳损急性或亚急性情况被控制后,均应给予康复治疗。

2. **康复护理目标**

(1) 短期目标:减轻疼痛,减少腰椎负荷,消除肌肉紧张,改善脊椎关节运动范围。

(2) 长期目标:保持良好的步态或姿势,防止疼痛复发。

(五) 康复护理措施

1. **一般治疗**　发作急性期,适当卧床休息,卧床以平卧为宜。严重者可在腰部两旁置沙袋制动。

2. **物理治疗**　采用红外线、超短波、磁疗、热水浴等,增加血流量,解除肌肉痉挛,减轻疼痛。

3. **推拿**　推拿可放松肌肉,减少各种刺激引起的肌肉痉挛,缓解肌肉内部缺血性疼痛;提高痛阈,使疼痛减轻或消失;整骨复位,关节复位,消除关节周围软组织的牵拉或挤压,缓解疼痛。病人取俯卧位,术者立于一侧,先用掌根沿脊柱两侧自上而下推 5 遍,使局部微红。再用拇指或肘按揉

Note:

5min,最后拍击腰部两侧骶棘肌,以透热为度。

4. 牵引　开始接受腰部牵引时,牵引力量不宜太大,尤其在急性期力量应减少、时间应缩短。牵引时间一般每次 30min,每天 1~2 次。

5. 腰肌功能锻炼　适当功能锻炼,如腰背肌锻炼,防止肌肉张力失调。

(1) 仰卧位锻炼法:枕部、双肘和足跟支撑床面,胸腹部和臀部抬起,停留数秒钟后放松。反复操作 10 次。

(2) 俯卧位锻炼法:腹部支撑床面,双上肢和双下肢后伸,头及胸部尽量后仰,停留数秒钟后放松。反复操作 5 次。

(3) 站立位锻炼法:双足分开与肩同宽,躯干做前屈、后伸、侧屈、旋转动作,每个动作停留数秒。反复操作 5 次。

6. 支具治疗　护腰带和腰部支撑物的选择和使用,限制脊椎活动,减少机械性受力,矫正不良姿态,有助于减轻疼痛感。

7. 心理疗法　有很多心理因素都对疼痛产生影响,因此对某些心理障碍,应做必要处理,消除紧张、焦虑和抑郁等不良影响。

(六) 康复护理指导

1. 用药指导　应用消炎止痛药及舒筋活血的中药以及维生素(如 B_1、B_2)、血管扩张剂等,对腰肌劳损的治疗有一定的效果。疼痛剧烈时,可局部痛点封闭。

2. 健康指导　肥胖者应减肥,以减轻腰部的负担。纠正不良的工作姿势,避免长期固定一个动作和强制的弯腰动作。若从地上提取重物时,应屈膝下蹲;拿重物时,身体尽可能靠近物体;向高处取放东西时,够不着不宜勉强。注意劳逸结合。

3. 日常生活指导　不要随意睡在潮湿的地方,需要时可用电热毯或睡热炕头,睡眠时应保持脊柱的生理弯曲。出汗和淋雨后,应及时更换湿衣或擦干身体。最好不要穿带跟的鞋,高跟鞋、中跟鞋、坡跟鞋都是让重心前移,容易导致腰椎前曲加大。

4. 运动指导　应有目的地加强腰背肌肉的锻炼,如做腰部左右侧弯、屈、后伸、回旋以及仰卧起坐的动作,促进腰背部血液循环,缓解疼痛;快走运动,穿平底鞋,小步慢走,运动量以腰部不感觉到累为宜,少量多次进行锻炼。

三、腰椎间盘突出症

(一) 概述

1. 定义　腰椎间盘突出症(lumbar disc herniation,LDH)是由于椎间盘变性、纤维环破裂,髓核突出刺激或压迫神经根所表现的一种综合征。

2. 流行病学　腰椎间盘突出症是骨伤科的常见病、多发病,好发于青壮年。男性多于女性。

在腰椎间盘突出症的病人中,L_4~L_5、L_5~S_1 椎间盘突出为最多见,占90% 以上,随着年龄的增长,L_2~L_3、L_3~L_4 发生突出的危险性增加。病理上将腰椎间盘突出分为未破型(退行型、膨出型、突出型),占73%;破裂型(脱出后纵韧带下型、脱出后纵韧带后型、游离型),约占27%。未破型和脱出后纵韧带下型采用非手术治疗可取得满意疗效,脱出后纵韧带后型、游离型应以手术治疗为主。掌握腰椎间盘突出症的分型,可以选择正确治疗方法。

3. 病因

(1) 年龄:不同年龄段均可发生,以 35~55 岁为多见。老年人主要以躯干肌无力、骨质疏松等退行性变为主要原因。

(2) 体型:肥胖、妊娠等均与腰椎间盘突出症发病相关。

(3) 遗传因素:主要由遗传和原因不明的因素决定。

(4) 肌力失衡:由于躯干背伸肌、屈肌群的肌力失衡可导致腰椎间盘突出症的发生。

（5）吸烟：烟草中的许多有害物质被吸收到血液，使小血管痉挛，口径变细，血供减少，加速腰椎间盘退变；吸入的一氧化碳，置换血液红细胞内的氧，使腰椎间盘营养更加减少，退变加速；嗜烟引起慢性支气管炎，当发生咳嗽时，腰椎间盘受到瞬间压力增加，是腰椎间盘突出症的一个诱发因素；吸烟是骨质疏松的发病原因之一，往往因微细骨折表现为慢性腰腿痛症状。

（6）职业因素：急性腰椎间盘突出症危险性与所提重物的重量呈正相关，一般认为从事重体力劳动者椎间盘退变重；习惯性的不良工作姿势，长时间保持坐位或立位的职业者，腰椎间盘突出症的发病率更高。车辆驾驶员在驾驶过程中，长期处于坐位及颠簸状态时，腰椎间盘承受的压力过大，可导致椎间盘退变和突出。同时震动对椎间盘营养和微血管的影响也可加速椎间盘突出。

4. 诊断要点 根据病史、临床表现以及 X 线平片、CT 和 MRI 等方法可以作出诊断。

（1）病史：①外力作用：部分人往往存在长期腰部用力不当或过度用力、体位不正确等；②椎间盘自身解剖因素的弱点：椎间盘后外侧的纤维环薄弱，而后纵韧带在 L_5、S_1 平面时宽度显著减少，对纤维环的加强作用明显减弱，椎间盘退变后，修复能力减弱；③诱发因素：腹压增高、腰姿不当、突然负重、腰部外伤和某些职业因素。

（2）临床表现：①腰痛；②坐骨神经痛；③腰部活动受限；④脊柱侧弯；⑤压痛和骶棘肌痉挛；⑥感觉异常、肌力下降、反射异常；⑦直腿抬高试验及加强试验阳性。

（3）辅助检查：①X 线片：有腰椎侧弯，椎体边缘增生，椎间隙变窄；②CT 扫描征象：椎间盘层面上椎间盘的后缘有半弧形后突软组织密度影，硬膜囊受压变形、移位、消失。突出的髓核可出现钙化，部分髓核脱出后向下游离，在椎管内形成软组织密度的小游离体；③MRI 所见：T1 加权像呈等信号，T2 加权像呈高信号。椎间盘后突使硬膜囊受压，可见纤维环断裂和髓核碎片。

（二）主要功能障碍

1. 疼痛

（1）腰痛：多数病人有反复腰痛发作史和数周或数月的腰痛史。腰痛程度轻重不一。

（2）坐骨神经痛：多数伴有坐骨神经痛，典型坐骨神经痛是从下腰部向臀部、大腿后方、小腿外侧直到足部的放射痛。

2. 神经功能障碍

（1）感觉神经障碍：表现为麻木、疼痛敏感及感觉减退等。

（2）运动神经障碍：肌力可减退，少数较严重的病例可完全丧失等。

（3）反射功能障碍：神经反射可出现减弱或消失。

3. 日常生活功能障碍 向正后方突出的髓核或脱垂、游离的椎间盘组织可压迫马尾神经，出现大、小便障碍；中央型巨大突出者，可出现会阴部麻木、刺痛、排便及排尿困难、男性阳痿等功能障碍。

4. 腰部活动障碍 以后伸障碍明显。病变椎间隙、棘上、棘间韧带和棘旁等区域多有压痛，部分病人伴有骶棘肌痉挛，而使得病人腰部固定于强迫体位。

5. 步态和姿势异常 较重病人步态拘谨、步行缓慢，常伴有间歇性跛行。其步态特点为患肢迈步较小，常以足尖着地，着地后迅速更换到健侧足，导致步态急促不稳。病人常出现腰椎曲度变直、侧凸和腰骶角的变化，这是为了避免神经根受压机体自我调节造成的。

6. 心理障碍 因长时间的急慢性腰腿疼痛，下肢感觉异常，部分病人产生焦虑、紧张和压抑等心理症状，有时伴有各种神经精神症状。

（三）康复护理评估

1. 疼痛评定 包括视觉模拟评分法、口述描绘评分法、数字评分法、麦吉尔疼痛调查表法，具体方法详见第三章第五节。

日本骨科协会腰痛评价表法（JOA score）评估内容包括主观症状 9 分、体征 6 分、ADL 受限 14 分、膀胱功能 6 分（表 7-3）。

表 7-3　JOA 腰痛评价表

项　　　目	评分		
1. 主观症状(9 分)			
(1) 腰痛(3 分)			
无	3		
偶有轻痛	2		
频发静止痛或偶发严重疼痛	1		
频发或持续性严重疼痛	0		
(2) 腿痛或麻(3 分)			
无	3		
偶有轻度腿痛	2		
频发轻度腿痛或偶有重度腿痛	1		
频发或持续重度腿痛	0		
(3) 步行能力(3 分)			
正常	3		
能步行 500m 以上,可有痛、麻、肌力弱	2		
步行 <500m,有痛、麻、肌力弱	1		
步行 <100m,有痛、麻、肌力弱	0		
2. 体征(6 分)			
(1) 直腿抬高(包括加强试验)(2 分)			
阴性	2		
30° ~70° 阳性	1		
<30° 阳性	0		
(2) 感觉障碍(2 分)			
无	2		
轻度	1		
明显	0		
(3) 运动障碍(MMT)(2 分)			
正常(5 级)	2		
稍弱(4 级)	1		
明显弱(0~3 级)	0		
3. ADL 受限(14 分)	重	轻	无
卧位翻身	0	1	2
站立	0	1	2
洗漱	0	1	2
身体前倾	0	1	2
坐(1h)	0	1	2
举物、持物	0	1	2
步行	0	1	2
4. 膀胱功能(−6 分)			
正常	0		
轻度失控	−3		
严重失控	−6		

评分结果:<10 分,差;10~15 分,中度;16~24 分,良好;25~29 分,优。

2. **腰椎活动度评定** 包括屈伸、侧屈、旋转3个维度的评定(表7-4)。

表7-4 腰椎活动度评定

项目	屈伸	侧屈	旋转
轴心	L_5	L_5	头顶正中
固定臂与之平行	脊柱矢状面中线	冠状面中线	冠状面中线
移动臂与之平行	L_5和C_7连线	L_5和C_7连线	头顶正和中肩峰连线
正常活动范围	前屈0°~45° 后伸0°~30°	0°~30°	0°~45°
基本活动范围	前屈0°~20°	0°~10°	0°~20°

3. **神经功能评定** L_4神经根受累者,大腿前外侧、小腿内侧、足后侧可出现感觉障碍,膝反射可减弱。L_5神经根受累者,小腿前外侧和足内侧可有感觉障碍,趾背伸肌力可减退,少数较严重时可完全丧失趾或踝关节主动背伸能力。S_1神经根受累者,外踝部和足外侧以及足底可有感觉障碍,跟腱反射可减弱或消失。

4. **身体状况评定** 可出现椎旁压痛和同侧放射痛、直腿抬高试验和加强试验阳性、姿势异常。

(1) 压痛与放射痛:椎旁压痛和向同侧臀部、沿坐骨神经方向的放射痛。

(2) 直腿抬高试验和加强试验阳性:①直腿抬高试验:病人仰卧,两腿伸直,被动抬高患肢。正常人下肢抬高到60°~70°才出现腘窝不适,因此抬高在60°以内出现坐骨神经痛即为阳性。直腿抬高试验为诊断腰椎间盘突出症较有价值的试验,诊断腰椎间盘突出症的敏感性为76%~97%。②直腿抬高加强试验:此检查仅在直腿抬高试验阳性的情况下进行。缓慢降低患肢高度,待放射痛消失,再被动背屈踝关节,如再次出现坐骨神经痛即为阳性,否则为阴性。

(3) 姿势异常:脊柱可凸向健侧或患侧。

5. **影像学检查评定** 腰椎X线片、CT扫描、MRI出现腰椎间盘突出的征象。

6. **心理评定** 包括抑郁和焦虑的评估。

(1) 抑郁:常用的抑郁评估量表有Beck抑郁问卷、自评抑郁量表、抑郁状态问卷及汉密尔顿抑郁量表。

(2) 焦虑:常用的焦虑评估量表有焦虑自评量表、汉密尔顿焦虑量表。

(四)康复护理原则与目标

1. **康复护理原则** 包括个体化原则、整体化原则、安全性原则和循序渐进原则。

(1) 个体化原则:依据腰椎间盘突出症不同功能障碍,制订不同的康复护理方案。

(2) 整体化原则:对疼痛、神经功能障碍、日常生活功能障碍、腰部活动障碍、步态和姿势异常、心理障碍进行全面康复护理。

(3) 安全性原则:注意牵引、推拿反应,防止意外损伤。

(4) 循序渐进的原则:在不加重腰腿痛症状的情况下,应逐渐增加活动量,直至恢复正常活动。

2. **康复护理目标**

(1) 短期目标:减轻椎间压力,镇痛、消炎、解痉、松解粘连;恢复腰椎及其周围组织的正常结构和功能;改善心理状况,缓解心理障碍。

(2) 长期目标:维持疗效,预防复发。

(五)康复护理措施

1. **卧硬床休息和制动** 腰椎间盘的压力坐位时最高,站位时居中,平卧位时最低。通常卧床休息,绝对卧床最好不超过1周,病人卧床休息一段时间后,随着症状改善,应尽可能下床做一些简单的日常生活活动。

2. 腰椎牵引

（1）作用机制：①缓解腰背部肌肉痉挛，纠正脊柱侧弯。②增加椎间隙，使突出物部分还纳，减轻对神经根的压迫。③椎间孔变大，上下关节突关节间隙增宽，减轻对关节滑膜的挤压，缓解疼痛。④松解神经根粘连，改善神经的运动和感觉功能。

（2）应用原则：①急性期腰痛和患侧下肢剧烈疼痛的病人一般不急于牵引治疗，待卧床休息和药物治疗使疼痛减轻后再行牵引治疗。②对于侧隐窝狭窄明显，下肢直腿抬高角度小于 30° 的病人，可行慢速牵引，慢速牵引 1~2 次后，如果病人腰痛和患侧下肢疼痛减轻，可行快速牵引。③慢速牵引 5~7 次或快速牵引 2 次疼痛无缓解者，改用其他方法治疗。

根据牵引的重量和持续时间可分为快速牵引（rapid traction）和慢速牵引（slow traction）（表 7-5）。

表 7-5　快速牵引和慢速牵引的比较

项目	快速牵引	慢速牵引
牵引时间	短（1~3s）	长（20~40min）
牵引重量	随腰部肌肉抵抗力的大小而变化	体重的 70%
适应证	腰椎间盘突出症、早期强直性脊柱炎等	腰椎间盘突出症、腰扭伤慢性期等
禁忌证	重度腰椎间盘突出症、急性化脓性脊柱炎、重度骨质疏松症、心脏病等	与快速牵引大致相同

3. 物理治疗
常用的疗法有局部冰敷、电脑中频、直流药物离子导入疗法、超短波、红外线、石蜡、温水浴等。

4. 手法治疗
其治疗作用主要是恢复脊柱的力学平衡，缓解疼痛，特别适用于腰椎间盘突出症。各种手法治疗都各成体系，西医以 Mckenzie 脊柱力学治疗法和 Maitland 的脊柱关节松动术最为常用；中医推拿手法比较普遍，常用的方法有抚摩腰部法、推揉舒筋法和推拿神经根法等。

5. 运动治疗
可采用体位疗法、肌力训练、康复训练等方法。

（1）体位疗法：根据腰椎间盘突出的病因不同，分别采用不同的体位。治疗可按下图（图 7-5），开始可能仅仅维持数分钟，逐步增加 1~2h，上升至第 2 式。升级标准为维持此姿势 1~2h 无不适，1~2d 后，可升 1 级。

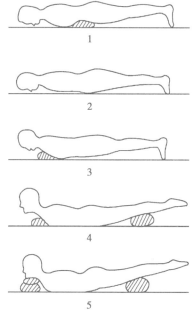

（2）肌力训练：当神经根刺激症状消除后，应开始进行腰背肌和腹肌的肌力训练。使病人通过系统锻炼，逐步形成强有力的"肌肉背心"，增强脊椎的稳定性，巩固疗效，预防复发。常用的方法有：Mckenzie 式背伸肌训练和 Williams 式前屈肌训练等。适用于疾病的亚急性期和慢性期。腰椎间盘突出症病人躯干肌肉训练时，应将屈、伸肌作综合考虑。在全面增强的同时，注意两者的平衡，对肌力偏弱的一方进行重点训练，同时考虑腰椎前凸弧度。前凸过小需要增大时，宜偏重伸肌训练；前凸过大需纠正并减小骶骨前倾角度时，需要着重屈肌训练。在脊柱损伤、椎间盘病变或手术后，需要及早进行腹背肌训练，注意不宜使脊柱屈曲或过伸，防止椎间隙变形导致椎间盘内压力增加（图 7-6）。当神经根刺激症状消除后，宜作腰椎的柔韧性练习，以牵引挛缩粘连组织，恢复腰椎活动度。包括腰椎屈曲、左右侧弯及左右旋转运动。节奏应平稳、缓慢，幅度尽量大，以不引起明显疼痛为度。

图 7-5　体位疗法

Note：

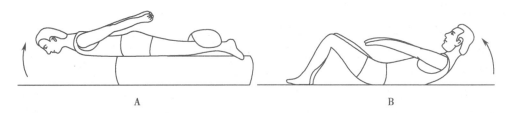

图 7-6　肌力训练
A. Williams 式前屈肌训练；B. Mckenzie 式背伸肌训练。

（3）康复训练：早期练习方法主要是腰背肌练习。如：①五点支撑法：病人仰卧位，用头、双肘及双足跟着床，臀部离床，腹部前凸，稍倾放下，重复进行。②三点支撑法：即病人仰卧位，双手抱头，用头和双足跟支撑身体抬起臀部。③飞燕式：病人俯卧位，双手后伸至臀部，以腹部为支撑点，胸部和双下肢同时抬离床面。

恢复期练习方法如：①体前屈练习：身体开立，两足等肩宽。以髋关节为轴心，身体上部尽量前倾，双手扶于腰的两侧或自然下垂，使手向地面逐渐接近。做 1~2min 后还原，重复 3~5 次。②体后伸练习：身体开立，两足等肩宽。双手托扶于臀部或腰间，身体上部尽量伸展后倾。维持 1~2min 后还原，重复 3~5 次。③体侧弯练习：身体开立，两足等肩宽，两手叉腰。身体上部以腰为轴心，向左侧或右侧弯曲，重复 6~8 次。④弓步行走：右脚向前迈一大步，膝关节弯曲，角度大于 90°，左腿在后绷直，然后迈左腿成左弓箭步，双腿交替向前行走，挺胸抬头，上体直立，自然摆臂。每次练习 5~10min，每天 2 次。⑤后伸腿练习：双手扶住桌边或者床头，挺胸抬头，双腿伸直交替进行后伸摆动，每次 3~5min，每天 1~2 次。⑥蹬足练习：仰卧位，右髋及右膝关节屈曲，足背勾紧，足跟向斜上方用力蹬出，大约 5s。双腿交替进行，每侧下肢做 20~30 次。⑦伸腰练习：身体开立，两足等肩宽，双手上举或扶腰，同时后伸身体，活动主要在腰部，重复 8~10 次。

6. 心理康复　多与病人交流，了解病人的心理状态。及时告诉病人症状、体征缓解情况，用实际疗效鼓励病人坚持康复治疗。

（六）康复护理指导

1. 用药指导　常用的药物有如下几种：①非甾体消炎镇痛药，如塞来昔布、双氯芬酸钠等。②有肌痉挛的病人可以加用肌肉松弛剂，如氯唑沙宗等。③脱水剂在腰椎间盘突出症急性期有神经根水肿时使用，如利尿剂、甘露醇等。④辅助性镇痛药包括抗抑郁药、抗痉挛药、抗惊厥药等。

2. 健康指导　让病人了解并维持正确的姿势。卧位时屈髋屈膝，两腿分开，大腿下垫枕。仰卧位时在膝、腿下垫枕。俯卧位时在腹部及踝部垫薄枕，使脊柱肌肉放松。行走时抬头、挺胸、收腹，使腹肌有助于支持腰部。坐时使用脚踏，使膝与髋保持同一水平，身体靠向椅背。站立时应尽量使腰部平坦伸直，收腹提臀。

3. 日常生活指导　腰椎间盘突出症是肌肉骨骼系统疾病，应让病人减少运动，放松休息；使病人保持良好的生活习惯，防止腰腿受凉和过度劳累，避免搬重物、穿高跟鞋或缩短穿着时间；病人饮食应均衡，蛋白质、钙、维生素含量宜高，脂肪、胆固醇宜低；教育病人戒烟。

4. 运动指导　腰椎间盘突出症的基本病因是腰椎间盘退变、腰部外伤或积累劳损。通过锻炼，同时加强营养，减缓机体组织和器官的退行性变。可进行快走锻炼、打太极拳、做广播操、健美操、游泳等训练。

5. 工作中指导　工作时应注意姿势正确、劳逸结合、不宜久坐久站，要定期更换姿势。驾驶员应有一个设计合理的座椅，保持坐姿的正确，避免或减少震动。腰部劳动强度大的工人，应佩戴有保护作用的宽腰带。

6. 手术后指导　术后鼓励病人在床上进行主动或被动双上肢（特别是肩关节）和双下肢关节功

能锻炼、直腿抬高训练、踝关节主动背伸训练。根据恢复情况进行腰背肌和腹肌的锻炼同时进行呼吸训练促进换气。

（李桂玲）

思 考 题

请阐述腰椎间盘突出症的主要功能障碍及康复护理措施。

第四节　关 节 炎

 导入情景与思考

病人，女，61岁，因双膝关节反复肿胀、疼痛5年，加重2d入院。

病人5年前于劳累后出现双膝关节肿胀、疼痛，行走困难，不能下蹲，自行服用布洛芬并休息后症状减轻。后每当遇到天气变化及劳累后关节症状则反复，双膝关节肿痛明显，并逐渐出现双手指远端指间关节肿痛，劳累后加重。既往有干燥综合征病史。

体格检查：体温36.5℃，脉搏80次/min，呼吸18次/min，血压130/80mmHg，双膝肿胀，活动时有骨摩擦音，浮髌试验（+），屈100°伸20°。双手指远端指间关节海伯登结节，关节僵硬，握拳无力。

辅助检查：ESR 30mm/h，RF（+）。膝关节X线检查示关节间隙变窄、关节增生。

请思考：

1. 目前病人存在的主要功能障碍有哪些？
2. 针对病人存在的功能障碍，应如何评估？

一、概述

关节炎是关节疾病中最常见的一类疾病，也是泛指累及关节的各种炎性疾病的统称。关节炎种类繁多，较常见、易致残的有类风湿关节炎，骨性关节炎和强直性脊柱炎。

1. **类风湿关节炎（rheumatoid arthritis，RA）**　是一种以对称性、关节炎为主要特征的自身免疫性疾病。我国发病率0.4%~1.0%，男女之比1:4，发病年龄在20~40岁。其病因尚不完全明确，目前认为与感染、免疫、内分泌失调、遗传因素及受潮、受寒、劳累等因素有关。其基本病理改变为滑膜炎和血管炎。类风湿关节炎常起病缓慢，有乏力、体重减轻及低热等全身症状。其主要特点是关节疼痛和肿胀反复发作逐渐导致关节破坏、强直和畸形，是全身结缔组织疾病的局部表现。炎症活动期清晨起床时有明显的关节僵硬（晨僵）。常伴关节外表现，如类风湿结节、脉管炎、间质性肺炎、胸膜炎、心包炎、浅表淋巴结肿大、肝脾肿大等。

2. **骨性关节炎（osteoarthritis，OA）**　是常见的慢性退变性关节疾病，主要病理改变是关节软骨变性、破坏，软骨下骨重建异常，关节边缘骨质增生及滑膜炎症。发病率随年龄增长而增加，男女之比为1:2，女性多于男性。好发于负重较大的膝关节、髋关节、踝关节、脊柱及手指关节。发病与遗传、年龄、肥胖、内分泌、代谢障碍及外伤、劳损等因素有关。最突出的表现是关节疼痛，负重或过度活动后疼痛加重，休息后疼痛缓解。有些病人常出现静止或晨起时感到疼痛，稍微活动后疼痛减轻，称之为"休息痛"，可伴有关节肿胀、活动受限和畸形。

3. **强直性脊柱炎（ankylosing spondylitis，AS）**　是指主要侵犯中轴关节的全身性、慢性炎症疾病。病变主要累及骶髂关节、脊柱以及眼、肺等多个器官。其发病率约为0.3%，发病年龄多在20~40岁，40岁以后发病者少，青年男性居多，男女之比约为5:1。病因尚不明确，可能与遗传、感染、免疫、内分泌、创伤、环境等有关。主要病理表现为附着点病(炎),即肌腱、韧带和关节囊等附着于骨关节部位的非特异性炎症、纤维化以至骨化。多数病人起病缓慢,有消瘦、乏力、低热等症状。最先出现的是腰骶部疼痛,可放射至大腿,伴僵硬感,休息不能缓解,活动后可以减轻。沿脊柱自下而上受累,出现腰背痛、胸痛、颈痛和僵硬感,活动受限,驼背畸形,后期脊柱呈强直状态。

二、主要功能障碍

1. 疼痛　疼痛通常是关节受累最常见的首发症状,也是病人就诊的主要原因。关节疼痛的起病形式、部位、性质等特点有助于诊断和鉴别诊断,如 RA 可侵犯任何可动关节,以远端指间、掌指、腕关节等小关节最为多见,呈对称性多关节受累,持续性疼痛,活动后疼痛减轻;OA 也常累及多关节,但多侵犯远端指间关节及第一腕掌、膝、腰等关节,多于活动后加剧;AS 主要侵犯脊柱中轴关节,以髋、膝、踝关节受累最为常见,多为不对称,呈持续性疼痛;风湿性关节痛多为游走性,痛风多累及单侧第一跖趾关节,疼痛剧烈。疼痛的关节均可有肿胀和压痛,多为关节腔积液或滑膜肥厚所致,是滑膜炎和周围组织炎的体征。

2. 关节僵硬与活动受限　僵硬通常是指经过一段时间的静止或休息后,病人试图再活动某一关节时,感到局部不适、难以达到平时关节活动范围的现象。由于其常在晨起时表现最明显,故又称为晨僵。晨僵是判断滑膜关节炎症活动性的客观指标,炎症的严重程度与其持续时间相一致。早期关节活动受限主要由肿胀、疼痛引起,晚期则主要由于关节骨质破坏、纤维骨质粘连和关节半脱位引起,此时关节活动严重障碍,最终逐渐导致功能丧失。

3. 肌力降低　由于关节僵硬与活动受限,病人的肢体活动受限,肌力也逐渐随之降低。

4. 日常生活活动能力障碍　关节炎病人由于疼痛、关节僵硬与活动受限及肌力降低等多种功能障碍并存,常导致其日常生活活动能力出现障碍。

三、康复护理评估

1. 疼痛　较常用的疼痛评估方法有视觉模拟评分法、语言评价量表、数字评价量表、口述描绘评级法等。目前视觉模拟评分法因其方法简单而被多数人采用,以视觉模拟评分法(visual analogue scale,VAS)为代表,是评估疼痛强度较好方法。具体方法参见第三章第五节内容。

2. 关节僵硬与活动受限　关节僵硬与活动受限的程度常由关节活动范围进行评估。关节活动范围(range of motion,ROM)是指关节活动时可以达到的最大弧度,常用通用量角器(图 7-7)检查法,具体方法详见第三章第一节。

3. 肌力降低　可采用徒手肌力评定,具体参见第三章第一节。

4. 日常生活活动能力

(1) Barthel 指数评分法:为目前常用的 ADL 能力评定方法,参见第三章第十节。根据是否需要帮助及其帮助程度分为 4 个等级,总分为 100 分,得分越高,独立性越强,依赖性越小。评分结果为:<20 分提示生活完全需要依赖;20~40 分提示生活需要很大帮助;40~60 分提示生活需要帮助;>60 分提示生活基本自理。

(2) 加拿大西安大略省和麦克马斯特大学 OA 指数(western Ontario and McMaster Universities osteoarthritis index, WOMAC):常用于对下肢 OA 评定,该量表共有 24 个项目,其中疼痛部分有 5 个项目、僵硬部分有 2 个项目、关节功能部分有 17 个项目,从疼痛、僵硬和关节功能三大方面来评估髋、膝关节的结构和功能。

5. 疾病活动性　由美国风湿病学会临床协作委员会所制订的疾病活动性标准已被广泛采用,见表 7-6。

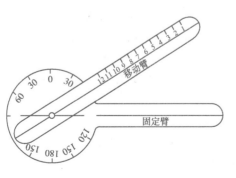

图 7-7　**量角器**

表 7-6　类风湿关节炎疾病活动性标准

	轻度活动	中度活动	明显活动
晨僵时间 /h	0	1.5	>5
关节疼痛数 /（次·d⁻¹）	<2	12	>34
关节肿胀数 /（次·d⁻¹）	0	7	>23
握力			
男 kPa/mmHg	>33.33(250)	18.66(140)	<7.33(55)
女 kPa/mmHg	>23.99(180)	13.33(100)	<5.99(45)
16.5m(50尺)步行秒数	<9	13	>27
血沉率(魏氏法)/(mm·h⁻¹)	<11	41	>92

四、康复护理原则与目标

1. 康复护理原则　选择早期合理康复护理时机；制订动态康复护理计划；循序渐进、贯穿始终，综合康复护理要与日常生活活动和健康教育相结合，鼓励病人及家属的主动参与和配合；积极预防并发症。

2. 康复护理目标　①短期目标：控制炎症，减轻或消除疼痛，防止畸形，矫正不良姿势，维持或改善肌力、体力及关节活动范围，最大限度恢复病人正常的生活、工作和社交能力。②长期目标：通过实施以物理疗法、作业疗法为主的综合康复治疗、护理措施，最大限度地促进功能障碍恢复，防止失用和误用综合征，争取病人达到生活自理，回归社会。

五、康复护理措施

根据关节炎的病情变化，临床将其分为急性期、亚急性期和慢性期。因病程长、病情反复，需要长期耐心的康复治疗与护理。

（一）急性期

急性期以关节疼痛、肿胀为主要临床表现，局部炎症及全身症状较明显，护理的目的是解除疼痛，消除炎症和预防功能障碍。

1. 合理休息及正确体位　急性炎症期伴有发热、乏力等全身症状时应卧床休息，以减少体力消耗，但不宜长时间卧床。过分的静止休息易造成关节僵硬、肌肉萎缩和体能下降，应动静合理安排。卧床时要注意良好体位，日间采取固定的仰卧姿势，夜间可以头下垫枕，枕头不宜过高。尽量避免睡软床，床的中部不能下垂凹陷，以免臀部下沉，引起双髋关节屈曲畸形。为减轻疼痛，可在双膝下方垫软枕，但应注意防止膝关节屈曲挛缩。为避免双足下垂畸形，卧床时应在足部放支架，将被服架空，以防被服压双足（特别仰卧时）而加速垂足出现。鼓励病人定期将双足蹬于床尾端横档处，以矫正足下垂畸形。仰卧、侧卧交替，侧卧时避免颈椎过度向前屈。

2. 夹板治疗　夹板的作用是保护和固定急性炎性组织，减轻疼痛和避免炎症加剧。急性期炎症渗出、关节疼痛和肿胀严重时，应用夹板治疗使关节制动。夹板固定各个关节的姿势如表 7-7 所示。制动是消肿止痛的有效方法，但可能出现关节的强直，因此制动时应将关节置于功能位，夹板应每天去除 2~3 次，并施行适度训练，以预防关节僵硬的发生。

（二）亚急性期

该期护理的重点是防止病情加剧和纠正畸形，维持全身健康状态。

1. 适度休息与活动　病人仍需卧床休息，但时间应逐渐减少。白天要逐步减少夹板固定的时间，直至仅在晚上使用夹板。

表 7-7 夹板固定各个关节的姿势

病变关节	关节固定姿势	病变关节	关节固定姿势
手	掌指关节略屈曲呈 25°,防止手指尺偏	髋	屈曲 20°,轻度外展,不旋转
腕	伸腕 30°~45°	膝	伸直 0°
肘	屈曲 100°,前臂中立位	踝	中立位(足底与小腿成 90° 角)
肩	前屈 30°,外展 45°,外旋 15°	足	正常趾,趾指关节稍屈曲
脊柱	正常生理弧度		

当病人可以主动练习时,可按以下程序进行:①病人卧床进行肌肉的等长收缩练习和主动助动练习。②坐位继续锻炼并逐步延长锻炼时间。③站立位训练,重点练习平衡。④在扶车或有他人支持下进行走路练习,也可使用轮椅代步。⑤使用拐杖练习行走。

2. **保持良好的姿势** 不适当体位和姿势常引起肢体挛缩。不适当姿势由不正常关节位置所造成,站立时,头部应保持中立,下颌微收,肩取自然位,不下垂、不耸肩,腹肌内收,髋、膝、踝均取自然位;坐位时选择直角硬垫靠背椅,椅高为双足底平置地面,膝呈 90° 屈曲为宜。保持伸屈肌力的平衡十分重要。

3. **作业治疗和日常生活活动训练** 日常生活自理能力较差的病人,要鼓励其尽量独立完成日常生活活动训练,如进食、取物、倒水、饮水、梳洗、拧毛巾、穿脱衣裤、解扣、开关抽屉、手表上弦、开关水龙头、坐、站、移动、下蹲、步行、上下楼梯等。

4. **矫形器及辅助用具的应用** 如果已有四肢关节活动功能障碍,影响日常生活,则应训练健肢操作和使用辅助器具,必要时还要调整和改善家居环境,来适应病人的需要。夹板、拐杖、轮椅等的应用能减轻关节畸形发展,缓解疼痛,防止因关节不稳定而进一步受损。

夹板通常用于急性期或手术后的腕、掌、指关节及指间关节。

如行走困难,可用拐杖或助行器等步行辅助器具,来减轻下肢负荷,可安装把柄以减少对手、腕、肘、肩的负重。

手指关节严重活动障碍,可用长柄梳、长柄勺等辅助器具,补偿关节活动受限所带来的生活困难。这些辅助器具应在认真训练的前提下使用,反之会加重关节挛缩和肌力下降。

5. **物理治疗** 在急性期和亚急性期,均可应用物理疗法:①局部冷疗法。②水疗,包括矿水浴、盐水浴、硫化氢浴等,温度以 38~40℃为宜,有发热者不宜用水疗法。③紫外线红斑量照射,具有消炎和脱敏的作用。④磁疗,有消炎、消肿、镇痛作用。⑤低中频电疗,可改善局部血液循环,促进渗出吸收,缓解肌紧张,达到镇痛作用。⑥蜡疗,能改善循环和缓解挛缩。

(三) 慢性期

慢性期护理的重点是应用物理因子治疗来缓解肌痉挛和疼痛,以改善关节及其周围组织的血液与淋巴循环,减轻组织的退行性改变,尽可能增加关节活动范围、肌力、耐力和身体协调平衡能力。

1. **物理治疗** ①全身温热疗法:如湿包裹法、温泉疗法、蒸汽浴、沙浴、泥疗等。②局部温热疗法:如热水袋、温水浴、蜡疗、红外线、高频电疗法,特别是微波,对全身影响较小,每天 1~2 次,每次 20~30min。同时结合中草药熏洗或熨敷,效果更好。③电热手套:每次 30min,每日 2 次,热疗时手套内温度可达 40℃,可减轻疼痛,但不能改善晨僵程度,也不能阻止关节破坏。

2. **运动治疗** 目的是增加和保持肌力和耐力,维持关节活动范围,提高日常生活能力,增加骨密度,增强体质。

3. **手法按摩、牵伸** 对关节和周围软组织进行按摩,有利于改善循环,减轻炎症、肿胀,放松肌肉,缓解疼痛,解除组织粘连,防止肌肉萎缩,提高关节活动能力。实施手法时,可由自己或他人徒手进行。对水肿的关节或肢体可从远端向近端推按、轻揉、摩擦,对病变时间较长的关节,应在关节周围寻找痛点(区)或硬结,有重点地进行揉按,但应避免直接在关节表面上大力按压或使两关节面间用力摩擦。有关节僵硬、周围软组织粘连、挛缩时,在按摩后给予关节牵引,对关节周围软组织进行牵伸。可徒手牵伸,也可利用自身重量、滑轮或棍棒(体操棒)等牵伸,选用何种牵伸方式应根据实际情况做选择。牵伸前应用温热疗法、超声波等治疗可减轻疼痛,提高牵伸效果,对有中等量至大量积液、不稳定的关节应避免用力牵伸。

4. 肌力锻炼　在急性炎症期或关节固定期,关节不宜做运动,但为保持肌力,可进行肌肉静力性收缩训练。恢复期或慢性期,在关节可耐受的情况下,加强关节的主动运动,适当进行抗阻力练习。

(1) 等长收缩:用于保护病人的肌力。等长收缩可使肌肉产生最大张力而对关节的应力最小,每日只要数次的最大等长收缩就能保持或增加肌力及耐力,是关节炎病人简便安全可行的肌力锻炼方法。

(2) 等张收缩:关节炎症已消失的病人可进行等张运动。游泳池内或水中均是等张运动的良好环境,浮力使作用于关节的应力减少,一定的水温更有助于松弛关节周围肌肉等软组织。

(3) 关节操:可有效地预防关节僵硬,改善关节活动能力,恢复关节活动范围。在做操前先对受累的关节进行按摩或热疗,可防止损伤,提高效果。做操时用力应轻柔缓慢,切忌粗暴,尽量达到关节最大的活动范围,以不引起关节明显疼痛为度。如有条件可在温水中进行,既提高锻炼效果,又增加病人舒适度。

手指关节体操:①用力握拳 - 张开手指。②各指分开 - 并拢。③各指尖轮流与拇指对指。

腕关节体操:①手指伸直,腕关节上下摆动作屈伸练习。②手指平放,掌心向下,手向桡侧、尺侧往返摆动。③手作绕环活动。④双手胸前合掌,两腕轮流背伸。

肘关节体操:①屈肘以手触肩 - 复原。②两臂自然靠在身边,轮流屈伸肘。

前臂旋转体操:①准备姿势:肘屈90°,前臂旋后,使手掌向着面部。②双手拧毛巾练习。

肩关节体操:①准备姿势:两臂靠在躯体向正前方平举 - 上举 - 放下;臂侧平举 - 上举 - 放下。②坐位或立位,两臂在背后伸直后引,躯干挺直。③直臂环绕或在屈肘的姿势下环绕。

脊柱体操:①颈屈伸运动:低头(下颌尽量向后) - 复原 - 仰头(下颌尽量向上) - 复原。②转体运动:坐位(屈臂平举,双手互握于胸前)。转体向左(目视左肘) - 复原 - 转体向右(目视右肘) - 复原。③躯体侧屈运动:站立位。举右臂,垂左臂,上体向左侧屈 - 复原;举左臂,垂右臂,上体向右侧屈 - 复原。

髋关节体操:①仰卧,两腿轮流屈髋屈膝、伸直。②仰卧(腿伸直),髋关节内收 - 外展。③仰卧(膝伸直),髋关节内旋 - 外旋。④立位(膝保持伸直),直腿前踢(屈髋) - 直腿后伸(伸髋)。

膝关节体操:①卧位,屈膝关节,使足跟尽量靠近臀部。②坐位(膝屈位),伸展膝关节至最大范围,然后放下。

踝关节体操:①坐位或仰卧位,足背勾起 - 向下踩。②坐位或仰卧位,足向内摆(内收) - 向外摆(外展)。③足踝绕环运动。

趾关节体操:足趾向上曲起 - 复原 - 向下卷曲 - 复原。

还可以进行步行、跑步、骑自行车、游泳、划船等运动,常用于关节炎恢复中后期增强心血管功能,提高体质。应注意根据关节的炎症情况和心肺功能确定其强度。

5. 关节保护　关节炎病人在日常生活中应重视保护关节,合理使用关节,减轻关节的炎症及疼痛;减轻关节负担,避免劳损;预防关节损害及变形;减少体能消耗。

(1) 姿势正确:休息时应保持良好的关节姿势,工作时应采用省力姿势及省力动作,经常更换姿势或动作,以免关节劳损或损伤。

(2) 劳逸结合:工作与休息合理安排。需长时间持续工作时,应在中间穿插休息。工作过程中最好能让关节轮流休息。

（3）用力适度：不要勉强干难以胜任的重活，用力应以不引起关节明显疼痛为度。

（4）以强助弱：多用大关节、强关节代劳小关节、弱关节，以健全的关节辅助有炎症的关节，减轻受累关节的负担。

（5）以物代劳：使用各种辅助器具协助完成日常生活活动，弥补关节功能缺陷，减轻受累关节的负担。

（6）简化工作：在工作之前先做好计划，并做好准备工作，把复杂工作分成多项简单工作来完成。

6. 节约能量　使用合适的辅助装置，在最佳体位下进行工作或 ADL，病变关节可在消除或减轻重力的情况下进行。可改造家庭环境，以适应疾病的需要。注意休息与活动协调，维持足够肌力，保持良好姿势。

7. 心理护理　关节炎无特异疗法，一般不影响寿命，但可影响正常生活和工作，病人带病生存期长，容易产生恐惧、焦虑等异常心理状态。应鼓励病人以积极心态应对疾病，坚持康复训练，建立战胜疾病的信心。

六、康复护理指导

关节炎虽无特殊治疗，但经过积极正确的康复训练和护理，能够缓解病情，避免残疾或减轻残疾程度，改善病人的生活质量。具体从以下几个方面进行指导：

1. 用药指导　使用糖皮质激素、消炎镇痛药（非甾体抗炎药）以及免疫抑制剂时，应注意药物的不良反应，如非甾体抗炎药可能引起胃肠道出血，胰、肝、肾等脏器的损害。指导病人合理、按时服药，不可随便停药，出院后定期随诊。

2. 心理指导　指导病人及家属掌握疾病的相关知识，了解康复治疗和训练的重要性，鼓励病人建立战胜疾病的信心，家属给予积极的家庭支持。

3. 锻炼指导　指导病人在家人的协助下，进行适当的运动锻炼，以维持和改善关节的功能和减少并发症的发生。病人在日常生活中应重视保护关节，合理使用关节，减轻关节负担，避免劳损，预防关节损害及变形，并减少体能消耗。根据功能障碍程度，指导病人学会应用轮椅、拐杖等辅助用具。

4. 积极预防复发　避免发病诱因，天气变化合理增减衣物，预防感冒。

知 识 链 接

皮埃尔·奥古斯特·雷诺阿（1841—1919），是法国著名的油画家，从 1890 年开始，患了严重的类风湿关节炎。尽管疾病使他的关节功能逐渐丧失，但在家人的支持下，他制订了自己的康复锻炼方式，并采用了独特的辅助器具，坚持作画。直到他临终前不久才停止了创作。这充分说明积极的康复锻炼对关节炎病人生活及生活质量的影响。

（付绍艳）

思 考 题

1. 请简述护士应如何指导并协助慢性期关节炎病人进行康复训练。
2. 请阐述为关节炎病人进行健康指导应注意哪些内容。

Note:

第五节　骨　折

—————————— 导入情景与思考 ——————————

病人,男,45 岁,因车祸致右上肢肿痛 1d 入院,查体发现:右上臂肿胀明显,有皮下瘀斑,右肩活动受限。X 线片发现右肱骨上段骨折。入院后行切开复位钢板内固定术。

请思考:

1. 术后如何摆放患肢体位?

2. 何时开始患肢活动? 如何指导病人活动?

一、概述

(一) 骨折的定义

骨折(fracture)是指骨结构的完整性和连续性发生断离。造成骨折的因素有许多,外伤造成的骨折最为多见,因受伤方式不同而造成骨折的部位、形式、程度也不一样,往往伴有肌肉、肌腱、神经、韧带的损伤。

(二) 骨折后长期制动对机体的影响

骨折的治疗常需较长时间的固定受伤部位,甚至限制病人卧床,但长时间制动可引起肌力减退、肌肉萎缩、关节内粘连、韧带退变等不良反应,甚至使肢体遗留功能障碍。同时,长时间制动还可能引起全身反应,如直立性低血压、心肺功能低下、代谢异常、胃肠功能紊乱等,由此可进一步导致病人精神抑郁、悲观等心理障碍。因此,对骨折病人及早给予施行正确的康复治疗可促进骨折愈合,缩短疗程,减少粘连和避免肌肉萎缩,增加关节活动范围,有利于其运动功能的恢复,生活质量的改善。

(三) 骨折的分类

1. 稳定性骨折和不稳定性骨折　稳定性骨折是指骨折端不容易发生移位或复位后不容易发生移位的骨折,如裂缝骨折、青枝骨折、横形骨折、椎体轻度压缩性骨折、嵌插骨折等。不稳定性骨折是指骨折复位后容易再移位,不用特殊的治疗(如牵引、手术)难以保持骨折断端对位的骨折,包括一般的斜形骨折、螺旋形骨折、多段骨折、粉碎性骨折或伴有骨缺损的骨折,在康复治疗中,应注意使用适当的治疗方法,避免发生再次移位。

2. 闭合性骨折和开放性骨折　闭合性骨折是指骨折断端的皮肤或黏膜完整,不与外界相通,此种骨折不易发生感染,愈合较好。开放性骨折是指骨折部位的皮肤或黏膜破裂,骨折断端与外界相通,这种骨折需争取在伤后 6~8h 以内对伤口进行清创手术。开放性骨折容易诱发感染、慢性骨髓炎、骨筋膜室综合征等并发症。

3. 外伤性骨折和病理性骨折　由意外事故或暴力造成的骨折称为外伤性骨折。由于骨骼本身的疾病(骨肿瘤、骨髓炎、骨质疏松)等破坏了骨骼原来的正常结构,从而失去原有的坚固性,在正常活动或轻微外力作用下即发生的骨折称为病理性骨折。针对病理性骨折,既要治疗骨折又要治疗原发疾病,康复治疗中需预防再次骨折。

4. 完全性骨折和不完全性骨折　完全性骨折是指骨的连续性或完整性全部中断,骨折的两端可以保持原位,也可因不同外力的影响造成各种移位,包括成角、缩短、分离、旋转和侧方移位五种情况。不完全骨折是指骨的完整性或连续性仅有部分中断,如发生在颅骨、肩胛骨等处的裂缝骨折及儿童中常见的青枝骨折等。

5. 新鲜骨折和陈旧骨折　受伤 3 周内的骨折属于新鲜骨折,3 周以后称为陈旧性骨折。陈旧性

Note: ✎

骨折的断端处已有纤维组织或骨痂包裹,若受伤当时没及时处理,这时再想复位就很困难,容易形成畸形愈合、延迟愈合或不愈合。

（四）骨折愈合

骨折愈合过程分为血肿炎症机化期、原始骨痂形成期、骨痂改造塑形期三个阶段。

1. **血肿炎症机化期**　骨折导致骨髓腔、骨膜下和周围组织血管破裂出血,在骨折断端及其周围形成血肿。伤后 6~8h,由于内、外源性凝血系统的激活,骨折断端的血肿凝结成血块。由骨折造成的损伤和缺血,可致部分软组织和骨组织坏死引起炎症反应,逐渐清除血凝块、坏死软组织和死骨,而使血肿机化形成肉芽组织。肉芽组织内成纤维细胞合成和分泌大量胶原纤维,转化成纤维结缔组织,是骨折两端连接起来,称为纤维连接。纤维连接过程,约在骨折后 2 周完成。

2. **原始骨痂形成期**　成人一般需要 3~6 个月。骨内、外膜增生,新生血管长入,成骨细胞大量增生,合成并分泌骨基质,使骨折端附近内、外形成的骨样组织逐渐骨化,形成新骨,即膜内成骨。由骨内、外膜紧贴骨皮质内、外形成的新骨,分别称为内骨痂和外骨痂。骨痂不断钙化加强,当其达到足以抵抗肌收缩及成角剪力和旋转力时,则骨折已达到临床愈合,在成人一般约需 12~24 周。此时X 线片上可见骨折处四周有梭形骨痂阴影,但骨折线仍隐约可见。任何骨外膜的损伤均对骨折愈合不利。

3. **骨痂改造塑形期**　原始骨痂中新生骨小梁增粗,排列逐渐规则和致密。骨折端的坏死骨经破骨和成骨细胞的侵入,完成死骨清除和新骨形成的爬行替代过程。原始骨痂被板层骨所替代,使骨折部位形成坚强的骨性连接,这一过程约需 1~2 年。随着肢体活动和负重,根据 Wolff 定律,上述过程继续进行,使多余的骨痂被吸收而清除。髓腔重新沟通,骨折恢复正常骨结构。

4. **骨折愈合的判定标准**　判定骨折临床愈合的标准有:①骨折断端局部无压痛,无纵向叩击痛。②骨折断端局部无异常活动(主动或被动)。③X 线片显示骨折线模糊,有连续性骨痂通过骨折线。④外固定解除后,上肢能向前伸手持重 1kg 达 1min,下肢能步扶拐平地连续步行 3min 不少于 30 步。⑤连续观察 2 周,骨折断端不发生畸形。

具备上述临床愈合的所有条件,且 X 线片显示骨小梁通过骨折线,即为骨折骨性愈合。

5. **骨折愈合时间**　骨折愈合的快慢受到病人年龄、骨折类型、骨折部位及骨折治疗的方法等因素的影响。年龄越小,骨生长越活跃,骨折愈合越快。局部血液循环越差,骨折愈合越慢。如股骨颈、腕舟骨、距骨、胫腓骨下 1/3 等部位以及骨折周围软组织损伤的程度严重者,骨折愈合就慢。粉碎性骨折、骨折部位骨质缺损等骨折愈合慢。成人常见骨折临床愈合时间见表 7-8。骨折处理不当造成骨折端接触太少或不接触甚至分离,或固定不良未能限制骨折端的异常活动等都不利于骨折愈合。骨折复位固定后,给予适当的功能锻炼,使骨折端承受垂直的生理性应力刺激,可以促进骨组织增生,加速骨折愈合。

表 7-8　成人常见骨折临床愈合时间

上肢	时间	下肢	时间
锁骨骨折	1~2 个月	股骨颈骨折	3~6 个月
肱骨外科颈骨折	1~1.5 个月	股骨转子间骨折	2~3 个月
肱骨干骨折	1~2 个月	股骨干骨折	3~3.5 个月
肱骨髁上骨折	1~1.5 个月	胫腓骨骨折	2.5~3 个月
尺桡骨干骨折	2~3 个月	踝部骨折	1.5~2.5 个月
桡骨下端骨折	1~1.5 个月	距骨骨折	1~1.5 个月
掌指骨骨折	3~4 周	脊柱椎体压缩性骨折	1.5~2.5 个月

二、主要功能障碍

（一）疼痛

疼痛由外伤性炎症反应所致,疼痛反射易造成肌肉痉挛,妥善固定后疼痛可减轻或逐渐消失。因疼痛反射引起的交感性动脉痉挛而致损伤局部缺血,也会加重局部的疼痛。若有持续性剧烈疼痛,且进行性加重,是骨筋膜室综合征的早期症状,超过骨折愈合期后仍有疼痛或压痛,提示骨折愈合欠佳。

（二）局部肿胀和瘀斑

骨折后,骨髓、骨膜及周围软组织内血管破裂出血,在骨折周围形成血肿,同时软组织水肿,患肢发生肿胀,持续 2 周以上的肿胀,易形成纤维化,有碍运动功能的恢复。表浅部位的骨折或骨折伴有表浅部位的软组织损伤,可出现紫色、青色或黄色的皮下瘀斑。

（三）畸形

骨折端移位或骨折愈合的位置未达到功能复位的要求可出现畸形,有成角畸形、旋转畸形、重叠畸形(缩短畸形)等。若畸形较轻,则不影响功能(如成角畸形不超过 10°)。

（四）关节粘连僵硬

长时间不恰当的制动,可造成关节粘连乃至僵硬。制动使关节囊和韧带缺乏被动牵伸,逐渐缩短,引起关节活动受限。损伤后关节内和周围的血肿、浆液纤维渗出物和纤维蛋白的沉积和吸收不完全,易造成关节内和关节周围组织的粘连,加重关节活动受限。

（五）肌肉萎缩

骨折后肢体失用,肌肉主动收缩减少,必然会导致肌肉萎缩。疼痛等反射性抑制脊髓前角运动神经元的兴奋性,神经冲动减少,神经轴突流减慢,均可影响肌肉代谢而引起肌肉萎缩。

（六）潜在并发症

骨折后常见的并发症有周围血管功能障碍、周围神经受损、外伤性骨关节炎、骨折部位感染、肺部及泌尿道感染、骨筋膜室综合征、脂肪栓塞和压疮等。

1. **周围血管功能障碍**　因外固定过紧、软组织肿胀压迫、骨折移位压迫血管、止血带应用时间过长、不当的手法复位对血管的牵拉挤压等可引起周围血管功能障碍,表现为皮肤发绀、患肢肿胀加重、肢体末端疼痛、皮温降低以及感觉和运动功能障碍。肱骨外科颈易损伤腋动脉;肱骨干中下 1/3 交界处骨折易损伤肱动脉。

2. **周围神经损伤**　锐器伤、撕裂伤、火器伤等可直接损伤周围神经,牵拉伤、骨折断端的挤压或挫伤、手术及手法治疗不当引起医源性损伤等亦可引起周围神经受损。锁骨骨折易损伤臂丛神经;肱骨中下 1/3 交界处骨折易损伤桡神经;肱骨近端骨折易损伤腋神经;肱骨髁上骨折易损伤正中神经;尺骨鹰嘴骨折易损伤尺神经;腓骨颈部骨折易损伤腓总神经。

3. **骨筋膜室综合征**　由骨、骨间膜、肌间隔和深筋膜组成的骨筋膜室内的肌肉和神经因急性缺血而引起的一系列病理改变。主要为不同程度的肌肉坏死和神经受损,从而引起相应的症状和体征。多见于前臂掌侧和小腿。骨折后血肿和组织水肿使其室内容物体积增加,而外包扎过紧、局部压迫等使骨筋膜室容积减小,导致骨筋膜室内压力增高,若不及时诊断和处理,可迅速发展为骨筋膜室综合征,引起坏死甚至坏疽,造成肢体残疾,如有大量毒素进入血液循环,可致休克、心律不齐、急性肾衰竭。

三、康复护理评估

（一）临床评估

1. **全身及局部状况**　包括病人的生命体征、精神心理状况的评估以及局部疼痛、皮肤颜色、肢体肿胀、感觉等方面的评估。

2. **关节活动度**　包括受累关节和非受累关节的关节活动度评估。

Note:

3. 肌力 着重评估受累关节周围肌肉的肌力。

4. 肢体长度及周径 评估肢体长度可了解骨折后有无肢体缩短或延长,在儿童骨折愈合后期是否影响生长发育。肢体的周径有助于判定肢体水肿、肌肉萎缩的程度。

5. 日常生活活动能力 对上肢骨折病人重点评估生活自理情况,如穿衣、洗漱、清洁卫生、进餐、写字等。对下肢骨折病人着重评估步行、负重等功能。

(二)影像学评估

X 线摄片是骨折的常规检查,目前三维 CT 成像技术日渐成熟,在临床上也已广泛应用,它对了解骨折的类型、移位情况、复位固定和骨折愈合情况等均有重要价值。X 线摄片需包括正、侧位和邻近关节,有时还需加摄特定位置及健侧相应部位作对比。磁共振成像(MRI)则能通过损伤部位的信号高低判定是新鲜骨折还是陈旧性骨折及骨折愈合情况。

四、康复护理原则与目标

1. 康复护理原则 治疗骨折的基本原则是复位、固定、功能锻炼。复位、固定是治疗的基础,功能训练是康复治疗的核心。

(1)良好的复位和坚实可靠的固定是保证早期康复治疗的前提:只有骨折复位准确、对位对线良好、骨折复位后内固定或外固定坚实可靠,才能保证骨愈合良好,恢复肢体的运动功能。训练中应保持骨折对位对线的位置不发生改变,因此,早期开始肢体活动训练主要做生理力线轴向运动,运动训练的时间和负荷应有控制,逐渐增加运动量,保持在适量的范围。

(2)肢体锻炼与固定要同步进行:长期肢体的固定会造成失用性肌肉萎缩、骨质疏松、关节僵硬、关节粘连和挛缩等,延迟病人的恢复,因此需要强调早期活动训练。特别是关节内或经关节骨折,早期活动尤其重要,能减少创伤性骨关节炎的发生,有助于功能恢复。如今,随着工程技术的飞速发展,内固定技术日益成熟,使固定更为牢固,受累关节可更早进行训练。

(3)骨折愈合的不同阶段采取不同的康复措施:骨折早期主要是保持骨折对位对线、消除肢体肿胀、避免肌肉萎缩和关节粘连等,进入骨痂形成期,应以促进骨痂形成为主,如肢体运动和轴向加压训练、促进骨折愈合的物理因子治疗等。

(4)监测和防治骨折后各种并发症。

2. 康复护理目标 分为短期目标和长期目标。

(1)短期目标

1)改善心理状况:通过心理干预,指导病人接受康复训练,并增加病人自信心,使病人积极主动参与康复训练。

2)消除病人肿胀:通过运动、物理因子疗法等促进血肿和渗出物的吸收,改善血液回流,尽早消除肿胀。

3)防止关节粘连,恢复关节活动度:早期进行肢体主动或/和被动运动是防止关节粘连、恢复关节活动度的有效方法。

(2)长期目标

1)恢复关节功能:恢复关节活动度并增强关节周围肌群肌力。

2)恢复日常生活活动能力:骨折后病人生活自理能力多数受到影响,尽早进行日常生活活动能力训练将有助于促进病人生活自理。

3)防止各种并发症:骨折后,尤其是老年人,并发症发生率高,尽早进行相应措施,有效防止各种并发症,减少后遗症的发生,提高病人整体生活能力。

五、康复护理措施

骨折后康复训练一般分为三期进行。

（一）骨折愈合早期（骨折后 1~2 周）

这一阶段内肢体肿胀、痛、骨折断端不稳定，容易再移位，因此，早期功能训练的重点是消肿止痛、保护骨折部位、预防肌肉萎缩、条件许可者增加关节活动度。

1. **疼痛的处理**　局部冰冻疗法能减轻局部的炎症反应，减轻水肿，降低疼痛传入神经纤维的兴奋性，从而减轻疼痛，必要时可给予止痛药物。

2. **肢体肿胀的处理**　遵循 PRICE［保护（protection），休息（rest），冰敷（ice），包扎（compress），患肢抬高（elevation）］治疗方案，能有效防治肢体肿胀。给予受伤肢体足够的保护、适当的制动、冰敷可减少出血，减轻水肿，同时给予弹力带或弹力袜轻轻地包扎患肢，促进静脉回流，患肢抬高时，肢体远端必须高于近端且高于心脏。早期四肢肌群的等长收缩练习能产生唧筒作用，促进回流。目前，充气压力治疗在临床广泛应用，以促进静脉回流、减轻肿胀，预防深静脉血栓形成。

3. **肌力训练**　固定部位的肌肉有节奏的等长收缩练习，可以预防失用性肌肉萎缩及肌腱、肌肉与周围组织间的粘连，并对骨折远端产生向近端靠近的牵引力，这种应力刺激有利于骨折愈合。肌肉收缩应有节奏地缓慢进行，尽最大力量收缩，然后放松，每日训练 3 次，每次 5~10min，以不引起疲劳为宜。

健侧肢体与躯干各肌群的肌力练习可采取等张收缩练习及等张抗阻练习。患肢未受累部位的肌群可根据具体情况选择等长或等张收缩练习，以不影响骨折的复位与固定为前提。

4. **关节活动度训练**　健侧肢体和患肢非固定关节的被动及主动训练在术后麻醉反应解除后即可进行，上肢应注意肩关节外展、外旋及手掌指关节、指间关节的屈伸练习，下肢应注意踝关节的背屈运动。每日训练 3 次，每次 5~10min，关节活动范围逐渐加大。

固定关节也应早进行关节活动度练习，特别是骨折累及关节面时更易产生关节内粘连，遗留严重的关节功能障碍，为减轻障碍程度，在固定 2~3 周后，应每日短时解除外固定，在保护下进行受累关节不负重的主动运动，并逐步增加关节活动范围，运动后继续维持固定。这种相应关节面的研磨还能促进关节软骨的修复、关节面的塑形并减少关节内的粘连。

5. **日常活动和呼吸训练**　应鼓励病人尽早离床，绝对卧床病人需每日做床上保健操，以改善全身状况，预防失用性综合征、压疮等的发生。

长期卧床的病人，尤其是老年人及骨折较严重者易并发坠积性肺炎，可通过呼吸训练和背部叩击排痰训练来预防。

6. **物理因子疗法**　超短波疗法、低频磁疗、超声波、高频电治疗、冲击波等均可促进成骨，加速骨折愈合，对软组织较薄部位的骨折（如手、足部骨折）更适合用低频磁场治疗，而深部骨折则适用于超短波治疗。这些治疗可在石膏或夹板外进行，但有金属内固定时禁忌使用。经皮神经电刺激疗法能有效预防肌肉萎缩。温热疗法至少需在术后或伤后 48h 后进行，疼痛、肿胀明显应使用冷冻疗法。音频电疗和超声波治疗可减少瘢痕和粘连。

（二）骨折愈合中期（骨折后 3~8 周）

此期上肢肿胀逐渐消退，疼痛减轻，骨折断端有纤维连接，并逐渐形成骨痂，骨折处日趋稳定。本期进行康复训练的目的是促进骨痂的形成，逐渐增加关节活动范围，增加肌肉力量，提高肢体活动能力，改善日常生活活动能力，尽可能恢复部分工作能力。

1. **关节活动度训练**　尽可能鼓励病人进行受累关节各个运动轴方向的主动运动，轻柔牵伸挛缩、粘连的关节周围组织，每个动作重复多遍，每日 3~5 次。运动幅度应逐渐加大，遵循循序渐进原则。当外固定刚去除时，可先采用主动助力运动，以后随着关节活动范围的增加而相应减少助力。若关节挛缩、粘连严重，且骨折愈合情况许可时，可给予被动运动，动作应平稳、缓和、有节奏，运动方向与范围符合其解剖及生理功能，以不引起明显疼痛及肌肉痉挛为宜，避免再骨折。可配合器械或支架进行辅助训练，如 CPM 机等。

2. **肌力训练**　逐步增加肌肉训练强度，引起肌肉的适度疲劳。外固定解除后，可逐步由等长收

Note:

缩练习过渡到等张收缩练习及等张抗阻练习。当肌力为 0~1 级时,可采用水疗、按摩、生物反馈电刺激、经皮神经电刺激、被动运动等;当肌力为 2~3 级时,以主动运动或主动助力运动为主,辅以水疗、经皮神经电刺激等;当肌力达到 4 级时,应进行抗阻练习,但需保护骨折处,避免再次骨折。

3. 物理因子疗法 红外线、蜡疗等热效应治疗可作为手法治疗前的辅助治疗,促进血液循环、软化瘢痕;紫外线照射可促进钙盐沉积和镇痛;音频电疗、超声波疗法能软化瘢痕、松解粘连。

4. 改善日常生活活动能力训练及工作能力训练 尽早进行作业治疗,并逐步进行职业训练,注重平衡性和协调性练习,改善病人的日常生活活动能力及工作能力。

（三）骨折愈合后期（骨折后 8~12 周）

此期骨性骨痂已逐步形成,骨骼有了一定的支撑力,但可能仍存在关节活动范围受限、肌肉萎缩等问题。本期训练的目的是消除残存肿胀、进一步减轻瘢痕挛缩、粘连,最大限度恢复关节活动范围,增加肌力,恢复肢体功能,病人的日常生活活动能力、工作能力接近正常,重返家庭及工作。

骨折从临床愈合到骨性愈合需要相当长的时间,功能训练的时间和强度应循序渐进,逐步使病人适应,既不能超前,也不能滞后。要根据病人的体征及影像学表现判定是否骨折愈合,确定能够适应的运动。若骨折尚未愈合,过早使用患肢,会影响骨折的对位对线,最终畸形愈合。

1. 肌力训练 根据肌力情况选择肌力训练方式,本阶段可逐步进行等张抗阻训练,有条件者可进行等速训练。

2. 关节活动度训练 除继续进行前期的关节主动运动、主动助力运动、被动运动外,若仍存在关节活动度受限,可进行关节功能牵引、关节松动技术等。

关节功能牵引是将受累关节的近端固定,远端沿正常的关节活动方向加以适当力量进行牵引,使关节周围的软组织在其弹性范围内得到牵伸,牵引力量以病人感到可耐受的酸痛、但不产生肌肉痉挛为宜,每次 10~15min,每日 2~3 次。对于关节中度或重度挛缩者,可在牵引后配合使用夹板或支具,进行持续牵伸,减少纤维组织回缩,维持治疗效果。

对僵硬的关节,可配合热疗进行手法松动,即关节松动技术。治疗师一手固定关节近端,另一手握住关节远端,在适度牵引下,按其远端需要的运动方向松动,使组成关节的骨端能在关节囊和韧带等软组织的弹性范围内发生移动。

3. 负重练习及步态训练 若上肢骨折,在不影响骨折固定及全身情况时,伤后即可尽早下地进行步行训练。若下肢骨折,需根据骨折的类型、固定的方式及骨科医生的随访决定何时开始负重练习,并遵循由不负重逐步过渡到部分负重、充分负重的原则进行负重训练。若病人能充分负重,可做提踵训练、半蹲起立练习等以增加负重肌肌力。

在站立练习的基础上,依次作不负重、部分负重、充分负重的步行练习,并从持双拐步行逐步过渡到健侧单拐、单手杖、脱拐步行。

此期也应加强站立位平衡训练,可进行重力转移训练,由双侧重力转移过渡到单侧重力转移、由矢状面不稳定平面过渡到冠状面,以训练病人的平衡能力。当病人获得了一定的动态稳定性后还可运用平衡系统训练仪进一步提高病人的平衡性。

4. 日常生活活动能力及工作能力训练 逐步增加日常生活活动能力训练和职业训练的方式和强度,并尝试重返家庭或工作岗位。逐步恢复体育运动,根据不同部位的骨折选择运动项目及运动强度,逐步增加运动量。

（四）常见骨折的康复要点

1. 上肢 上肢的主要功能是手的劳动,腕、肘、肩的功能均是为手的劳动作辅助。上肢各关节的复杂连接,各肌群的力量,高度的灵敏和协调性以及整个上肢的长度,都是为了使手得以充分发挥功能。所以,上肢创伤后康复治疗的目的是恢复上肢各关节的活动范围,增强肌力,改善上肢的协调性和灵活性,从而恢复日常生活活动能力和工作能力。

（1）肱骨外科颈骨折:多见于老年人,常因间接暴力所致,临床上将其分为外展型和内收型两类。

Note:

外展型多属稳定型,可用三角巾悬吊固定4周,限制肩关节外展肌力训练。内收型复位后三角巾制动4~6周,限制肩关节内收肌力训练。早期做握拳及腕、肘关节屈伸训练,固定去除后积极进行肩关节及肩胛带的各个方向活动度练习及肌力练习。

(2) 肱骨干骨折:肱骨干中、下1/3交界处后外侧有一桡神经沟,桡神经紧贴沟内此处骨折容易损伤桡神经。因常伤及肱骨滋养动脉,肱骨中段骨折不愈合率较高。

复位固定后,患肢悬吊于胸前,肘屈曲90°,前臂稍旋前,尽早进行指、掌、腕关节主动运动,并进行上臂肌群的主动等长收缩练习,禁止做上臂旋转运动。固定2~3周后,在上臂扶持下行肩、肘关节的主动和被动运动,增加关节活动度。解除外固定后,全面进行肩、肘关节的活动度及肌力练习。

(3) 肱骨髁上骨折:常发生于儿童,为关节囊外骨折,由于骨折的暴力与损伤机制不同,分伸直型和屈曲型,以伸直型为最常见,约占95%。功能预后一般较好,但常易合并神经、血管损伤及肘内翻畸形。

骨科处理后3~4d即可进行站立位的肩部摆动练习和指、掌、腕的主动运动,1周后增加肩主动屈伸及外展练习,并逐步增大运动幅度。早期,伸展型肱骨髁上骨折可开始做肱二头肌、旋前圆肌静力性抗阻练习,暂缓肱三头肌和旋后肌的主动收缩练习,屈曲型骨折病人则应做肱三头肌静力收缩,暂缓肱二头肌和旋前圆肌的主动收缩。骨折愈合后进行必要的关节活动度练习,做全面的肩和肘屈伸、前臂旋转练习。

训练及护理中需严密观察患肢远端有无血运障碍以及感觉异常,及早发现血管损伤并发症,并及时处理,避免前臂肌肉缺血性坏死。

(4) 尺桡骨骨折:治疗较为复杂,预后差,常引起肘屈伸和前臂旋转功能障碍。

复位固定后早期,练习肩和手部活动。用力握拳,充分屈伸手指,减少前臂肌群的粘连,上臂和前臂肌肉作等长收缩练习;站立位前臂用三角巾悬吊胸前,做肩前、后、左、右摆动和水平方向的画圈运动。2周后开始行肘关节屈伸运动,频率和范围逐渐增加,但禁忌做前臂旋转运动。骨折临床愈合后开始全面进行肩、肘、腕关节的屈伸训练,着重作前臂旋转的活动度和肌力练习。也可行用手推墙动作,对骨折断端间产生纵向挤压的应力刺激,促进骨折愈合。

(5) 桡骨远端骨折:常见类型有Colles骨折和Smith骨折,前者较多见,骨折远端向背侧移位;后者,骨折远端向掌侧移位。复位固定后即指导病人进行用力握拳、充分伸展五指等手指、掌指关节的主动屈伸运动和前臂肌群的等长收缩练习,全面活动肩、肘关节。2周后,开始腕关节屈伸和桡侧偏斜活动及前臂旋转活动的练习。先轻度活动,若无不适,再逐渐增加活动范围和强度。解除外固定后,充分练习腕关节的屈伸、尺侧偏斜和桡侧偏斜以及前臂旋转的活动度和肌力练习。

2. 下肢 下肢的主要功能是负重和步行,要求关节充分的稳定和肌肉强大有力。行走、上下楼梯、下蹲等动作中髋、膝关节屈伸活动度需达到一定范围才能使各项动作正常完成,这也为康复治疗中设定关节活动度的康复目标提供参考。

与上肢骨折相比,下肢骨折后需要更长时间的卧床休息,为了促进骨折愈合和消除长期卧床对身体的不良影响,应尽量缩短卧床时间,尽早采用坐位,尽早进行患肢不负重、部分负重及全负重的站立和步行练习,何时开始负重需根据骨折的类型、内固定手术的方式及骨科医生的随访情况决定。卧床期间每天进行床上运动,包括未受伤肢体的主动及抗阻运动、适当的腹背肌练习和深呼吸锻炼,以防止持续卧床引起的全身并发症。

(1) 股骨颈骨折:多见于老年人,骨折不愈合率高,且有可能发生股骨头缺血坏死及塌陷的不良后果。

加压螺纹钉内固定手术者,原则上术后第1d做患肢各肌群的等长收缩练习,第2~3d即可起床活动,并允许患肢渐进负重。1周以后进行髋部肌群的等张练习、髋及膝关节的屈伸运动,动作轻柔,幅度逐步增多,避免引起疼痛。目标为12周后恢复原有的社会生活。

对于有轻度移位的股骨颈骨折,为减少股骨头坏死的可能性,应给予患侧股骨头 8~12 周的不负重休息,可扶双拐早期下地不负重行走。

做牵引治疗的病人,早期床上练习与内固定者相同,但负重要晚,伤后 4 周解除牵引,开始练习在床边坐,患肢不负重步行,伤后 3 个月逐步增加患肢内收、外展、直腿抬高等肌力及关节活动度练习,逐步开始负重练习。

(2) 股骨干骨折:多见于青壮年和儿童,多由强大的直接或间接暴力造成由于肌肉附着后的牵拉作用,很少有无移位的股骨干骨折,上 1/3 骨折时,骨折近端因髂腰肌、臀中肌及外旋肌牵拉而屈曲、外展、外旋,骨折远端内收并向后上方移位;中 1/3 骨折时,骨折近端除前屈外旋外无其他方向移位,远端往往有重叠移位,并易向外成角;下 1/3 骨折时,骨折远端受腓肠肌牵拉向后倾斜移位,可损伤腘窝部血管和神经。非手术治疗难以复位固定,多行内固定手术。

股骨附近血管丰富,股骨骨折时出血量可多达 200~1 000ml,血肿机化、吸收后形成大量纤维组织而造成粘连,股骨中下段骨折引起股中间肌粘连尤为严重,使膝关节功能受损,骨折越靠近膝关节,对膝关节功能的影响越严重。早期作物理因子疗法,促进血肿吸收,以减少粘连形成,进入骨折愈合期后仍需长期进行物理因子疗法。早日进行股四头肌主动练习及髌骨被动活动也非常重要。

股骨干骨折内固定术后,第 1d 即可开始肌肉等长练习及踝、足部运动,术后第 3d,疼痛反应减轻后,开始床上足跟滑动练习以屈伸髋、膝关节,并给予髌骨松动技术,膝下垫枕增加膝屈曲姿势体位下做主动伸膝练习,可逐步增加垫枕的高度。术后 5~6d 可扶双拐或助行器患肢不负重行走,术后 2~3 周内逐渐负重,根据病人的耐受程度而定。术后 2 个月左右可进展至单手杖完全负重行走。

(3) 胫腓骨骨折:以青壮年和儿童居多,多由直接暴力引起,常合并神经、血管损伤,临床上应注意观察足背动脉搏动及足背、足趾的感觉和运动情况。骨折部接近踝关节时,更易后遗踝关节功能障碍。胫腓骨中下段血液供应差,骨折愈合慢,固定期较长,功能影响也大。

术后当天开始足、踝、髋的主动活动度练习,股四头肌、胫前肌、腓肠肌的等长练习。膝关节保持中立位,防止旋转。术后 3~5d,可带外固定物做直腿抬高练习和屈膝位主动伸膝练习,术后 1 周,增加踝屈伸和内、外翻抗阻练习,并可增大踝屈伸活动度的功能牵引,同时开始下肢部分负重的站立和步行练习。早期负重可促使骨痂生长,较快地恢复行走功能。

(4) 踝部骨折:多因间接暴力造成,是最常见的关节内骨折,易引起顽固性踝关节功能障碍,在关节面不平整和复位欠佳时,极易发生踝关节创伤性关节炎,这就要求良好的复位固定和及时的康复治疗。

踝部骨折早期康复锻炼与胫腓骨下段骨折大致相同,但要专门指导跖趾关节屈曲和踝内翻的静力收缩练习,以预防这些肌肉萎缩而引起扁平足。固定第 2 周起可加大踝关节主动屈伸活动度练习,但应禁止做旋转及内外翻运动。3 周后根据情况开始扶双拐部分负重活动,4~5 周后解除固定,逐渐增加负重,并做踝关节主动、被动活动度练习及踝部肌力练习。骨折愈合后,可训练病人站在底面为球面形的平衡板上做平衡练习,积极恢复平衡反射,有助于预防踝反复扭伤。

3. **脊柱骨折**　是一种比较严重的骨折,约占全身骨折的 5%~6%,多发于坠落伤、交通伤和运动伤。脊柱骨折易并发脊髓损伤或马尾神经损伤,遗留严重后遗症,甚至引起病人死亡。

脊柱损伤可以是直接暴力,但更为多见的是间接暴力引起。损伤部位多见于脊柱活动频繁的节段或生理弧度转换处。

临床上常根据脊柱稳定性将脊柱骨折分为稳定性骨折和不稳定性骨折两大类。横突骨折、棘突骨折、椎体压缩不超过原高度的 1/3 且椎体后缘完整的单纯压缩骨折属于稳定性骨折。椎体压缩 1/3 以上的单纯压缩骨折、伴有棘间韧带断裂的压缩骨折、伴有后柱损伤的爆裂骨折、椎板或椎弓根骨折等均为不稳定性骨折。

脊柱骨折治疗的原则与四肢骨折一样需予以复位、固定、功能锻炼。

Note:

（1）单纯稳定性骨折：让病人仰卧木板床上，骨折部位垫高约 10cm 的软垫，3~5d 后开始仰卧位躯干肌肌力训练，训练中避免脊柱前屈和旋转。2 周后让病人做仰卧位腰部过伸和翻身练习，翻身时，腰部保持伸展位，躯干同时翻转，避免脊柱扭转。4~6 周后可起床活动，并进行脊柱后伸、侧弯和旋转练习，避免脊柱前屈的动作。待骨折愈合后加强脊柱活动度和腰背肌肌力训练。护理中，搬动病人时应保持动作一致，平抬平放，避免脊柱屈曲扭转，并密切观察病人生命体征及肢体的感觉和运动功能，及时发现有无合并脊髓损伤或马尾神经损伤。

（2）单纯不稳定性骨折：多需行手术内固定，术后即可行躯干肌等长收缩练习，术后约 1 周开始起床活动（需根据手术方式及手术医生的意见而定）。骨折愈合后，逐步增加关节活动度练习和腰背肌肌力训练。

（3）脊柱骨折合并脊髓损伤：伤后应及时手术，消除脊髓致压物，彻底减压，给予牢固的内固定。这类病人的康复护理参见第七章第四节。

六、康复护理指导

1. **心理调适** 病人因意外受伤，常常自责，并顾虑手术效果，担忧骨折预后，易产生焦虑、恐惧心理，常寄希望于有最好的药或最好的康复方法，在最短的时间内，恢复至最佳状况。

应给予耐心开导，介绍骨折的治疗和康复训练方法、可能的预后等，并给予悉心的照顾，以减轻或消除病人心理问题。鼓励病人调适好心理状态，积极参与康复训练，但也不能急于求成，正确地按指导进行康复训练。

2. **饮食** 绝大部分骨折病人食欲下降，易便秘，所以需给予易消化的食物，鼓励多吃蔬菜和水果。老年人常伴有骨质疏松，骨折后也易引起失用性骨质疏松，宜给予高钙饮食，必要时补充维生素 D 和钙剂，甚至是接受专业的骨质疏松用药。适量的高蛋白、高热量饮食有助于骨折后骨折愈合和软组织修复。

骨折后病人体内的锌、铁、锰等微量元素的血清浓度均明显降低，动物肝脏、海产品、黄豆、蘑菇等含锌较多；动物肝脏、鸡蛋、豆类、绿叶蔬菜等含铁较多；麦片、芥菜、蛋黄等含锰较多，可指导病人适当补充。

3. **自我观察病情** 指导病人自我观察病情，特别是观察远端皮肤有无发绀、发凉，有无疼痛和感觉异常等，及早发现潜在的并发症，尽早就医。

4. **自我护理** 指导病人进行日常生活活动的自我护理，尽早生活独立。皮肤的清洁护理非常重要，以避免局部感染的发生，尤其是带有外固定者，并需注意避免外固定引起的压疮。

5. **准确进行功能锻炼** 指导病人进行相关的活动度、肌力、坐位、站立位、步行等功能训练，特别是要牢记锻炼中的注意事项，避免因不恰当的锻炼引起意外的发生。功能训练还需遵循循序渐进的原则，运动范围由小到大，次数由少到多，时间由短到长，强度由弱到强，锻炼以不感到很疲劳、骨折部位无疼痛为度。

6. **指导病人定期随访** 一般病人术后 1 个月、3 个月、6 个月骨科随访 X 线摄片，了解骨折愈合情况。若有石膏外固定者，术后 1 周复诊，确定是否需更换石膏，调整石膏的松紧度。进行功能锻炼者，需每 1~2 周至康复科随访，由专业人员给予功能训练的指导，了解当前的训练状况及功能恢复情况，及时调整训练方案。

（刘邦忠）

思 考 题

---

1. 请阐述骨折后康复的目的及原则？
2. 请简述骨折后有哪些康复护理措施？

Note:

第六节　手　外　伤

 ——————————— 导入情景与思考 ———————————

病人,男,25岁,机床操作中不慎将手伸入机器内,约1h后送到急诊,检查发现:多节指骨骨折,皮肤多处裂伤,当天即行指骨克氏针内固定术、清创缝合术,术后安返病房。

请思考:

1. 针对该病人如何制订康复护理计划?

2. 术后护理中应注意哪些问题?

一、概述

手外伤是临床常见损伤之一,占创伤总数的1/3以上。手外伤包括骨骼损伤、肌腱损伤、神经损伤、皮肤缺损等,可单独发生,但多是复合性损伤。手部解剖结构复杂,功能精细,外伤后失用性变化和瘢痕挛缩等易导致手部功能损害。

手外伤康复是在手外科的诊断和处理的基础上,针对功能障碍的各种因素,采取相应的物理治疗、作业疗法以及手夹板、辅助器具等手段,使手恢复最大限度的功能,以适应每日日常生活和工作、学习。

手外伤的病因:

1. **刺伤**　特点是进口小,损伤深,并可将污物带入,导致异物存留及腱鞘深部组织感染。如小木片、小玻片、竹尖等刺伤。

2. **切割伤**　伤口一般较整齐,污染较轻,伤口出血较多。伤口的深浅不一,常造成深部组织如神经、肌腱、血管的切断伤,严重者导致指端缺损、断指或断肢。如刀、玻璃及电锯伤等。

3. **钝器伤**　钝器砸伤引起组织挫伤。可致皮肤裂伤,重者可导致皮肤撕脱,肌腱、神经损伤和骨折。

4. **其他**　如挤压伤、火器伤均可造成手部不同程度的损伤。

二、主要功能障碍

手外伤后留有的功能障碍与创伤的类型和程度有密切的关系,创伤较轻的切割伤,早期的功能障碍较轻,而压砸、撕脱等创伤可使神经肌腱扭转牵拉,肌肉、血管大量破坏,骨折严重,愈合后会留有较大的功能障碍。

1. **运动功能障碍**　手的运动包括对指、抓握和非抓握运动,抓握功能包括精确性抓握(如指侧捏、指尖捏、三指捏、三指抓握等)和力量性抓握(如球状抓握、钩状抓握和柱状抓握等),非抓握运动包括推、举、扣、戳等。骨骼、肌腱、神经损伤后因瘢痕挛缩、肌腱粘连、肿胀、关节僵硬、肌萎缩和瘫痪、组织缺损、伤口长期不愈等均可引起相应的运动功能障碍。

2. **感觉功能障碍**　桡神经、尺神经、正中神经损伤后均可引起相应支配区域的感觉减退或丧失或痛觉过敏。

3. **日常生活活动能力障碍**　手的运动功能障碍可影响病人吃饭、穿衣、洗浴、个人清洁卫生等日常生活自理能力。

4. **工作能力和社会活动障碍**

5. **心理障碍**　日常生活活动能力、工作能力、社会活动能力的降低及手部外形改变可能导致病人抑郁和焦虑。

三、康复护理评估

（一）局部状况和手的体位

1. 局部状况　评估皮肤的营养情况,色泽、有无瘢痕、伤口,皮肤有无红肿、溃疡及窦道,手及手指有无畸形等。

触诊皮肤的温度、湿度、弹性以及检查皮肤毛细血管反应,判断手指的血液循环的情况;检查是否有神经、肌腱的损伤及程度;肢体周径、长度和容积的测定。

2. 手的体位　手的体位有休息位、功能位和保护位。

（1）休息位:在正常情况下,手在自然静止状态为半握拳姿势,手的内在肌和外在肌张力处于相对平衡状态。手的休息位是腕关节背伸约 10°~15°,并有轻度尺侧偏;手指的掌指关节及指间关节呈半屈曲状态,从示指到小指,越向尺侧屈曲越多(图 7-8)。

（2）功能位:腕背伸约 20°~25°,拇指处于对掌位,掌指及指间关节微屈。其他手指略为分开,掌指关节及近侧指间关节半屈曲,远侧指间关节微屈曲。处理手外伤,特别是骨折固定、包扎伤手时应尽可能使手处于功能位,否则将常会影响手的功能恢复(图 7-9)。

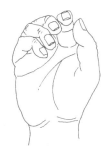

图 7-8　手的休息位

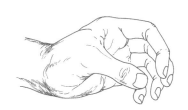

图 7-9　手的功能位

（3）保护位:是为了保护和维持手部功能而设的位。如掌指关节整复手术后宜将掌指关节固定在屈曲 90° 体位,以防侧副韧带挛缩。

（二）运动功能

1. 关节活动度的测量　使用量角器分别测量掌指关节(metacarpophalangeal joint,MP)、近侧指间关节(proximal interphalangeal joint,PIP)和远侧指间关节(distal interphalangeal joint,DIP)的主动及被动关节活动范围,根据三个关节总的活动范围进行等级评定(表 7-9)。

表 7-9　等级评定表

分级	关节活动范围	分级	关节活动范围
优	200°~260°	中	100°~130°
良	130°~200°	差	<100°

2. 肌力评定　徒手肌力检查,握力计、捏力计检查手和上肢的握力、捏力等。

3. 灵巧性和协调性测定　有赖于感觉和运动功能的健全。常用的三种方法有:①Jebson 手功能测试;②明尼苏达操作等级测试(MRMT);③Purdue 钉板测试(Purdue pegboard test)。评定的基本原理都是令受试者拾起指定物品并放于指定的地方,并记录完成操作的时间。

（三）感觉功能

1. 手指触觉、痛觉、温度觉和实体觉测定。

2. 两点辨别试验　正常人手指末节掌侧皮肤的两点区分试验距离为 2~3mm,中节 4~5mm,近节

Note:

为 5~6mm。本试验是神经修复后,常采用的检查方法。两点辨别试验的距离越小,越接近正常值范围,说明该神经的感觉恢复越好。

3. Moberg 拾物试验　用木盒和 9 种生活小物件,如钥匙、硬币、火柴盒、安全别针、螺帽、螺栓、纽扣和秒表等。病人睁眼,用手拣物品,放入木盒内,每次只能捡拾 1 件,用秒表记录完成操作所用的时间。让病人闭眼,重复上述动作,并记录时间。如果病人的拇指、示指、中指感觉减退或正中神经分布区皮肤感觉障碍,则在闭目条件下很难完成该试验。

四、康复护理原则与目标

1. **康复护理原则**　康复护理以尽可能防止和减轻挛缩、关节粘连,恢复日常生活活动能力为原则。

(1) 手外伤后常发生肌腱、关节囊、皮肤的挛缩及关节粘连,尽早进行关节的主被动活动、适当牵伸练习,可减少挛缩和粘连的发生。

(2) 手外伤后常影响日常生活活动能力,康复护理中应重视日常生活活动能力和生活自理能力的训练。

2. **康复护理目标**　分为短期目标和长期目标。

(1) 短期目标:消肿、消炎止痛,促进创面愈合,预防挛缩和关节粘连。

(2) 长期目标:增加运动功能,恢复感觉功能,逐步恢复日常生活活动能力,最终重返工作岗位,回归社会。

五、康复护理措施

手外伤的病人应早期彻底清创,一般争取在伤后 6~8h 内进行,对于时间较长的伤口,应根据污染程度而决定手术方式。对于深部组织的损伤须正确的处理,清创时应尽可能地修复深部组织,恢复重要组织如肌腱、神经、骨关节的连续性,以便尽早恢复功能。

(一) 心理护理

手外伤带来的生活及工作的不便,使病人易出现孤独、自卑等情绪,护理中应协助病人渡过失落感与哀伤情绪。

在早期与病人接触时,医护人员必须了解病人呈现出尝试挣扎或重新调适自己的生活方式,矛盾地去面对残疾所带来的诸多不便。把握时间,使病人尽早适应。对此除进行个别心理指导外,集体疗法相当重要,同时关心和管理病人就业问题。

(二) 肌腱修复术后的康复护理措施

术后 1~2 周:开始手指的被动运动,并了解手术创口情况,消肿、止痛、抬高患肢,屈肌腱修补后做被动屈指,伸肌腱修补后做被动伸指运动,其余手指做各种主动练习。第 3 周:做患指的主动运动并逐步增加用力的程度和幅度,以扩大肌腱的滑移幅度,但在运动时要限制腕与掌指关节的姿势,如屈肌修复后腕与掌指关节应保持被动屈曲位,而伸肌修复后则与此相反。第 4 周:不再限制腕与掌指关节的姿势,继续做主动运动,并开始肌腱的主动运动。并可采用微波、热疗、频谱治疗。第 5 周:增加关节功能和适当抗阻练习。6~12 周:强化肌力,增加肌腱的滑动性,双手协调性训练,矫正关节挛缩,也可用矫形支架进行被动训练。术后 12 周以后:利用不同的握法和握力进行功能训练,帮助病人恢复动态工作能力。

(三) 肌腱粘连松解术

实施肌腱松解术前:应根据病情对僵硬的关节做被动活动,使僵硬的关节尽量达到满意的活动后再进行松解术。否则术后会因关节活动受限而易再次发生粘连。且术中肌腱松解应完全彻底。

术后 1~2d:去除敷料后即可练习手指的屈伸动作,此时,病人因为局部的肿胀,疼痛而不敢进行充分的练习,医护人员应鼓励病人忍住疼痛的同时,并给予对症处理,尽可能用最大力量伸屈手指,反复练习,防止发生术后粘连丧失恢复功能的时机。术后 3~5d:可开始做被松解肌主动收缩和拮抗肌动力性收缩练习,尽量加大幅度。术后 2 周:应在医护人员的指导下,开始抗阻肌力练习和增大关节活动幅度的被动运动及功能牵引,不应因锻炼而加重肿胀。2~3 周:轻微的 ADL 活动。4~6 周:开始抓握力量练习。6~8 周:开始抗阻练习。8~12 周:恢复工作。

（四）感觉训练

手的感觉恢复顺序是痛觉(保护觉)、温度觉、32Hz 振动觉、移动性触觉、恒定性触觉、256Hz 振动觉、辨别觉。

当压觉或振动觉恢复后即开始感觉训练,感觉可以通过学习而重建,感觉训练常需利用眼的帮助。感觉训练程序分为早期和后期阶段。早期主要是痛、温、触觉和定位、定向的训练。后期主要是辨别觉训练。腕部正中神经和尺神经修复术后 8 周,可以开始早期阶段的感觉训练。若存在感觉过敏,则脱敏治疗应放在感觉训练之前。当保护觉恢复时,感觉训练程序即可开始;感觉训练后的评定,每月一次;训练时间不宜过长、过多,每日 3 次,每次 10~15min 为宜。训练方法:

1. **保护觉训练**　目的不是恢复保护觉,而是为了教会病人代偿的能力。包括针刺觉、深压觉、冷热觉等。在安静的室内进行,让病人闭眼,护士用各种尖锐物品轻刺病人的手部或给予冷热刺激,然后让病人睁眼看清刚才所给予的刺激是针刺、冷或热,如此反复进行。

2. **定位觉训练**　时间是在病人恢复针刺觉和深压觉后。在安静的房间里训练,用 32Hz 的音叉让病人知道什么时候和什么部位开始的移动性触觉。然后用橡皮沿需要在训练的区域,由近到远触及病人。病人先睁眼观察训练过程,然后闭眼,将注意力集中于他所觉察到感受,而后睁眼确认,再闭眼练习。这样反复学习,直至病人能够较准确地判断刺激部位。

3. **辨别觉训练**　当病人有了定位觉以后,便可开始辨别觉训练。刚开始时让病人辨别粗细差别较大物体表面,逐渐进展到差别较小的物体表面。每项训练采用闭眼—睁眼—闭眼方法。利用反馈,重复地强化训练,再过渡到辨别生活中的实物。

4. **织物觉训练**　是利用粗糙程度大小不同的织物,训练感觉。让病人先触摸粗细相差极大的砂纸,再触摸粗细差别较小的砂纸,进而过渡到不同的织物如毛皮、丝织品、羊毛、塑料等。

5. **脱敏训练**　适用于手外伤后因神经病变等而触觉过敏者,可采用脱敏疗法。原则上先健侧示范,刺激由弱渐强,时间每次 5~10min,每天重复 3~4 次。先用较轻柔的物品,如毛、棉等轻轻摩擦 10min 或至皮肤麻木无感觉,1h 后重复此项操作,适应该刺激后再增加刺激物的粗糙程度,可用绒布、麻布等,最后用叩击和震动刺激。也可让病人手插入盛有棉花、碎泡沫塑料、沙、豆、玉米、米、小麦等的容器中,并搅动容器中的内容物。

（五）ADL 和作业训练

根据实际情况给予适当的日常生活活动能力的训练,改善感觉、运动及功能性活动能力,如梳洗、书写、编织、剪纸、打结、捏橡皮泥、撑、拉弹力、带功能性作业活动、模拟性日常生活活动及娱乐性活动等,训练灵活性、协调性,使患手恢复实用能力。当感觉功能不良时,应指导病人在生活和工作中如何保护,避免接触热、冷、锐器物品;并可利用本体觉、温度觉与触觉的组合进行代偿性训练。

六、康复护理指导

1. **早期进行功能训练**　在不影响创伤愈合的情况下,病人应早期进行功能训练。包括有外固定的部位和未固定的关节。手外伤康复的关键是正确进行手指活动,训练时注意循序渐进,具体的训练方法和时间视不同的手外伤类型而定,通常早期可进行适当的被动活动,后期主动训练为主,病人应在医护人员指导下进行训练,以保证既不影响手外伤愈合,又能尽快恢复手的功能。

2. **按摩患肢**　对患肢从指尖开始向心脏方向推按。注意手法应由轻到重,循序渐进。如有瘢痕增生,更可在瘢痕处揉捏按摩,以促进瘢痕转化,松解粘连。

3. **重视日常生活活动能力的训练**　术后 3~4 周进行,此时,缝合肌腱或神经的吻合已较牢固,创伤愈合较好;要坚持不懈地训练 3 个月,或更长时间,逐步恢复手功能,促进生活自理能力的恢复。

4. 适当进行物理治疗　除用红外线、超短波等物理疗法外,也可鼓励病人进行热水浴,将手放在40~50℃热水中浸泡,每日 1~3 次,每次 10~20min。条件许可的话还可行蜡疗。

5. 安全教育　有感觉功能减退或丧失的病人需给予安全教育:避免接触热、冷、锐器物品;避免使用小把柄的工具;抓握用品不宜过度用力;使用工具的部位经常更换;经常检查受压部位的皮肤情况等。

6. 其他　手损伤疼痛多比较敏感,此时可与其他人聊天,看有益的电视等,转移对疼痛的注意力,以使疼痛缓解。尽量使自己的生活丰富多彩,使自己从消极的情绪中解脱出来。并嘱病人禁止吸烟。

(刘邦忠)

思 考 题

1. 请简述手外伤后可能会出现哪些功能障碍。
2. 请阐述如何指导病人尽早进行康复训练。

第七节　截　肢

导入情景与思考

"刀锋战士"奥斯卡·皮斯托瑞斯(Oscar Pistorius)是南非残疾人运动员,是 100m、200m 和 400m残疾人短跑世界纪录的保持者。人们把他称为"世界上跑得最快的无腿人",残奥会上的博尔特。他生下来就没有腓骨,并且脚外侧组织缺损,在脚部重塑和截肢之间,他家人选择截肢,医生对其双侧小腿进行截肢,并在残肢末端植入承重皮肤。安装假肢后,他的父母带他参加各种体育运动,从 11 岁起他先后接触过网球、水球、橄榄球、摔跤等多个项目。

请思考:
1. 截肢后需如何进行康复护理?
2. 截肢后将进行哪些功能训练?

一、概述

截肢(amputation)是指通过手术将失去生存能力、没有生理功能、威胁人体生命的部分或全部肢体切除,包括截骨(将肢体截除)和关节离断(从关节处分离)两种。

造成截肢的原因主要有严重的创伤、肿瘤、周围血管疾患和感染。在发达国家,最常见的原因是动脉粥样硬化闭塞性疾病和糖尿病的并发症(约占 50%~90%),其次是创伤、肿瘤和其他疾病。在我国,外伤是截肢的主要原因,但因血管疾病而截肢者逐渐增加,平均截肢年龄逐年增高。

以前,截肢必须在特定的平面实施,以便安装假肢,但目前应用现代的全接触式接受腔和假肢安装技术,截肢的平面已不重要。关于截肢平面的名称,主要是依据解剖学来区分,如上臂截肢(或称为肘上截肢)、前臂截肢(或称为肘下截肢)、大腿截肢(或称为膝上截肢)、小腿截肢(或称为膝下截肢)等。

截肢手术中应尽可能保留肢体的长度,并须正确处理皮肤、血管、神经、骨骼、肌肉等。

截肢不单是破坏性手术,而应视为重建与修复性手术,截肢手术实际是为病人回归到家庭和社会进行康复的第一步。截肢手术要为安装假肢做准备,为残肢创造良好的条件,安装较为理想的假肢,发挥更好的代偿功能,给病人生活和工作以积极的补偿。

二、主要功能障碍

1. 残端出血和血肿　术中止血不彻底、组织处理不当、血管结扎线脱落等均可造成残端大出血或血肿。

2. 残端感染　多见于开放性损伤、糖尿病病人,术后伤口延迟愈合或手术过程中发生污染以及佩戴假肢后残端皮肤没及时清洁等也可引起残端感染。

3. 残端窦道和溃疡　残端血液循环不佳、佩戴假肢时局部受压过久或压力过大、伤口愈合不良、局部瘢痕组织过多、伤口局部残留异物等是造成残端窦道和溃疡的主要原因。

4. 残端骨突出、外形不良　多由于术中骨残端处理不当所致。

5. 残肢关节挛缩　主要原因有:术后残肢长期处于不合适的体位、忽视了进行残留关节的功能训练、术后残肢关节没有合理固定、术后疼痛、瘢痕、肌肉痉挛、手术后残肢原动肌和拮抗肌肌力不平衡等。

6. 残肢疼痛　早期可能与局部出血、感染、包扎过紧有关,后期则主要由骨质增生、瘢痕形成、神经残端组织再生形成神经瘤等引起。

7. 幻肢痛和幻肢觉　主观感觉已切除的肢体仍然存在,并有不同程度、不同性质疼痛的幻觉现象,该幻肢发生的疼痛称为幻肢痛。一些研究显示75%病人截肢后数天就可出现幻肢痛,但也有少数病人在截肢后数月或数年后才开始出现。截肢平面愈高,幻肢痛发生率愈高;上肢截肢幻肢痛的发生率比下肢截肢高;6岁之前的儿童截肢未见术后幻肢痛。幻肢痛的病因还不甚明了,但目前较明确的是,截肢部位的神经损害是由首先发生在神经切断部位外周的一系列变化引起的,然后导致中枢神经系统内部的结构变化及化学变化,其中也可能包括心理机制。

三、康复护理评估

评估是截肢后康复的核心,需贯穿于截肢康复程序的全过程,但在不同的阶段有其各自的重点。

（一）全身状况的评估

首先了解病人的一般情况,如姓名、性别、年龄、身高、体重、职业、截肢的日期、截肢的原因、截肢部位、是否安装假肢及其时间等。

其次评估造成截肢的原发病的状况,如肢体末端血液循环障碍是否仍然存在、肢体肿瘤、感染的情况、若外伤后病人是否伴有其他严重外伤等。

使用假肢的病人行走与正常人相比,需消耗更多的能量,因此要评估病人的心肺功能是否适应佩戴假肢;评估神经系统功能,了解病人是否有学习和记忆能力以便学习使用假肢;评估有无足够的视力来看清自己肢体的位置,从而能够正确训练残肢并能正确使用假肢。

（二）残肢的评估

包括残肢外形、皮肤、长度、周径、关节活动度、肌力、疼痛、有无畸形等。

1. 残肢外形　这点对于假肢的制作、装配很重要。目前提倡以圆柱形残端代替传统的圆锥形残端,使其能与假肢的接受腔全面接触,残端广泛负重,以减少残端血液循环差而发生的一系列并发症。

2. 残肢皮肤　检查皮肤的颜色、亮度、感觉、松紧度、弹性等,观察有无感染、溃疡、窦道、瘢痕、水肿、是否植皮等,这些皮肤情况都影响假肢的佩戴。若皮肤条件不好,应积极治疗,应等治愈后再安装假肢。

3. 残肢长度　残肢的长度与假肢的选择、残肢对假肢的控制能力、悬吊能力、稳定性和代偿功能等有直接的影响。上臂残肢长度测量点从腋窝前缘到残肢末端;前臂残肢长度测量点从尺骨鹰嘴沿尺骨到残肢末端;大腿残肢长度测量点从坐骨结节沿大腿后面到残肢末端;小腿残肢长度测量点从膝关节外侧关节间隙到残肢末端。

4. 残肢周径　为了了解残端水肿的情况,判定残肢是否定型以及与接受腔的合适程度,尽量每

Note:

周测量残肢周径 1 次。上肢从腋窝每隔 2.5cm 测量 1 次直至末端,小腿从膝关节外侧关节间隙每隔 5cm 测量 1 次直至末端。残肢周径连续 2 周无变化即可判定为残肢定型,这意味着可穿戴永久性假肢。

5. 关节活动度　上肢包括肩、肘关节,下肢包括髋、膝关节,判定是否有关节挛缩、关节活动度受限。

6. 肌力　包括全身各肌群及患肢的肌力,上肢主要评估对假肢的控制能力,下肢则评估维持站立和行走的主要肌群。若主要肌力小于 3 级,则不适宜安装假肢。

7. 疼痛　对于有幻肢痛或残肢痛者可运用相关量表评估疼痛的程度、性质、诱因等。

8. 残肢的畸形情况　观察残端有无骨突出、外形不良、残留关节有无挛缩畸形、残肢负重力线以及残端与接受腔的匹配情况等。

（三）临时假肢的评估

包括临时假肢接受腔适应程度、假肢悬吊情况、假肢对线、穿戴假肢后的残肢情况、佩戴假肢后的步态等。

（四）正式假肢的评估

包括假肢佩戴后残肢情况及日常生活活动完成能力等。对上肢假肢应观察其协助正常手动作的能力,而对下肢假肢主要评估站立、上下楼梯、平地行走(前进与后退)、手杖或拐杖的使用情况等。

四、康复护理原则与目标

1. 康复护理原则　康复护理以尽可能防止和减轻截肢对病人身体健康和心理活动造成的不良影响为原则。

（1）截肢后不可避免会影响病人的肢体活动、日常生活活动等能力,尽快重建或代偿已丧失的功能以减轻截肢对生理功能的不良影响。

（2）截肢后病人在心理上受到了极大创伤,从而产生严重的心理反应,康复护理中应重视心理康复以减轻截肢对病人心理活动的不良影响。

2. 康复护理目标　分为短期目标和长期目标。

（1）短期目标:穿戴假肢前,需改善残肢关节活动度、增强残肢肌力,增强残端皮肤弹性和耐磨性,消除残端肿胀,增强全身体能,增强健侧肢体和躯干的肌力;穿戴临时假肢后,需掌握穿戴假肢的正确方法,假肢侧单腿站立,不使用辅助具独立行走,能上下台阶、左右转身。

（2）长期目标:穿戴正式假肢后,提高步行能力,减少异常步态,日常生活活动自理,提高对突然的意外作出反应的能力,跌倒后能站立。

五、康复护理措施

截肢后,往往要通过残肢训练和安装假肢以代偿失去肢体的功能,因此,截肢后的康复是以装配和使用假肢为中心,重建失去肢体的功能,防止或减轻截肢对病人身心造成的不良影响,使其早日回归社会。

截肢康复护理是指从截肢手术前到术后处理、假肢的安装和使用,最终重返社会全过程的康复训练与护理。

（一）心理护理

心理护理是截肢病人系统康复护理的重要环节,对病人的康复起着极为重要的作用。

截肢后病人在心理上和精神上受到极大的创伤,大多数人会有显著的情绪反应,病人因由危机的产生而感到无望,无法以平常心来应付,并伴有严重的失落感、悲伤、抑郁和焦虑的复杂心情。病人躯体外形的破坏、功能的丧失,给工作、学习和生活带来了不便,影响到经济来源和社会活动,甚至社会地位,病人有被歧视的感觉和心理。因此,病人可表现为情绪低落、悲观,对生活失去信心,拒绝治疗,甚至产生轻生的念头。

医护人员以高度的责任感给予病人积极的支持和心理疏导,帮助病人解决生活上和工作上存在的困难。认真分析每位病人的心理状态,并根据病人的年龄、性别、文化水平、职业、家庭背景等,因人而异、因地制宜地制订一套康复训练计划,让病人感受到周围的爱心和社会温暖,鼓起生活的勇气,树立信心。

通过心理康复护理,帮助病人迅速度过震惊和绝望期,认识自我的价值,重新树立自尊、自信、自强、自立,对现实采取承认态度,配合治疗,积极投入到康复训练中去。

(二)术前护理

1. 术前心理准备 介绍手术方法及术后可能产生的后果,共同讨论手术前后需进行的功能训练以及假肢的安装,取得病人的理解和合作。

2. 术前皮肤准备 对于有开放性损伤伤口、窦道、感染病灶者应加强换药,以防止术后残肢感染。对皮肤进行适当的牵伸,以增加术后残端皮肤的耐磨性,从而适应假肢的穿戴。

3. 术前患肢训练 对下肢截肢者,如全身状态允许,要进行单足站立持拐训练,以便术后早日进行康复训练。为更好地使用拐杖,可进行俯卧撑、健肢肌力训练,使上下肢有足够的肌力,同时教会病人持拐行走的技术。对于上肢截肢者,如截肢侧为利手,则需进行"利手交换训练",将利手改变到对侧。对健侧肢体及可能保留的患侧肢体进行肌力和关节活动度训练。

4. 治疗原发病及合并症 对于外伤等病人,需注意有无休克、出血、感染、循环血量不足等,以维持生命体征的稳定。对血管闭塞性疾病病人需积极进行治疗,以避免术后残肢再次发生缺血坏死。

(三)装配假肢前期的康复护理

装配假肢前期是指从截肢术后到病人接受永久性假肢这段时间,是病人的情感和身体愈合的准备期。通过训练,促进残肢定型,增强肌力,防止肌肉萎缩、关节僵直和畸形,改善关节活动度,为装配假肢后更好地发挥代偿功能做准备。

1. 保持合理的残肢体位 由于残端肌肉力量不平衡,病人往往不自觉地采取不良体位,很容易导致关节屈曲位挛缩。同时由于肢体失平衡,往往会引起骨盆倾斜和脊柱侧弯。这些变形一经固定,将对其假肢的设计、安装以及步态、步行能力带来严重影响。因此,早期保持患肢的功能位,避免容易出现的错误体位是非常重要的。

下肢功能位是髋、膝关节伸展,如小腿截肢的病人避免在膝下垫枕,大腿截肢者避免在两腿中间夹枕等。

2. 术后即装临时假肢 在截肢1周后,不等疼痛消除或切口愈合,即开始安装临时假肢,这对残肢定型、早期离床功能训练、减少幻肢痛、防止肌肉萎缩和关节挛缩等有积极作用。

3. 残肢的皱缩和定型 为了改善远端的静脉回流,减轻肿胀,拆除缝合线后即用弹力绷带包扎,预防和减少过多的脂肪组织,促进残肢成熟定型。包扎时从远端向近端包扎,远端紧近端松,以不影响远端血液循环为宜。保持每4h重新包扎一次,夜间也不解掉绷带。

4. 残肢训练 包括关节活动度训练和增强肌力训练两方面。遵循尽早进行、循序渐进的原则。

上肢截肢病人假肢的操作经常依靠肩胛胸廓关节的运动来完成,肩关节离断、上臂截肢病人若未及时进行关节活动度训练,往往会造成肩胛胸廓关节挛缩,导致病人假肢操作训练的困难。

大腿截肢病人常发生髋关节屈曲、外展、外旋位挛缩,影响行走和站立功能。小腿截肢者易发生膝关节屈曲挛缩。

因此,术后关节活动度训练应有针对性地加强肩胛胸廓关节活动度训练、髋关节后伸、内收训练、膝关节伸直训练。采取主动运动和被动运动相结合的方法,训练中注意防止手法粗暴,加力速度缓慢,防止关节周围软组织损伤。

截肢后残肢肌力训练中也应相应考虑到以上因素,增加肩胛带肌、上肢残存各肌群、髋内收内旋后伸肌群、膝伸肌群的肌力训练,防止关节挛缩和肌肉萎缩。

5. 躯干肌训练 进行腹背肌训练为主,并辅以躯干旋转、侧向移动及骨盆提举训练。

Note:

6. 残端卫生 残端皮肤应经常保持清洁和干燥,注意勿擦伤皮肤,预防水疱,防止真菌、细菌感染。

7. 残肢脱敏 通过残端在不同的表面负重和按摩、拍打等方法消除残端痛觉过敏,使残肢能适应外界的触摸和压力,为安装假肢的接受腔做准备。

8. 平衡训练 对于下肢截肢者,需进行坐位平衡、跪位平衡、佩戴假肢后站立位平衡训练。

大腿截肢的病人常伴有坐位平衡下降。可让病人坐在平衡板上,双手交叉向前方平举,治疗者让平衡板左右摇晃,诱发病人头部、胸部和双上肢的调整反应。

当病人坐位平衡反应出现后,可进行膝手卧位平衡训练,病人在膝手卧位下将身体重心向患肢移动。当膝手卧位平衡反应出现后,可让病人呈跪位,康复人员双手扶持病人骨盆,协助进行重心左右移动、身体调整反应等各项训练。

9. 日常生活活动能力训练 根据单侧利手截肢、单侧非利手截肢、双上肢截肢、下肢截肢的不同特点选择不同的作业治疗方法。

单侧利手截肢病人要加强利手更换训练,尽量发挥辅助手的作用,扩大辅助手的适用范围。双上肢截肢后应鼓励病人使用身体其他部位进行协助,如利用下颌部、膝部和牙齿等。

下肢截肢者可通过木工作业、脚踏式器具等进行练习。

(四)假肢佩戴后的康复护理

1. 穿脱假肢的训练 不同部位的假肢以及不同类型的假肢有各自的基本操作技术,在此不做详述。

2. 使用假肢的训练 上肢假肢所需要的最基本的训练是假手在身体各种体位下的开闭动作,熟练掌握后开始进行日常生活活动能力训练和利手交换的训练。下肢假肢的训练强调对各种异常步态的矫正,如倾侧步态、外展步态、画圈步态等,对不同特殊路面的适应性步行训练、灵活性训练、倒地后站起、搬动物体训练等。

3. 站立位平衡训练 佩戴假肢后,让病人站立在平衡杠内,手扶双杠,反复练习重心转移,体会假肢承重的感觉和利用假肢支撑体重的控制方法。然后练习离开平衡杠后患肢单腿负重平衡练习。当病人取得较好的静态平衡后,还需进行动态平衡训练,如抛接球训练、平衡板上训练等。

4. 步行训练 首先可在平衡杠内进行,后逐步进行使用助行器、双拐、单拐、双手杖、单杖步行训练,最终脱离拐杖。

(五)幻肢痛的康复护理

目前尚没有通用的、非常有效的治疗方法。

1. 手术前做好宣传解释工作,是病人建立充分的思想准备,术后引导病人注视残端,以提高其对肢体截肢的事实认可。

2. 心理治疗是预防幻肢痛的有效方法,可进行心理支持技术、放松技术、催眠术等。

3. 对疼痛病史较长者,可采用经皮神经电刺激、超声波、热敷、离子导入、蜡疗等物理因子治疗。

4. 对顽固性疼痛,可行神经阻滞治疗、神经毁损手术治疗。

5. 早期装配假肢,对残肢间歇性加压刺激,患肢和健肢同时尽力作双侧操练能缓解症状。

6. 对幻肢痛多不主张镇痛药物治疗,药物治疗虽有止痛和暗示作用,但并不解决根本问题,且易形成药物的依赖性。必要时可联合使用三环类抗抑郁药阿米替林片和抗癫痫药。

(六)佩戴假肢后的残端护理

每次佩戴残肢训练尽量不超过 1h,训练后脱下假肢,需注意观察残端情况,有无皮肤磨损、颜色的变化、感觉的改变等。训练后需做好患肢的卫生清洁工作,保持残端干燥、清洁。

六、康复护理指导

1. 保持适当体重 现代假肢的接受腔形状、容量十分精确,体重每增减 3kg 就会引起接受腔的过紧或过松,所以需保持适当的体重。

2. **需持续进行肌肉力量训练**　残留肌肉力量训练可防止肌肉萎缩,避免残端周径变小而导致的残端与接受腔不匹配,同时残肢肌肉力量的增强,也使得残肢的操控更准确、灵便。

3. **防止残肢肿胀和脂肪沉积**　脱掉假肢后,残肢就应用弹力绷带包扎,防止残肢肿胀、脂肪沉积,促进残端定型。

4. **保持残肢皮肤清洁**　防止残肢皮肤发生红肿、溃疡、毛囊炎、皮炎、过敏等。

5. **假肢需定期保养**　脱下假肢后需注意观察接受腔的完整性,有无破损和裂缝,以免皮肤损伤。同时定期保养假肢包括连接部件和外装饰套等。

6. **注意安全**　合理安排训练和休息的时间,既要积极投入到康复训练中去,又要不急于求成,循序渐进,训练中避免跌倒等意外事件的发生。

(刘邦忠)

思 考 题

1. 请阐述如何进行截肢后康复评估。
2. 请简述截肢后出现幻肢痛如何进行康复护理。

第八节　人工关节置换术

 ——————————————— 导入情景与思考 ———————————————

病人,女,68岁,因不慎摔倒后出现有髋部疼痛1d入院,X线片发现有股骨颈骨折,入院当天即行人工全髋关节置换术,术后病人安返病房。

请思考:

1. 对该病人术后护理将如何制订计划?
2. 术后观察需密切注意哪些问题?

一、概述

(一) 人工关节置换术开展概况

人工关节置换技术起步于20世纪40年代,主要用于因外伤、肿瘤、骨病等引起的关节损伤、破坏、畸形等,以减轻或消除疼痛、矫正畸形、改善关节功能。

人工髋、膝关节置换术在临床上应用最为普及。自20世纪60年代初Charnley提出低摩擦关节置换概念以来,人工髋关节置换手术广泛开展,手术技术日渐完善,已成为治疗严重髋关节疾病的可靠而有效的治疗方法。人工膝关节置换术起步稍晚,随着人们对膝关节生物力学研究的不断深入,人工膝关节假体设计不断完善,手术技术日趋成熟,手术效果肯定。

近年来,随着人工关节假体的材料、设计不断更新以及生物力学研究的不断深入,人工肩关节、肘关节、腕关节、踝关节置换逐步在临床开展。

在我国,人工髋、膝关节置换术开展得比较成熟,而对于肩、肘、腕关节置换术,无论是开展单位的数量还是手术例数则相对较少。本节重点介绍人工全髋关节置换术和人工全膝关节置换术后的康复护理。

(二) 人工全髋关节置换术(total hip arthroplasty, THA)

1. **适应证及禁忌证**　THA主要用于治疗髋骨关节炎、股骨头坏死、股骨颈骨折(老年、头下型、骨不连）、类风湿关节炎、先天性髋关节发育不良、髋部肿瘤、髋关节重建失败等。手术禁忌证有：全身状况差，不能耐受手术；严重的全身疾病如帕金森病、脑瘫、神经营养性关节病；活动性感染等。手术入路分别有前侧、前外侧、外侧、后侧，各有优缺点，根据术者的经验选择，但对术后康复的治疗师及护理人员而言须对此有所了解，并根据不同术式采取适当体位和训练方法，以避免关节脱位。

2. 人工髋关节假体　多数是由光滑的钴合金头与高强度的超高分子聚乙烯臼杯相结合，近来生物陶瓷臼杯应用于临床以减少潜在的因摩擦而脱落的聚乙烯颗粒造成的假体松动。髋关节假体分为骨水泥固定型、非骨水泥固定型及混合固定型，各家评价不一。多数人认为骨水泥固定型适用于高龄合并骨质疏松病人，非骨水泥固定型假体表面多孔，能依靠骨组织反应生长能力，使骨与假体间形成紧密的生物固定，尤其适用于年轻人。

（三）人工全膝关节置换术（total knee arthroplasty，TKA）

1. 适应证及禁忌证　TKA 主要用于关节结构广泛破坏所致严重膝关节疼痛、不稳、畸形和功能障碍，且经保守治疗无效者。手术禁忌证包括：全身或局部关节的活动性感染；膝关节周围肌肉瘫痪；膝关节长时间融合于功能位；严重肥胖、手术耐受力差；严重膝关节屈曲挛缩畸形（大于 60°）；严重骨质疏松等。

2. 手术方式　TKA 手术入路常用前正中或髌旁切口。胫骨近端、股骨远端、股骨髁的前后面及髌后关节面均需截骨，切除前交叉韧带以便更清楚显露关节。如果后交叉韧带被骨赘严重损伤或术者打算施行非保留后交叉韧带型（PCS）手术，可将后交叉韧带切除。内外侧副韧带必须保留以保持膝关节稳定性。

二、主要功能障碍

1. 疼痛　早期的疼痛多因手术创伤引起，后期可因术后被动活动髋膝关节使得部分挛缩的肌肉被伸展而出现疼痛，也可能因焦虑所致肌紧张和疼痛加剧；另外，局部肿胀、压迫、感染和血栓性静脉炎的发生也会引起疼痛。TKA 病人可能比 THA 病人的疼痛更剧烈、时间更长。一般典型的 TKA 病人术后中等度疼痛至少 24~48h，甚至更长。TKA 术后病人常因疼痛而保护性屈曲膝关节，从而对关节活动度的改善带来困难，因此，TKA 术后病人及时有效地减轻疼痛，显得尤为重要。

2. 关节挛缩　多为屈曲挛缩，常因体位不当或未行早期关节活动使得关节不能有效伸展、长期处于屈曲状态所致，特别是术前即有关节挛缩者术后更易发生。

3. 感染　发生率为 3%~5%，发生感染的原因可能有以下几点：①血源性感染，术前或术后存在其他部位的感染灶（牙龈炎、扁桃体炎等）；②术中污染，植入物未严格消毒灭菌、手术区污染等；③术后伤口引流管引流不畅，治疗护理时未严格按照无菌操作原则；④伤口脂肪液化；⑤手术或麻醉可对人体免疫系统产生不良影响，手术后 1 周内白细胞功能下降，假体上磨损下来的碎片特别是钴、铬等合金损害机体的防御机制，骨水泥单体释放影响细胞的吞噬作用，也可造成感染。

4. 神经损伤　THA 术后病人神经损伤的发生率约为 0.08%~3.7%，表现为患肢感觉运动障碍，膝及足背伸展无力。其原因有：①手术中牵拉伤、电凝造成的灼伤、骨水泥固化过程中的灼伤；②术中拉钩不当或术后血肿形成引起的压迫性损伤；③缺血、低血压、全身血容量减少使坐骨神经的血液供应减少，导致缺血性损伤。

TKA 术后病人腓总神经损伤发生率约为 0.3%~0.4%，表现为小腿后外侧麻木，足趾背伸肌力下降。多发生于下肢过度牵拉或延长，其次因局部石膏或血肿压迫或体位不当造成腓骨小头受压所致。

5. 深静脉血栓形成（deep venous thrombosis，DVT）　由于术中出血、血液成分的改变使血液处于高凝状态，而术后卧床制动是血流速度减慢，若同时合并静脉壁损伤，促使凝血激活酶的形成和血小板的聚集，导致术后深静脉血栓容易形成。护理中，需密切观察病人术侧肢体有无肿胀、疼痛、血液循环障碍，以便尽早发现 DVT。据报道，人工关节置换手术后 DVT 总发生率为 47.1%。THA 术后 DVT 发生率为 40.0%，可发生于术后数天内，也可发生于术后数月甚至更长时间，高峰在术后 1~3d

内。在没有任何预防措施下,单侧 TKA 术后 DVT 的发生率 >50%,而同期双侧 THA 术后 DVT 发生率 >75%。与 THA 相比,TKA 术后 DVT 主要发生在小腿静脉内,少有近端孤立的静脉血栓,很少形成危及生命的近端栓子。

6. 焦虑与恐惧　一方面,由于长期关节功能障碍以及疼痛的折磨,病人日常生活不能自理,导致病人的心理失衡;另一方面,相当一部分病人对手术的期望值很高,但又担心手术效果不理想以及术后可能出现的并发症,从而产生心理上的障碍,如焦虑、恐惧等。

7. 日常生活活动能力受限　疼痛、关节活动度减小等将限制病人步行、上下楼梯、个人卫生、穿脱裤鞋袜等活动能力。

三、康复护理评估

关节置换术后的康复护理评估主要包括疼痛、关节活动度、关节周围肌肉肌力、日常生活活动能力、焦虑和抑郁、生活质量等方面,可各自应用相关量表进行评估,也可采用髋关节、膝关节相关的特定综合评估量表。

（一）THA 术后髋关节功能评估

1. Harris 评分　是目前国内外最为常用的评估标准,由美国 Harris 医生在 1969 年提出,内容包括疼痛、功能、关节活动度和畸形四个方面,主要强调功能和疼痛的重要性,满分为 100 分,90~100 分为优,80~89 分为良,70~79 分为可,70 分以下为差（表 7-10）。

2. Charnley 标准　目前在欧洲较为常用,它所考评的内容有疼痛、运动、行走功能三项,每项 6 分。Charnley 将病人分为 3 类:A 类,病人仅单侧髋关节受累,无其他影响病人行走能力的伴发疾病;B 类,双侧关节均受累;C 类,病人有其他影响行走能力的疾病。A 类或进行双髋关节置换术的 B 类病人适于进行三项指标的全面考评,而行单侧髋关节置换术的 B 类病人和所有 C 类病人只适合疼痛和活动范围的评估,对其行走能力的评估应综合考虑（表 7-11）。

3. HSS 髋关节评分　在美国特种外科医院（Hospital for Special Surgery,HSS）常应用由 Pellici 等设计的髋关节评分标准评价 THA 术后疗效,该标准习惯称之为 HSS 髋关节评分。满分 60 分,51~60 分为优,41~50 为良,31~40 为可,30 分以下为差（表 7-12）。

表 7-10　人工髋关节置换术 Harris 评分表

疼痛		
程度	表现	评分
无		44
弱	偶痛或稍痛,不影响功能	40
轻度	一般活动后不受影响,过量活动后偶有中度疼痛	30
中度	可忍受,日常活动稍受限,但能正常工作,偶服比阿司匹林强的止痛剂	20
剧烈	有时剧痛,但不必卧床,活动严重受限,经常使用比阿司匹林强的止痛剂	10
病废	因疼痛被迫卧床,卧床也有剧痛,因疼痛跛行,病废	0
功能		
	表现	评分
日常活动	楼梯　一步一阶,不用扶手	4
	一步一阶,用扶手	2
	用某种方法能上楼	1
	不能上楼	0
	交通　有能力进入公共交通工具	1

续表

功　能			
		表　现	评分
日常活动	坐	在任何椅子上坐而无不适	5
		在高椅子上坐半小时而无不适	3
		在任何椅子上坐均不舒服	0
	鞋袜	穿袜、系鞋方便	4
		穿袜、系鞋困难	2
		不能穿袜、系鞋	0
步态		无跛行	11
		稍有跛行	8
		中等跛行	5
		严重跛行	0
行走辅助器平稳舒适行走		不需	11
		单手杖长距离	7
		多数时间单手杖	5
		单拐	3
		双手杖	2
		双拐	0
		完全不能走（必须说明原因）	0
距离		不受限	11
		6 个街区	8
		2~3 个街区	5
		室内活动	2
		卧床或座椅（轮椅）	0
畸形		无下列畸形得 4 分	4
		固定的屈曲挛缩畸形小于 30°	
		固定的内收畸形小于 10°	
		固定的伸展内收畸形小于 10°	
		肢体短缩小于 3.2cm	
活动范围（指数值由活动度数与相应的指数相乘而得）			
前屈		0°~45° × 1.0	5
		45°~90° × 0.6	
		90°~110° × 0.3	
外展		0°~15° × 0.8	
		15°~20° × 0.3	
		大于 20° × 0	
伸展外旋		0°~15° × 0.4	
		大于 15° × 0	
伸展内旋		任何活动 × 0	
内收		0°~15° × 0.2	
活动范围的总分为指数值的和乘以 0.05			

表 7-11 人工髋关节置换疗效评定 Charnley 标准

分级	疼痛	功能	活动度
1	自发性严重疼痛	卧床不起或需轮椅	0°~30°
2	试图起步时即感严重疼痛,拒绝一切活动	常需单拐或双拐行走,时间距离均有限	30°~60°
3	疼痛能耐受,可有限活动,有夜间痛或检查时疼痛	常需单拐,有明显跛行,长距离行走时跛行明显	60°~100°
4	痛仅在某些活动时出现,休息后减轻	单杖可长距离行走,无杖受限,中度跛行	100°~160°
5	疼痛轻微或间歇性,起步时疼痛,活动后减轻	无杖行走,轻度跛行	160°~210°
6	无痛	步态正常	>210°

注:活动度为前屈、后伸、内收、外展、内旋、外旋 6 个方向活动度的总和。

表 7-12 HSS 髋关节评分

评分	标 准
	疼 痛
0	持续性,不能忍受,经常使用强止痛药物
2	持续性疼痛,但是能忍受,偶尔使用强止痛药物
4	休息时有轻微或无疼痛,可以进行活动。经常使用水杨酸盐制剂
6	开始活动时痛,活动后好转,偶尔使用水杨酸盐制剂
8	偶尔或轻微疼痛
10	无疼痛
	走 路
0	卧床
2	使用轮椅。借助助行器活动
4	行走不用支撑,仅限室内活动(明显受限制)
	只用一侧支撑,步行少于一个街区(明显受限制)
	使用双侧支撑,短距离行走(明显受限制)
6	不用支撑,步行少于一个街区(中度受限)
	只用一侧支撑,步行大于五个街区(中度受限)
	使用双侧支撑,活动距离不受限制(中度受限)
8	行走不用支撑,跛行(轻度受限)
	只用一侧支撑,无跛行
10	不用支撑,无明显跛行
	功 能
0	完全依赖和受限制
2	部分依赖
4	独立:家务劳动不受限制,购物受限制
6	可以做大多数家务,自由购物,可以做伏案工作
8	很少受限,可以站立工作
10	活动正常

Note:

续表

评分	标　准
肌　力	
0	关节僵硬伴有畸形
2	关节僵硬处于良好的功能位
4	肌力:差~可,屈曲弧度小于60°,侧方或旋转活动受限
6	肌力:可~良,屈曲弧度大于90°,侧方或旋转活动可
8	肌力:良~正常,屈曲弧度大于90°,侧方和旋转活动好
10	肌力:正常,活动度正常或接近正常
髋臼影像	
10	无透亮区
8	有一个透亮区
6	有两个透亮区
4	环绕透亮区小于2cm
2	环绕透亮区大于2cm
0	环绕透亮区加大
股　骨　影　像	
10	无透亮区
8	远端有透亮区
6	近端有透亮区
4	环绕透亮区小于2mm
2	环绕透亮区大于2mm
0	环绕透亮区加大

(二) TKA 术后膝关节功能评估

1. HSS 评分系统　是 TKA 术后较早也最广泛应用的评分标准,这是一个百分制系统,见表 7-13。

2. 美国膝关节学会评分标准(American knee society score,AKSS)　AKSS 是目前在北美使用最广泛的评分系统,见表 7-14。

表 7-13　HSS 膝关节评分标准

项　目	评分	项　目	评分
疼痛		功能	
任何时候均无疼痛	30	行走和站立无限制	12
行走时无疼痛	15	行走距离 5~10 个街区和间断站立(小于 30 min)	10
行走时轻度疼痛	10		
行走时中度疼痛	5	行走距离 1~5 个街区和站立超过 30 min	8
行走时重度疼痛	0	行走距离少于 1 个街区	4
休息时疼痛	15	不能行走	0
休息时轻度疼痛	10	能上楼梯	5
休息时中度疼痛	5	能上楼但需支撑	2
休息时重度疼痛	0	能自由移动	5

续表

项　目	评分	项　目	评分
能移动但需支撑	2	不稳定	
活动范围		无	10
每活动 8°，每活动 8°得 1 分	18	轻度：0°~5°	8
肌力		中度：5°~15°	5
优：完全对抗阻力	10	重度：大于 15°	0
良：部分对抗阻力	8	减分	
可：能带动关节活动	4	单手杖	1
差：不能带动关节活动	0	单拐	2
固定畸形		双拐	3
无畸形	10	伸直滞缺 5°	2
小于 5°	8	伸直滞缺 10°	3
5°~10°	5	伸直滞缺 15°	5
大于 10°	0	每内翻 5°	1
		每外翻 5°	1

表 7-14　美国膝关节学会评分标准

项　目	评分	项　目	评分
疼痛		屈曲挛缩	
无疼痛	50	5°~10°	−2
偶尔觉得轻微疼痛	45	10°~15°	−5
上楼时有点疼痛	40	16°~20°	−10
上楼和走路时有点疼痛	30	>20°	−15
偶尔疼痛比较厉害	20	伸直滞缺	
经常疼痛比较厉害	10	<10°	−5
疼痛特别厉害，需服药	0	10°~20°	−10
关节活动度		>20°	−15
5°=1 分	25	力线	
稳定性（在各个位置的最大活动）		5°~10°	0
前后		0°~4°	3 分/度
<5mm	10	11°~15°	3 分/度
5~10mm	5	功能	
10mm	0	步行	50
内外侧		不受限	40
<5°	15	>10 个街区	30
6°~9°	10	5~10 个街区	20
10°~14°	5	<5 个街区	10
15°	0	限于室内	0

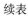

续表

项　　目	评分	项　　目	评分
楼梯		功能减分	
正常上下	50	单手杖	−5
上楼正常,下楼需扶手	40	双手杖	−10
上下楼均需扶手	30	拐或助行器	−20
上楼需扶手,不能下楼	15	其他	
不能上下楼	0		

四、康复护理原则与目标

1. 康复护理原则　康复护理方案必须遵循个体化、渐进性、全面性三大原则。

（1）关节置换术后康复是很复杂的问题,除需考虑到本身疾病外,还应了解其手术方式、病人的精神状态以及对康复治疗的配合程度等因素,制订个体化的康复护理方案。

（2）术后康复训练的手段需根据病人的恢复情况逐渐增加,不同的阶段采取相应的康复护理技术,切忌操之过急。

（3）康复护理需从术前开始即介入,且需定期进行康复护理评估,了解病人的功能进展情况。

2. 康复护理目标　分为短期目标和长期目标。

（1）短期目标:减轻疼痛,恢复病人体力,增强关节周围肌肉的肌力,增加关节活动度,改善关节稳定性。

（2）长期目标:改善平衡协调能力,恢复日常生活活动能力,避免非生理活动模式及疲劳损伤,保护人工关节,延长其使用期。

五、康复护理措施

(一) THA 术后康复护理措施

THA 术后康复护理措施分四个阶段。

1. 术前阶段　美国外科专科医院早在 1994 年就制订了多学科性关节置换术术前培训计划,其主要目的是对病人和家属进行有关手术及术后恢复的准备及培训,这有助于发现病人的特殊需求、可能的并发症,以及哪些病人出院后仍需康复治疗或家庭护理,并有助于减轻病人的焦虑、恐惧心理。

术前培训内容包括:解释说明住院期间康复治疗的目标;教会病人一套基本的下肢训练程序,如踝泵、股四头肌及臀肌等长练习、仰卧位髋关节屈曲至 45° 角、髋关节内旋至中立位;重申髋部禁忌动作、示范利用辅助装置在平地和台阶上进行转移及步行训练;术前一周停止吸烟,并学会深呼吸及腹式呼吸运动。

2. 术后第一阶段　急性治疗期(第 1~4d)。

术后病情观察除生命体征外,还包括伤口渗血及负压引流情况,引流是否通畅,引流液的量和性质;患肢肿胀程度及肢体远端肤色,了解是否有末梢循环障碍等。正常每天术后伤口引流量为 50~400ml,色淡红,若每天引流量 >400ml,色鲜红,需告知医生给予及时处理,若术后 24~72h 引流量 ≤50ml 可考虑拔除引流管。

术后搬动时以及护理操作、协助排尿排便时,要小心抬臀,托住髋部,防止假体脱位和伤口出血。术后给予平卧位,并于两腿间置楔形枕以保持患髋外展 15° ~30°。若病人不能自行保持髋中立位,可穿防旋鞋。

THA 术后康复开始于术后第 1d,先从仰卧位练习开始,包括踝泵、股四头肌及臀肌等长收缩、足跟滑动使髋屈曲至 45° 角、髋关节内旋至中立位。然后逐步过渡到坐位膝关节伸直及髋关节屈曲练习，同时注意髋部禁忌动作，并应告知病人一次坐位时间不宜超过 1h，以免引起髋部不适及僵硬。若病人条件允许，再过渡到站立训练，包括站立位髋关节后伸、外展及膝关节屈曲练习。

THA 术后病人在进行离床运动过程中，可允许患肢在耐受范围内最大限度负重。导尿管拔除后，病人可开始步行进出浴室及上下马桶的转移训练。

该阶段疼痛的处理及患肢肿胀的监测尤其重要。冰冻疗法与口服药物配合使用将有助于控制疼痛和肿胀。持续的过度肿胀和腓肠肌压痛可能是深静脉血栓形成的征象，患肢抬高、充气压力治疗仪及踝泵练习能有效减轻肿胀并预防 DVT 的发生，在全髋和全膝关节置换术病人中，现已常规应用低分子肝素或利伐沙班抗凝治疗，但术后抗凝疗程仍然存在争议。

关于患肢负重的时机问题，骨水泥固定型病人术后即可早期负重，而使用非骨水泥固定型病人传统观念认为患肢需在 6 周后才能全负重，但随着假体生物材料及设计的不断完善，目前很多学者认为使用非骨水泥固定型病人可与使用骨水泥固定型病人一样在术后即可早期进行负重训练，这需由手术医生依据术中所采用的固定方式具体决定。无论是骨水泥固定型还是非骨水泥固定型，如果同时行转子间截骨术，病人术后负重需严格控制在足尖接触负重或只负重体重的 20%~30%。

3. 术后第二阶段　早期柔韧性及肌力强化训练(第 2~8 周)。

除继续第一阶段练习外，需加强股四头肌、腓肠肌、腘绳肌等肌群的牵张练习，如俯卧位膝关节屈曲，可增加髋部屈肌及股四头肌长度。

步行训练是这一阶段的重要内容，消除代偿性步态，提高步幅、步速及步行距离。针对肌力缺乏的肌群进行肌力训练，有助于改善步态，其中臀中肌及伸髋肌肌力训练尤为重要。提踵练习必须加强，这有助于增强腓肠肌肌力，便于足趾离地。病人一旦获得了正常步态，下肢站立位肌力训练(如髋关节外展、后伸练习)即可过渡到健侧肢体以加强肌力及平衡性。

若病人能在无辅助装置下离床走动，可开始进行向前上台阶练习，当病人能够无痛越过台阶，并保持一定的对线性及控制力，台阶的高度可从 10cm 开始逐步提高至 20cm。同时还可进行重力转移训练，由双侧重力转移过渡到单侧重力转移、由矢状面不稳定平面过渡到冠状面，以训练病人的平衡能力。当病人获得了一定的动态稳定性后还可运用平衡系统训练仪进一步提高病人的平衡性。

4. 术后第三阶段　后期强化训练(第 8~14 周)。

这一阶段可利用器械进行髋部伸肌、外展肌和屈肌渐进性抗阻练习。向前上台阶练习继续进行，当下肢肌力足以越过 20cm 高地台阶并保持一定的控制力时，则可从 10cm 的高度开始下台阶练习。

本体感觉及平衡训练仍是这一阶段的重点。无上肢支撑下的站立练习、由稳定过渡到不稳定平面的训练、由睁眼站立过渡到闭眼单腿站立训练均可进行。

(二) TKA 术后康复护理措施

TKA 术后康复护理目标是：减轻或消除病人的焦虑，减轻疼痛，增加关节活动度，改善步态，提高平衡能力和日常生活活动能力。其康复同样分为四个阶段。

1. 术前阶段　术前给予病人宣教，内容包括手术方式、术后总体康复目标、总体康复训练计划、熟悉持续被动活动(CPM)机的使用、早期练习方案以及助行器的使用，以期消除病人的心理负担，使病人有接受术后严格康复训练的思想准备，从而取得病人的配合，有利于术后康复疗效、病人满意和手术成功。

如果条件许可，尽可能在术前即进行康复训练，包括关节活动度练习、肌力训练、步行器下步态训练及床上排便排尿等。术前膝关节活动度是 TKA 术后膝关节活动度的重要预测指标，所以术前加强膝关节屈伸练习，改善关节活动度显得尤为重要。

2. 术后第一阶段　急性期(第 1~5d)。

本阶段主要是控制疼痛、肿胀、预防感染及血栓形成。争取达到无辅助转移，利用适当器械在平地行走,膝主动屈曲≥80°,伸直≤10°。

术后病情观察的内容与人工髋关节置换术后大致相同。术后给予平卧位,患肢抬高至略高于右心房水平,患肢用弹力长袜。近年来,多数骨科医生认为患膝须置于伸直位,以防止膝关节屈曲挛缩,有利于术后站立和行走中患膝的稳定性。

术后当日即开始进行股四头肌、臀肌、腘绳肌等长练习,踝与足趾关节的主动屈伸活动。

关于 CPM 机的应用一直存在争论,最早在术后数小时内即开始应用,国内多数学者主张术后2~3d 拔除伤口引流管后开始使用,起始设定在 –5° ~60° 范围,每天根据病人耐受程度逐步增加屈曲角度。如果病人自己能够连续 2d 主动屈膝到 90°,就可以停用 CPM 机。每天使用 CPM 机的时间也各不相同,有学者持续 24h 应用,也有间断使用,每天总共 4~6h,各有优缺点。

促进伸膝训练也很重要,有利于站立位稳定。指导病人保持被动伸直位,每次 10~15min,每天4~6 次。

冷冻疗法是术后康复的重要内容,从术后当日开始并贯穿整个治疗始终,有助于减轻水肿和疼痛。

术后 2~3d,如果没有屈膝限制,可逐步加强治疗性练习,包括卧位、坐位、站立位之间的转换训练,主动屈伸髋、膝关节训练,直腿抬高练习,坐位主动伸膝、被动屈膝练习,以及髌骨的主动和被动活动。

3. 术后第二阶段 第 2~8 周。

本阶段重点尽量恢复关节活动度,主动辅助屈膝≥105°,主动辅助伸膝 =0°。在此阶段还需继续减轻患肢水肿、提高下肢力量、改善步态和平衡、增强独立进行各种日常生活活动的能力。

膝关节主动、被动屈伸运动结合髌股关节的活动技术能防止关节纤维粘连,使关节屈伸活动范围最大化。治疗师将髌骨在伸膝位沿纵轴方向由近端轻柔推向远端,然后病人主动收缩股四头肌,使髌骨移向近端,能促进髌骨在股骨上的活动,这对恢复膝关节的屈伸是非常必要的。水肿、软组织粘连、疼痛和股四头肌力量减弱等使得膝关节活动度的改善显得非常困难,若关节活动度改善缓慢则需寻找原因,做相应处理,必要时可在麻醉下进行手法松解。

髋膝关节周围肌肉力量练习可采取多平面开链直腿抬高练习,当力量和对疼痛的耐受允许做对称性负重时,可进行患肢单腿站立和双膝半蹲等闭链运动。当股四头肌力量提高且膝关节活动度超过 83° 时可进行上下台阶训练(起始 5cm 高,后增至 10cm)。电刺激和生物反馈治疗能有助于股四头肌肌力改善。

为恢复正常步态及独立进行日常生活活动,需改善平衡能力,重新建立神经肌肉和本体感觉的控制。利用平衡训练仪或单平面平衡训练板,先行双侧静态平衡训练,逐步过渡到单侧静态平衡和双侧动态平衡训练。

4. 术后第三阶段 第 9~16 周。

本阶段重点是最大限度地恢复关节活动度,使病人能完成更高级的功能活动,如上下更高的台阶和正常完成日常生活活动。膝关节至少需要屈曲 117° 才能下蹲举起物品,因此这被定为本阶段康复目标。关节活动度训练除上述的膝关节主动屈伸练习和髌骨滑动技术外,还可进行股四头肌牵拉练习和腘绳肌牵拉练习。

平衡训练中,根据病人能力,由双侧静态、动态平衡训练逐步过渡到单侧动态练习。

六、康复护理指导

(一) THA 术后康复护理指导

1. 禁忌动作 应告知病人术后 8 周内的禁忌动作:髋关节屈曲大于 90°、髋关节内收超过中线、髋关节内旋超过中立位(图 7-10)。这些动作均易引起假体脱位。术后 8 周,经手术医生随访评估后,可解除这些禁忌。

Note:

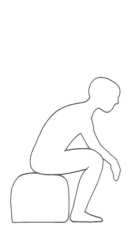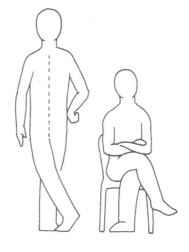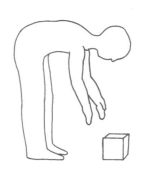

图 7-10 THA 术后禁忌动作

2. **离床训练** 早期离床训练中,对单侧 THA 病人,指导其从患侧离床,同时避免髋部禁忌动作,这有助于维持患肢外展位,避免内收内旋。对双侧同时行 THA 病人,可从任一侧离床,但应避免双下肢交叉或沿床边转动时内旋下肢。

3. **循序渐进** 肌力训练、关节活动度训练、平衡训练、患肢负重练习均需遵循循序渐进原则。

4. **预防下肢水肿** 活动量的增加可引起下肢水肿,加压弹力袜可最大限度地减轻下肢水肿并预防 DVT 的发生。

5. **脱拐** 何时由助行器过渡到双拐,到单拐或手杖,甚至脱拐均需根据病人的耐受程度及手术医生和康复医生随访评估后决定。

6. **下肢不等长感** 病人自感双下肢不等长十分常见。术前肌肉短缩和关节高度丧失以及术后肿胀,均会影响病人术后对患肢的感受,一般术后 12 周将逐渐消退。

7. **驾车** 对于左侧 THA 病人,停用麻醉药品后即可恢复驾驶自动挡汽车,但有研究表明,术后至少 6 周内驾车反应能力均存在不同程度的损害,故建议病人在解除了髋部禁忌动作后再开始驾车。

8. **文体活动** 可允许病人恢复部分体育和娱乐活动,但不鼓励 THA 病人恢复高冲击性的运动项目,如单打网球、跑步、壁球等。

9. **家居活动** THA 术后病人需进行必要的家居改造,预防跌倒,减少假体脱位和骨折的风险。包括:清除家庭走道障碍物如重新整理家具、看管好宠物、卷起不用的电线和电话线等;把常用的物品放在病人容易拿得到的位置;保持浴室地面及台面干燥;在厨房,走道,浴室放置座椅;在座椅和座厕上放置较硬较厚的坐垫(图 7-11),以保持坐位时髋关节屈曲不大于 90°。

（二）TKA 术后康复护理指导

1. **负重训练** 何时患肢负重及负重的程度需根据病人的身体反应和主观耐受程度而定,如负重后是否膝关节肿胀、积液或疼痛加重等。骨水泥固定者可立即纵向负重;而对于非骨水泥固定者,有学者认为需推迟负重至术后 6 周,但也有学者认为,若固定牢靠、骨皮质条件允许也可早期负重。

2. **站立与行走** 站立、行走时间过长、行走距离和频率增加过快均可引起患肢过度水肿和疼痛,不利于病人功能恢复。

3. **上下楼梯训练** 上楼梯动作次序是健侧腿先上,患侧腿

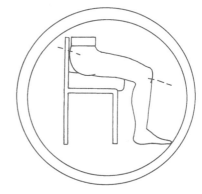

图 7-11 坐位正确姿势

后上,最后跟上手杖;下楼梯动作次序是手杖先下,体重移于健侧,然后下患侧腿,最后下健侧腿。

4. 适宜运动　可建议病人骑固定式自行车及水中运动,这些运动可减轻运动中患膝的负荷,减少因运动而引起的关节肿胀和疼痛。

5. 体育活动　根据医生的评估和病人的能力,病人可重返工作和体育运动,但不建议进行高强度的运动。

(刘邦忠)

思 考 题

1. 请阐述全髋关节置换术后有哪些禁忌动作。
2. 请简述全膝置换术后需进行哪些康复护理措施。

URSING

第八章

常见呼吸疾病病人康复护理

08章 数字内容

── 学 习 目 标 ──

● **知识目标：**

1. 掌握慢性阻塞性肺疾病、支气管哮喘、慢性呼吸衰竭的主要功能障碍、康复护理评估方法、康复护理措施及指导。

2. 熟悉慢性阻塞性肺疾病、支气管哮喘、慢性呼吸衰竭主要护理措施的特点。

3. 了解慢性阻塞性肺疾病、支气管哮喘、慢性呼吸衰竭的诊疗流程。

● **能力目标：**

1. 能根据慢性阻塞性肺疾病、支气管哮喘、慢性呼吸衰竭病人的特点，正确评估病人，并制订康复护理方案。

2. 能运用康复护理学的方法，为慢性阻塞性肺疾病、支气管哮喘、慢性呼吸衰竭病人提供康复护理服务。

● **素质目标：**

1. 通过了解我国人口呼吸功能障碍的发生情况，激发学生的社会责任感。

2. 以所学知识帮助病人改善呼吸功能障碍、提高生活质量，增加学生的专业认同感和职业价值感。

导入情境与思考

病人，男性，65岁。咳嗽、咳痰、喘憋30年，心悸10年，加重伴双下肢水肿1周入院。查体：神清，消瘦，有明显发绀。颈静脉怒张，桶状胸，双肺叩诊呈过清音，呼吸音粗，呼气延长，两肺可闻及干湿啰音，心率102次/min，律齐，腹部无异常，双下肢凹陷性水肿。血常规示WBC 12×10^9/L。血气分析示PaO_2 45mmHg，$PaCO_2$ 60mmHg。肺功能检查示FEV_1/FVC为50%；FEV_1占预计值40%。X线片示肋间隙增宽，膈低平，两肺透亮度增加，双肺纹理增粗、紊乱，心脏呈垂直位，心影狭长。

请思考：

1. 如何对该病人进行呼吸功能的评估。

2. 结合该病例的呼吸功能障碍，提出相应的康复护理措施。

第一节　慢性阻塞性肺疾病

一、概述

(一) 概念

慢性阻塞性肺疾病（chronic obstructive pulmonary disease，COPD），简称慢阻肺，是以不完全可逆且呈进行性发展的气流受限为特征的肺部疾病。主要临床表现是咳嗽、咳痰、气急和呼吸困难，严重时因缺氧可并发呼吸衰竭、肺心病和肺性脑病等。

(二) 病因及流行病学

COPD的病因及流行病学如下：COPD是呼吸系统的常见病、多发病，患病率和病死率均较高，给病人家庭及社会带来沉重的经济负担。COPD的确切病因尚未清楚，目前认为其发生与吸烟、遗传、肺组织老化和血管改变有关。全球疾病负担研究项目（the global burden of disease study，GBD）预计，至2060年可能每年有超过540万人死于慢阻肺及其相关疾病。在我国，40岁及以上成人的慢阻肺患病率达13.7%，60岁以上人群患病率已超过27%，全国总患病人数接近1亿，已构成我国严重的疾病负担。

(三) 诊断要点

COPD诊断要点首先应全面采集病史，包括症状、接触史、既往史和系统回顾。症状包括慢性咳嗽、咳痰和气短。既往史和系统回顾应注意：童年时期有无哮喘、变态反应性疾病、感染及其他呼吸道疾病（如肺结核），慢阻肺和呼吸系统疾病家族史，慢阻肺急性加重和住院治疗史，有相同危险因素（吸烟）的其他疾病（如：心脏、外周血管和神经系统疾病），不能解释的体重下降，其他非特异性症状（喘息、胸闷、胸痛和晨起头痛），还要注意吸烟史及职业、环境有害物质接触史等。

COPD的诊断应根据临床表现、危险因素接触史、体征及实验室检查等资料，综合分析确定。任何有呼吸困难、慢性咳嗽或咳痰，且有暴露于危险因素病史的病人，临床上需要考虑COPD的诊断。肺功能检查是诊断COPD的金标准，吸入支气管舒张剂后FEV_1/FVC<70%即明确存在持续的气流受限，除外其他疾病后可确诊为COPD。COPD病人早期轻度气流受限时可无临床症状。胸部X线检查有助于确定肺过度充气的程度及与其他肺部疾病鉴别。

知 识 链 接

世界慢阻肺疾病日

自 2002 年起,全球慢性阻塞性肺疾病创议组织(GOLD)倡议,将每年 11 月第三周的周三定为世界慢性阻塞性肺疾病日,目的是提高公众对慢阻肺作为全球性健康问题的了解和重视程度。首次世界慢阻肺日的主题是"提高疾病知晓度",并提出了"为生命呼吸"的口号。此后,我国每年均设置主题,举行慢阻肺日纪念活动。如 2005 年的主题为"轻松呼吸不再无助",2010 年的主题为"呼吸困难,并非无助",2015 年的主题是"关注慢阻肺永远不晚",2020 年的主题是"改善慢阻肺病人生活,无论何人与何地"。

二、主要功能障碍

1. 呼吸功能障碍

(1) 有效呼吸降低:肺气肿使肺组织弹性回缩力减低,呼气时将肺内气体驱赶到肺外的动力减低、气流速度减慢,同时肺组织弹性回缩力减低后,失去了对小气道的牵拉作用,呼气末期小气道容易发生闭合,气道阻力进一步增加,有效通气量降低,影响了气体交换功能;长期慢性炎症、黏膜充血和水肿,管壁增厚,管腔狭窄,同时分泌物分泌增加,引流不畅,加重了换气功能障碍,常导致缺氧和二氧化碳潴留;不少慢性支气管炎病人年龄偏大,有不同程度的驼背,肋软骨有不同程度的钙化,胸廓的活动受限,肺功能进一步下降,使有效呼吸降低。

(2) 病理式呼吸模式:慢性阻塞性肺气肿的病人,肺组织弹性逐渐减退,平静呼吸过程中膈肌的上下移动减弱,肺通气功能明显减少。为了弥补呼吸量的不足,病人加紧胸式呼吸,增加呼吸频率,甚至动用了辅助呼吸肌(如胸大肌、三角肌、斜方肌等),来提高氧的摄入,形成了病理式呼吸模式。这种病理式呼吸模式使正常的腹式呼吸模式无法建立,进一步限制了有效呼吸。

(3) 呼吸肌无力:病人呼吸困难及病理性呼吸模式的产生,有效呼吸减少,影响了膈肌、胸大肌、肋间肌等呼吸肌的活动,失代偿后产生呼吸肌无力。

(4) 能耗增加:病理式呼吸模式中,许多不该参与呼吸运动的肌群参与了呼吸运动,同时呼吸困难常使病人颈背部乃至全身肌群紧张,机体体能消耗增加。

2. 运动功能障碍

主要表现为肌力和肌耐力减退,肢体运动功能下降、运动减少,而运动减少又使心肺功能适应性下降,进一步加重运动障碍,形成恶性循环。

3. 日常生活活动能力下降

由于呼吸困难和体能下降,多数病人日常活动受到不同程度的限制。同时,病人因惧怕出现劳累性气短而限制自己的活动,甚至长期卧床,丧失了日常活动能力。

4. 参与能力受限

COPD 病人的社会参与能力常不同程度地受限。如社会交往、社区活动及休闲活动的参与常常受到部分或全部限制,大多数 COPD 病人的职业能力受到不同程度限制,许多病人甚至完全不能参加工作。

5. 心理功能障碍

多数 COPD 病人因呼吸困难等症状的困扰,对疾病产生恐惧、焦虑、抑郁,精神负担加重。病人因疾病长期处于供氧不足状态,产生精神紧张、烦躁不安、胸闷、气促等症状,严重干扰病人的休息、睡眠,反过来增加病人的体能消耗,造成恶性循环,给病人带来极大的心理压力和精神负担。由于长期患病,反复入院,导致病人后期出现抑郁、绝望等不良心理状态。

三、康复护理评估

基于 ICF 核心分类组合,可从身体功能、活动参与、生活质量、环境因素和个人因素等方面对慢阻肺病人进行评估。

Note:

(一) 一般评估

评估病人的一般情况,有无吸烟史和慢性咳嗽、咳痰史;发病是否与寒冷气候变化、职业性质和工作环境中接触职业粉尘和化学物质有关;有无反复感染史;有无大气污染、变态反应因素的慢性刺激。是否有呼吸困难,呼吸困难的程度。评估病人的家族史、既往史、吸烟史以及症状、体征、辅助检查结果等。

(二) 呼吸功能评估

呼吸功能评估可采用第 1s 用力呼气容积 (FEV_1) 占预计值百分比、呼吸肌肌力、改良英国医学研究学会呼吸困难量表 (modified medical research council dyspnea scale, MMRC) 评估呼吸功能。

1. COPD 严重程度的评估

(1) 根据有无出现呼吸短促及程度分为 5 级。1 级:无气短气急;2 级:稍感气短气急;3 级:轻度气短气急;4 级:明显气短气急;5 级:气短气急严重,不能耐受。

(2) 根据呼吸功能改善或恶化程度分为 7 级。−5:明显改善;−3:中等改善;−1:轻度改善;0:不变;1:加重;3:中等加重;5:明显加重。

(3) 根据美国医学会《永久损伤评定指南》分为 3 级,见表 8-1。

表 8-1　呼吸困难分级

分级	特点
轻度	在平地行走或上缓坡时出现呼吸困难,在平地行走时,步行速度可与同年龄、同体格的健全人相同,但在上缓坡或上楼梯时则落后
中度	与同年龄、同体格的健康人一起在平地走时或爬一段楼梯时有呼吸困难
重度	在平地上按自己的速度行走超过 4~5min 后出现呼吸困难,病人稍用力即出现气短,或在休息时也有气短

(4) 根据日常生活能力分为 6 级。0 级:虽存在不同程度的肺气肿,但活动如常人,对日常生活无影响,活动时无气短;1 级:一般劳动时出现气短;2 级:平地步行无气短,较快行走、上坡或上下楼梯时气短;3 级:慢走不及百步即有气短;4 级:讲话或穿衣等轻微动作时即有气短;5 级:安静时出现气短、无法平卧。

2. 肺功能评估　肺通气功能的确定,以第一秒用力呼气容积 (forced expiratory volume in one second, FEV_1) 百分比预计值和第一秒用力呼气容积占用力肺活量 (forced vital capacity, FVC) 之比 (FEV_1/FVC) 反映气道阻力和呼气流速的变化。小气道阻塞表现为最大呼气流量 - 容量曲线降低,此指标比 FEV_1 更为敏感。肺气肿表现为通气功能障碍,如 FEV_1、最大通气量 (maximum minute ventilation, MMV) 降低,肺活量 (vital capacity, VC) 正常或轻度下降,功能残气量 (functional residual capacity, FRC)、残气量 (residual volume, RV)、肺总量 (total lung capacity, TLC) 均增大。吸入支气管扩张药后,FEV_1< 正常预计值的 80%,同时,FEV_1/FVC<70%,可确定为不完全可逆性气流受限。根据气流受限的程度进行肺功能分级见表 8-2。

表 8-2　肺功能分级

分级	气流受限程度	FEV_1 占预计值百分比/%
Ⅰ级	轻度	≥80%
Ⅱ级	中度	50%~79%
Ⅲ级	重度	30%~49%
Ⅳ级	极重度	<30%

Note:

（三）运动功能评估

1. 运动负荷试验　受试者在活动平板或功率自行车上运动,运动量按一定程序递增,观察受试者的最大吸氧量、最大心率、最大代谢当量、运动时间等,判断其心、肺、骨骼肌等的储备功能和机体对运动的耐受能力。

2. 计时步行距离　测定 6min 或 12min 的计时步行距离,暂停和吸氧的次数及时间,以判断病人的运动能力及运动中发生低氧血症的可能性。

3. 耐力运动试验　在固定自行车上或步行器上,由开始的渐进练习试验测得最大负荷,选用最大负荷的 75%~85% 作为固定负荷,并记录运动速度和时间。

运动功能评估中,停止试验的指征包括:重度气短,血氧分压下降超过 2.67kPa 或血氧分压小于 7.33kPa,二氧化碳分压上升超过 1.33kPa 或二氧化碳分压大于 8.66kPa,出现心肌缺血或心律失常的症状与体征,疲劳,收缩压上升 2.67kPa 或收缩压大于 33.3kPa,或在增加负荷时血压反而下降,达到最大通气量。

（四）呼吸肌功能评估

呼吸肌功能评估包括呼吸肌肌力、呼吸肌耐力及呼吸肌疲劳的测定,其中最重要的是呼吸肌肌力测定。

1. 呼吸肌肌力　指呼吸肌最大收缩能力,包括最大吸气压及最大呼气压,是对全部吸气肌和呼气肌的强度测定。测定方法是让受试者在残气位和肺总量位时,通过口腔与相连管道用力吸气和呼气,测得最大并至少维持 1s 的口腔压。

2. 呼吸肌耐力　指呼吸肌维持一定通气水平的能力,可用最大自主通气量和最大维持通气量来反映。前者的测定方法是让受试者做最大、最深呼吸 12s 或 15s,计算每分最大通气量。最大维持通气量是达到 60% 最大通气量时维持 15min 的通气量。

3. 呼吸肌疲劳　指呼吸过程中,呼吸肌不能维持或产生所需要的力量。可采用膈肌肌电图或膈神经电刺激法评估病人的膈肌疲劳状况。

（五）日常生活活动评估

日常生活活动评估主要包括日常活动、自我照顾、家务劳动、购物、交通（活动性）以及人际关系等。可采用伦敦胸科日常生活活动能力量表（London chest activity of daily living scale, LCADL）和曼彻斯特呼吸日常生活能力问卷（Manchester respiratory activities of daily living questionnaire, MRADL）评估日常生活活动能力（activities of daily living, ADL）。

（六）社会参与能力评估

社会参与能力评估主要进行生活质量评估和职业评估。其中针对病人的生活质量评估,常用圣·乔治呼吸问卷（St.George's respiratory questionnaire, SGRQ）和慢阻肺评估测试（COPD assessment test, CAT）。国内"慢性阻塞性肺疾病缓解期康复治疗"的研究成果中,提出了我国 COPD 病人生活质量评价量表,结果具有很好的可靠性和有效性。针对慢阻肺病人的综合能力评估,可采用 WHO 残疾评定量表（disability assessment schedule, DAS）2.0（中文版）进行。

（七）心理社会评估

心理社会评估即评估 COPD 病人是否存在焦虑、抑郁、失落、否认和孤独等心理状态,是否有失去自信自尊、躲避生活和退出社会等心理,是否有认知和情绪障碍等。

四、康复护理原则与目标

1. 康复护理原则　应遵循个体化、整体化、循序渐进、持之以恒的原则。

2. 康复护理目标　分为短期目标和长期目标。

（1）短期目标:改善胸廓活动,获得正常的呼吸方式,教育引导形成有效的呼吸模式,支持和改善心肺功能;提高机体能量储备,改善或维持体力,提高病人对运动和活动的耐力;改善心理状况,建立

Note:

"控制呼吸能力"的自信心,放松精神,缓解焦虑、抑郁、紧张、暴躁等心理障碍。

（2）长期目标:开展积极的呼吸和运动训练,发掘呼吸功能潜力,通过物理治疗手段防治并发症,消除后遗症;提高机体免疫力,改善全身状况,增加日常生活自理能力,提高生活质量。

五、康复护理措施

（一）保持和改善呼吸道的通畅

1. 指导病人正确的体位　病人采取坐位或半卧位,有利于肺扩张。

2. 指导病人进行有效咳嗽　COPD 病人须配合用力呼气技术进行有效咳嗽,避免持续性反射性咳嗽,后者可使胸腔内的压力过度增高,给病人带来危险。有效咳嗽时,气道内黏液必须有一定厚度;当气道内无或仅有少量稀薄分泌物时,用咳嗽清理气道是无效的,甚至还会加重疲倦、胸痛、呼吸困难和支气管痉挛。因此,应让病人掌握有效咳嗽的方法和时机。

3. 胸部叩击和振动　体位引流配合胸部叩击技术,可使黏附在支气管内的分泌物脱落并较易排出。叩击时,应持续一段时间或直到病人需要改变体位想要咳嗽。高龄或皮肤易破损者可用薄毛巾或其他保护物覆盖在叩击部位以保护皮肤。注意观察病人的生命体征和表情。

4. 体位引流　通过摆放适当的体位,使病人受累肺段支气管尽可能垂直地面,利用重力作用,促使肺叶特别是肺段气道内的分泌物引流排出。适用于神志清楚、体力较好,分泌物较多的老年人。

（二）呼吸训练

呼吸训练包括放松训练、腹式呼吸训练、缩唇呼吸法和局部呼吸法,用于预防及解除呼吸急促。放松训练有利于气急、气短所致的肌肉痉挛和精神紧张症状的缓解,减少能量消耗,提高呼吸效率。腹式呼吸是一种低耗高效的呼吸模式,是 COPD 病人康复的重要措施。

（三）提高活动能力的训练

1. 氧疗　COPD 病人由于通气和换气功能障碍导致缺氧和二氧化碳潴留。如 PaO_2 持续低于 6.67kPa（50mmHg）或氧饱和度（SaO_2）<90%,可通过鼻导管、面罩或机械通气给氧,使 SaO_2 上升 >90% 或 PaO_2>8.0kPa（60mmHg）,而 $PaCO_2$ 上升不超过 1.3kPa（10mmHg）。每天持续低流量（小于 2L/min）吸氧 10~15h,可改善活动协调性、运动耐力和睡眠。

2. 有氧训练　为使训练能成功且持久,训练方案应结合病人个体情况、兴趣和环境,简单易行却不昂贵。

（1）上肢锻炼:上肢运动训练可增加前臂运动能力,减少通气需求,提高病人日常生活活动能力及自我管理能力。锻炼方式无固定统一的模式,可让病人手持重物（0.5~3kg）做高过肩部的活动。

（2）下肢训练:下肢运动训练是运动训练的主要项目,常采用的方式包括:步行、跑步、爬楼梯、平板运动、功率自行车、游泳、体操,或多种方式联合应用。

（3）呼吸肌运动锻炼:通过快速吸鼻、鼓腹吸气、阻力吸气锻炼吸气肌;通过缩腹呼气、缩唇呼气和阻力呼气锻炼呼气肌。吸气末停顿有利于提高氧合,缩唇呼气有利于对抗慢阻肺的内源性呼气末正压,帮助肺泡气体彻底呼出,提高深吸气量。

（4）运动强度:通常先作 12min 行走距离测定,了解病人的活动能力,然后采用亚极量行走和登梯练习,改善病人的耐力。开始进行 5min 活动,休息适应后逐渐增加活动时间。当病人能耐受每次 20min 运动后,即可增加运动量。每次运动后心率应至少增加 20%~30%,并在停止运动后 5~10min 恢复到安静值。

3. 提高运动康复效果的方法　①在运动前使用支气管扩张剂;②对于运动期间存在低氧血症者,可在吸氧下进行运动;③对于肺功能极重度障碍者,可在吸氧联合无创通气下进行运动;④处于重症监护室或卧床时间较长的病人,在进行运动训练时,联合神经肌肉电刺激可增强病人的运动能力。

（四）作业训练

作业训练指有针对性地选择可提高全身耐力和肌肉耐力的作业活动,改善心肺功能,恢复活动能力。护士可以指导病人根据实际情况,选择可以胜任的内容进行练习,包括日常生活活动能力训练,如穿衣、洗漱、洗澡、烹饪、清洁等;功能性训练,如写字、打字等;娱乐消遣类训练,如绘画、园艺、弹琴等;生产性训练,如木工、编织、缝纫等。为了增强病人独立生活的信心,减少对他人的依赖,护士应提供病人功能状况的信息,必要时进行家庭和周围环境的改造,使病人发挥更大的潜能,帮助病人回归家庭、重返社会。

（五）营养支持

营养状态是决定 COPD 病人症状、残疾和预后的重要因子。合理的膳食安排、正确的饮食制度,可以改善代谢功能,增强机体抵抗力,促进疾病康复。约 25% 的 COPD 病人体重指数下降,是导致 COPD 病人死亡的危险因素,其主要原因是进食不足,能量消耗过大。而进食过度和缺乏体力活动则因营养过剩而导致肥胖,使得病人呼吸系统做功增加,加剧 COPD 症状。

（六）中国传统康复疗法

中国传统康复疗法包括太极拳、五禽戏、八段锦等,其对 COPD 有良好的治疗作用,针灸、穴位按摩等也有一定的作用。中国传统方法强调身心调整训练,基本锻炼方法和要领有共同之处,如调身:调整体态,放松自然;调心:调整神经、精神状态以诱导入静;调息:调整呼吸,柔和匀畅。

（七）心理康复

心理康复即心理社会支持是 COPD 康复治疗方案的重要组成部分,可改善异常的心理状态,帮助病人以积极主动的态度参与康复治疗,提高疗效。

六、康复护理指导

1. **用药指导**　对于稳定期的病人可给予抗氧化药如羧甲司坦,如存在气促症状则给予支气管扩张剂,对于极重度肺功能受损者可长期家庭氧疗,对于 II 型呼吸衰竭的病人可采取家庭无创通气。急性加重期的药物治疗包括对症治疗、去除急性加重诱因和防治并发症,主要药物包括支气管扩张剂、全身糖皮质激素和抗生素。

常用的支气管扩张剂为肾上腺受体激动剂,用药过程中应指导病人按医嘱用药,不宜长期、规律、单一、大量使用,以免因长期应用引起受体功能下降和气道反应性增高,出现耐药性。应指导病人正确使用雾化吸入器,以保证药物疗效,并观察病人是否出现心悸、骨骼肌震颤、低血钾等不良反应。

使用糖皮质激素吸入治疗时,要指导病人吸药后及时用清水含漱口咽部,选用干粉吸入剂或加用除雾器以减少不良反应。口服药宜在饭后服用,以减少对胃肠道黏膜的刺激。

2. **疾病知识指导**　向病人及家属解释本病的发生、发展过程及导致疾病加重的因素;嘱病人注意防寒、保暖,防治各种呼吸道感染;告知病人戒烟是防治本病的重要措施;改善环境卫生,加强劳动保护,避免烟雾、粉尘和刺激性气体对呼吸道的影响;在呼吸道传染病流行期间,尽量少去公共场所。

3. **康复训练指导**　根据病人的心肺功能和体力情况,为病人制订康复锻炼计划,如慢跑、快走、打太极拳等,提高机体抵抗力。鼓励病人采取坐位或半卧位,进行有效咳嗽、胸部叩击、体位引流,保持和改善呼吸道的通畅。指导病人进行放松练习、腹式呼吸、缩唇呼吸,以主动呼气的习惯代替主动吸气的习惯。鼓励病人进行耐寒锻炼,如冷水洗脸、洗鼻等。教会病人及家属判断呼吸困难的程度,合理安排工作和生活。康复训练一定要在病情稳定时进行,在训练中如感到不适及时与医生取得联系。

4. **家庭氧疗指导**　让病人及家属了解吸氧的目的及必要性。长期持续低流量(小于 2L/min)吸氧可提高病人生活质量,使 COPD 病人的生存率提高 2 倍。告知病人吸氧时远离火源,禁止吸烟。搬运时轻拿轻放,防止火灾和爆炸。氧疗装置要定期更换、清洁和消毒。

5. **戒烟指导**　在 COPD 的任何阶段戒烟,均可延缓病情的发展和恶化。使用尼古丁替代剂、以其他活动(如运动、深呼吸、散步等)转移对香烟的向往,均有助于病人戒烟。

6. **预防感冒指导** COPD 病人易患感冒,继发细菌感染可加重支气管炎症。可采用冷水洗脸、食醋熏蒸、积极参加户外体育锻炼、增强呼吸道局部免疫力、增强体质的方法来预防感冒。

知 识 链 接

2017 年 2 月世界卫生组织发布"康复 2030"行动,呼吁将便捷和可负担的康复项目作为卫生服务的基本组成部分,声明其对实现可持续发展目标 3"良好健康与福祉"至关重要。虽然肺康复在改善健康、福祉和经济生产力方面具有明显的潜力,但仍需研究发展适合中低收入国家文化背景的肺康复;对于不同的文化和国家,肺康复项目应有所不同。

慢性阻塞性肺疾病全球创议(GOLD)2020 增加了非药物治疗,尤其是肺康复作为慢阻肺的治疗指南。

(赵丽晶)

思 考 题

请阐述 COPD 病人的康复护理评估包括哪些内容及如何制订康复护理方案。

第二节 支气管哮喘

一、概述

(一) 概念

支气管哮喘(bronchial asthma)简称哮喘,是由多种细胞(如嗜酸性粒细胞、肥大细胞、T 细胞、中性粒细胞、气道上皮细胞等)及细胞组分共同参与的慢性气道炎症性疾病。其临床表现为反复发作的喘息、气急、胸闷和咳嗽等症状,伴广泛的哮鸣音,常在夜间或凌晨发作或加重,多数病人可自行缓解或经治疗后缓解。同时伴有可逆的气流受限和气道高反应性,随病程延长可产生气道结构变化即气道重构。

(二) 病因及流行病学

支气管哮喘的病因及流行病学如下:支气管哮喘的发生受遗传因素和环境因素的双重影响。环境因素包括变应原性因素,如室内变应原(尘螨、动物皮毛)、室外变应原(粉尘、花粉)、职业变应原(油漆、染料)、食物(鱼、虾、蛋、牛奶)、药物(阿司匹林、青霉素)和非变应原性因素,如大气污染、吸烟、运动、肥胖等。

目前全球约有 3 亿哮喘病人,其造成的疾病负担占全球所有疾病伤残调整生命年(disability-adjusted life years,DALYs)的 1%,其中中国约有 2 000 万人罹患哮喘。近年来支气管哮喘的患病率明显增加,据全球哮喘防治倡议(global initiative for asthma,GINA)指南预计,2025 年全球哮喘病人将增加至 4 亿。

二、主要功能障碍

1. **生理功能障碍** 表现为肺功能改变、气流受限,有关呼气流速的各项指标均显著下降。在临床缓解期的部分哮喘病人中,可有闭合容积(closing volume,CV)/肺活量(VC)%、闭合容量(closing capacity,CC)/肺总量(TLC)%、最大呼气中期流速(maximum middle expiratory flow,MMEF)和 50% 呼

Note:

出剩余时的呼出流量（V_{max} 50%）的异常。

2. 心理功能障碍　主要表现为自卑、抑郁、沮丧甚至绝望。哮喘可影响儿童的心理发育，表现为自闭、缺乏主见及与同伴关系不佳。

3. 日常生活活动能力下降　哮喘反复发作将影响病人的购物、家务劳动等日常生活活动能力。

4. 社会参与能力受限　哮喘反复发作会影响病人的生活质量、劳动生产能力、就业和社会交往等能力。

三、康复护理评估

（一）一般评估

一般评估即评估病人的一般情况，注意了解病人的饮食起居情况、生活习惯、家庭与工作环境；哮喘发作时，有无接触变应原、有无吸烟或吸入污染空气、有无食用易致敏食物、有无服用 药物、有无剧烈运动等。评估病人的家族史、既往史、过敏史以及症状、体征、辅助检查结果等。

（二）呼吸功能评估

1. 支气管哮喘严重程度分级，根据症状出现的频率、第一秒用力呼气容积（FEV_1）和最大呼吸流量（peak expiratory flow，PEF）进行分级，主要用于治疗前判断支气管哮喘的严重程度，见表 8-3。

表 8-3　支气管哮喘病情严重程度的分级

分级	临床特点
间歇状态 （第 1 级）	症状小于每周 1 次；短暂出现；夜间支气管哮喘症状小于每月 2 次；$FEV_1 \geq 80\%$ 预计值或 $PEF \geq 80\%$ 个人最佳值，PEF 或 FEV_1 变异率 <20%
轻度持续 （第 2 级）	症状大于或等于每周 1 次，但小于每日 1 次；有可能影响活动和睡眠；夜间支气管哮喘症状大于每月 2 次，但小于每周 1 次；$FEV_1 \geq 80\%$ 预计值或 PEF>80% 个人最佳值，PEF 或 FEV_1 变异率为 20%~30%
中度持续 （第 3 级）	每日有症状；影响睡眠和活动；夜间支气管哮喘症状大于每周 1 次；FEV_1 为 60%~79% 预计值或 PEF 为 60%~79% 个人最佳值，PEF 或 FEV_1 变异率 >30%
重度持续 （第 4 级）	每日有症状；频繁出现；经常出现夜间支气管哮喘症状；体力活动受限；$FEV_1<60\%$ 预计值或 PEF<60% 个人最佳值，PEF 或 FEV 变异率 >30%

2. 哮喘急性发作时，病情严重程度的分级可作为制订康复训练计划的依据，见表 8-4。

3. 支气管哮喘控制水平分级不仅有助于指导临床治疗，也可用于评价康复护理的效果，见表 8-5。

4. 肺功能评估见本章第一节。

表 8-4　哮喘急性发作时病情严重程度的分级

临床特点	轻度	中度	重度	危
气短	步行、上楼时	稍事活动	休息时	—
体位	可平卧	喜坐位	端坐呼吸	—
讲话方式	连续成句	单词	单字	不能讲话
精神状态	可有焦虑，尚安静	时有焦虑或烦躁	常有焦虑或烦躁	嗜睡或意识模糊
出汗	无	有	大汗淋漓	—
呼吸频率	轻度增加	增加	常 >30 次 /min	—
辅助呼吸肌活动及三凹征	常无	可有	常有	胸腹矛盾运动
哮鸣音	散在，呼气末期	响亮，弥漫	响亮，弥漫	减弱，乃至无

表 8-5　支气管哮喘控制水平分级

指标	控制 （满足以下所有条件）	部分控制 （在任何 1 周内出现 以下 1~2 项特征）	未控制 （在任何 1 周内 出现以下 ≥3 项）
日间症状	无（或 ≤2 次 / 周）	>2 次 / 周	>2 次 / 周
活动受限	无	有	有
夜间症状 / 憋醒	无	有	有
需要使用缓解药 的次数	无（或 ≤2 次 / 周）	>2 次 / 周	>2 次 / 周
肺功能	$FEV_1 ≥80\%$ 预计值或 $PEF ≥$ 80% 个人最佳值	$FEV_1 <80\%$ 预计值或 $PEF<$ 80% 个人最佳值	$FEV_1 <80\%$ 预计值或 $PEF<$ 80% 个人最佳值
急性发作	无	≥每年 1 次	在任何 1 周出现 1 次

（三）运动功能评估

见本章第一节。

（四）日常生活活动能力评估

哮喘病人往往存在日常生活活动方面的障碍。

（五）社会参与能力

主要对病人的生活质量、劳动能力和职业能力进行评估。

（六）心理社会评估

哮喘可影响患儿的心理发育，并因影响成年人的工作、生活和学习，使成年人产生心理问题。对哮喘病人进行心理社会评估，可了解其心理状态，有利于哮喘病人的康复。

四、康复护理原则与目标

1. 康复护理原则　哮喘病人的康复护理应遵循个体化、综合化、长期性的原则。根据病人哮喘所处的分期及严重程度不同给予个体化的护理，同时坚持采用包括用药护理、康复护理和心理护理等相结合的康复护理措施。

2. 康复护理目标　短期目标是改善病人的心肺功能，提高其对运动和活动的耐力，增加 ADL 能力。长期目标是提高病人的劳动能力，提高其生活质量。

五、康复护理措施

（一）避免支气管哮喘急性发作的诱因

1. 过敏原的筛查及脱离　诱发支气管哮喘的常见过敏原包括花粉、真菌、尘螨、动物皮毛、曲霉、鸡蛋和牛奶等。通过过敏原筛查可以明确致病的过敏原并进行有效的隔离和脱敏治疗。

2. 其他与哮喘相关的危险因素　除过敏外，支气管哮喘的诱发因素还包括心理因素、运动、药物和吸烟等。

（二）呼吸训练

具体方法参见第五章第二节。

（三）运动康复

运动康复有助于提高病人全身的耐力、改善心肺功能、防止恶性循环的发生。支气管哮喘缓解期的病人应选择适当的运动疗法进行康复锻炼，并长期坚持，循序渐进。

1. 运动康复的方式

（1）呼吸操：适用于卧床病人进行康复训练。主要方法是：①病人平卧，下肢抬高屈曲悬空，大腿与身体呈 90° 垂直,进行空中循环踩自行车的动作;②病人平卧,双腿屈曲,双肩和双上肢贴床,腰部和臀部抬高呈拱桥状;③拉起病床两边护栏,病人双手抓住护栏,用力使上半身坐起,与床垂直,双下肢始终紧贴床。以上动作重复训练 10min 为宜。

(2) 步行训练:病人步行时采用缩唇呼吸或腹式呼吸,可用计步器记录步数和速度。

(3) 功率自行车训练:可采用负荷递增的运动方案,在踩踏过程中监测病人的峰值摄氧量、峰值二氧化碳排出量、峰值通气量等指标。

(4) 上肢力量训练:上肢力量训练可提高机体对上肢运动的适应能力,降低氧耗量,减轻呼吸短促,并通过增加肩带肌群肌力改善辅助吸气的效能。常见的上肢力量训练方式包括划船器运动、手摇车运动、重物阻力训练(举哑铃)和投掷训练(投沙包)等。

2. 运动康复的原则　运动康复治疗方案的制订应遵循个体化原则,根据病人的致病原因、疾病严重程度、哮喘控制情况等因素进行综合考虑,可在专科医生的指导下进行运动康复。

3. 运动康复的注意事项　对花粉或真菌过敏的病人,春秋季节可佩戴口罩在适宜时间进行户外活动。上午 5:00~10:00 花粉浓度最高,尽量避开这一时间段运动;大风天花粉传播速度加快,最好进行室内锻炼;大雨可降低花粉浓度,雨后适合室外运动。运动相关性哮喘病人可在运动前使用 β_2 受体激动剂(如沙丁胺醇或特布他林)、色甘酸钠或孟鲁司特钠预防发作。应在温暖、湿润的环境下运动,运动前应热身,运动过程中戴口罩可起到加温加湿的作用,运动的过程中可辅以缩唇呼吸和腹式呼吸。病人可选择适宜的运动项目,如太极拳、爬山、跑步等,并根据自觉症状、心率、血氧饱和度等指标综合决定运动强度。

(四) 作业训练

作业训练即根据病情,主要选择 ADL 作业和职业技能训练,每日 1 次,每次每项目 20~40min,每周 5 次,连续 4 周。

(五) 心理护理

哮喘病人的心理护理尤为重要,与一般人群相比,哮喘病人发生心理和精神障碍的概率明显提高,常见忧郁、焦虑、恐惧、性格改变和适应反应。应对病人进行心理疏导和教育,使病人对哮喘有正确的认识。

1. 使病人及家属了解哮喘是常见病,有行之有效的治疗方法,绝大多数病人可得到完全控制。

2. 针对病人的就医原因,提出切实可行的诊疗方案,提高病人的信心和依从性。

3. 教育和解释常见问题,减轻病人的压力。

4. 通过病人之间的交流,缓解焦虑和抑郁。

六、康复护理指导

1. 疾病知识指导　向病人及家属解释本病的发生、发展过程及导致疾病加重的因素;叮嘱病人注意防寒、保暖,防治各种呼吸道感染;告知病人戒烟是防治本病的重要措施;改善环境卫生,加强劳动保护,避免烟雾、粉尘和刺激性气体对呼吸道的影响;在呼吸道传染病流行期间,尽量少去公共场所。

2. 用药指导　告知病人各种药物的作用、剂量、用法及不良反应,帮助病人学会药物自我管理的策略。使病人理解坚持用药的重要性。当症状恶化或出现严重不良反应时应及时就诊。

3. 康复训练指导　指导病人进行呼吸功能训练如腹式呼吸、缩唇呼吸等,教会病人放松技巧,如气功、深呼吸等。

4. 避免不良刺激指导　指导病人识别可能的诱发因素,寻找有效预防的措施;避免与变应原等诱发因素接触,如通过改善家居环境,避免接触有污染的空气(如花粉、烟雾、冷空气等),注意某些易致敏食物和药物。

5. 指导病人学会自我监测病情　掌握峰流速仪用法和准确记录哮喘日记是哮喘病人自我管理

的重要内容之一。哮喘日记的内容：如无不适,每周监测峰流速值,记录有无喘息、咳嗽、活动受限、夜间憋醒等症状;如有不适,每天记录症状、用药情况和剂量,每天早晚监测峰流速值和记录病情。

6. 指导病人掌握急性发作的自救方法　急性发作是指突然发生喘息、气促、咳嗽、胸闷等症状或原有症状急剧加重,常有呼吸困难。急性发作时病人可采用以下自救方法:①保持镇定、放松;②哮喘病人应随身携带短效 β_2 受体激动剂(沙丁胺醇或特布他林气雾剂)以备急用,急性发作时吸入,每次2~4喷,如果症状未缓解,20min 后重复喷药;③若重复吸入短效 β_2 受体激动剂 3 次后症状未缓解,或持续 3h 无效,或症状进一步恶化,出现冷汗、端坐呼吸、口唇指甲发绀,应及时去医院急诊或打 120 急救电话;④有条件的病人可吸氧治疗。

(赵丽晶)

思 考 题

请阐述支气管哮喘病人如何进行运动康复护理?

第三节　慢性呼吸衰竭

一、概述

(一) 概念

呼吸衰竭是指各种原因引起的肺通气和/或换气功能严重障碍,机体在静息状态下不能维持足够的气体交换,导致低氧血症伴(或不伴)高碳酸血症,进而引起一系列病理生理变化和临床表现的综合征。是引起各种呼吸系统疾病死亡的最常见原因。

慢性呼吸衰竭(chronic respiratory failure,CRF)是由于一些慢性疾病导致呼吸功能受损逐渐加重,最终发展为呼吸衰竭。早期虽有缺氧或伴高碳酸血症,但通过机体的代偿适应,仍可保持一定的生活活动能力,称为代偿性慢性呼吸衰竭;但并发呼吸道感染、气道痉挛或气胸时,病情急性加重,短时间内出现 PaO_2 明显下降和/或 $PaCO_2$ 明显上升,称为慢性呼吸衰竭急性加重。

(二) 病因及流行病学

慢性呼吸衰竭的病因及流行病学如下:慢性呼吸衰竭多由支气管 - 肺组织疾病所引起,如 COPD、严重肺结核、肺间质纤维化、尘肺、胸廓畸形、胸部外伤、手术和重症肌无力等。

二、主要功能障碍

1. **呼吸功能障碍**　多数病人存在明显的呼吸困难,表现为呼吸频率、节律和幅度的改变。最初表现为呼吸费力伴呼气延长,严重时发展为浅快呼吸,辅助呼吸肌活动加强,呈点头或提肩呼吸。CO_2 潴留加剧时,出现浅慢呼吸或潮式呼吸。

2. **运动功能障碍**　由于运动增加耗氧量可加重缺氧,造成呼吸困难,因此 CRF 病人常因惧怕缺氧而不敢运动,导致运动能力下降。运动减少又使心肺功能适应性下降,进一步加重运动障碍,形成恶性循环。

3. **认知功能障碍**　以智力或定向功能障碍多见。

4. **日常生活活动能力障碍**　呼吸功能障碍可影响病人的购物和家务劳动等日常生活活动能力。

5. **参与能力受限**　呼吸功能障碍最终影响病人的生活质量、劳动生产能力、就业和社会交往能力等。

6. **心理功能障碍**　CRF 病人多为老年人,生活自理能力下降,且疾病反复发作呈进行性加重,严重影响病人的生活质量,因此病人往往情绪低落并感焦虑。急性发作时严重缺氧、濒死感及机械通气治疗使病人感到恐惧、孤独无助、悲观绝望。不仅严重影响病人的休息及睡眠,还给病人带来极大的心理压力和精神负担。

三、康复护理评估

(一)一般评估

一般评估即评估病人的一般情况,是否有 COPD、重症肺结核、肺间质纤维化等慢性呼吸道疾病,有无胸廓畸形、外伤、脊柱畸形、重症肌无力等疾病,有无溺水、电击等经历。有无感染、高浓度吸氧、手术、创伤、使用麻醉药等可诱发呼吸衰竭的因素。评估病人的职业情况、运动锻炼情况、耐受程度、家庭情况、吸烟情况等既往史,以及症状、体征、辅助检查结果等。

(二)呼吸功能评估

1. 呼吸功能评估　CRF 的主要功能障碍为呼吸困难,常用的呼吸困难评估方法有 Borg 评分法和美国胸科协会评分法。现常用南京医科大学根据 Borg 量表评分法改进的呼吸困难评分,见表 8-6。该方法根据病人完成一般性活动后的主观劳累程度,分为 5 级。

2. 肺功能评估　见本章第一节。

表 8-6　南京医科大学根据 Borg 量表计分法改进的呼吸困难评分

分级	临床表现	分级	临床表现
Ⅰ级	无气短、气急	Ⅳ级	明显气短、气急
Ⅱ级	稍感气短、气急	Ⅴ级	气短、气急严重、不能耐受
Ⅲ级	轻度气短、气急		

(三)运动功能评估

见本章第一节。

(四)心理功能评估

CRF 病人大多伴有烦躁、恐惧、焦虑、紧张等心理问题,应对 CRF 病人进行心理状况的评估。

(五)日常生活活动能力评估

CRF 病人日常生活活动能力评估可参照美国胸科协会呼吸困难评分法,根据各种日常生活活动时的气短情况分为 6 级,见表 8-7。

表 8-7　美国胸科协会呼吸困难评分法

分级	临床表现
0级	如常人,无症状,活动不受限
1级	一般劳动时出现气短
2级	平地步行无气短,较快行走、上坡或上下楼梯时气短
3级	行走百米气短
4级	讲话或穿衣及稍微活动即气短
5级	休息状态下也气短,无法平卧

(六)社会参与能力评估

社会参与能力评估常选用社会功能缺陷量表(social disability screening schedule,SDSS),其可较全面地反映 CRF 病人的社会功能活动能力,评估内容主要包括职业劳动能力、社交能力、家庭生活职能能力和个人生活自理能力等。

CRF 的其他功能评估还包括血气分析、四肢肌肉力量评估、营养状况评估和认知功能评估等。

Note:

四、康复护理原则与目标

1. 康复护理原则　CRF 病人的康复护理应因人而异,并遵循综合和适度的原则。

2. 康复护理目标　短期目标是在保持呼吸道通畅的条件下,改善肺通气及换气功能,纠正缺氧、二氧化碳潴留及代谢功能紊乱,防治多器官功能损害。长期目标是改善病人的心肺功能,提高病人对运动和活动的耐力,提高生活质量。

五、康复护理措施

(一)保持和改善呼吸道的通畅

1. 保持呼吸道通畅　在氧疗和改善通气之前,必须采取各种措施,使呼吸道保持通畅。首先是清除口咽部分泌物和胃内反流物,预防呕吐物反流至气管。对于痰多、黏稠难咳出者,给予祛痰药使痰液稀释,多翻身拍背协助痰液排出。对于有严重排痰障碍者可考虑用纤维支气管镜吸痰,提倡采用体外振动排痰机协助排痰。对有气道痉挛者,要积极治疗。如经上述处理无效,可采用气管插管和气管切开建立人工气道。

2. 氧疗　纠正缺氧是慢性呼吸衰竭康复护理的根本目的,吸氧是快速有效的手段。常用的氧疗法为双腔鼻管、鼻导管、鼻塞或面罩吸氧。长期夜间氧疗(1~2L/min,每日 10h 以上)对 COPD 导致的呼吸衰竭病人大有益处,有利于降低肺动脉压,减轻右心负荷,提高病人的生活质量和 5 年存活率。目前认为,慢性呼吸衰竭病人每日吸氧时间超过 15h 才能达到有效的康复治疗作用。

3. 机械通气　呼吸肌疲劳导致肺泡有效通气量不足是慢性呼吸衰竭的重要原因。对于严重呼吸衰竭病人,机械通气可使呼吸肌放松并减少做功,是抢救生命的重要措施。在呼吸衰竭未发展到危重阶段时,尽早采用面罩或鼻罩进行无创通气支持可能促进病人康复,减少急性加重次数,减少气管插管的需要。其中通过鼻导管通气不影响病人进食和语言交流,更易为病人接受。由于无创通气所需设备简单、调节方便,更适合于家庭使用。

(二)呼吸肌锻炼

呼吸肌力量减弱、耐力降低是导致慢性呼吸衰竭的重要原因之一。恢复呼吸肌的功能是慢性呼吸衰竭康复治疗的重要内容。常用的方法是腹式呼吸,每日 3~5 次,每次的持续时间以不产生疲劳为宜。此外,全身运动如步行、登楼梯、体操等均可增强全身肌肉力量,提高通气储备。

(三)营养支持

进行营养支持是因呼吸衰竭病人因摄入热量不足等原因,多数存在混合型营养不良,降低机体免疫功能,导致感染不易控制。由于长时间缺氧、二氧化碳潴留以及肺循环阻力增加,导致胃肠道血管扩张、充血,病人常感到腹胀、食欲下降,造成能量摄入不足,导致体重下降。营养不良可导致呼吸肌尤其是膈肌的肌力和耐力减退,严重影响呼吸功能。因此,在日常饮食中应加强营养支持,鼓励病人进食高蛋白、高维生素、易消化的饮食,适当控制碳水化合物的进食量,以降低二氧化碳的产生及潴留,减轻呼吸负荷,必要时作静脉高营养治疗。

(四)作业治疗

CRF 的作业训练主要是通过操作性活动,纠正病人日常生活活动中出现的病理性呼吸模式,着重训练病人上肢肌肉的力量和耐力,同时运用能量节省技术及适应性训练,减轻活动时呼吸困难的状况,改善病人的躯体和心理状况,提高日常生活活动能力,帮助其重返社会。作业内容包括常规 ADL 训练、织毛衣、计算机操作、园艺等功能性训练,琴、棋、书、画等娱乐消遣性训练。训练时注意运用能量节省技术,减少日常生活中的能量消耗,使体能运用更加有效,增强病人的生活独立性,减少对他人的依赖。

(五)心理支持

心理支持即通过对病人的指导、劝解、疏导、帮助、安慰、保证,使其克服焦虑、悲观、无助、绝望等心理危机,适应和面对病残的现状,树立战胜疾病的信心。放松训练是通过一定的肌肉放松训练程序,有意识地控制自身的心理活动,阻断精神紧张和肌肉紧张所致的呼吸短促,减少机体的能量消耗,改善缺氧状态,提高呼吸效率,在 CRF 病人中占有重要地位。放松训练主要是在治疗师或病人自己(默念)的指导语下进行,分以下三个步骤:①练习与体验呼 - 吸与紧张 - 放松的感觉;②各部肌肉放松训练,如头部、颈部、肩部等;③放松训练。

六、康复护理指导

1. **疾病知识指导**　向病人及家属解释本病的发生、发展过程及导致疾病加重的因素,慢性呼衰病人度过危重期后,关键是预防和及时处理呼吸道感染的诱因,减少急性发作,尽可能延缓肺功能恶化的进程。避免吸烟和其他可能加重本病的因素,控制各种并发症;积极治疗和预防呼吸道感染,及时有效排痰,建立通畅气道。

2. **呼吸训练指导**　指导病人进行正确有效的咳嗽、排痰及呼吸训练方法,提高自我护理能力,以保持呼吸道通畅,促进康复。

3. **各种治疗的指导**　包括用药指导、家庭氧疗指导,指导病人及家属学会合理的家庭氧疗方法,保证用氧安全。

4. **活动与休息指导**　根据病情和日常生活活动的耐受力,指导病人合理安排活动与休息。

5. **饮食指导**　指导病人摄入有足够热量且富含食物纤维的饮食,并注意保证水的摄入。

(赵丽晶)

━━━━━━━━━━　思 考 题　━━━━━━━━━━

请阐述慢性呼吸衰竭的病人主要存在哪些功能障碍。

常见心血管疾病病人康复护理

09章 数字内容

学习目标

知识目标：

1. 掌握冠心病、慢性充血性心力衰竭及高血压病人的康复护理评估内容和康复护理措施。

2. 熟悉冠心病及高血压的定义、临床康复分期和主要功能障碍。

3. 熟悉慢性充血性心力衰竭的定义、常见诱因、心脏功能分级和主要功能障碍。

能力目标：

能对冠心病病人、慢性充血性心力衰竭病人和高血压病人进行护理评估，并提供适宜的康复护理措施和康复护理指导。

素质目标：

培养学生评判性思维能力和良好的职业素养。

第一节　冠　心　病

导入情景与思考

病人,男性,65 岁,原发性高血压 20 年,平时血压波动在 150~140/110~100mmHg。两年前曾患下肢深静脉血栓,2h 前无明显诱因出现持续性胸痛,呈压迫性闷痛,横贯前胸。伴大汗淋漓、濒死感,含救心丸不缓解,伴恶心、无呕吐,无咳嗽及咳痰。

体格检查:口唇发绀,颈静脉怒张,胸廓发育正常,双肺底中水泡音,以左侧为主,心界向左下扩大,心率 90 次/min,心律不齐,第一心音弱,心尖区可闻及 2/6 级收缩期吹风音。

辅助检查:心电图示异位心律,心房纤颤,V_1~V_5 ST 段显著下移,偶发室性期前收缩。

入院诊断:冠心病、急性非 ST 段抬高型心肌梗死;心律失常、心房纤颤;心功能Ⅲ级;高血压。

请思考:

1. 病人需采取哪些康复护理措施?

2. 对病人进行康复护理时有哪些注意事项?

一、概述

冠状动脉粥样硬化性心脏病(coronary artery heart disease,CHD)简称冠心病,是指因冠状动脉粥样硬化或功能性改变,导致血管狭窄、阻塞、供血不足,引起心肌缺血、缺氧或坏死的心脏病,又称缺血性心脏病(ischemic heart disease,IHD)。症状为胸前部发生压榨性疼痛,并可放射至颈、颌、手臂、后背及上腹部。常伴有眩晕、气促、出汗、寒战、恶心及昏厥。严重者可因心力衰竭而死亡。

1979 年,世界卫生组织(WHO)将冠心病分为 5 型:①无症状性心肌缺血。病人无症状,但在静息、活动或进行负荷试验时可检测到心电图示 ST 段压低,T 波减低、变平或倒置等心肌缺血的客观证据,核素心肌显像可见心肌灌注不足的表现。②心绞痛。有发作性胸骨后疼痛,为一过性心肌供血不足所引起。③心肌梗死。症状严重,因冠状动脉闭塞导致心肌急性缺血性坏死。④缺血性心肌病。表现为心脏增大、心力衰竭和心律失常,因长期心肌缺血或坏死,导致心肌纤维化而引起,临床表现与扩张型心肌病相似。⑤猝死。病人由于原发性心搏骤停而猝然死亡,多因缺血心肌局部发生电生理紊乱,引起严重的室性心律失常。

近年来提出的急性冠脉综合征(acute coronary syndrome,ACS)是指在冠状动脉粥样硬化的基础上,因斑块破裂、出血或痉挛,导致血栓形成,完全或不完全堵塞冠状动脉,从而导致因急性心肌缺血而引起的临床综合征,包括不稳定型心绞痛(unstable angina,UA)、非 ST 段抬高型心肌梗死(NSTEMI)及 ST 段抬高型心肌梗死(STEMI),这三种病症的共同病理基础均为不稳定的粥样斑块。

冠心病是最常见的心血管疾病之一。2003—2013 年,我国进行的 3 次国家卫生服务调查结果显示,我国城乡居民冠心病的患病率逐年增高,2003 年为 4.6‰,2008 年为 7.7‰,2013 年为 10.2‰,且发病人群逐渐年轻化,城市高于农村,男性高于女性。根据 WHO 的最新统计,我国冠心病的死亡率居世界第二位,已成为威胁中国公众健康的重要疾病。

二、主要功能障碍

冠心病病人的主要功能障碍是因冠状动脉狭窄导致心肌缺血缺氧所直接引起的,并继发一系列躯体和心理功能障碍。

1. 循环功能障碍　冠心病病人往往因体力活动减少或缺乏,导致心血管系统的适应性降低。因此,为了改善心血管功能,病人需进行适当的运动训练。

2. **呼吸功能障碍** 冠心病病人因长期心血管功能障碍,导致肺循环功能障碍,从而影响肺血管与肺泡间的气体交换,致使其摄氧能力下降,诱发或加重缺氧症状。因此需重视和加强病人呼吸功能的训练。

3. **全身运动耐力减退** 冠心病和体力缺乏可导致病人发生摄氧能力减退、肌肉萎缩和氧代谢能力下降,从而降低全身运动耐力。改变和提高运动训练的适应性,是提高运动功能和耐力的重要环节。

4. **消化功能减退** 病人因心功能减退导致胃肠道淤血,使胃肠活动功能全面减退,不仅影响胃肠蠕动,也影响消化腺的分泌,从而引起胃胀、嗳气、胃脘不适、腹胀等一系列临床表现。

5. **行为障碍** 影响冠心病病人日常生活和治疗的重要因素,往往是其不良生活习惯和心理、情绪等方面的障碍。

三、康复护理评估

1. **健康状态评估** ①病人的一般情况,包括:姓名、性别、年龄、体重、职业、工作环境和家庭情况等。②家族史与既往史:是否有冠心病、心血管疾病及糖尿病家族史;是否有高血压、高血脂病史。③吸烟史:是否吸烟,包括每日吸烟量及持续时间。④心绞痛、心肌梗死的情况:如心绞痛的诱因、部位、性质、强度、持续时间、缓解方式及近期服用的药物等。⑤药物的疗效和不良反应:之前使用的治疗心绞痛药物的疗效和不良反应。⑥运动状况评估。

2. **心电图运动试验** 心电图运动试验(ECG exercise testing)是一种简便、实用、可靠的诊断检查方法,以心电图为主要检测手段,病人逐步增加运动负荷,并监测试验前、中、后的心电、症状及体征,从而判断心肺功能。制订运动处方一般依据分级症状限制型心电图运动试验的结果,出院前评估则采用 6min 步行或低水平运动试验。

3. **超声心动图运动试验** 超声心动图可直接反映心肌的活动情况,从而揭示心肌的收缩和舒张功能,并反映心脏内血流变化的情况,因此可提供运动心电图所不能显示的重要信息。运动时进行此项检查比安静时更利于揭示潜在的异常,从而提高试验的敏感性。检查方式一般采用卧位踏车或活动平板。

4. **冠状动脉造影** 经股动脉、肱动脉或桡动脉将特制的心导管送到主动脉根部,分别插入左、右冠状动脉口,注入少量造影剂,使左、右冠状动脉及其主要分支得以清晰显影,从而明确各支动脉狭窄性病变的部位及程度。一般认为,管腔直径狭窄 70%~75% 以上可严重影响血供,狭窄 50%~70% 有一定意义。冠状动脉造影的主要指征包括:①内科治疗后心绞痛仍较重者,通过冠脉造影明确动脉病变情况,并选择介入性治疗或旁路移植;②胸痛似心绞痛而不能确诊者;③中老年病人心脏增大、心力衰竭、心律失常、疑有冠心病而无创性检查未能确诊者。

四、康复护理原则与目标

1. **康复护理原则** 通过康复护理对冠心病的危险因素进行积极干预,帮助病人改变不良生活方式,保持稳定的情绪,阻止或延缓疾病的发展进程;并进行主动、积极的身体和社会适应能力训练,改善心血管功能,增强身体耐力,提高生活质量。

2. **康复护理目标** 分为短期目标和长期目标。

(1) 短期目标:①能运用缓解心前区疼痛的方法并控制疼痛;②能运用正确的康复护理措施预防心绞痛发作;③在确保病人安全的情况下,进行运动能力 2~3METs 的日常生活活动并逐步恢复一般日常生活活动能力;④创造良好的生活和训练环境,稳定病人的情绪,促进病人身心的全面发展,提高康复疗效。

(2) 长期目标:通过综合康复护理,使病人自觉改变不良的生活习惯;控制危险因素,改善或提高身体活动能力和心血管功能,恢复发病前的生活和工作。

五、康复护理措施

(一) 临床康复分期

根据冠心病康复治疗的特征,国际上将康复治疗分为三期。

Ⅰ期:急性心肌梗死或急性冠脉综合征住院期康复。病人生命体征稳定,无明显心绞痛,安静心率 <110 次 /min,无心力衰竭、严重心律失常和心源性休克,血压基本正常,体温正常。此期时间为 3~7d。

Ⅱ期:自病人出院开始,至病情完全稳定,运动能力达到 3METs 以上,家庭活动时无显著症状和体征,时间为 5~6 周。由于急性阶段缩短,Ⅱ期的康复时间也趋向于逐渐缩短。

Ⅲ期:指病情长期处于较稳定状态,包括陈旧性心肌梗死、稳定型心绞痛及隐性冠心病等。一般为 2~3 个月。病人的自我锻炼应持续终身,有人将终身维持的锻炼期列为第Ⅳ期。

(二) 康复护理措施

1. Ⅰ、Ⅱ期康复护理　进行心理康复,稳定病人情绪;通过适当活动,减少或消除绝对卧床休息所带来的不利影响。早期床上活动,并逐步恢复至一般日常生活活动能力,可以参加轻度家务劳动,减少出院后早期死亡率。运动能力Ⅰ期康复为 2~3METs、Ⅱ期康复为 4~6METs。

(1) 活动:从床上的肢体活动开始,先活动远端肢体的小关节,逐步过渡到抗阻活动,如捏皮球或拉皮筋等;吃饭、洗脸、刷牙、穿衣等日常生活活动也可早期进行。训练时注意保持一定的活动量;日常生活和工作时应采用能量节约策略,减少不必要的动作和体力消耗;避免举重、攀高、挖掘等剧烈活动;避免各种竞技性活动。

(2) 呼吸训练:进行腹式呼吸训练。见第五章第二节。

(3) 坐位训练:开始时可将床头抬高,将枕头或被子垫在背后,进行有依托的坐位训练,此时病人的能量消耗与卧位相同,但因上身直立回心血量减少,射血阻力降低,心脏负荷低于卧位。使病人逐步过渡到无依托独立坐位。

(4) 步行训练:步行训练从床边站立开始,先克服直立性低血压,然后开始床边步行(1.5~2.0METs)训练。此阶段病人的活动范围增大,需要加强监护。避免高强度运动,上肢超过心脏平面时,心脏负荷增加较大,常是诱发意外的原因,因此应避免或减少此类活动。

(5) 排便:指导病人保持大便通畅,如有便秘应采用正确的方法帮助排便,不可选用药性猛烈的泻下药物,慎用灌肠法;提倡使用坐便器床边坐位大便,禁忌蹲位大便或大便时过分用力。病人出现腹泻时需密切观察,防止过多的肠道活动诱发迷走神经反射,导致心律失常或心电不稳。

(6) 上下楼:可以缓慢上下楼,下楼时运动负荷较小,上楼时运动负荷主要取决于上楼速度;因此应缓慢上楼,每上一级台阶可稍事休息,以保证不出现任何症状。

(7) 日常生活活动训练:病人可以自己洗澡,但应注意水温和环境温度;可以做简单家务劳动及外出购物,但应循序渐进,逐步提高;可以进行轻微体力活动的娱乐,如室内外散步、医疗体操(降压舒心操、太极拳等)、气功(以静功为主)、园艺活动等,但要避免气喘和疲劳。适宜活动强度为 40%~50% 最大心率(HR_{max}),为确保安全,在进行较大强度活动时应采用远程心电监护,或在有经验的康复人员的指导下进行。

(8) 康复方案调整与监护:如果病人在训练过程中没有不良反应,运动或活动后心率增加 <10 次 /min,次日训练可进入下一阶段。如运动后心率增加 20 次 /min 左右,次日继续同一级别的运动。若心率增加超过 20 次 /min,或出现不良反应,则应返回前一阶段的运动级别,或暂时停止运动训练。为了保证活动的安全性,所有的新活动应在医生或心电监护下开始。在无任何异常的情况下,重复性活动可以不连续监护。

病人一般 3~5d 出院,但要确保病人持续步行 200m 无症状和无心电图异常。出院后每周需门诊随访一次。出现任何不适均应暂停运动,及时就诊。

2. Ⅲ期康复护理　巩固Ⅰ、Ⅱ期康复成果,控制危险因素,改善或提高身体活动能力和心血管功能,恢复发病前的生活和工作。制订个性化康复方案,遵循学习适应和训练适应机制,完成量变到质变,提高病人参与并坚持康复的主动性。

(1) 有氧运动:机体通过有氧代谢途径提供能量的运动称为有氧运动,通常为低、中等强度且持续时间较长的耐力运动,多为肢体大肌群参与且具有节律性、重复性的运动,如步行、登山、游泳、骑车、中国传统拳操等。慢跑曾经是推荐的运动,但因其运动强度较大,下肢关节承受的冲击力较显著,运动损伤较常见,因此近年来已不主张进行慢跑训练。

(2) 运动方式:分为间断性和连续性运动。间断性运动指基本训练期有若干次高峰靶强度,高峰强度之间强度降低。其优点是可以获得较强的运动刺激,所需时间较短,不引起不可逆的病理性改变。主要缺点是需不断调节运动强度,操作较繁琐。连续性运动指训练的靶强度持续不变,主要优点是简便易行,病人较容易适应。

(3) 运动量:是康复护理的核心,运动量达到一定阈值才能产生训练效应。运动总量无明显性别差异,合理的每周总运动量为 700~2 000cal(相当于步行 10~32km)。运动量 <700cal/周,只能维持身体活动水平,而不提高运动能力;运动量 >2 000cal/周,则不增加训练效应。运动量的基本要素包括:①运动强度。运动训练所必须达到的基本训练强度称为靶强度,可用最大心率(HR_{max})、心率储备、最大吸氧量(VO_{2max})、代谢当量(METs)等表示。靶强度与最大强度的差值是训练的安全系数,靶强度一般为 40%~85% VO_{2max} 或 METs,或 60%~80% HR_{max},或 70%~85% HR_{max}。靶强度越高,产生心脏中心训练效应的可能性越大。②运动时间。即每次运动锻炼的时间,不包括准备活动和结束活动的时间。在额定运动总量的前提下,训练时间与强度成反比,一般持续进行靶强度运动 10~60min。③训练频率。指每周训练的次数,国际上多采用每周 3~5 次。合适运动量的主要标志为运动时稍出汗,呼吸轻度加快但不影响对话,早晨起床时感觉舒适,无持续疲劳感和其他不适感。

(4) 训练实施:每次训练均应包括:①准备活动。使肌肉、关节韧带和心血管系统逐步适应训练期的运动应激。其运动强度较小,但要确保全身主要关节和肌肉都有所活动。运动方式包括牵伸运动及大肌群活动,一般采用医疗体操、太极拳等,也可附加小强度步行。②训练活动。指达到目标训练强度的活动,中低强度训练的主要机制是外周适应作用,高强度训练的机制是中心训练效应。③结束活动。使高度兴奋的心血管应激逐步降低,适应运动停止后血流动力学的改变。运动方式可以与训练活动相同,但强度逐步减小。

充分的准备与结束活动是防止训练意外的重要环节(75% 的心血管意外发生在这两个时期),对预防运动损伤也有积极作用。

(5) 性功能障碍及康复:Ⅲ期康复应包括性生活的恢复(除非病人没有需求)。判断病人是否可以进行性生活的简易试验包括①上二层楼试验(同时进行心电监测)。通常性生活时心脏射血量约比安静时高 50%,与快速上二层楼时的心血管反应相似。②观察病人能否完成 5~6METs 的活动。采用放松体位的性生活最高能耗约 4~5METs。在恢复性生活前应经过充分的康复训练,并得到主管医师的认可。应指导病人采用放松体位,避免大量进食后进行。如有必要,在开始恢复性生活时采用心电监测。

六、康复护理指导

1. 疾病常识宣教　向病人及家属介绍心脏的结构、功能,冠状动脉病变,药物治疗的作用及运动的重要性。

2. 危险因素宣教　向病人及家属介绍冠心病的危险因素,生活行为对冠心病的影响。病人需了解自己的运动能力极限,定期检查并修正运动处方,避免过度训练。

3. 饮食指导　估测每日热量摄入,给予低盐低脂、易消化饮食,多吃水果蔬菜。严禁暴饮暴食;避免摄入酸、辣、刺激性食物;不食或少食用脂肪、胆固醇含量高的食物;戒烟酒。测定体重指数,防治

Note:

高血压、糖尿病、高脂血症和肥胖。

4. 心理护理　进行心理评估，及时发现病人的焦虑、抑郁情绪，为康复治疗及护理提供依据。通过个人或小组形式进行咨询和教育，帮助病人改变不正确的生活方式，树立自信心，教会病人处理应激的技巧和放松的方法。

5. 关注环境因素　寒冷和炎热气候时要相对降低运动量和运动强度(理想运动环境：温度24~28℃，风速 <7m/s)；穿戴宽松、舒适、透气的衣服和鞋子；上坡时减慢速度；饭后不作剧烈运动；感冒或发热时，待症状和体征消失 2d 后再恢复运动。训练须持之以恒，若间隔 4d 以上重新开始运动时，宜稍降低强度。

6. 正确使用硝酸甘油　指导病人了解心绞痛和心肌梗死的临床表现，以及硝酸甘油的使用：随身携带，避光保存，保证药物在有效期内；如发生心绞痛立即舌下含服，如无效可连服 3 次；服用药物后应取坐位或卧位；若服用 3 次仍无效则高度怀疑心肌梗死，立即送医院诊治；不与酒精、咖啡、浓茶同时服用。

7. 提供性生活方面的指导。

（周英妮）

思　考　题

1. 请简述冠心病的临床康复可分为几期及各期特点。
2. 请简述不同临床康复分期的冠心病病人在康复护理评估内容和康复护理措施有哪些异同点。

第二节　慢性充血性心力衰竭

导入情景与思考

病人，男性，65 岁。因"扩张型心肌病，心力衰竭"住院。自诉稍事活动可出现呼吸困难、乏力、心悸等症状。

请思考：

1. 该病人的心功能是几级？
2. 该病人的活动原则有哪些？

一、概述

慢性充血性心力衰竭(chronic congestive heart failure，CHF)简称心衰，是指在有适量静脉回流的情况下，由于心脏收缩和 / 或舒张功能障碍，导致心排血量不足，不能满足组织代谢需要的一种病理状态，主要临床特征是肺循环和体循环淤血，以及组织灌注不足。是心血管疾病病人最主要的死亡原因。

（一）病因

慢性充血性心力衰竭的主要病因是原发性心肌损害，其次为心室负荷长期过重，两方面病因可单独存在，亦可先后出现或同时存在。

1. **原发性心肌损害**　包括心肌梗死、心肌缺血、糖尿病性心肌病、心肌淀粉样变性等，有研究发现心肌淀粉样物质沉积与心衰的发生显著相关。

2. **心室负荷过重**　压力负荷(后负荷)过重见于高血压、主动脉瓣狭窄、肺动脉高压等，由于心室收缩期射血阻抗增高,造成后负荷过重。容量负荷(前负荷)过重见于二尖瓣及主肺动脉瓣关闭不全引起的血液反流,不适当的静脉输液及心脏内、外分流性疾病如房间隔及室间隔缺损、动脉导管未闭等,由于舒张期心室容量增加,使前负荷过重。

(二)常见诱因

1. 感染性疾病　呼吸道感染是首要诱因,其次是心内膜感染。

2. 心律失常　快速性心律失常是心力衰竭的重要诱因,如室上性心动过速、心房纤颤、心房扑动等,可增加心室率,减少心室充盈时间,增加心肌耗氧量。心房纤颤还可因房室不同步,使心排血量减少。慢性心律失常如病窦综合征、高度房室传导阻滞及心动过缓,当每搏输出量的增加不足以补偿心率的下降时,也可诱发心力衰竭。

3. 输血、输液或摄盐量过多　因前负荷过度增加,导致心排血量降低。

4. 体力过劳、精神压力过重及情绪激动。

5. 妊娠分娩　妊娠期血容量增加,分娩时子宫收缩导致回心血量明显增加,分娩时用力,均可加重心脏负荷。

6. 环境、气候的急剧变化。

(三)流行病学

CHF 流行病学如下:CHF 是一种复杂的临床症状群,是大多数心血管疾病的最终归宿,也是最主要的死亡原因,其 5 年存活率与恶性肿瘤相仿。我国对 35~74 岁城乡居民的调查结果显示,CHF 的患病率为 0.9%,且随着年龄增高而显著上升。按此计算全国约有 400 万 CHF 病人,其中男性患病率为 0.7%,女性患病率为 1.0%,我国女性的患病率高于男性,而西方国家男性的患病率高于女性,这种差异可能源于心力衰竭的病因构成不同。

二、主要功能障碍

(一)呼吸功能障碍

1. 有效呼吸降低　左心衰竭后,血液积聚于左心,影响肺静脉回流,从而导致肺充血、水肿。病人即使在安静状态下,需用力呼吸以克服肺充血与顺应性下降而导致的呼吸困难;病人常采用浅快呼吸,加快气体交换,从而维持血氧含量;在运动或通气量需求增加的情况下,呼吸困难明显加重。

2. 端坐呼吸、阵发性夜间呼吸困难　病人采取的坐位越高,说明左心衰竭的程度越重,可按此估计左心衰竭的严重程度。

(二)活动能力减退

左心衰竭后,因心排血量不足以满足病人活动所需的氧,导致组织氧合功能不良,肌肉萎缩,从而引起全身运动耐力下降,病人易感疲累,活动能力减退,甚至发生心绞痛。

(三)体液及电解质失衡

心力衰竭病人因体液滞留,易引起电解质与体液失衡,出现血钠及血钾降低,从而影响心率与心肌收缩力;若病人服用利尿剂治疗水肿,易引发低钾血症;心排血量不足,肾血流量降低,导致肾功能障碍,易引起血钾、血清尿素氮及肌酐浓度增加。

(四)精神和心理障碍

渐进的活动能力减退,使病人逐渐脱离社会活动,易产生孤独感;病人担心出现生活自理能力缺失,常出现焦虑、紧张和压抑等心理症状,有些病人还伴有神经精神症状。

(五)其他系统的障碍

1. 少尿及肾功能障碍　左心衰竭引起血液再分配,肾血流量明显减少,病人可出现少尿。长期慢性肾血流量减少可导致血尿素氮、肌酐升高,以及肾功能不全的相应症状。

2. 消化系统　右心衰竭引起体静脉淤血,胃肠道及肝脏淤血可引起腹胀、食欲减退、恶心及呕吐等。

Note:

3. 神经系统　脑部血液灌注不足,可导致病人出现意识混乱、躁动不安及眩晕。

三、康复护理评估

（一）综合评估

了解病人存在哪些可引起心衰的因素,详细询问病人的既往史,包括是否患有高血压病、冠心病、风湿性心瓣膜病、心肌炎及心包炎等。对于左心衰竭的病人,了解其是否有夜间睡眠中憋醒,是否有活动或体力劳动后心慌、气短,休息状态下是否有呼吸困难;是否咳嗽、咯白痰或粉红色泡沫痰;对于右心衰竭的病人,应了解是否有恶心、食欲减退、体重增加及身体低垂部位(如下肢、腰骶部)水肿。

（二）心脏功能评估

根据心力衰竭的临床症状与活动能力,NYHA 将心脏功能分为四级。

一级:无活动限制,日常活动后无疲倦、心悸、呼吸困难或心绞痛等,病人可完成大于 7METs 的活动。

二级:活动轻度受限,繁重日常活动后出现疲倦、心悸、呼吸困难或心绞痛等;病人可完成大于 5METs 的活动。

三级:活动严重受限,休息时无不适,简单日常活动后出现疲倦、心悸、呼吸困难等;病人可完成大于 2 METs 的活动。

四级:活动绝对受限,休息时即可出现疲倦、心悸、呼吸困难或心绞痛等;试行活动时不适症状加剧;病人无法完成超过 2 METs 的活动。

（三）心 - 肺吸氧运动试验

心 - 肺吸氧运动试验仅适用于慢性稳定性心衰的病人。在运动状态下测定病人的运动耐量,更能说明心脏的功能状态,正常人每增加 $100ml/(min\cdot m^2)$ 的耗氧量,心排血量需增加 $600ml/(min\cdot m^2)$。当心排血量不能满足运动需要时,肌肉组织从流经的单位容积的血液中提取更多的氧,导致动 - 静脉血氧差增大。当氧供应绝对不足时,出现无氧代谢,乳酸增加,呼气中 CO_2 含量增加。心 - 肺吸氧运动试验可求得两个数据:

1. 最大耗氧量[VO_{2max},单位:ml/(min·kg)]　指人体在运动时每分钟可摄入氧气的最大体积。心功能正常时,此值 >20,轻至中度心功能受损时为 16~20,中至重度受损时为 10~15,极重受损时 <10。

2. 无氧阈值　呼气中 CO_2 的增长超过氧耗量的增长,标志无氧代谢的出现,当两者增加开始不成比例时,记录氧耗量,此值愈低说明心功能愈差。

（四）体液及电解质评估

心衰病人应进行体液及电解质评估,心衰病人因体液滞留易造成电解质与体液失衡,要注意观察病人有无低血钾症、高血钾症、低血钠症、低血氯症、低血容积或高血容积的症状征象。电解质的正常值见表 9-1。

表 9-1　体内电解质的正常值

项目	正常值
钾（K）	3.5~5.5mmol/L
钠（Na）	135~145mmol/L
氯（Cl）	95~106mmol/L
钙（Ca）	8.5~10mmol/L
尿素氮（BUN）	2.86~7.14mmol/L
肌酐（Cr）	44~133mmol/L

（五）精神和心理障碍评估

1. 常用简明精神状态检查法和韦氏智力量表。

2. 情绪评定　临床中最常见的消极情绪主要有抑郁与焦虑。

（1）常用的抑郁评定量表：汉密尔顿抑郁量表、Beck抑郁问卷、自评抑郁量表及抑郁状态问卷等。

（2）常用的焦虑评定量表：汉密尔顿焦虑量表和焦虑自评量表等。

四、康复护理原则与目标

1. **康复护理原则**　心衰的康复护理应包括防止和延缓心衰的发生，缓解心衰病人的症状，改善其长期预后和降低死亡率。

2. **康复护理目标**　包括短期目标和长期目标。

（1）短期目标：①病人能有效进行气体交换；②病人能恢复最佳的活动程度；③预防病人出现药物不良反应；④病人能减轻焦虑感；⑤病人能维持皮肤的完整性。

（2）长期目标：通过综合康复护理，病人没有呼吸困难、端坐呼吸、咳嗽、夜间阵发性呼吸困难、心动过速、血压过低、发绀等情况；病人能下床走路，无眩晕，能参与静态活动；病人能承担大部分自我照顾活动。

五、康复护理措施

（一）病人气体交换功能的护理

1. **体位**　病人高坐卧位，手臂用枕头支持，下肢下垂。高坐卧位可减轻腹部器官对膈肌的压力，增加肺通气量；高坐卧位可使下肢水肿液吸收减少，降低血容量，减轻肺淤血与心脏负荷，双脚下垂使血液蓄积在下肢，减少静脉回流，改善肺淤血。

2. **吸氧**　每日持续低流量（小于2L/min）吸氧10~15h，可缓解缺氧和呼吸困难，减少微血管的通透性，从而改善病人的活动协调性、运动耐力和睡眠。

3. **咳嗽与深吸气**　每小时协助病人咳嗽与深吸气一次。

4. **止血带轮扎法（rotating tourniquets）**　用止血带或压脉带绑扎病人的三个肢体，利用压力阻断静脉血流，但不阻断动脉血流，每15min轮换一次，使大约700ml的血液淤积在肢体内，减少静脉血流，改善肺淤血。目前已有止血带轮换器，自动操控压脉带的充气与放气。

（二）病人活动程度的护理

1. **休息**　是减轻心脏负担的重要方法，急性期和重症病人应卧床休息，以减少耗氧量。

2. **轻度活动**　待心功能好转后，病人可进行轻度活动，如在病房内走动，走到卫生间，进行盥洗活动，或下床进食等。

3. **密切监测生命体征**　在病人活动前、活动中和活动后，密切监测生命体征，特别是血压与脉搏。若血压改变超过20mmHg、脉搏每分钟增加20次以上，表示该项活动对病人而言过于剧烈。若病人出现呼吸困难、胸闷与疲累，表示无法承受该项活动，必须立刻停止。

4. **合理安排**　活动需有间隔性，使病人有足够的休息时间。

5. **静态活动**　可进行一些静态活动，如阅读书报杂志、听音乐、观赏电视等。

（三）维持皮肤完整性的护理

1. **观察与减压**　注意观察并维护病人骨突处及受压部位皮肤的完整性。骨突处及受压部位禁止按摩，应卧气垫床并定时翻身，或使用减压器具进行局部减压；保持皮肤清洁干燥，防止皮肤擦伤，预防压力性损伤的发生。

2. **防止静脉血淤滞**　给病人穿弹性袜或绑弹性绷带，以防静脉血淤滞而引起静脉血栓与肺栓塞。

Note:

3. 被动运动 每日协助病人进行腿部运动 5~8 次,防止静脉血栓的形成。

（四）体液平衡的护理

1. 准确记录 24h 出入量 入量包括食物含水量、饮水量、静脉补液等;出量包括尿、便、呕吐物与引流液等。

2. 密切监测病人的呼吸音 协助病人坐起,听诊病人肺部的前面、后面与侧面,判断有无异常啰音。

3. 测量病人腹围 判断病人腹水或肝肿大的进展情况。

4. 若病人使用人工呼吸器,应密切监测 因人工呼吸器所排入的是经湿化的气体,会刺激抗利尿激素分泌,所以会增加病人体内的含水量。

5. 每日称体重 每日定时称体重(如在早餐前),病人所穿衣物应近似,以确保体重的准确性及便于比较,通过体重的增减获悉液体滞留的情况。

（五）病人生活自理能力的护理

1. 协助病人执行所有的日常活动,解除病人的焦虑并满足其需要。

2. 向病人表达协助其执行个人照护工作的意愿,以疏解其不安全感与尴尬。

3. 向家属解释病人的自我照护能力会随病情而有所波动,顾及病人需要并减轻家属的挫折感。

（六）饮食护理

1. 限钠

(1) 心力衰竭病人的水肿可通过饮食中限钠来矫治;限钠程度依据病情与利尿剂的疗效而定。正常人每日饮食摄钠量约 3~7g;轻度心力衰竭者,饮食中钠含量应为每日 2g;较严重的心力衰竭可限钠至每日 500~1 000mg。

(2) 心力衰竭病人最好避免腌渍类食物、罐头、牛奶、乳酪、面包和谷类(表 9-2)。许多盐替代品中含钾,使用时须谨慎。运用柠檬汁、香料、酒或香菇烹调食物,可增加低钠饮食的味道。

表 9-2 食物所含钠量的分类

食物类别	高钠食物	低钠食物
奶类及奶制品	陈年的、含盐的乳酪、经低温加热的乳酪、酸奶	脱脂奶粉、蛋、软干酪、冰激凌
肉类	香肠、火腿、熏肉、腌制或晒干的肉类	鸡肉、小牛肉、小羊肉、肝脏、淡水鱼类
水果和蔬菜	腌的或罐装的水果和蔬菜、橄榄、泡菜	任何新鲜的或冷冻的水果和蔬菜
面包和谷物	咸酥饼干、裸麦面包、脆饼干、烤薄饼	一些面包和谷类
饮料	番茄汁、牛肉清汤、肉汤	任何果汁(除番茄汁)、咖啡、茶、矿泉水
脂肪	现成的沙拉调味料、花生酱	人造奶油、油、不含盐的沙拉调味料
调味料	味精、嫩肉剂、酱油、番茄酱	大蒜、洋葱、肉豆蔻、肉桂、香草精
餐后点心	水果派、甜甜圈、蛋糕	果冻、果汁

2. 限酒精 酒精可抑制心肌收缩力,所以病人尽可能禁酒,每日饮酒量勿超过一小罐啤酒,或 30ml 白酒。

3. 少量多餐 饱餐可诱发或加重心衰。腹水与肝肿大的病人会有恶心、食欲减退,若限制饮食,易发生心脏性恶病质(cardiac cachexia),这类病人应少量多餐,如采取每日六餐且补充维生素。

Note：

六、康复护理指导

（一）指导病人积极参与康复护理计划的拟定，并运用正向的因应策略

1. 向病人说明病程发展，使病人了解病情，增强其因应能力。

2. 鼓励病人调整生活方式，以因应其心脏损伤程度，避免心力衰竭的恶化。

3. 鼓励病人参与自身的照护计划或工作，以增强其控制感与希望。

4. 支持鼓励病人的正向因应策略，以强化病人的长处；若采用低效的因应策略应与病人讨论，或采用其他替代方式。

（二）指导病人了解病情、自我照顾

1. **居家环境的准备**　如果病人需严格限制活动，卫生间宜安排在寝室附近，或采用床边便盆椅，或以擦澡代替沐浴。

2. **增强康复的效果**　病人的康复训练以不产生症状为原则。如开始训练时每天步行 60m，继而缓缓增加至 120m；每周至少散步三次；若病人出现呼吸困难或胸闷，需立刻停止活动。

3. **及时监测**　若发生下列症状，应立刻报告医师或返诊：呼吸短促加剧，夜间呼吸困难，踝部、足部或腹部的水肿加剧，持续咳嗽，两天内体重增加超过 2kg，胸闷，持续心悸，感冒症状持续超过 3~5d，夜尿增多，活动耐受力下降超过 2~3d。

4. **用药须知**

（1）若病人使用洋地黄制剂，应指导家属与病人每日测量与记录心率或脉率。

（2）利尿剂应在早晨服用，以免出现夜尿现象。

（3）若病人服用排钾利尿剂（如呋塞米），应指导病人观察低血钾的征象与症状，并在饮食中添加含钾食物（如橙子、橘子、香蕉、枇杷）。

5. **资源利用**　病人出院后，可转诊至社区护理机构，由社区康复护理人员指导病人服药、饮食与康复训练。

（周英妮）

思 考 题

1. 请试述慢性充血性心力衰竭的心脏功能分级。

2. 请简述慢性充血性心力衰竭病人主要存在哪些功能障碍，相应的康复护理评估内容和康复护理措施是什么。

第三节　原发性高血压

 ———————————— 导入情景与思考 ————————————

　　病人，男性，50岁，近日常于清晨时后颈部紧绷疼痛，白天常感头晕，伴视力下降、视力模糊。病人的父亲因卒中去世，母亲曾患高血压并因心脏病去世。他本人于一年前发现血压偏高，150/90mmHg，因无不适未接受治疗。体格检查：血压 194/110mmHg。辅助检查：眼底照相示视网膜出血；尿液检查发现蛋白尿（++）。经低盐饮食治疗，并以阿替洛尔控制血压，血压维持在 140/90mmHg 左右，住院 1 周后出院。

　　请思考：

　　1. 病人的高血压是属于原发性还是继发性？原发性高血压与继发性高血压有何不同？

2. 病人存在哪些与高血压有关的危险因素？

3. 病人已有哪些器官受到高血压的影响？

一、概述

原发性高血压（primary hypertension）是以血压升高为主要临床表现，伴或不伴有心血管危险因素的综合征，通常简称为高血压。其发病率高，是多种心、脑血管疾病的重要病因和危险因素，且可引起严重的心、脑、肾并发症。

高血压的标准是根据临床及流行病学资料界定的。目前，我国采用的高血压分类和标准见表 9-3。高血压的定义为收缩压 ≥140mmHg 和 / 或舒张压 ≥90mmHg，需连续 3d 以上晨起前测得的血压均增高方可诊断为高血压。根据血压升高的程度，将高血压分为 1~3 级。

表 9-3　高血压分类及诊断标准

类别	收缩压 /mmHg	舒张压 /mmHg
正常血压	<120	<80
正常高值	120~139	80~89
高血压		
1 级（轻度）	140~159	90~99
2 级（中度）	160~179	100~109
3 级（重度）	≥180	≥110
单纯收缩期高血压	≥ 140	<90

当收缩压与舒张压分属于不同分级时，以较高的级别作为标准。以上标准适用于任何性别、任何年龄。原发性高血压的发生是遗传易感性和环境因素相互作用的结果，一般认为遗传因素约占 40%，环境因素约占 60%。

据世界卫生组织（World Health Organization，WHO）统计，每年由疾病导致的死亡中，约 1/8 的病人死于高血压及其并发症，高血压也成为继肿瘤和艾滋病之后，威胁人类公共健康的第三大杀手。高血压的发病率在不同国家、地区或种族之间存在差别，工业化国家高于发展中国家。据估计，在全世界范围内，成年人高血压的发病率为 10%~20%，而 50 岁以上人群的发病率为 40%~50%。根据国家卫健委 2019 年公布的数据，2012 年我国 18 岁及以上人口的高血压发病率为 25.20%，2015 年上升至 27.90%，全国年平均新增高血压病人 1 000 万人。高血压的发病率随年龄而上升，农村（28.8%）高于城市（26.9%），男性高于女性。与西方国家相比，我国的高血压发病率高，知晓率、控制率和治疗率低。目前我国约有 1.3 亿人不知道自己患有高血压，3/4 已确诊的高血压病人血压控制未达到目标水平。

高血压早期通常无明显症状。但如果未经治疗，引起器官或组织内血管破坏或心脏负荷增加时，可出现如下症状：枕骨区疼痛，通常发生在清晨；易疲倦、头晕、心悸、视力模糊；鼻出血虽不常见，但提示病情严重。

长期高血压可引起心脏形态和功能改变。早期左心室后负荷增加，导致心肌肥厚、心脏增大，因心功能代偿，症状不明显。后期心功能失代偿，出现左心功能不全。合并冠状动脉粥样硬化的病人可有心绞痛或心肌梗死。长期高血压导致肾小动脉硬化，肾功能减退，晚期可出现氮质血症及尿毒症。高血压可加剧外周血管的动脉硬化，导致动脉瘤或血管疾病的产生，出现间歇性跛行。长期高血压可致视网膜病变（视网膜出血或渗出）、视神经乳头水肿。

Note：

二、主要功能障碍

原发性高血压患者因血压持续上升,可造成全身血管破坏,进而导致器官损伤,形成功能障碍,最常见高血压诱发脑出血所引起的运动障碍及语言、感觉障碍。约 1/3 的高血压病人发生脑出血,95% 的脑出血病人有高血压病史。因出血部位和出血量不同,所引起的功能障碍各异。

1. **基底节出血**　较多见,占 60%~70%。轻型常表现为病灶对侧不同程度的偏瘫、偏身感觉障碍及同向偏盲,即"三偏征",优势半球出血可有失语。重型病人意识障碍严重,病灶对侧偏瘫、肌张力低下。若血液大量进入脑室或损伤下丘脑及脑干,可出现昏迷、去脑强直或四肢迟缓。

2. **脑叶出血**　约占高血压性脑出血的 10%,以顶叶多见。各脑叶出血引起的功能障碍具有不同特点:额叶出血以精神障碍为特点;颞叶出血以对侧偏瘫、偏身感觉障碍及失语为特点;顶叶出血以轻偏瘫、偏身感觉障碍、失语及失用为特点;枕叶出血以对侧视野同向偏盲为特点。

3. **脑桥出血**　为脑干出血的最常见部位,可出现核性面神经瘫痪及四肢迟缓性或痉挛性瘫痪。

4. **小脑出血**　多见于一侧半球的齿状核,可出现病变侧共济失调,同侧周围性面瘫、颈项强直。

5. **脑室内出血**　轻者可无运动功能障碍,重者可出现偏瘫、抽搐。

三、康复护理评估

(一) 健康史

1. **家族史**　有高血压、心血管疾病及糖尿病的家族史。

2. **疾病史**　以前有关血压的记录,包括发病年龄、最高血压值和近期服用药物对血压的影响。

3. **临床指征**　受损器官的情况,病人眼部及肾脏情况。是否有心血管病的症状,如心绞痛、呼吸困难等。

4. **服药情况**　以前服用抗高血压药物的效果和不良反应。是否服用可能引起血压升高的药物如避孕药、雌激素、类固醇、甲状腺激素、减肥药、感冒药、苯丙胺、咖啡因和大量甘草;是否饮酒。

5. **体重及盐的摄入**　体重情况和摄盐的情况。

6. **心理社会因素**　如情绪、压力和经济情况。

7. **危险因素**　是否有与心血管病相关的其他危险因素,如吸烟、高血脂、肥胖、糖尿病。

8. **运动**　平时运动状况。

(二) 身体状态

1. **症状**　原发性高血压早期常无症状,某些病人可有非特异性头痛、眩晕、疲乏和心悸等症状(常在病人得知患有高血压后才注意到)。

(1) 头痛:见于严重高血压,尤其是急进性高血压,常表现为枕骨下搏动性头痛,清晨加重,日间减退,血压不降低头痛常难以缓解。与典型高血压头痛不同,紧张性头痛常表现为前额非搏动性头痛。

(2) 心力衰竭:当代偿性心肌肥大的病人发生左心室扩大和早期左心衰竭时,可出现劳力性呼吸困难、阵发性呼吸困难和端坐呼吸。

(3) 肾功能障碍:严重高血压病人可出现蛋白尿、夜尿甚至间歇性血尿。肾衰竭是恶性高血压最常见的死亡原因。所有的高血压病人都要测定肾功能,在出现肾功能障碍前有效降低血压。

(4) 中枢神经系统症状:高血压及伴有脑、颈动脉硬化的老年病人,可出现剧烈头痛、精神错乱、昏迷、抽搐、视力模糊等症状,短暂神经系统体征或共济失调,以及脑梗死或脑出血引起的神经精神障碍。

(5) 间歇性跛行:当动脉硬化累及主动脉和下肢动脉时,可发生间歇性跛行。

(6) 胸痛:当出现主动脉夹层分离时,可发生严重胸痛并放射到背部,伴头部、颈部、背部和下肢动脉血供中断。

2. 体征　高血压的体征与病因、病程和严重程度、血压、靶器官受累程度和血管并发症有关。

(1) 血压:应测量双臂血压,以避免由于锁骨下动脉粥样硬化而引起的差异,并记录以后测量血压应取的手臂。测量时注意病人的体位,询问病人是否因服用利尿剂而引起血容量减少,或服用其他抗高血压药物而引起直立性低血压。

(2) 靶器官的体征:高血压对全身动脉都有影响,查体时应全面。

1) 视网膜:应特别注意是否有视网膜小动脉狭窄、出血、渗出和视乳头水肿。视网膜病变程度可以反映高血压的严重程度,目前采用 Keith-Wagener 眼底分级法。Ⅰ级,视网膜动脉变细;Ⅱ级,视网膜动脉狭窄,动脉交叉压迫;Ⅲ级,眼底出血或棉絮状渗出;Ⅳ级,出血或渗出伴有视乳头水肿。

2) 心脏:可发现左心室肥大、左心衰竭或不同部位动脉粥样硬化的证据。若高血压治疗不当,可出现左心或右心衰竭,形成高血压心脏病,出现肝淤血、水肿和少尿等。

3) 动脉:高血压导致的动脉和小动脉病变,主要在肾脏小动脉和小叶间动脉,也可累及较大动脉。胸痛伴有脉搏改变提示主动脉夹层分离;颈动脉、股动脉、腘动脉部位听到杂音,可能与相应动脉粥样硬化有关;上腹部和肋腹部的血管杂音可提供肾血管性高血压的线索。

4) 肾:长期高血压病人肾脏萎缩变小。

5) 脑:长期高血压病人,脑的小动脉可形成微动脉瘤,其破裂引起的脑出血是高血压的常见死因。

6) 中枢神经系统:曾患脑梗死的病人可残留神经系统体征,如 Babinski 征阳性、Hoffman 征阳性、偏瘫等。如有共济失调表明小脑后下动脉受累。

7) 内分泌功能异常:可用于鉴别继发性高血压。如有向心性肥胖,怀疑库欣综合征;肌肉软弱、深腱反射减弱提示有原发性醛固酮增多症的可能。

3. 高血压急症的临床症状　部分高血压病人可在短期内(数小时至数天)发生血压急剧增高,并伴有心、脑、肾功能障碍。根据临床症状可分为:

(1) 恶性高血压:多见于青、中年病人,发病快,主要表现为血压明显升高,舒张压 >130mmHg,眼底出血、渗出和视乳头水肿(Ⅳ级);肾功能不全,可有心、脑功能障碍。如不及时治疗,可死于肾衰竭、脑卒中或心力衰竭。

(2) 高血压危象:指高血压病人在短期内血压明显升高,并出现头痛、烦躁、心悸、恶心、呕吐、面色苍白或潮红、视力模糊等。收缩压可高达 260mmHg,舒张压 120mmHg 以上。

(3) 高血压脑病:指在血压突然或短期内明显升高的同时,出现中枢神经功能障碍。因脑循环发生急剧障碍,导致脑水肿、颅内压增高,表现为严重头痛、呕吐和神志改变。轻者仅出现烦躁、意识模糊,重者可出现抽搐、癫痫样发作和昏迷。

(三) 心理社会评估

心理社会评估即了解病人的个性特征、职业以及人际关系中是否存在可引起血压波动的应激因素,长时间的情绪紧张、负性(消极)的精神状态(焦虑、恐惧、愤怒、抑郁)都能导致血压升高。护士要收集病人的家庭情况、职业和工作情况、经济情况、个人压力与应对方式等,了解病人对疾病的看法,判断疾病对病人心理所造成的影响。

评估病人是否遵循了高血压病人的生活方式,是否在疾病进程、自我保健方面存在知识缺乏。另外,还应了解病人家属是否同样具备以上知识,是否能在病人作出生活方式改变时给予理解和支持。

Note:

(四)辅助检查

辅助检查的目的在于发现靶器官受累的情况,寻找继发性高血压的证据。

1. **尿液分析**　一般情况下高血压病人的尿液分析为正常,当发生肾脏损害时,尿比重降低,并出现轻度蛋白尿。恶性高血压可出现大量蛋白尿。

2. **血生化检查**　如发生肾实质病变,可见血清肌酐和血尿素氮升高,可出现贫血伴严重氮质血症。醛固酮增多症者,血清肌酐和血尿素氮正常,但血钾降低,血钠和碳酸氢盐升高。

3. **超声心动图**　在识别高血压引起的左心室肥厚方面,超声心动图是非常有意义的辅助检查。

4. **心电图**　是诊断左心室肥厚最简单的方法。左心室导联可见 QRS 波电压增高。此外,心电图可用于鉴别心肌梗死,监测抗高血压药物的影响。

5. **胸部 X 线检查**　高血压早期未出现心室肥厚时,胸部平片可正常。主动脉狭窄时,胸部平片可见到肋角切迹;如发生左心衰竭,可见肺静脉淤血或胸腔积液;在高血压引起的急性肺水肿时,胸片可见"蝴蝶翅膀"样阴影或叶间隙积液;慢性夹层动脉分离可见主动脉过度增宽。静脉尿路造影可为肾血管或肾实质病变引起的高血压提供诊断依据。

此外,辅助检查还应包括全血细胞计数、空腹血糖、胆固醇和甘油三酯等。

四、康复护理原则与目标

1. **康复护理原则**　改变不健康的生活方式,坚持降压药物治疗,血压控制在理想的目标值,协同控制多重心血管危险因素。

2. **康复护理目标**　包括短期目标和长期目标。

(1) 短期目标:病人主诉头痛减轻,能够识别升高血压的诱发因素;病人及家属能够采取措施避免摔倒或受伤。

(2) 长期目标:通过康复护理技术,病人能够理解自我保健知识并实施自我保健计划;发生高血压急症时,病人能及时发现和控制病情并避免受伤;发生并发症时,病人能够进行功能训练,提高生活质量。

五、康复护理措施

康复护理措施开始时机应为病人血压逐渐稳定时,应鼓励病人积极参与康复护理工作,重点是加强康复护理宣传教育,提高病人的自我照顾能力,使血压维持在稳定状态。如病人因血压控制不好而出现合并症,要针对其功能状态采取康复护理措施。

(一)提高日常生活活动能力

1. **日常生活计划表**　与病人一起制订日常生活计划表,让病人选择自我照顾活动及协助的方法,使病人有控制感。

2. **足够的时间**　提供足够的时间,让病人完成自我照顾活动。

3. **协助日常活动**　病人无法自行完成的活动,应从旁协助。

4. **正向回馈**　常给予正向回馈,使病人建立自我照顾的信心。

5. **社会支持**　将家属及重要亲友纳入康复护理计划,告知他们病人的进展,鼓励他们参与。

(二)改变饮食习惯

1. **限制钠的摄取**　减少细胞外液及循环血量,从而减少心脏负担,并防止钠摄入过多影响抗高血压药物的药效。一般建议每天食用钠量不超过 2g,即 5g 钠盐(食用盐)。罐头类食品含有大量钠,须尽量少吃。

Note:

2. 合理饮食　合理饮食是控制体重的重要手段。适当控制体重,减少脂肪含量,可显著降低血压。理想体重的计算方法:男性(身高 cm−80)×0.7, ±10% 的范围内。遵循平衡膳食的原则,采取低热量、低胆固醇饮食,降低食物中胆固醇或饱和脂肪酸含量可减缓动脉粥样硬化的形成。

(三) 提高知晓度,增加遵医行为

1. 康复护理教育　给予有关高血压的康复护理教育,使病人及家属充分了解此疾病,并与病人讨论血压控制的目标。

2. 社会支持系统　与病人讨论家属可能给予的帮助,因为家人的参与可使维持、控制血压的活动受到支持。

3. 争取可利用的援助　协助病人获得可帮助的资源,如社区中可利用的经济援助。

4. 遵医行为　用病人能理解的语言解释高血压需长期控制,否则可能产生的合并症;说明各项治疗的目的;指导服用药物的作用及服用时间。

(四) 脑出血时的康复护理

1. 康复护理早期介入　若病人发生高血压性脑出血,在病人生命体征平稳,不影响临床抢救,不造成病情恶化的情况下,应早期介入康复护理。可采取四肢功能位摆放、肌肉静态收缩等方法。

2. 肢体运动　病人病情稳定后,可采取肢体被动运动、主动运动、平衡训练、偏瘫侧康复训练(详见第六章第一节脑卒中的康复护理)。

六、康复护理指导

康复护理指导即帮助病人了解高血压的危险因素,调整生活习惯,并与病人讨论血压控制的目标,使其了解所服用药物的作用及不良反应。

(一) 治疗方面

高血压的治疗尤为重要,病人应了解高血压只能控制而不能治愈,并知道所服用抗高血压制剂的名称、剂量、作用及不良反应。高血压未经控制会产生严重的合并症,自行停药可能导致更严重的高血压。血压上升不可自行增加药物剂量,忘记服药不可追加该次剂量。病人服用抗高血压制剂 3h 内避免洗热水澡,避免过量饮酒或体力运动,以免血管扩张导致低血压。

(二) 营养方面

在营养方面高血压患者要摄取新鲜食物,避免罐头食品;摄取含钙丰富的食物如优酪乳、牛乳、钙片,以保证每天钙摄入量不低于 1 000mg;进食含钾丰富的食物如香蕉、柑橘、菠菜、空心菜、花菜、苋菜等;避免速食品和咖啡。

(三) 运动方面

在运动方面合理的运动计划不仅能控制体重、降低血压,还能改善糖代谢。保持规律的、中等强度的有氧运动如快走、慢跑、骑脚踏车、游泳和有氧舞蹈等。一周运动 3~5 次,每次活动 30~45min。运动的强度、时间和频度以不出现不适反应为度。学会监测最大运动心率,如果运动后心率无法增加到靶心率,表示运动量不足。运动后靶心率 =(220 − 年龄)×75%。

(四) 心理护理

在心理护理方面长期、过度的心理应激可显著增加心血管疾病的风险。应向病人阐述不良情绪可诱发血压升高,帮助病人预防和缓解精神压力,以纠正和治疗病态心理,必要时寻求专业心理辅导或治疗。

(五) 生活习惯方面

在生活习惯方面吸烟是心血管病的主要危险因素之一,可导致血管内皮损害,显著增加高血压病人发生动脉粥样硬化性疾病的风险。应强烈建议并督促高血压病人戒烟,并指导病人寻求药物辅助

Note:

戒烟。限制饮酒量,酒精摄取量每天不超过 30ml,相当于 240ml 的葡萄酒,或 720ml 的啤酒。保持足够的睡眠,每晚睡足 7~8h。每天花 20min 做松弛运动,如瑜伽、静坐等。

(周英妮)

───────────── 思　考　题 ─────────────

1. 请简述高血压的分类和主要功能障碍是什么?
2. 请列举高血压引起的不同靶器官损害症状,说明相应的康复护理评估方法和护理措施。

URSING

第十章

常见内分泌与代谢疾病病人康复护理

10章 数字内容

―――――― 学 习 目 标 ――――――

知识目标：

1. 掌握糖尿病的概念、分型；糖尿病病人的常见生理功能障碍、康复护理评估方法、康复护理措施、指导；骨质疏松症的定义、分类、主要的功能障碍；骨质疏松症病人的康复护理措施、康复护理指导。

2. 熟悉糖尿病的康复护理原则与目标；骨质疏松症的康复护理原则和康复护理目标。

3. 了解糖尿病的诊断标准。

能力目标：

1. 能对糖尿病病人进行康复护理评估和实施个体化的运动康复指导。

2. 能针对骨质疏松症病人的评估结果，对其实施相应的康复护理措施及指导。

素质目标：

1. 培养发现问题、分析问题、解决问题的临床思维。

2. 培养尊重病人、保护病人隐私的人文精神。

3. 树立专业、敬业、爱业的护理学价值观，培养多学科协作的团队意识。

第一节 糖 尿 病

 ────────────── 导入情景与思考 ──────────────

　　病人,男,60 岁。1 年前无明显诱因出现多饮、多食、多尿,体重在 1 年间由 90kg 降至 80kg。在外院查血糖偏高,具体不详,诊断为"2 型糖尿病",曾口服二甲双胍治疗,平时血糖控制情况不详。3 个月前病人出现视物模糊、四肢麻木及刺痛,1d 前门诊测随机血糖 14.8mmol/L,以"2 型糖尿病"收入院。病人既往体健。病人父亲患有 2 型糖尿病。

　　体格检查:体温 36.8℃,脉搏 86 次 /min,呼吸 20 次 /min,血压 138/75mmHg。身高 170cm,体重 80kg。腰围 92cm,臀围 97cm,腰臀比 0.94。双下肢无水肿,皮肤颜色、皮温正常,双侧足背动脉搏动良好;双足 10g 尼龙丝试验(−)、音叉试验(−),双足痛觉和温度觉正常。

　　实验室检查:入院空腹血糖 11.2mmol/L,OGTT 2h 血糖 15.3mmol/L,糖化血红蛋白 8.6%。

　　请思考:

　　1. 如何对该病人进行康复护理评估?

　　2. 请为该病人制订相应的康复护理措施。

一、概述

(一) 定义

　　糖尿病(diabetes mellitus, DM)是一种多病因引起的慢性、全身性、代谢性疾病,以血浆葡萄糖水平增高为特征,可导致全身多组织器官的慢性进行性病变、功能减退及衰竭,病情严重或应激时也可发生急性严重代谢紊乱。胰岛素分泌不足和 / 或利用缺陷是糖尿病的主要发病机制,可导致碳水化合物、脂肪、蛋白质的代谢紊乱,从而引起多系统的损害。

　　糖尿病是一种常见、多发的慢性病。根据国际糖尿病联盟的数据,2014 年全球糖尿病病人为 3.87 亿,2015 年增加至 4.15 亿,增幅接近 7.2%。随着我国城市化进程加快、人口老龄化、生活方式改变等原因,糖尿病的患病率显著增加。1980 年,我国成人糖尿病患病率为 0.67%,而 2013 年则为 10.9%。目前我国已成为世界上糖尿病患病人数最多的国家。

(二) 分型

　　根据 WHO 糖尿病专家委员会(1999)提出的分型标准,糖尿病分为 4 类:1 型糖尿病、2 型糖尿病、妊娠期糖尿病和特殊类型糖尿病。1 型糖尿病病因和发病机制不清楚,其显著的病理生理学特征是胰岛 β 细胞破坏所导致的胰岛素分泌显著下降或缺失。2 型糖尿病的病因和发病机制目前也不明确,可能是遗传因素、环境因素共同作用的结果。其显著的病理生理学特征是胰岛素抵抗伴随胰岛 β 细胞功能进行性下降。特殊类型糖尿病是从不同水平上病因学相对明确的一些高血糖状态,如胰腺炎,库欣综合征等引起的高血糖状态。妊娠期糖尿病是在妊娠期间被诊断的糖尿病或糖调节异常,不包括已经被诊断的糖尿病病人妊娠时的高血糖状态。在我国糖尿病患病人群中,以 2 型糖尿病为主,占 90% 以上,1 型糖尿病约占 5%,其他类型糖尿病仅占 0.7%,城市人群中妊娠糖尿病患病率接近 5%。

(三) 诊断标准

　　我国目前采用 WHO 糖尿病专家委员会(1999)提出的诊断标准(表 10-1),依据是糖尿病典型症状、空腹血浆葡萄糖(fasting plasma glucose, FPG)、随机血糖或口服葡萄糖耐量试验(oral glucose tolerance test, OGTT)2h 血糖值。糖尿病典型症状包括多饮、多尿、多食、体重下降等,空腹血糖是指至少 8h 未进食热量后所测血糖值;随机血糖指不考虑上次用餐时间,一天中任意时间的血糖。

表 10-1　糖尿病的诊断标准(WHO 2019 年)

诊断标准	静脉血浆浓度
典型糖尿病症状加上	
(1) 随机血糖	≥11.1mmol/L
或	
(2) 空腹血糖(FPG)	≥7.0mmol/L
或	
(3) OGTT 2h 血糖	≥11.1mmol/L
或	
(4) 糖化血红蛋白(HbA1c)	≥ 6.5%

注:若无典型糖尿病症状,需隔日将同一指标再测一次予以证实,诊断才能成立。

二、主要功能障碍

(一) 生理功能障碍

糖尿病的生理功能障碍即糖尿病的临床表现大致可归纳为代谢紊乱症候群和各种急、慢性并发症。

1. 代谢紊乱症候群　主要表现为多饮、多尿、多食和体重减轻。故糖尿病的临床表现常被描述为"三多一少"。

2. 慢性并发症　糖尿病病程长,长期血糖控制不佳可导致眼、肾、心、脑、血管及神经等慢性并发症,是糖尿病致残致死的主要原因。

(1) 糖尿病视网膜病变(diabetic retinopathy):是糖尿病高度特异性的微血管并发症,是导致成人失明的主要原因。轻者由于血管渗出导致视力模糊,严重的将发生继发性视网膜脱离而失明。此外,糖尿病还可引起黄斑病、白内障、青光眼、屈光改变、虹膜睫状体病变等,导致视力障碍乃至失明。

(2) 糖尿病神经病变(diabetic neuropathy):是最常见的慢性并发症之一,糖尿病病程在 10 年以上,常有明显的临床糖尿病神经病变,其发生风险与糖尿病的病程、血糖控制不佳等相关。病变可累及中枢神经、周围神经及自主神经,以周围神经病变常见。

1) 中枢神经系统并发症:①伴随严重糖尿病酮症酸中毒、高血糖高渗状态或低血糖症出现的神志改变;②缺血性脑卒中;③脑老化加速及老年痴呆等。

2) 周围神经病变:最常见的类型是糖尿病远端对称性多发性神经病变。下肢较上肢严重,感觉神经较易受累,病情进展缓慢。病人常先出现肢端感觉异常,如袜子或手套状分布,伴麻木、烧灼、针刺感或如踩棉花感,有时伴痛觉过敏;随后有肢体疼痛,呈隐痛、刺痛,夜间及寒冷季节加重;后期累及运动神经,可有肌力减弱以至肌萎缩和瘫痪。

3) 自主神经病变:较常见,并可较早出现,临床表现为瞳孔改变、排汗异常、胃排空延迟、腹泻或便秘等胃肠功能紊乱,也可引起膀胱功能障碍,导致尿潴留并继发尿路感染;也可出现性功能障碍及月经失调。

(3) 糖尿病心血管病变:糖尿病微血管病变累及心肌组织,引起心肌广泛性坏死损害,可诱发心力衰竭、心律失常、心源性休克和猝死。糖尿病大中动脉粥样病变,可引起冠心病,出现胸闷、胸痛、心悸等表现,甚至发生心肌梗死危及生命。

(4) 糖尿病脑血管病变:是糖尿病致死的主要原因之一,临床以脑梗死最多见,主要表现为运动感觉障碍(偏瘫)、语言障碍(失语)和认知功能障碍等。

(5) 糖尿病肾病(diabetic nephropathy):是导致终末期肾衰的常见原因。其病理改变有 3 种类型:结节性肾小球硬化型病变;弥漫性肾小球硬化型病变(最常见,对肾功能影响最大);渗出性病变。临床表现为蛋白尿、水肿和高血压,严重者可发展为肾衰竭。

(6) 糖尿病下肢动脉血管病变:常与心脑血管疾病共存,表现为下肢动脉的狭窄或闭塞。糖尿病病人常累及股深动脉及胫前动脉等中小动脉。其主要病因是动脉粥样硬化。大多数病人无症状,10%~20% 有间歇性跛行,严重者会因下肢缺血性溃疡、坏死而导致截肢。

(7) 糖尿病足(diabetic foot):指与下肢远端神经异常和不同程度的周围血管病变相关的足部(踝关节或踝关节以下)感染、溃疡和 / 或深层组织破坏。根据病因,可分为神经性、缺血性和混合性 3 类。其主要临床表现为足部溃疡与坏疽,是糖尿病病人截肢、致残的主要原因之一。

3. 急性并发症

(1) 糖尿病酮症酸中毒(diabetic ketoacidosis,DKA):1 型糖尿病病人有自发 DKA 倾向,2 型糖尿病病人常有诱因。常见诱因例如急性感染、胰岛素不适当减量或突然中断治疗、饮食不当等。早期主要表现为乏力和"三多一少"症状加重。随后失代偿阶段出现食欲减退、恶心、呕吐,常伴头痛、嗜睡、烦躁、呼吸深快有烂苹果气味。随着病情进一步发展,出现严重失水,尿量减少、皮肤弹性差、眼球下陷、脉细数、血压下降、四肢厥冷。晚期各种反射迟钝甚至消失,病人出现昏迷。血糖多为 16.7~33.3mmol/L。

(2) 高血糖高渗状态(hyperglycemic hyperosmolar status,HHS):临床以严重高血糖、高血浆渗透压、脱水为特点,无明显酮症酸中毒,常有不同程度的意识障碍和昏迷。多见于老年 2 型糖尿病病人。

4. 感染性疾病　糖尿病病人极易感染,常见的感染部位包括呼吸道、泌尿道、皮肤等。泌尿系统感染最常见,如肾盂肾炎、膀胱炎等。糖尿病病人还是肺炎球菌感染的高风险人群,合并肺结核的发生率也显著增高。疖、痈等皮肤化脓性感染多见。足癣、体癣等皮肤真菌感染也较常见。真菌性阴道炎也常见于女性病人。

(二) 心理功能障碍

糖尿病是一种慢性疾病,长期的饮食控制、运动调节以及频繁测血糖或者注射胰岛素,给病人的生活带来极大的不便并加重了病人的医疗经济负担,而对失明、脑梗死、截肢等严重并发症的担心更是给病人带来极大的精神心理负担,临床上表现为抑郁、焦虑和躯体化症候群。

(三) 日常生活活动功能障碍

糖尿病病人有日常生活活动功能障碍,可出现全身症状有乏力、易疲劳等,病人的日常生活活动能力受到一定限制。若发生眼、脑、心、肾脏、大血管和神经并发症,则可出现日常生活活动严重受限。

(四) 参与能力障碍

糖尿病病人参与能力障碍的原因是糖尿病生理功能障碍或严重的心理障碍,不同程度地影响了病人的生活质量、劳动、就业和社会交往等能力。

三、康复护理评估

(一) 病史

详细询问病人的发病情况、症状特点、病情发展变化、伴随症状、诊疗经过等。了解病人的家族史、既往史、个人史、婚育史等。同时要了解糖尿病对病人的心理、活动、参与和生活质量的影响。病人对疾病的认知程度、态度、治疗依从性和自我管理能力也是病史采集的重点。

(二) 实验室检查

1. 血糖测定和口服葡萄糖耐量试验　血糖测定的方法有静脉血浆葡萄糖测定、毛细血管血葡萄糖测定和 24h 动态血糖测定 3 种。前者用于诊断糖尿病,后两种仅用于糖尿病的监测。当血糖值高于正常范围而又未达到糖尿病诊断标准或疑有糖尿病倾向者,需进行口服葡萄糖耐量试验。

部分病人出现血糖升高,但未达到糖尿病的诊断标准,目前糖尿病学界将此类病人称为糖调节受损(impaired glucose regulation,IGR)者,表现为空腹血糖受损(impaired fasting glucose,IFG)或糖耐量受损(impaired glucose tolerance,IGT)。根据世界卫生组织的标准(表 10-2),空腹血糖(FPG)3.9~6.0mmol/L 为正常;FPG 6.1~6.9mmol/L 为 IFG;FPG ≥7.0mmol/L 应考虑为糖尿病。OGTT 2h 血糖≤7.7 为正常糖耐量;OGTT 2h 血糖 7.8~11.0mmol/L 为 IGT;OGTT 2h 血糖≥11.1mmol/L 应考虑糖尿病。

表 10-2　糖代谢状态分类(WHO 1999 年)

糖代谢分类	静脉血浆葡萄糖 /(mmol·L^{-1})	
	空腹血糖(FPG)	OGTT 2h 血糖
正常血糖	<6.1	<7.8
空腹血糖受损(IFG)	6.1~7.0	<7.8
糖耐量减低(IGT)	<7.0	7.8~11.0
糖尿病	≥7.0	≥11.1

2. 糖化血红蛋白 A1(glycosylated hemoglobin A1,GHbA1 或 HbA1)　HbA1 是葡萄糖与血红蛋白的氨基发生非酶催化反应的产物,是不可逆反应,其浓度与平均血糖呈正相关。HbA1 有 a、b、c 三种,以 HbA1c 最为主要,可反映取血前 8~12 周的血糖平均水平,是糖尿病病情控制的监测指标之一。

3. 胰岛 β 细胞功能检查　主要包括胰岛素释放试验和 C 肽释放试验。主要用于评价基础和葡萄糖介导的胰岛素释放功能。其中 C 肽不受血清中胰岛素抗体和外源性胰岛素影响。

4. 其他　糖尿病常伴有脂质代谢紊乱,故应将血浆总胆固醇、低密度脂蛋白胆固醇、高密度脂蛋白胆固醇和甘油三酯列为常规检测项目。有条件时,也应将尿微量蛋白列为常规检查项目,以便能早期发现糖尿病肾病。另外,肝功能、肾功能检查也是监测并发症、指导用药的常用辅助检查。

(三)靶器官损害程度检查

1. 糖尿病视网膜病变　视网膜病变可用检眼镜、眼底荧光血管造影及眼底光学断层扫描等方法进行检查。糖尿病视网膜病变分为增殖型、非增殖型和糖尿病性黄斑水肿。糖尿病视网膜病变是最常见的致盲眼病。糖尿病病人在确诊后应尽快进行首次眼底检查和其他方面的眼科检查,并进行定期的随访。

2. 糖尿病脑血管病变　主要评定糖尿病脑血管病变引起的脑损伤后运动功能、感觉功能、语言功能及认知功能的障碍程度,具体方法参见本教材第六章第一节"脑卒中"。

3. 糖尿病心血管病变　糖尿病确诊时及以后,至少应每年评估心血管病变的风险因素,评估的内容包括心血管病现病史及既往史、年龄、有无心血管风险因素(吸烟、血脂异常、高血压和家族史、肥胖特别是中心性肥胖)、心房颤动(可导致卒中)等。还可行运动负荷试验,以判断病人心血管系统对运动的反应能力及病人的体力活动能力,筛查未诊断出的缺血性心脏病。

4. 糖尿病肾病　糖尿病病人在确诊糖尿病后每年均应做肾脏病变的筛查。最基本的检查是尿常规,检查有无蛋白尿,但是容易遗漏微量蛋白尿。微量蛋白尿的检测可采集随机尿样(清晨首次尿最佳)检测尿白蛋白肌酐比值(urine albumin/creatinine ratio,UACR)。若 UACR 为 2.5~25.0mg/mmol(男),3.5~25.0mg/mmol(女),可诊断为微量蛋白尿;UACR 持续 >25.0mg/mmol(无论男女)为大量蛋白尿。糖尿病肾病的肾功能分期主要是根据肾脏损伤以及预估肾小球滤过率(estimated glomerular filtration rate,eGFR)来评定(表 10-3)。

5. 糖尿病周围神经病变　包括感觉神经、运动神经和自主神经功能的体格检查及电生理学评估。

表 10-3 糖尿病肾病肾功能分期

分期	特点描述	eGFR/ [ml·(min·1.73m²)⁻¹]
1 期	肾脏损伤*伴 eGFR 正常	≥90
2 期	肾脏损伤*伴 eGFR 轻度下降	60~89
3a 期	eGFR 轻中度下降	45~59
3b 期	eGFR 中重度下降	30~44
4 期	eGFR 重度下降	15~29
5 期	肾衰竭	<15 或透析

* 肾脏损伤定义:白蛋白尿(UACR≥30mg/g),或病理、尿液、血液或影像学检查异常。

6. 糖尿病足 糖尿病足的主要后果是足部溃疡和截肢,是导致糖尿病病人日常生活活动能力下降、遗留残疾的主要原因。糖尿病足的评定包括病史采集、神经病变评定、血管病变评定及影像学检查等。

(1) 病史:①足部皮肤损伤发生、发展过程;②足部皮肤损伤特点;③询问神经病变症状,如下肢针刺感或疼痛;④询问血管病变症状,如有无间歇性跛行、静息痛等;⑤糖尿病足的诊疗经过和治疗效果等;⑥糖尿病足对病人日常生活和工作的影响;⑦询问病人有无既往溃疡 / 截肢史、足部宣教史、医疗条件、赤足行走情况。

(2) 神经病变评定:①保护性感觉测试。常用 10g 塞姆斯 - 温斯坦单丝测验(Semmes-Weinstein monofilament,SWM)进行测试,测试点为病人的大踇和前足底内外侧(图 10-1)。将 5.07cm 的尼龙单丝垂直于受试点皮肤用力压 1~2s,力量刚好使尼龙丝弯曲,可产生一个 10g 的力量。询问病人是否有感觉以及测试的位置,同一测试点测试三次,至少有一次是假接触。如果病人能在每一处测试点都准确地感受到尼龙丝,能正确地回答 3 次测试中的 2 次,那么病人的保护性感觉正常,否则提示保护性感觉异常。②振动觉测试。采用 128Hz 音叉测试,测试位置是双侧大踇趾的指间关节的背侧(图 10-2)。在同一测试点测试 3 次,至少有一次是假接触。3 次中有 2 次答错,提示振动觉缺失。其他的神经病变检查还包括病人的温度觉、两点辨别觉、跟腱反射等。除此之外,还要检查病人有无足部的骨 / 关节畸形(如鹰爪趾、槌状趾)或骨性突出等。

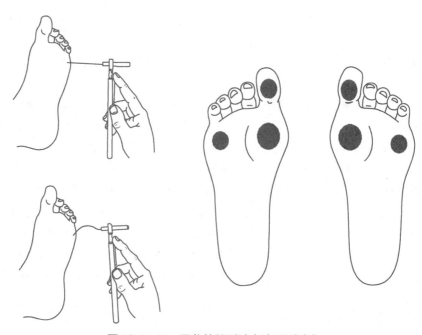

图 10-1 10g 尼龙单丝测试方法及测试点

（3）血管病变评定：应检查双侧足背动脉和胫后动脉的搏动情况，检查足部皮肤颜色、温度、水肿情况等。通常可用踝肱指数（ankle brachial index，ABI）评估糖尿病足的血管病变情况。ABI=踝动脉收缩压/肱动脉收缩压，可反映下肢血压与血管的状态。正常情况下，踝动脉收缩压稍高于或相等于肱动脉。ABI≤0.9提示有明显的缺血，ABI异常增高（>1.3）提示下肢动脉存在明显钙化。其他可反映血管功能的检查还包括经皮氧分压测定、甲襞微循环检查等。

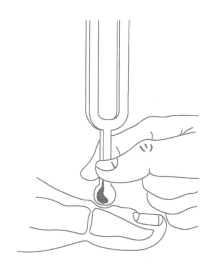

图10-2　音叉测试位置

（4）影像学检查：①X线检查。可发现肢端骨质疏松、脱钙、骨髓炎、骨质破坏、骨关节病变及动脉钙化，也可发现气性坏疽感染后肢端软组织变化，对诊断肢端坏疽有重大意义。②彩色超声多普勒检查。可发现下肢动静脉血管的管腔狭窄、斑块、血栓等，是糖尿病病人下肢血管常规检查项目之一。③血管造影。常用的动脉造影术有数字减影血管造影术、多层螺旋CT下肢动脉造影、磁共振血管成像技术等。

（5）糖尿病足分级：临床通常采用Wagner分级法对糖尿病足的严重程度进行分级：0级为有发生足溃疡的危险因素，但目前皮肤完整，无开放性病灶；1级为皮肤有开放性病灶，但未累及深部组织；2级为感染性病灶已侵犯深部肌肉组织，脓性分泌物较多，但无肌腱韧带破坏；3级为肌腱韧带受损，蜂窝织炎融合形成大脓腔，但无明显骨质破坏；4级为严重感染导致骨质缺损、骨髓炎、骨关节破坏或假关节形成，部分肢端可出现湿性或干性坏疽；5级为足大部或全部感染或缺血，导致严重湿性或干性坏死。

（四）心理功能评定

需对糖尿病病人进行心理功能评定，糖尿病病人的心理改变，主要指由于疾病知识缺乏而产生的焦虑、抑郁、睡眠障碍等。可采用相应的量表测试评定，如Hamilton焦虑量表、Hamilton抑郁量表、简明精神病评定量表、症状自评量表、睡眠自测AIS量表。

（五）日常生活活动评定

糖尿病病人的日常生活活动评定可采用改良Barthel指数评定。

（六）生活质量评定

需对糖尿病病人进行生活质量评定，慢性并发症导致的生理功能和心理功能障碍，不同程度地影响糖尿病病人的生活质量和职业能力。生活质量评价是对病人的疾病、体力、心理、情绪、日常生活及社会生活等进行综合评价。目前国际上缺乏统一的生活质量评定量表，常用的普适性量表有SF-36简明健康状况量表、世界卫生组织生活质量评定量表（WHOQOL）、诺丁汉健康评定表（Nottingham health profile，NHP）等，疾病专用量表有糖尿病病人生活质量特异性量表等。

四、康复护理原则与目标

（一）康复护理原则

糖尿病病人的康复护理应遵循早期诊治、综合康复、个体化方案及持之以恒的原则。

1. 早期诊治　明确糖尿病的临床表现、并发症、诊断方法，及早选择正确的治疗方案。

2. 综合康复　糖尿病病人应进行饮食疗法、运动疗法、药物疗法、血糖监测和康复教育的全面康复护理。

3. **个体化方案**　依据糖尿病的不同类型、不同并发症设计不同的康复护理方案。

4. **持之以恒**　糖尿病病人的康复护理不应局限于急性发作期,而应长期坚持改善功能。

（二）康复护理目标

1. **短期目标**　①控制血糖,纠正各种代谢紊乱,促进糖、蛋白质、脂肪代谢功能的正常化,消除临床症状;②控制病情,防治并发症,减轻各种并发症所致的功能障碍程度,降低病人的致残率和病死率;③保证育龄期妇女的正常妊娠、分娩和生育;④巩固和提高糖尿病病人的饮食治疗和药物治疗效果。

2. **长期目标**　①通过糖尿病教育,使病人掌握糖尿病的防治知识、必要的自我保健能力和自我监测技能;②改善糖尿病病人的生活质量,使之正常参与社会劳动和社交活动,享有正常人的心理和体魄状态;③保证儿童、青少年的正常生长、发育;④维持糖尿病病人基本的体能和运动量,提高他们的生活和工作能力。

每一位糖尿病病人的治疗目标和策略都应该是个体化的,具体的控制目标可参考中华医学会糖尿病分会的《中国 2 型糖尿病防治指南》（表 10-4）。

表 10-4　糖尿病综合控制目标（2017 年中国 2 型糖尿病防治指南）

检测指标	目标值
血糖 */(mmol·L^{-1})	
空腹	4.4~7.0
非空腹	<10.0
糖化血红蛋白 /%	<7.0
血压 /mmHg	<130/80
总胆固醇 /(mmol·L^{-1})	<4.5
甘油三酯 /(mmol·L^{-1})	<1.7
高密度脂蛋白胆固醇 /(mmol·L^{-1})	
男	>1.0
女	>1.3
低密度脂蛋白胆固醇 /(mmol·L^{-1})	
未合并动脉粥样硬化性心血管疾病	<2.6
合并动脉粥样硬化性心血管疾病	<1.8
体质指数 /(kg·m^{-2})	<24.0

* 毛细血管血糖。

五、康复护理措施

迄今为止,糖尿病尚无根治方法。康复护理的任务是:①观察病人进行运动疗法期间的各种反应和效果;②协助康复医师和治疗师执行和调整糖尿病运动处方;③协调好饮食、运动、药物治疗的关系,及时反馈;④加强这类病人的皮肤保护,尤其注意对足的保护;⑤重视糖尿病病人的心理康复,协助医生开展宣传教育。

Note:

知 识 链 接

"七马"并驾保血糖

为达到糖尿病康复的目标,必须采取综合康复治疗的方法。最初,糖尿病的治疗有"三驾马车"理论,即以饮食疗法、运动疗法、药物疗法为基本的治疗方案。后来,人们在此基础上增加了血糖监测和健康教育,这就构成了"五驾马车"。近年来,随着人们对糖尿病防治观念的进步,目前已经形成了"七驾马车"的综合治疗格局。这"七驾马车"分别是糖尿病教育、饮食治疗、药物治疗、运动治疗、自我血糖监测、并发症的防控和心理治疗。

(一)营养

医学营养治疗包括对病人进行个体化营养评估、营养诊断、制订相应的营养干预计划并在一定时期内实施及监测,是糖尿病及其并发症的预防、治疗、自我管理以及教育的重要组成部分,也是所有糖尿病治疗的基础。糖尿病及糖尿病前期病人均需要接受个体化医学营养治疗。

1. 计算总热量　首先按照简易公式计算理想体重[理想体重(kg)=身高(cm)−105],然后按照理想体重和工作性质、参照原来生活习惯等,计算每日所需总热量。成人糖尿病病人每天每 kg 体重所需的热量见表 10-5。

表 10-5　成人糖尿病每天每千克标准体重所需热量　　单位:kcal/(kg·d)

劳动强度	消瘦	正常	肥胖、超重
休息	20~25	15~20	15
轻体力劳动	35	30	20~25
中体力劳动	40	35	30
重体力劳动	45	40	35

2. 营养物质含量

(1) 碳水化合物:应占糖尿病病人的膳食总热量中 50%~60%。提倡食用粗制米、面和一定量的杂粮。每日定时进餐,尽量保持碳水化合物均匀分配。

(2) 蛋白质:肾功能正常的糖尿病病人蛋白质的摄入量占膳食总热量的 10%~15%,保证优质蛋白质摄入超过 50%。有显性蛋白尿的病人蛋白质摄入量宜限制在 0.8g/(kg·d);从肾小球滤过率(GFR)下降起,应实施低蛋白饮食,推荐蛋白质入量 0.6g/(kg·d)。

(3) 脂肪:脂肪的摄入量不超过饮食总能量的 30%。饱和脂肪酸摄入量不应超过饮食总能量的7%,尽量减少反式脂肪酸摄入。多不饱和脂肪酸摄入不宜超过总能量摄入的 10%。食物中胆固醇摄入量 <300mg/d。

(4) 微量营养素:健康状况良好且膳食多样化的糖尿病病人很少发生维生素和矿物质等微量元素的缺乏。高纤维素饮食可延缓食物吸收,降低餐后血糖高峰,有利于改善糖、脂代谢紊乱。糖尿病病人每日膳食纤维摄入量应达到 14g/kcal。

3. 合理分配三餐　热量分布大概为 1/5、2/5、2/5 或 1/3、1/3、1/3,或分成四餐为 1/7、2/7、2/7、2/7,可按病人的生活习惯、病情及配合治疗的需要来调整。

4. 限盐和忌酒　糖尿病病人每日的摄盐量不应超过 6g,合并高血压病人更应严格限制摄入量。糖尿病病人应忌酒,饮酒可以干扰血糖控制和饮食计划的执行,而且大量饮酒还可诱发酮症酸中毒发生。

(二)运动

1. 适应证　轻度和中度的 2 型糖尿病病人;肥胖的 2 型糖尿病病人为最佳适应证;1 型糖尿病病

Note:

人只有在病情稳定,血糖控制良好时,方能进行适当的运动,以促进健康和正常发育。

2. 禁忌证 ①FBG>16.7mmol/L;②反复低血糖或血糖波动较大;③有糖尿病酮症酸中毒等急性代谢并发症;④合并急性感染、增殖性视网膜病、严重肾病、严重心脑血管疾病(不稳定型心绞痛、严重心律失常、一过性脑缺血发作等)。

3. 运动处方

(1) 运动方式:糖尿病病人适宜的运动方式应为有氧运动结合抗阻运动,同时以有较多肌群参与的持续性周期性的有氧运动为主。一般选择病人感兴趣、简单、易坚持的项目。常见的有氧运动有步行、慢跑、骑车、健身操、太极拳、五禽戏、八段锦等。其中快走是最广泛推荐的运动方式之一。抗阻运动是指通过某种形式向机体施加一定阻力以促进肌肉质量和力量的无氧运动,一般包括负重抗阻运动、对抗性运动和某些器械训练等。近年来,利用弹力带进行的抗阻运动得到了广泛的认可。

1型糖尿病病人多为儿童和青少年,可根据他们的兴趣爱好及运动能力不断变换运动方式,如游泳、踢球、跳绳、舞蹈等娱乐性运动训练,以提高他们对运动的积极性,使运动能够长期坚持,达到促进生长发育的目的。下肢及足部溃疡病人不宜慢走、跑步,可采用上肢运动和腹肌训练。视网膜病变病人宜选择步行或低阻力功率自行车。老年糖尿病病人适合平道快走或步行、太极拳、体操、自行车及轻度家务劳动等低强度的运动。

(2) 运动强度:运动强度是运动疗法的核心,决定着运动效果。糖尿病病人的运动强度应以中等强度为主。刚开始运动的病人,建议从低等强度运动开始循序渐进。由于在有效的运动范围内,运动强度的大小与心率的快慢呈线性相关,因此常采用运动中的心率作为评定运动强度大小的指标。临床上将能获得较好的运动效果,且能确保安全运动的心率称为靶心率(target heart rate, THR)。靶心率的确定可以通过运动试验获得。中等强度运动时,靶心率为运动试验中最大心率的50%~70%。如果无条件做运动试验,靶心率可通过以下公式获得:靶心率 =[220 – 年龄(岁)] × (50%~70%)。

(3) 运动时间:运动时间包括累积时间和每次运动持续时间。糖尿病病人最好每周能进行至少150min 中等强度的有氧运动,以及至少 75min 的抗阻运动。每次运动持续时间保持在 30~60min。运动时间过短则达不到体内代谢效应,而运动时间过长或劳动强度过大,易产生疲劳,诱发酮症酸中毒,加重病情。

(4) 运动时机:以餐后 1h 开始运动为宜,运动时间应相对固定。切记不可空腹运动。

(5) 运动频率:每周最少进行 3 次有氧运动,相邻两次运动间隔不超过 3d。运动次数过少、运动间歇过长,则运动训练的效果及运动蓄积效应将减少,已获得改善的胰岛素敏感性将会消失,这样就难以达到运动的效果。每周最好进行 2~3 次抗阻运动。2 次抗阻运动间隔时间应≥48h。因为抗阻运动主要依赖无氧代谢供能完成,无氧抗阻运动过程中会产生大量的乳酸。如果抗阻运动过于频繁,则易造成乳酸的堆积,从而导致肌肉酸痛、身体倦怠等不适。而且糖尿病病人的代谢能力相对较弱,因此不适合过于频繁地做抗阻运动。

(6) 运动训练的实施:包括准备活动、运动训练和放松活动三个部分。①准备活动:通常包括5~10min 四肢和全身缓和伸展运动,多为缓慢步行或打太极拳等低强度运动;②运动训练:为达到靶心率的中等强度或略低于中等强度的有氧运动,大约 10~30min;③放松活动:包括 5~10min 的慢走、自我按摩或其他低强度活动。

4. 运动注意事项 ①全面评估病人病情、病程、并发症及喜好等因素,制订个体化的运动方案,定期评估并适时调整。②运动前做好准备工作,包括随身携带糖尿病求助卡,准备一些饼干、糖果,预防低血糖发生,以备急需;选择合脚、舒适、透气的运动鞋袜,并选择一块平整、安全的运动场地,以防止发生损伤。③运动应适量,如果运动结束后 10~20min 心率仍未恢复,且出现心悸、疲劳、睡眠不佳、食欲减退等症状,说明运动量过大,易发生糖尿病酮症酸中毒。如果运动后身体无发热感、无汗,脉搏无明显变化或在 2min 内迅速恢复,表明运动量小。④注意运动时的反应,密切监测心率、血压、心电图和自我感觉等,如有不适应及时采取措施,修改运动方案,调整运动量。⑤存在糖尿病的并发症时,尤其要重视运动可能带来的危险。如:冠心病病人发生心绞痛、心肌梗死或心律失常的危险性增高,最初应在心电图监护及医务人员的指导下进行。增殖性视网膜病变的病人发生晶状体出血的可能性增高,应避免进行剧烈运动、低头动作或闭气动作等。如果自主神经功能紊乱,可引起汗腺功能障碍,热天时运动出汗多,应注意补充水分。如果病人存在感觉异常,宜穿合适的袜子和软底运动鞋。足底有轻度破损时,应停止运动,及时处理,防止破损扩大。⑥运动前后必须要有热身运动和放松运动,以避免心脑血管事件发生和肌肉关节的损伤。⑦胰岛素注射部位应避开运动肌群,以免加快该部位的胰岛素吸收,诱发低血糖,注射部位一般选择腹部为好。

（三）药物治疗及血糖监测

1. 药物　糖尿病的药物治疗主要指口服降糖药物和胰岛素的应用等(具体参见本轮教材《内科护理学》)。

2. 血糖监测　血糖监测是糖尿病管理中的重要组成部分。病人可采用便携式血糖仪在家中进行自我血糖监测,监测频率取决于治疗方法、治疗目标、病情和个人的经济条件。自我血糖监测结果可为糖尿病病人和医务人员提供动态数据,为调整药物剂量提供依据。HbA1c 是评价长期血糖控制的金指标,也是指导临床调整治疗方案的重要依据,在治疗之初建议每 3 个月检测 1 次,一旦达到治疗目标可每 6 个月检查 1 次。

（四）健康教育

健康教育是贯穿糖尿病治疗始终的一项重要措施。糖尿病病人及其家属必须接受康复教育,与医护人员密切配合,自己管理自己,长期自觉地执行康复治疗方案,才能取得良好的治疗效果。医护人员可组织各种类型的糖尿病病人学习班,如安排病人集体讨论、交流经验、讲解糖尿病的基础知识。可在集体辅导的基础上开展个别咨询工作。康复教育的目的是使病人了解糖尿病的基本知识,认清并发症的危害,积极应用饮食控制和运动疗法,达到理想体重,少用甚至不用降糖药。血糖控制良好,延缓和减轻糖尿病慢性并发症。

（五）心理治疗

心理治疗可加强护患沟通,及时讲解糖尿病基本知识、治疗的价值,以解除焦虑、紧张心理,提高治疗的依从性。与病人家属共同商讨制订饮食、运动计划,鼓励亲属和朋友多给予亲情和温暖,使其获得感情上的支持。鼓励病人参加各种糖尿病病友团体活动,增加战胜疾病的信心。

常用的方法有:①精神分析法。通过与病人进行有计划、有目的的交谈,帮助病人建立对糖尿病的完整认识,增强战胜疾病的信心。②生物反馈疗法。借助肌电或血压等反馈训练,放松肌肉,消除紧张情绪,间接控制血糖。③音乐疗法。通过欣赏轻松、愉快的音乐,消除烦恼和心理障碍。④其他。举办形式多样的糖尿病教育、生活指导座谈会和观光旅游等活动,帮助病人消除心理障碍。

（六）糖尿病并发症的康复护理

1. 糖尿病足　一般采用综合治疗,包括内科、介入、外科和康复治疗等。治疗前,首先要鉴别溃疡的性质,根据溃疡的性质采取不同的治疗方法。神经性溃疡常见于反复受压的部位,如跖骨头的足底面、胼胝的中央,常伴有感觉缺失或异常,而局部供血良好,治疗主要是减压,特别注意鞋袜是否合适。缺血性溃疡多见于足背外侧、足趾尖部或足跟部,局部感觉正常,但皮肤温度低、足背动脉和/或胫后动脉搏动明显减弱或不能触及,治疗则要重视改善下肢血供,轻中度缺血的病人可以实行内科治疗,病变严重的病人可予介入治疗或血管外科成形手术。神经病变合并缺血性溃疡时,应同时注重足部减压和改善下肢血供治疗。对于合并感染的足溃疡,需要定期去除感染和坏死组织,病人局部供血量好时必须进行彻底清创。根据创面的性质和渗出物的多少,选用合适的敷料,在细菌培养的基础上选择有效的抗生素进行治疗。

(1) 减轻足部的压力:①使用治疗性鞋袜。糖尿病病人穿的鞋需柔软舒适,鞋尖有足够的空间让足趾活动,鞋内避免有粗糙的接线和缝口。根据足畸形和病人的活动水平设计开放型运动鞋或特制的矫正鞋。如足前部损伤时,可采用只允许足后部步行的装置减轻负荷,即"半鞋"(half-shoes)和"足跟开放鞋"(heel-sandals)。②全接触式支具或特殊的支具靴。可以把足装入固定型全接触模型,减轻溃疡部分压力。③拐杖和轮椅的应用。

(2) 运动治疗:①病人可作患肢伸直抬高运动、踝关节的背屈跖屈运动、足趾的伸屈运动等;②足部保护性感觉丧失的病人可推荐的运动有游泳、骑自行车、划船、坐式运动及手臂的锻炼;③禁忌长时间行走、跑步和爬楼梯。

(3) 局部治疗:①用锐器清创和用酶或化学清创;②敷料包扎;③局部用药和皮肤移植等;④足深部感染时,需住院治疗,包括应用广谱抗生素、切开排脓、施行截肢术等。

(4) 物理治疗:糖尿病足溃疡的物理治疗主要用于控制感染,增加血供和促进溃疡面肉芽组织生长。常采用的方法有按摩、运动疗法、超短波、红外线、He-Ne 激光、气压式血液循环驱动器、旋涡浴及高压氧治疗。

(5) 作业治疗:作业治疗可以改善糖尿病足病人的步行功能,提高病人日常生活活动能力。具体的方法包括 ADL 训练、矫形器具的正确使用和穿戴、假足步行训练、适合病人的职业训练、拐杖和轮椅操作技能训练等。

(6) 心理治疗:糖尿病足溃疡经久不愈以及对步行功能的影响,影响了病人的工作、生活和社会交往,加之对截肢的恐惧,使病人心理负担加重。适时的心理治疗不仅可以帮助病人树立战胜疾病的信心,同时可以增加疗效。

(7) 其他治疗:包括控制血糖、抗感染、营养支持及更换创面敷料等,晚期可考虑血管重建、皮肤移植等,上述治疗无效而且严重缺血坏死的肢体可以考虑截肢。

2. 其他并发症的康复护理 ①糖尿病冠心病的康复护理:参照冠心病的康复护理措施。②糖尿病周围神经病变和脑血管病变:参照神经病变和脑血管病变的康复护理措施。③糖尿病合并白内障、青光眼:可行手术治疗。④糖尿病肾病:如导致肾功能障碍,主要依靠透析治疗。⑤糖尿病视网膜病变:视力残疾可采用超短波疗法、直流电离子导入疗法、助行器具使用及家庭和环境适应性作业训练等。

六、康复护理指导

1. 用药指导 指导病人根据医嘱用药,并掌握药物的应用方法和不良反应的观察。对于使用胰岛素的病人,护士应向病人详细讲解胰岛素的名称、剂量、给药的方法和时间,掌握正确的注射方法、不良反应的观察和低血糖反应的处理。

2. 饮食指导 指导病人掌握并执行饮食治疗的具体要求和措施。为病人准备一份常用食物营养素含量表和替换表,使之学会自我饮食调节。

3. 运动指导 使病人了解运动治疗的重要性,掌握运动治疗的具体方法和注意事项。运动时随身携带病情卡片和甜食,以备急需。如果出现头晕、心悸等症状,应立即终止运动。

4. 自我监测的指导 指导病人学习监测血糖、血压、体重指数,了解糖尿病的控制目标。定期复查 HbA1c。如原有血脂异常,每 1~2 个月监测 1 次,原无异常每 6~12 个月监测 1 次。体重每 1~3 个月监测 1 次,以便了解疾病控制情况,及时调整用药剂量。每 3~12 个月门诊定期复查,每年全身检查 1 次,以便尽早防治慢性并发症。

5. 并发症预防指导 病人应注意个人卫生,养成良好的卫生习惯。规律生活,戒烟戒酒,熟悉酮症酸中毒及高渗性昏迷等并发症的诱因、主要临床表现及应急处理措施。指导病人掌握糖尿病足的预防和护理知识。

6. 心理指导 说明精神压力和情绪对疾病的影响,指导病人正确处理疾病所致的生活压力,解除病人和家属的思想负担,树立战胜糖尿病的信心。

(李　琨)

思 考 题

1. 请试述糖尿病病人的康复护理原则和康复护理目标。
2. 请简述如何指导糖尿病病人进行运动治疗。

第二节　骨质疏松症

导入情景与思考

病人,女,48 岁,长期服用激素类药物,近日感觉腰背酸痛或周身疼痛,活动受限,严重时翻身、起立、坐及行走都有困难。到医院经骨密度测定及实验室检查,最后诊断为继发性骨质疏松症。

请思考:

1. 护士应该对该病人实施怎样的康复护理措施?
2. 护士应该怎样指导病人对该疾病进行预防?

一、概述

(一) 流行病学特征

骨质疏松症(osteoporosis,OP)是一种以骨量减少、骨的微观结构退化为特征,导致骨骼脆性增加、骨强度降低,易于发生骨折的全身性骨代谢疾病,特点是骨矿物质和骨基质呈等比例减少。该病可发生于不同性别和任何年龄,但多见于绝经后妇女和老年男性。骨质疏松症是由内分泌、免疫、营养、失用、遗传等多种因素共同作用的结果。

根据国际骨质疏松症基金会的报告,全球每 3 名妇女和每 8 名男性中分别有 1 人患骨质疏松症。在我国,60~69 岁老年女性骨质疏松症的发病率高达 50%~70%,老年男性发病率为 30%,80 岁以上的老年人半数以上患有骨质疏松症。

骨折是骨质疏松症的最终结局。髋部骨折是最严重的骨质疏松性骨折。其发生通常由摔倒引起,有时也可自发性造成。骨质疏松性骨折的致残率和致死率高,已严重威胁老年人的身心健康并影响他们的生活质量,其带来的家庭、社会和经济负担显而易见,骨质疏松症及骨折已成为全球关注的有关公众健康的重要问题。

(二) 病因

成年期前获得的峰值骨量的高低和成年后的骨量丢失速度是骨质疏松症发病的两个重要因素。下列因素影响峰值骨量和骨量流失速度。

1. **遗传因素**　骨质疏松的发生受遗传因素的影响。遗传因素决定峰值骨量的 70%。虽然目前的研究尚未明确骨质疏松的易患基因,但已证实骨质疏松的发生与遗传因素有关。有骨质疏松家族史的人,更易患骨质疏松症。白种人尤其是北欧人种易于发生骨质疏松,其次为亚洲人,而黑人少见。

2. **内分泌因素**　内分泌在骨代谢中发挥着重要作用,骨吸收和形成的过程受多种激素的调节。骨质疏松的发生与女性雌激素缺乏、男性睾酮水平下降以及甲状旁腺激素、降钙素、$1,25(OH)_2D_3$ 等激素水平的变化有关。

3. 营养　由于各种原因,老年人、青春发育期及妊娠哺乳期可发生营养障碍。蛋白质供给不足可能引起骨生成障碍,但蛋白质摄入过多可使尿钙排出增加,导致钙负平衡。钙的摄入不足与骨质疏松的关系密切,低钙饮食可能通过继发性甲状旁腺激素(parathyroid hormone,PTH)分泌增多导致骨吸收加速。维生素 D 的缺乏导致骨基质的矿化受损,可出现骨质软化症。缺乏维生素 C 则可使骨基质合成减少。

4. 生活方式　运动特别是负重运动增加骨峰值,延缓骨量丢失。不运动、少运动或失重(制动)条件下,骨量丢失加快。吸烟引起骨吸收加快进而骨量丢失加快,同时会引起肠钙吸收下降和过早绝经。适量饮酒可减少骨量的丢失,而过量饮酒可使糖皮质激素分泌增多,尿钙增加,肠钙吸收减少,长期饮酒者性腺功能减退。

5. 药物因素　长期使用类固醇激素、抗惊厥类药物、肝素、含铝的抗酸药等可诱发骨质疏松症。

(三) 分类

骨质疏松症系骨代谢障碍的一种全身性骨骼疾病,依据病因可分为原发性骨质疏松症(primary osteoporosis)、继发性骨质疏松症(secondary osteoporosis)和特发性骨质疏松症(idiopathic osteoporosis)。

1. 原发性骨质疏松症　是一种随着年龄增长必然发生的生理性退变疾病,约占所有骨质疏松症的 90% 以上。可分为①绝经后骨质疏松症(postmenopausal osteoporosis):又称为 I 型骨质疏松,一般发生在妇女绝经后 5~10 年内;②老年性骨质疏松症(senile osteoporosis):又称为 II 型骨质疏松,指 70 岁后的老人发生的骨质疏松,一般认为 65 岁以上女性骨质疏松也列为 II 型骨质疏松症。前者主要与绝经后雌激素不足有关,后者主要与衰老改变有关,两者的临床特点见表 10-6。

表 10-6　原发性骨质疏松症的主要特点

内容	I 型	II 型
年龄 / 岁	50~70	70 以上
男：女	1：6	1：2
骨量丢失	主要为松质骨	松质骨、皮质骨
骨丢失率	早期加速	较缓慢
骨折	椎体为主	椎体、股骨上端
甲状旁腺激素(PTH)	正常或稍低	增加
$1,25(OH)_2D_3$	继发性减少	原发性减少
骨矿化不良	基本没有	常伴有

2. 继发性骨质疏松症　是由某些疾病或药物病理性损害骨代谢所诱发的骨质疏松症,如代谢性疾病、内分泌疾病、结缔组织疾病和影响骨代谢的药物等引起的骨质疏松,可由一种致病因素或多种致病因素引起。诱发继发性骨质疏松症的常见原因如下:

(1) 内分泌性代谢疾病:甲状旁腺功能亢进症、甲状腺功能减退、库欣综合征、糖尿病、慢性肾病、慢性肝病等。

(2) 骨髓疾病:多发性骨髓瘤、白血病、转移瘤、淋巴瘤、贫血等。

(3) 结缔组织疾病:红斑狼疮、类风湿关节炎等。

(4) 营养因素:维生素 C 缺乏(坏血病)、维生素 D 缺乏(佝偻病或骨软化病)、胃肠吸收功能障碍致钙、蛋白质缺乏、微量元素缺乏等。

(5) 药物因素:糖皮质激素、肝素、抗惊厥药、免疫抑制剂、性腺功能抑制药等。

(6) 失用性因素:长期卧床、瘫痪、骨折后制动等。

3. 特发性骨质疏松症　主要见于 8~14 岁的青少年或成人,无明确的原因,多伴有家族遗传病史,女性多于男性。此外,妇女在妊娠期和授乳期钙常摄取不足,骨钙可流失 8%~10%,因而易发生骨质疏松。

(四)临床表现

1. 疼痛　疼痛是骨质疏松症最常见的症状,以腰背痛和膝痛多见,占疼痛病人中的 70%~80%。疼痛随着负荷增加而加重,甚至引起活动受限,严重时翻身、起立、坐及行走都有困难。初起时的腰部疼痛只在活动时出现,稍微休息即可缓解。随着时间的推移,骨质疏松程度加重,将出现持续的腰背部疼痛,虽经休息也容易缓解,但有时会伴有多处骨关节痛、软组织抽搐痛或神经放射状痛。在腰背部疼痛的情况下,如果再长时间地保某一种姿态不变如久站、久坐等都可促使疼痛加重,在用力或持拿重物时可以诱发疼痛加重。若伴有骨折(无论有明显外伤或不明显外伤史),原有的持续疼痛症状会有所加重。

2. 骨折　脆性骨折是指轻度外伤或日常活动后发生的骨折,是退行性骨质疏松症最常见和最严重的并发症,在骨质疏松症病人中的发生率为 20% 左右。发生脆性骨折的常见部位为肋骨、腰椎、髋部、桡、尺骨远端和股骨的近端。①髋部骨折以老年性骨质疏松症病人多见,通常于摔倒或挤压后发生。②腰和胸椎压缩性骨折常导致胸廓畸形;后者可出现胸闷、气短、呼吸困难,甚至发绀等表现,易并发肺部感染。③脊柱压缩性骨折多见于绝经后骨质疏松症病人。

3. 脊柱变形　骨质疏松严重者,可有身高缩短和驼背。这是骨质疏松症的又一主要症状。人体的脊椎椎体本来是松质骨,很容易因骨质疏松而改变,当骨质疏松病人的内分泌紊乱,骨代谢异常,钙的大量丢失,骨小梁萎缩,骨量减少,导致骨结构松散,骨强度减弱等种种因素,使脊椎的承重能力减退的情况下,即使承受本身体重的重力,也可使椎体逐渐变形,若椎体前方压缩,即呈楔形变形,常见于 T_{11}~L_3。由于这些节段活动度大,其承受重力也相应地多于别的椎体,多个椎体变形后,脊柱随之前倾,腰椎生理前凸消失,出现了驼背畸形,若驼背畸形继续发展则腰背疼痛症状会日益加重。

由于年龄增加和活动量少等因素,身体各组织、器官会出现退行性变性,椎体间软组织的退行性变性使椎体间的间隙变窄,加上骨质疏松引起骨结构松散,强度减弱,原有呈立柱状的椎体,每个约高 2cm,受压变扁后,每个椎体可以减少 1~3mm,24 节椎体的缩减和椎体间隙变窄,使人体的身高可以缩短约几厘米,甚至更多,女性 65 岁时比自身最大身高短缩 4cm 以上,75 岁时短缩达 9cm 以上。随着年龄的增长,骨质疏松程度加重,驼背曲度加大,增加了下肢各关节的负重,出现了多关节的疼痛,尤其是膝关节的周围软组织紧张、痉挛,膝关节不能完全伸展,疼痛更加严重。

4. 呼吸受限　严重骨质疏松所致胸、腰椎压缩骨折,常常导致脊柱后凸、胸廓畸形、胸腔容量明显下降,有时可引起多个脏器的功能变化,其中呼吸系统的表现尤为突出。脆性骨折引起的疼痛,常常导致胸廓运动能力下降,也造成呼吸功能下降。虽然临床病人出现胸闷、气短、呼吸困难及发绀等症状较为少见,但不可忽视其影响。肺功能检查可测定呼吸功能受限程度。

(五)诊断要点

骨质疏松的诊断要点包括以下几方面,骨强度反映了骨骼的两个主要方面,即骨矿密度和骨质量,目前尚缺乏直接测量骨强度的手段。目前诊断骨质疏松症的主要依据:骨密度低下及(或者)发生脆性骨折。骨质疏松症的实验室检查作为对其诊断和鉴别诊断的有益补充。

1. 脆性骨折　受轻微的外力而发生的骨折,是骨强度下降的最终体现。好发部位为胸腰段椎体、股骨近端、桡骨远端、踝关节等。

2. 骨密度(bone mineral density,BMD)　测定仅能反映大约 70% 的骨强度。BMD 是目前诊断骨质疏松症、预测骨质疏松性骨折风险、监测自然病程以及评价药物干预疗效的最佳定量指标。

(1) 双能 X 线吸收法(dual-energy X-ray absorptiometry,DXA):WHO 推荐的诊断骨质疏松的标准:①骨密度值低于同性别、同种族健康成人骨峰值不足 1 个标准差属正常;②降低 1.0~2.5 标准差(1.0~2.5SD)之间为骨量低下(骨量减少);③降低程度等于和大于 2.5 标准差(2.5SD)为骨质疏松;④骨密度降低程度符合骨质疏松症诊断标准同时伴有一处或多处骨折时为严重骨质疏松。用 T-score(T 值)表示,即 T 值 >-1.0 为正常;-2.5<T 值 ≤ -1.0 为骨量减少;T 值 ≤ -2.5 为骨质疏松。常用的测量部位是腰椎 1~4(L₁~L₄)和股骨颈,DXA 测定骨密度要严格按照质量控制要求。但由于 DXA 是平面投射技术,其测量的 BMD 易受椎体退变和骨质增生等的影响。

(2) 定量超声测定法(quantitative ultrasound,QUS):QUS 经济、方便,适用于筛查,尤其适用于妇女和儿童,在诊断骨质疏松症及预测骨折风险时有参考价值。

(3) X 线摄片法:X 线摄片法是对骨质疏松症所致骨折进行定性和定位诊断的一种比较好的方法。常用的摄片部位包括椎体、髋部、腕部、掌根、跟骨和长骨干。由于该法诊断骨质疏松症的敏感性和准确性较低,只有当骨量下降 30% 才可以在 X 线摄片中显现出来,故对早期诊断的意义不大。

(4) 定量 CT(quantitative compute tomography,QCT):是采用临床 CT 机加 QCT 体模和分析软件进行测量,其测量所得的是体积骨密度,主要测量部位以腰椎为主,测量结果不受人体骨骼大小和体重的影响,相对来说比 DXA 测量的 BMD 更准确,因此现在在国内已经开始临床应用。其缺点是辐射剂量比 DXA 大,但比常规 CT 小。

(5) 实验室检查:包括血尿常规、肝肾功能、血糖、钙、磷、碱性磷酸酶、性激素和甲状旁腺激素等。此外,还有骨转化指标:①骨形成指标。血清碱性磷酸酶(ALP)、骨钙素(OC)、骨源性碱性磷酸酶(BALP)、Ⅰ 型前胶原 C 端肽(PICP)、N 端肽。②骨吸收指标。空腹 2h 尿钙 / 肌酐比值,或血浆抗酒石酸酸性磷酸酶(TPACP)及 Ⅰ 型胶原 C 端肽(S-CTX),尿吡啶啉(Pyr)。

二、主要功能障碍

1. 负重能力下降　多数骨质疏松症病人表现为负重能力下降(约 2/3),甚至不能负担自己的体重。

2. 躯干活动受限　表现为不能翻身、侧转及仰卧位从床上坐起。

3. 站立与行走受限　表现为久行久站后腰背部和下肢负重关节疼痛而导致站立与行走受限。

4. 日常生活活动或职业活动能力受限　由于骨质疏松症病人常有全身乏力、体力下降、精力不足等从而导致其持续进行日常生活活动、社交活动或职业活动的能力下降,其骨质疏松的程度不同对活动能力的影响不同。

5. 呼吸功能障碍　严重骨质疏松导致长期卧床,胸腰椎压缩性骨折导致脊椎后弯、胸廓畸形,使肺活量和最大换气量减少,小叶型肺气肿发病率增加。

6. 心理障碍　由于长期的骨痛和反复的就医治疗可能导致心理的改变。

三、康复护理评估

(一) 危险因素评估

1. 不可控危险因素　导致骨质疏松的不可控因素包括年龄、性别、种族、遗传、体型、内分泌影响等。80 岁以上的老年人半数以上患有骨质疏松症。据研究表明,女性绝经后多见,男性则 65 岁以后发病较多。不同人种的发病率也不相同,骨质疏松症多见于白种人,其次为黄种人,黑人较少;遗传因素也是本病的重要危险因素,家族中患本病较多者,本人患此病的危险性明显增高。遗传因素决定个

Note:

体的峰值骨量和骨骼质量大小,峰值骨量越高,骨骼越重,到老年发生骨质疏松的危险性就越小。一般认为,体型瘦小的人,峰值骨量也低于正常人,发生骨质疏松的危险性明显高于其他体型的人;受内分泌影响,老年人由于性功能下降,抑制骨吸收和促进骨形成的性激素水平明显降低,尤其是绝经后的女性。

2. 可控危险因素　如营养、活动、用药等。

(1) 营养:评估蛋白质、钙、磷、维生素及微量元素等的摄入情况。

(2) 活动:评估运动方式、运动强度、运动量、运动时间及运动后的呼吸、心率的变化情况;评估接受阳光照射情况。

(3) 药物因素:评估是否服用类固醇激素、抗惊厥药、肝素等,这些药物可影响钙的吸收,尿钙排泄增加,促进骨量丢失。

(二) 病史评估

病史评估包括询问老年人有无腰痛的病史;骨折情况(骨折的时间和部位);有无其他疾病病史。

(三) 功能状况评估

1. 疼痛评估　详见第三章第五节疼痛评定。

2. 肌力评定　腰背肌力评定及腹肌力评定(评定相关内容见康复评定相关章节)。

3. 肌耐力评定　背肌耐力评定、腹肌耐力评定、小腿三头肌耐力的评定、股四头肌耐力的评定、动态等张评定法。

4. 平衡评定　多采用 Berg 平衡量表(Berg balance scale,BBS)来评定坐位和站立位的基本功能活动。大量研究已显示,Berg 平衡量表(BBS)与跌倒风险度具有高度相关性。45 分通常作为老年人跌倒风险的临界值。低于 45 分提示跌倒风险增大。通过平衡功能评定对跌倒的风险进行预测应是骨质疏松症病人必查的项目。

(四) 骨折风险因子评估

骨折风险因子评估主要用来预测病人未来 10 年发生骨折的可能性。近两年,世界卫生组织(WHO)推荐使用骨折危险因子评估工具(fracture risk assessment tool,FRAX)来代替单独使用骨密度来诊断和评估病人未来 10 年发生骨折的可能性。骨折风险因子工具是基于对一些骨折风险因子循证医学研究的一系列数据分析得到的。研究发现在病人的 10 年骨折可能性超过 7% 时,对所有年龄段的病人进行干预治疗是非常值得的。输入病人性别、年龄、身高和体重,还有 7 个骨折风险因子(是否有既往低能量骨折史、是否父母有髋部骨折史、是否目前依然吸烟、是否长期服用糖皮质激素类药物、是否有风湿性关节炎、是否有其他继发性骨质疏松因素和是否每日饮酒超过 3 个单位,即每日白酒 50g 或啤酒 500ml),可自动计算出病人 10 年内髋部骨质疏松性骨折发生的可能性。

四、康复护理原则与目标

1. 康复护理原则　减轻或消除病人的焦虑,减轻疼痛,做好疾病的预防工作,积极对症处理临床症状,降低骨折的发生率。

2. 康复护理目标　①短期目标:防治骨折,减少并发症,降低病死率;②长期目标:提高疾病的康复水平,改善生活质量。

五、康复护理措施

(一) 预防骨折的发生

预防骨折发生原因为骨折是骨质疏松症最严重的并发症。降低骨折发生率是康复护理的最重要和最终的目的。

1. **锻炼适当**　任何过量、不适当活动或轻微损伤均可引起骨折。

2. **预防跌倒**　近年来急速增长的髋部骨折中 90% 由于跌倒所致,因此预防跌倒对预防骨折至关重要。预防老年人跌倒,可采用以下措施:合理使用助行辅具、增加下肢肌力、外出注意保暖防滑、减少镇静或安眠药物的使用、视力矫正、居家危险环境改造等。

3. **骨折处理**　有骨折者应给予牵引、固定、复位或手术治疗骨折病人要尽量避免卧床、多活动,及时给予被动活动,以减少制动或失用所致的骨质疏松。

4. **药物预防**　对高危的人群,包括轻微或无暴力的骨折,尤其亦存在骨质疏松的其他危险因素时,应给予药物防治。骨质疏松症的治疗药物大致有三类:

(1) 抗骨吸收药物:如降钙素、双膦酸盐、雌激素等。降钙素给药途径为肌内注射或皮下注射,不能口服,使用时要观察有无低血钙和甲状腺功能亢进的表现;使用雌激素者,要注意阴道出血情况,定期做乳房检查,防止肿瘤和心血管疾病的发生。

(2) 促骨形成药物:如氟化物及核查类固醇药物等,此类药有消化道反应,在晨起空腹服用,同时饮清水 200~300ml,半小时内禁饮食,禁平卧。

(3) 促进骨矿化药物:如钙制剂、维生素 D 类等。口服钙剂每日 1.0~1.5g,连续服用一年以上,使用时不可与绿叶蔬菜一起服用,防止钙螯合物形成,降低钙的吸收,同时要增加饮水,防止泌尿系统结石与便秘。维生素 D 可改善骨质疏松,缓解腰背痛,与降钙素、钙剂合用有较好的治疗效果,可长期小剂量安全使用。

此外,如甲状旁腺素、生长激素、生物雌激素、选择性雌激素受体调节剂等,有的尚未广泛用于临床,有待进一步评估。

(二) 运动治疗

运动治疗是防治骨质疏松症较为有效的基本方法。1989 年 WHO 明确提出防治骨质疏松症的三大原则是补钙、运动疗法和饮食调节。运动要量力而行,循序渐进,持之以恒。应设计个人的运动处方。如病人正处于疼痛期,应先止痛及向有关医务人员查询,方可做运动。

1. **负重运动**　增加骨强度,预防骨折。

(1) 高强度负重运动:可根据自身身体状况选择如跳舞、爬山、跑步、跳绳、乒乓球等强度较大的运动。每周 1~2 次,每次至少 30min。

(2) 低强度负重运动:可根据自身身体状况选择如身体支撑栏杆墙上压、手掌支撑墙面掌上压、握力训练、上下楼梯、快走等强度较低的运动。每周大于等于 3 次,每次至少 30min。

2. **增加肌力和耐力的方法**　①握力锻炼或上肢外展等长收缩,用于防治肱、桡骨的骨质疏松;②下肢后伸等长运动,用于防治股骨近端的骨质疏松;③防治胸腰椎的骨质疏松,可采用躯干伸肌等长运动训练,即在站位或俯卧位下进行躯干伸肌群、臀大肌与腰部伸肌群的肌力增强运动,每次 10~30min,每周 3 次。

3. **改善平衡能力**　提高平衡控制能力,预防摔倒。

(1) 下肢肌力训练:①坐位。足踝屈伸。②坐位。轮流伸膝。③扶持立位。轮流向前提腿 45°(膝保持伸直)。④从坐位立起。⑤立位。原地高提腿踏步。

(2) 平衡能力训练:①立位。摆臂运动。②立位。侧体运动。③立位。转体运动。④立位。着力平衡运动。⑤立位。髋部外展。

(3) 步行训练:①平地步行,每日多次,每次 50~100m,逐渐增加距离;②按照"8"字,行曲线行走,以锻炼步态稳定性和耐力,不宜走得过快。

(4) 练习太极拳:临床观察及研究已证实练习太极拳有助于改善平衡功能,减少摔倒。根据体能情况练习全套,或只练习几节基本动作。

(5) 健足按摩:①按摩足底涌泉穴,早晚各做一次,以擦热为度;②按摩小腿足三里穴,每天 2~3 次,每次 5~10min(自我按摩或由他人按摩)。

4. **脊柱加强训练**　①卧位:头颈抗阻训练,每天 2 次,每次重复 10 个,每个动作持续 5s 以上;②立位:直立后屈训练,每天至少 5 次,每次重复 5 个,每个动作持续 5s 以上;③俯卧:俯卧抬胸训练,至少每天 1 次,感到不适停止,每个动作持续 5s 以上;④立位:伸肌训练,每天 1 次,每次重复 15~20 个。

5. **有氧运动**　以慢跑和步行为主要方法,每日慢跑或步行 2 000~5 000 米,防治下肢及脊柱的骨质疏松。

6. **姿势训练**　姿势训练主要关注的是身体各部分之间的直线性,不良体式会增加脊柱的负担,导致骨折,活动和休息时都应注意保持身体的直线性。①立位:保持耳、肩、手肘、臀、膝、踝在一条直线上;②坐位:保持脊柱直立,臀部和膝盖在一条直线上,如坐在较软的沙发上,可用枕支撑背部;③卧位:仰卧放松训练,有利于增加背伸肌的耐力,保持脊柱的直立性,每天 5~10min 为宜。

(三) 物理因子治疗

物理因子治疗根据疗效可分为两类,一类为消炎止痛功效的物理因子疗法,如低频及中频电疗法、电磁波及磁疗法、按摩疗法等;其次为促进骨折愈合类的物理因子疗法,如可采用温热疗法、光疗法、超声波疗法、离子导入疗法及磁疗法。在进行物理因子疗法时,需注意以下护理要点:①明确物理治疗的适应证和禁忌证,以便及时发现问题避免造成病人不必要的痛苦和损伤;②向病人解释治疗的目的及康复作用,介绍治疗的方法,注意事项,以取得合作;③做好治疗前的心理护理,说明所应用治疗方法的感受和反应,解除病人对治疗的顾虑和恐惧等不良心理反应。治疗后观察和询问病人的精神状况及反应,如有不适及时向医生和治疗师反应并给予处理。

(四) 继发骨折的康复护理

1. **脊柱压缩性骨折**　静卧期间可进行床上维持和强化肌力训练,主要进行腰背肌、臀肌、腹肌的等长运动训练,3~4 周后逐渐进行坐位、站立位的上述肌肉肌力和耐力训练。应坚持早期和以躯干肌等长训练为主的原则,禁止屈曲运动以免引起椎体压缩性骨折,卧位坐起时应保持躯干在伸直位,经侧卧位坐起,或戴腰围后坐起,以防屈曲躯干而加重疼痛或加重椎体压缩。

2. **全髋关节置换术后的康复护理**　具体内容参考第七章第八节。

六、康复护理指导

(一) 用药指导

需对骨质疏松病人进行用药指导,补钙及维生素 D 时,注意复查血钙和尿钙,以免产生高钙血症和高钙尿症,以致发生尿路结石,若尿钙 >300mg/d 和尿钙 / 尿肌酐比值 >0.3 时,应暂停服用。长期雌激素替代治疗,要密切衡量其利弊,因可能增加乳癌及子宫内膜癌的发生率,应定期行妇科及乳腺检查,并应注意血栓栓塞症发生的危险,由于有如此的危险性,现已较少应用此疗法。二膦酸盐治疗期间注意服药方法,防止药物对上消化道损伤。

(二) 饮食调理

骨质疏松症病人的饮食调理包括:饮食一日三次要均衡,避免酸性食物摄入过多,适量进食蛋白质及含钙丰富的食物、蔬菜、水果。少饮酒、少吃甜食、戒烟。专家推荐骨质疏松症一日食谱见表 10-7。

Note:

表 10-7　专家推荐骨质疏松症一日食谱

早餐	食材	牛奶、大米、鸡蛋、面粉等	午餐	食材	黄鱼、花菜、大米、油菜等
	食谱	如:花卷、高钙牛奶、煮鸡蛋		食谱	如:米饭、清蒸鱼、油菜香菇、发菜汤
晚餐	食材	豆腐干、虾皮、番茄、鸡蛋等	加餐	睡前一小时喝一杯牛奶	
	食谱	如:虾皮豆腐干、番茄蛋汤、米饭			

(三) 保持正确姿势

保持良好的姿势,如正确的卧位和坐位姿势:卧位时用硬床垫和较低的枕头尽量使背部肌肉保持挺直,站立时肩膀要向后伸展,挺直腰部并收腹;坐位时应双足触地,挺腰收颈,椅高及膝;站立时有意识地把脊背挺直,收缩腹肌增加腹压,使臀大肌收缩,做吸气的动作,使胸廓扩展,伸展背部肌肉;其次是面向前方,收回下腭,双肩落下。尽量做到读书或工作时不向前弯腰,尽可能地避免持重物走路。

(四) 指导佩戴腰围上下床方法

指导病人正确佩戴腰围上下床方法。腰围佩戴时间为 3 个月,每日大约佩戴 13h。注意上床时佩戴腰围躺好后才能取下,下床时先佩戴好腰围才能起床。病人也不能过分依赖腰围,应根据腰背肌力量缩短佩戴腰围的时间,长时间佩戴腰围可致腰部力量减弱和腰背肌萎缩,反而产生腰背痛。

(五) 安全措施

骨质疏松病病人需采取一系列安全措施,每年 65 岁以上的人群中约有三分之一的人发生跌倒。而跌倒最常见的结局就是骨折,跌倒的常见原因包括室内和户外的危险,某些生活方式也可以增加跌倒的风险。因此要预防跌倒、注意室内室外活动安全。室内活动时:保持室内有充足的光线;地面要保持干燥,无障碍物,地毯要固定;病人的鞋需防滑,鞋底有坑纹、平而富于弹性;把常用物品放置在易于拿取的地方,避免做大量的弯腰动作;对站立不稳的病人,应配置合适的助行器;行动不便的老年人外出需有人陪同。室外活动时:避免在易滑、障碍物较多的路面行走;上下楼梯和电梯时注意使用扶手;夜晚出行时应尽量选择灯光明亮的街道;外出时尽量使用背包、腰包、挎包等,使双手闲置出来。

(六) 强调三级预防

1. **一级预防**　从青少年开始,注意合理的饮食,适当的体育锻炼,养成健康的生活方式,如注意合理营养应多食蛋白质及含钙丰富的食物,如:牛奶、豆制品、蔬菜及水果。钙是提高骨峰值和防治骨质疏松症的重要营养素,WHO 指出钙剂是骨质疏松的膳食补充剂,补钙是预防骨质疏松的基本措施,我国营养学会制定:成人每日元素钙摄入推荐量是 800mg。避免嗜烟和酗酒,少喝咖啡和碳酸饮料。对骨质疏松症的高危人群,要重点随访。防治影响骨代谢疾病;限制影响骨代谢药物的应用等。

2. **二级预防**　对绝经后的妇女,应及早地采取对策,积极防治与骨质疏松症有关的疾病,如糖尿病、甲状腺功能亢进症、慢性肾炎、甲状旁腺功能亢进症等。

3. **三级预防**　对已患有骨质疏松症的病人,应预防不恰当的用力和跌倒,对骨折者要及时进行处理。

知识链接

过量或长期饮酒与骨质疏松症的发生和骨折风险有关

酒精的化学成分是乙醇,进入人体后会抑制骨细胞的正常代谢使骨形成减少;与体内其他无机物或某些有机物发生化学反应影响钙吸收,加快骨骼钙流失。过量或长期饮酒还可引起男女性腺功能减退,性激素分泌减少,加快骨丢失,减少骨形成;还会使机体神经、肌肉协调性减弱,容易发生跌倒。老年人由于肝脏对酒精的代谢能力减弱,容易喝醉,因此绝经后妇女和老年人都应限制饮酒量。

(杜春萍)

思 考 题

1. 请试述骨质疏松症的分类和主要功能障碍。
2. 请简述如何指导骨质疏松病人预防骨折的发生。

Note:

癌症术后病人康复护理

11章　数字内容

━━━━━ 学 习 目 标 ━━━━━

- 知识目标：
  1. 掌握乳腺癌、喉癌、肺癌、结肠癌及直肠癌病人术后的康复护理指导内容及康复护理措施。
  2. 熟悉乳腺癌、结肠癌、直肠癌病人术后的主要功能障碍及不同障碍的临床特点。
  3. 了解喉癌及肺癌病人术后的主要功能障碍及其评估。
- 能力目标：
  1. 能准确评估乳腺癌病人术后的功能障碍，制订康复护理计划。
  2. 能正确指导肺癌病人术后咳嗽技巧训练、呼吸功能训练及康复护理。
  3. 能对喉癌、结肠癌及直肠癌病人实施正确的康复护理措施及康复护理指导。
- 素质目标：
  关爱病人，与癌症术后病人建立有效的沟通方式，减轻负性情绪。

第一节　乳　腺　癌

病人,女性,45 岁,因右侧乳腺癌行乳腺癌根治术,手术顺利。术后病人皮瓣下留置1根负压引流管,胸部用弹力绷带加压包扎。

请思考:

1. 病人可能会出现哪些功能障碍?

2. 如何进行康复护理?

一、概述

乳腺癌是女性最常见的恶性肿瘤之一,也是女性最常见的癌症死亡原因之一。在我国呈逐年上升趋势,部分大城市报告乳腺癌占女性恶性肿瘤之首位。目前多采用手术治疗。乳腺癌根治术切除胸部、腋下大量组织,胸、腋部皮肤张力高,术后早期影响呼吸、咳嗽,并致肩关节活动受限。淋巴结被大量切除,术后粘连压迫可致术侧上肢静脉、淋巴回流障碍,发生淋巴性水肿。

1. 病因及流行病学　乳腺癌的病因尚不清楚。乳腺是多种内分泌激素的靶器官,如雌激素、孕激素及泌乳素等,其中雌酮及雌二醇与乳腺癌的发病有直接关系。20 岁前本病少见,20 岁以后发病率逐渐上升,45~50 岁较高。与西方国家相比,我国乳腺癌的发病年龄更年轻。月经初潮年龄早、绝经年龄晚、不孕及初次足月产的年龄与乳腺癌发病均有关。一级亲属中有乳腺癌病史者,发病危险性是普通人群的2~3 倍。乳腺良性疾病与乳腺癌的关系尚有争论。另外,营养过剩、肥胖、脂肪饮食,可加强或延长雌激素对乳腺上皮细胞的刺激,从而增加发病机会。环境因素及生活方式与乳腺癌的发病有一定关系。

2. 临床表现　早期表现是患侧乳房出现无痛、单发的小肿块,常是病人无意中发现。肿块多位于乳房外上象限,质硬,表面不光滑,与周围组织分界不清,不易推动。随着肿瘤增大,可引起乳房局部隆起。若累及 Cooper 韧带,可使其缩短而致肿瘤表面皮肤凹陷,即所谓"酒窝征"。邻近乳头或乳晕的癌因侵入乳管使之缩短,可把乳头牵向癌一侧,进而可使乳头扁平、回缩、凹陷。癌块继续增大,如皮下淋巴管被癌细胞堵塞,引起淋巴回流障碍,出现真皮水肿,皮肤呈"橘皮样"改变。乳腺癌发展至晚期,可侵入胸筋膜、胸肌,以致癌块固定于胸壁而不易推动。如癌细胞侵入大片皮肤,可出现多数小结节,甚至彼此融合。有时皮肤可溃破而形成溃疡,这种溃疡常有恶臭,容易出血。乳腺癌淋巴转移最初多见于腋窝。

3. 转移途径　包括:①局部扩散。癌细胞直接蔓延浸润皮肤、胸肌、胸筋膜等周围组织。②淋巴转移。经胸大肌外侧缘淋巴管侵入同侧腋窝淋巴结,再侵入锁骨下淋巴结以至锁骨上淋巴结,然后可经左胸导管或右淋巴管侵入静脉血流;经内侧淋巴管,沿乳内血管的肋间穿支到胸骨旁淋巴结,然后达到锁骨上淋巴结,继而可侵入静脉血流。③血运转移。以往认为血运转移多发生在晚期,但研究发现有些早期乳腺癌已有血运转移。最常见的转移部位依次为肺、骨、肝。

4. 诊断要点　详细询问病史及临床检查后,大多数乳房肿块可得出诊断。但乳腺组织在不同年龄及月经周期中可出现多种变化,因而应注意体格检查方法及检查时距行经期的时间。乳腺有明确的肿块时诊断一般不困难,但不能忽视一些早期乳腺癌的体征,如局部乳腺腺体增厚、乳头溢液、乳头糜烂、局部皮肤内陷等,以及对有高危因素的妇女,可应用一些辅助检查。如:①X 线检查。乳房钼靶X 线摄片(radiography with molybdenum target tube)可作为乳腺癌的普查方法,是早期发现乳腺癌的最有效方法。乳腺癌时可见密度增高的肿块影,边界不规则,或呈毛刺征;有时可见钙化点,颗粒细小、密集。②B型超声检查。显示肿块为实性占位病变,血流信号丰富;若有淋巴转移,可显示淋巴结数目、大小及部位。③其他检查。细针穿刺细胞学检查、空心针穿刺与快速病理检查可明确诊断;乳头糜烂疑为湿疹样乳腺癌时,可作乳头糜烂部刮片或印片细胞学检查;乳头溢液未扪及肿块者,可作乳腺导管内视镜检查和溢液涂片细胞学检查。

5. **手术治疗方法**　目前多主张采用以手术为主的综合治疗。

(1) 保留乳房的乳腺癌切除术:手术目的为完整切除肿块。适合于临床Ⅰ期、Ⅱ期的乳腺癌病人,且乳房有适当体积,术后能保持外观效果者。多中心或多灶性病灶、无法获得切缘阴性者禁忌施行该手术。原发灶切除范围应包括肿瘤、肿瘤周围 1~2cm 的组织。确保标本的边缘无肿瘤细胞浸润。术后必须辅以放疗等。

(2) 乳腺癌改良根治术(modified radical mastectomy):有两种术式,一是保留胸大肌,切除胸小肌;一是保留胸大、小肌。前者淋巴结清除范围与根治术相仿,后者不能清除腋上组淋巴结。根据大量病例观察,认为Ⅰ、Ⅱ期乳腺癌应用根治术及改良根治术的生存率无明显差异,且该术式保留了胸肌,术后外观效果较好,是目前常用的手术方式。

(3) 乳腺癌根治术(radical mastectomy)和乳腺癌扩大根治术(extensive radical mastectomy):乳腺癌根治术应包括整个乳房,胸大肌,胸小肌,腋窝Ⅰ、Ⅱ、Ⅲ组淋巴结的整块切除。扩大根治术还需同时切除胸廓内动、静脉及其周围的淋巴结(即胸骨旁淋巴结)。此两种术式现已较少使用。

(4) 全乳房切除术(total mastectomy):手术范围必须切除整个乳房,包括腋尾部及胸大肌筋膜。该术式适宜于原位癌、微小癌及年迈体弱不宜作根治术者。

(5) 前哨淋巴结活检术及腋淋巴结清扫术(sentinel lymph node biopsy and axillary lymph node dissection):对临床腋淋巴结阳性的乳腺癌病人常规行腋淋巴结清扫术,范围包括Ⅰ、Ⅱ组腋淋巴结。对临床腋淋巴结阴性的乳腺癌病人,应先行前哨淋巴结活检术。前哨淋巴结是指接受乳腺癌病灶引流的第一枚(站)淋巴结,可采用示踪剂显示后切除活检。根据前哨淋巴结的病理结果预测腋淋巴结是否有肿瘤转移,对前哨淋巴结阴性的乳腺癌病人可不作腋淋巴结清扫。

手术方式的选择应结合病人本人意愿,根据病理分型、疾病分期及辅助治疗的条件而定。对可切除的乳腺癌病人,手术应达到局部及区域淋巴结最大限度地清除,以提高生存率,然后再考虑外观及功能。对Ⅰ、Ⅱ期乳腺癌可采用保留乳房的乳腺癌切除术或乳腺癌改良根治术。

二、主要功能障碍

1. **心理障碍**　当被确诊为乳腺癌后病人常感到生命受到威胁,再因治疗要失去显示女性特征的部分或全部乳房,担心其预后以及以后的生活质量,在选择手术方式与治疗方案时会不知所措。病人在手术、化疗或放疗过程中,不仅要感受躯体的痛苦,还要承受身体的残缺给生活带来的不便,给家庭带来的负担以及使自己的事业中断等。病人的心理压力很沉重,可能会导致心理危机,表现出严重的焦虑或抑郁。病人因不同的文化背景、生活环境、个性、心理特征、对疾病的认识及应对而表现出不同的心理反应。

2. **呼吸功能障碍**　乳腺癌手术后,胸部弹力绷带加压包扎以及切口部位的疼痛限制了病人的呼吸运动。

3. **上肢淋巴水肿和肢体运动功能障碍**　由于手术切除了胸部肌肉、筋膜和皮肤,使患侧肩关节活动明显受限。患侧腋窝淋巴结切除、头静脉被结扎、腋静脉栓塞、局部积液等因素导致上肢淋巴回流不畅、静脉回流障碍致使患侧上肢肿胀,影响患侧上肢功能。

三、康复护理评估

1. **心理评估**　病人因术后肩部活动受限、上肢淋巴性水肿产生焦虑,年轻女病人因术后乳房缺如的形象缺陷以及婚姻生活可能受到影响等问题产生抑郁。

2. **肩关节活动范围测定**　对术后肩关节被动与主动活动范围进行的测定,并与健侧对比。

Note:

3. **上肢周径测定**　测定术后上臂、前臂周径,并与健侧对比。

四、康复护理原则与目标

1. **康复护理原则**　重视心理康复,及早进行心理干预。鼓励和协助病人早期进行患肢功能锻炼。

2. **康复护理目标**　①短期目标:减轻病人的焦虑、恐惧、抑郁等不良心理反应;患侧上肢肿胀减退,肩关节功能活动改善。②长期目标:病人能积极面对由于乳房缺失引起的自我形象的变化,保持乐观的态度;患侧上肢功能恢复。

五、康复护理措施

1. **心理康复**　向病人和家属说明手术的必要性,并对有关的康复治疗技术进行指导。请曾接受过类似手术且已经痊愈者现身说法,帮助病人度过心理调适期。告诉病人行乳房重建的可能,鼓励其树立战胜疾病的信心。对已婚病人,应同时对其丈夫进行心理辅导,取得丈夫的理解、关心和支持。

2. **呼吸功能康复**　①术前指导病人进行适应性的呼吸功能锻炼,练习腹式呼吸;②术后定时改变病人的体位,叩打背部,促使痰液排出;③鼓励病人深呼吸,促使肺叶扩张,既能防止肺部感染,又有利于胸部术区皮肤放松。

3. **患侧上肢活动功能康复**　由于手术切除了胸部肌肉、筋膜和皮肤,患侧肩关节活动明显受限制。术后加强肩关节活动可增强肌肉力量,松解和预防粘连,最大限度地恢复肩关节的活动范围。为减少和避免术后残疾,鼓励和协助病人早期开始患侧上肢的功能锻炼。①术后 24h 内:活动手指和腕部,可作伸指、握拳、屈腕等锻炼。②术后 1~3d:进行上肢肌肉等长收缩,利用肌肉泵作用促进血液和淋巴回流;可用健侧上肢或他人协助患侧上肢进行屈肘、伸臂等锻炼,逐渐过渡到肩关节的小范围前屈(小于 30°)、后伸(小于 15°)运动。③术后 4~7d:切口引流条撤除后,鼓励病人用患侧手洗脸、刷牙、进食等,并做以患侧手触摸对侧肩部及同侧耳朵的锻炼。④术后 1~2 周:术后 1 周皮瓣基本愈合后,开始做肩关节活动,以肩部为中心,前后摆臂。术后 10d 左右皮瓣与胸壁黏附已较牢固,做抬高患侧上肢(将患侧肘关节屈曲,手掌置于对侧肩部,抬起肘关节直至患侧肘关节与肩平)、手指爬墙(每日标记高度,逐渐递增幅度,直至患侧手指能高举过头)、梳头(以患侧手越过头顶梳对侧头发,触及对侧耳朵)等锻炼。指导病人做患肢功能锻炼时应根据病人的实际情况而定,一般以每日 3~4 次、每次20~30min 为宜。循序渐进,逐渐增加功能锻炼的内容。术后 7d 内不上举,10d 内不外展肩关节。不要以患侧肢体支撑身体,以防皮瓣移动而影响愈合。

4. **淋巴性水肿康复**　目前国际上推崇的是包括有手法淋巴引流、加压治疗、运动和皮肤护理等在内的综合性消肿疗法(complex decongestive therapy,CDT)。①体位:术后经常抬高患侧上肢。平卧时患肢下方垫枕抬高 10°~15°,肘关节轻度屈曲;下床活动时用吊带托等措施避免上肢下垂过久。②避免损伤:避免在患肢测量血压、静脉抽血、输液。注意保持患侧上肢清洁卫生,避免受压、抓伤、割伤、蚊子叮咬,不使用腐蚀性洗涤剂,有破损或感染时及时对症处理。③促进肿胀消退:术后第 1d 即可做伸指、握拳活动,第 2~3d 开始屈肘活动。在做肩关节活动功能训练的同时做术侧上肢各关节的主动活动、静力性等长收缩。④压力治疗:采用正压充气压力治疗仪对患肢从远端至近端加压治疗,促进淋巴和血液循环。也可以对术侧上肢使用弹力绷带、弹性袖套或序贯性间断性压力袖套,根据需要每天应用 2~12h。⑤肌内效贴(kinesio taping):也称贴扎治疗,系使用弹力黏胶布带贴于皮肤表面进行治疗的方法,其利用黏胶布带的弹性与牵拉作用,可以使皮下淋巴开放淋巴管,促进淋巴引流,缓解淋巴水肿。

5. **形体康复**　①衣物修饰:穿宽松上衣以掩盖胸部不对称的缺陷;②安装义乳:切口愈合后安装义乳;③乳房重建术:有条件的年轻病人可以行乳房重建术。

6. **幻乳觉康复**　①心理康复;②使用乳房假体;③局部轻柔抚摸;④皮肤温热刺激疗法,但应避免过热。

六、康复护理指导

1. **避孕** 手术后避孕 5 年,以免复发。

2. **功能锻炼** 指导病人出院回家后逐步增加日常生活活动项目和负荷量,从个人卫生到打扫房间、烹饪,直至背包、提包及其他轻量体育活动。术后锻炼应坚持 6 个月。

3. **保护指导** 患侧上肢易发生淋巴水肿,应注意保护。指导病人:①避免提重物与持物过久;②不要在患侧上肢戴过紧的首饰,穿过紧的衣服;③保持患侧手的清洁,做家务时尽量戴乳胶手套,避免使用刺激性强的清洁剂;④避免患侧手部损伤,包括抓伤、针刺伤、昆虫咬伤、刀伤、烫伤等,禁止剪、挖手上的外皮或倒刺;⑤睡觉时可用软枕将患侧手臂垫高,以促进患肢的淋巴回流,防止水肿;⑥如手臂发红、发热、异常变硬、肿胀,可能为淋巴管炎,应及时就诊。

4. **乳房自检指导** 告诉病人术后每月自查 1 次乳房,每年到医院检查健侧乳房 1 次,以早期发现复发征象,早期治疗,提高生存率。同时告知乳腺癌病人的姐妹和女儿亦应自乳房发育后每月自查乳房 1 次。乳房自检的时间最好在月经干净后 2~3d。具体方法是:①站或坐在镜子面前,观察两侧乳房,大小形态,注意乳头有无分泌物等;②平卧于床上,被检查的一侧上臂高举过头,背部垫以小枕,使乳房平铺于胸壁上,右手检查左侧乳房,左手检查右侧乳房,手指并拢放平,用各指的掌面触摸,切忌重按或抓摸;③由乳房外上象限开始,按外上、外下、内下、内上象限的顺序沿乳房逐一触摸,然后摸乳房中央区、腋窝部有无肿块。注意各检查部位勿遗漏。手术后主要检查患侧的伤口、腋窝区和锁骨上下淋巴结。

5. **继续治疗** 乳腺癌治疗以手术为主,术后辅以化疗药物、放射治疗等综合手段。放疗期间应注意保护皮肤,出现放射性皮炎时及时就诊。化疗期间定期检查肝、肾功能,每次化疗前 1d 或当日查血白细胞计数,化疗后 5~7d 复查,若白细胞计数 $<3 \times 10^9/L$,需及时就诊。放疗、化疗期间因抵抗力低,应少到公共场所,以减少感染机会。加强营养,多食高蛋白、高维生素、高热量、低脂肪的食物,以增强机体抵抗力。

6. **定期复查** 治疗结束后,应坚持随访,具体时间与随访内容应遵医嘱进行。

(杨长永)

思 考 题

1. 请简述乳腺癌根治术后的病人可能出现哪些康复功能障碍。
2. 请简述怎样给乳腺癌术后病人进行康复护理指导。

第二节 喉 癌

导入情境与思考

病人,男性,52 岁,于 7 个月前无明显诱因出现声音嘶哑,呈持续性,偶有血丝痰,无发热、咳嗽、呼吸困难及吞咽困难,未予处理。近 3 个月来,声音嘶哑逐渐加重,伴呼吸不适,咽异物感,吞咽时明显。门诊行纤维喉镜及病理检查示:(左声带)低分化鳞状细胞癌,以喉癌(声门型)$T_3N_1M_0$ 收入院,住院后完善各项必要的辅助检查,无手术禁忌,全麻下行气管切开 + 左颈淋巴结探查 + 全喉切除术。

请思考:

1. 病人可能会出现哪些功能障碍?
2. 病人出院时如何进行康复护理指导?

一、概述

喉癌（carcinoma of larynx）是头颈部常见的恶性肿瘤,占全身恶性肿瘤的 1%~5%。喉癌的高发年龄为 40~60 岁,男性显著多于女性,男女发病率之比为(7~10)∶1。喉癌的手术治疗方法包括喉部分切除或喉全切除术,可能会导致病人丧失发音功能、外形的破坏和各种心理社会问题。

1. **病因及流行病学**　喉癌的病因尚未明了,一般认为吸烟与喉癌发病关系最密切,临床观察发现 95% 喉癌病人有长期吸烟史,比一般不吸烟比例高 20%~30%,有吸烟史的喉癌病人发病年龄比不吸烟者小 10 岁左右。慢性酒精摄入与喉癌发生有一定的相关性,并且吸烟与饮酒并存时有协同致癌作用。人乳头状瘤病毒引起的成人型喉乳头状瘤目前认为是喉癌的癌前病变。另外,喉癌的发生可能与环境因素、性激素水平、免疫因素及体内微量元素缺乏有关。

根据 WHO 的 2018 年癌症报告,全球男性喉癌发病率平均水平为 3.6/10 万,全球女性喉癌发病率平均水平为 0.5/10 万。我国男、女性喉癌的发病率均低于世界平均水平,全国肿瘤登记中心根据 339 个肿瘤登记处 2014 年的喉癌数据进行分析,估计 2014 年全国喉癌发病率为 1.71/10 万,其中男性发病率为 2.97/10 万,女性发病率为 0.39/10 万;城市地区发病率为 1.94/10 万,农村地区发病率为 1.44/10 万;男性发病明显高于女性,城市地区略高于农村。

2. **临床表现**　喉癌症状主要为声音嘶哑、咽喉部异物感、咳嗽和血痰、呼吸困难、吞咽困难和颈部淋巴结转移等。原发部位和病期不同而症状出现顺序可不相同。

(1) 声门上型喉癌:约占 30%,多原发于会厌喉面根部。早期无特异症状,仅有如咽部不适感、异物感、痒感等,往往在肿瘤发生淋巴结转移时才引起注意。该型肿瘤分化差,发展快,早期就容易出现颈部淋巴结转移。出现深层浸润或较深溃疡时可有咽痛,向同侧耳部放射;若侵犯梨状窝,可影响吞咽;如肿瘤侵犯杓状软骨、声门旁或喉返神经可引起声音嘶哑。晚期病人会出现呼吸及吞咽困难、咳嗽、痰中带血等。

(2) 声门型喉癌:最多见,约占 60%,该型分化较好,一般不易发生转移。早期症状为声音的改变,如发音易疲倦或声音嘶哑。随着肿瘤的进展,可出现声音嘶哑加重甚至失声,肿瘤体积增大可致呼吸困难。

(3) 声门下型喉癌:该型少见,癌位于声带平面以下,环状软骨下缘以上。因位置隐蔽,早期症状不明显且检查不易发现,易误诊。在肿瘤发展到相当程度时可出现刺激性咳嗽、咯血、声音嘶哑和呼吸困难等。

(4) 跨声门型喉癌:指原发于喉室,跨越声门上区及声门区的喉癌。早期症状不明显,出现声音嘶哑时,常已有声带固定,而喉镜检查仍未发现肿瘤。随着肿瘤向声门旁间隙扩展,浸润和破坏甲状软骨时,可出现咽喉痛。

3. **转移途径**　①直接扩散:喉癌循黏膜表面或黏膜下浸润扩散到周围组织,包括会厌、舌根、梨状窝、前连合、声门下、甲状软骨等部位;②淋巴转移:多见于颈深淋巴结上群和下群;③血运转移:喉癌晚期癌细胞经血液循环向全身转移至肺、肝、骨、肾和脑垂体等。

4. **诊断要点**　详尽的病史,颈部查体,包括对喉外形和颈淋巴结的望诊和触诊。观察喉体是否增大,对颈淋巴结触诊,应按颈部淋巴结的分布规律,从上到下,从前向后逐步检查,弄清肿大淋巴结的部位及大小。常用的辅助检查有:①间接喉镜检查:简便实用,可以了解癌的部位、形态和范围以及声带运动、声门大小等;②纤维喉镜或电子喉镜检查:可进一步观察癌的大小及形态,并可以取活检确定诊断;③影像学检查:通过 X 线片、CT 及 MRI 检查,能够确定喉癌侵犯周围组织器官的情况及颈部淋巴结转移情况。

5. **手术治疗方法**　喉癌的治疗方式主要包括手术、放疗、化疗和免疫治疗等。手术治疗是目前喉癌的主要治疗手段。手术原则是在彻底切除癌的前提下,尽可能保留或重建喉功能,提高病人的生活质量。手术方法主要有喉部分切除术及喉全切除术。①喉部分切除术:是将喉内肿瘤和部分正常

Note:

喉组织切除,以达到根治肿瘤和尽可能多地保留喉功能的目的,包括喉显微 CO_2 激光手术、喉裂开术、垂直部分喉切除术、水平部分喉切除术、喉次全切除或近全切除术,适用于较早期的喉癌;②喉全切除术:切除范围一般包括全喉及附着的喉外肌,胸骨舌骨肌有时保留,此外根据需要切除范围还可包括舌根、下咽黏膜、甲状腺、颈段食管和颈前皮肤等,适用于晚期喉癌、原发声门下癌、喉部分切除术或放疗后复发的病人。

二、主要功能障碍

1. **言语交流障碍** 喉切除术后病人失去喉,没有发音器官,发音功能丧失,导致言语交流障碍和社交障碍。

2. **呼吸功能障碍** 包括术前因为喉部肿瘤导致上呼吸道梗阻引起呼吸困难;手术后因气管切开,分泌物增多而未及时排出导致窒息或肺部感染;术后正常通气途径因气管切开而改变,失去了上呼吸道对气体的湿化作用造成气道干燥。

3. **心理障碍** 包括对癌症本身的恐惧;喉切除术后病人失去喉,没有发音器官,不能进行言语交流;手术创伤大,并且改变了上呼吸道的通气途径,在颈部瘘口进行通气;由于气管造口和手术切除组织改变了形象,自我形象感破坏,不易为病人所接受。病人常常有恐惧、焦虑、抑郁和自卑心理等各种心理障碍。

三、康复护理评估

1. **言语功能及发音重建术效果评定** 了解病人的言语功能障碍情况,发音重建的效果评定标准分为四级。Ⅰ级:讲话清,音量大,音质好,相距 5m 能对话。Ⅱ级:讲话清,音量略小,音质满意,相距 3m 能对话。Ⅲ级:讲话嘶哑,音量小,相距 0.5m 能对话。Ⅳ级:不能发音。

2. **呼吸功能障碍评定** 手术前后对呼吸道梗阻的程度进行评估。临床上将喉梗阻引起的呼吸困难分为 4 度。Ⅰ度:安静时无呼吸困难、吸气性喉喘鸣及胸廓软组织凹陷。活动和哭闹时有轻度吸气性呼吸困难,稍有吸气性喉喘鸣及胸廓周围软组织凹陷。Ⅱ度:安静时有轻度吸气性呼吸困难、吸气性喉喘鸣及吸气性胸廓周围软组织凹陷。活动时加重,但不影响进食和睡眠,无缺氧症状,脉搏正常。Ⅲ度:安静时有明显的吸气性呼吸困难、喉喘鸣较响,吸气时胸廓周围软组织凹陷显著。并出现缺氧症状,如脉搏加快,烦躁不安,进食和睡眠受影响。Ⅳ度:极度呼吸困难、病人坐卧不安,出冷汗,面色苍白或发绀,定向力丧失,心律不齐,脉搏细数,甚至出现昏迷和大小便失禁等。若不及时处理,可能因窒息造成呼吸心搏骤停。

3. **心理状况评估** 评估病人对疾病的认知程度;病人的心理状态,有无抑郁、焦虑、恐惧等心理障碍;病人的经济状况和家庭支持程度;病人的人际关系、环境适应能力以及社会支持系统是否健全有效。

四、康复护理原则与目标

1. **康复护理原则** 重视呼吸道管理,防止呼吸道梗阻和肺部感染;指导病人使用代偿手段进行交流或进行言语交流能力训练;注重心理康复,对心理障碍及早进行干预。

2. **康复护理目标** ①短期目标:手术前后病人呼吸道通畅;病人掌握有效沟通方法以表达自己的情感和需求;焦虑、恐惧、抑郁等不良心理反应减轻,情绪稳定。②长期目标:言语交流功能康复;能正常进食,无营养不良的发生;病人或家属掌握护理颈部切口和套管的知识和技能;颈肩运动功能改善;正确面对由于喉切除后引起的自我形象的变化,保持乐观的态度。

五、康复护理措施

1. **呼吸通道管理** 喉癌术后做好气管切开护理是防止术后并发症的关键。

（1）保持气管内套管通畅：术后 24~48h 内需随时吸出套管内渗液及气管分泌物,防止痰痂堵塞内套管而窒息。观察每日分泌物的量、颜色、气味及黏稠度等。成人内套管每隔 4~6h 要清洗、消毒 1 次。

（2）保持下呼吸道通畅：保持室内清洁,空气清新,室温维持在 20~25℃,室内湿度保持在 60%~70%;进行湿化气道护理,可以采用定时气管内滴液,也可采用持续气管内微泵滴液,以利痰液稀释,病人能轻松排痰;必要时每日 2~3 次雾化吸入,防止气道干燥;套管口盖以双层湿润的盐水纱布,既湿化气道,又防止异物落入气管;鼓励病人深呼吸和咳嗽,及时排出分泌物,保证呼吸道通畅,防止肺部感染。

（3）注意切口护理,预防脱管：切口敷料及周围皮肤应保持干燥清洁,每日更换套管垫,注意无菌操作。套管系带松紧要适中,结扎要牢固,防止外套管脱出。

（4）拔管护理：拔出套管前应进行堵管练习 24~48h,如能平卧入睡无憋气、无缺氧症状 3d 以上,方可拔管。拔管后 24~48h 内要密切观察,如出现呼吸困难、皮下气肿、气胸、出血等,及时报告医生处理。

2. 吞咽训练 声门上水平半喉切除和全喉切除术后,多需要经过一定时间吞咽训练才能正常进食而不发生呛咳、误咽。全喉切除术后病人要先从饮水开始,饮水只能小口、缓慢进行,如无异常,可逐渐练习吃软食。部分喉切除术后指导病人从团块状软食开始练习,如香蕉、软蛋糕或糊状食物等。全喉及部分喉切除术后 14d 遵医嘱练习经口进食,教会病人掌握进食要领。训练方法：水平半喉切除术后,病人取半卧位,堵住气管套管口,深吸气后屏住,然后进一小口食物,吞咽 3 次,最后做咳嗽、清喉动作,将停留在声门处的食物咳出。垂直半喉切除术,要求病人头偏向健侧做吞咽动作,左侧切除者练习吞咽时头部向右偏,右侧切除者吞咽时头部向左侧偏。如此反复训练,直至进食时不发生呛咳。

3. 言语交流功能康复 全喉切除使病人失去正常的语言交流能力,在术前向病人解释可能使用的方式,通常情况下语言训练是在病人出院前开始的。康复训练的方法主要包括以下几种：

（1）用代偿手段进行交流：术前评估病人的读写能力,教会病人简单的手语,便于术后与人沟通以表达需求;喉切除术后病人早期可以用文字、图画、肢体语言等非言语方式进行交流。交流时护士要有耐心,给病人足够的时间表达。

（2）食管语言训练：喉切除病人最常用的言语康复训练是食管语言,经济、简便。其产生的原理是吞咽空气并使之储存在食管上段,然后病人以打嗝的方式将空气吐出,气流产生的压力导致食管壁震动而产生基音,再通过腭、舌、颊、齿、唇等构音器官加工成言语。具体方法为吸气时利用食管内负压,并通过舌向后方运动,将空气压入食管,然后练习腹肌收缩,使膈肌上升,增加胸内压力,压缩食管,将空气由上口排出而发音。大部分病人经过训练后可以达到比较满意的效果。食管音的清晰度较好,但基音低,音量较小,发音断续,不能讲长句子,有时因大量气体进入食管和胃,容易引起胃胀痛、呃逆等不适,年龄较大的病人不易掌握食管发音方法。

（3）人工喉和电子喉：人工喉是将呼气时的气流从气管引至口腔同时冲击橡皮膜而发音,再经口腔调节,构成语言,缺点是佩戴和携带不方便。电子喉是利用音频振荡器产生声音,将其置于病人颈部或颌部作说话动作即可发出声音,但语音不易理解,常带有杂音。

（4）气管食管音：用手术方法在气管后壁与食管前壁之间造口,放置发音钮（单向阀门）于小口中,这个阀门可以阻止食物进入气管。病人吸气后,堵住气管造口,呼出的气体经过单向阀门进入食管上端和下咽部,通过振动食管四壁发音,病人配合口腔、舌、齿、唇的动作形成语言。该方法易产生局部感染或因误吸而产生吸入性肺炎。

4. 颈肩运动功能的康复 根治性颈清扫术可能切断胸锁乳突肌和支配斜方肌的副神经,术后会出现肩下垂、肩关节运动功能障碍。治疗方法包括局部温热疗法等物理因子治疗,还可以进行按摩、主动运动、抗阻运动练习等,如指导病人进行颈部前屈、后伸、左右侧屈、左右旋转等动作,肩关节进行前举、后伸、内收、外展等训练,循序渐进,逐渐增加关节活动范围,锻炼肌群的力量,以改善颈肩部的运动功能。必要时用吊带牵引或进行矫形手术。

5. 形体康复 术后病人不宜穿无领或高领衣服,为掩饰气管造口者的缺陷,可用低领衣服、围巾、镂空饰品适当掩盖颈前造口,保持形象整洁,但不可妨碍造口通气。肩下垂者可穿有垫肩的衣服。

6. 心理康复 全喉切除病人由于容貌、进食功能、与他人的交流能力等受到影响,属心理障碍的高危人群。因此术前应向病人充分说明手术的必要性以及术后功能康复的措施,解除其顾虑,同时鼓励病人倾诉自己的感受并给予心理支持,使之能密切配合手术与康复。术后建立有效的沟通方式,有助于减轻负性情绪。鼓励病人积极参与社会生活,如参加癌症病人协会或俱乐部等组织,为其提供相互交流和鼓励的机会,这对改善病人心理功能和社会功能,使其逐步回归社会有积极作用。

六、康复护理指导

1. 建立良好的生活习惯 合理饮食,避免辛辣刺激性食物,禁烟酒,多吃新鲜水果蔬菜,保证足够营养。可进食稠糊状食品,防止误咽。避免说话过多产生疲劳,可采用其他交流方式,使喉得到休息,注意劳逸结合。

2. 避免呼吸道感染 保持室内空气新鲜,有一定温度和湿度,干燥时应洒水。少去公共场所,注意锻炼身体,增强抵抗力,预防上呼吸道感染。

3. 全喉切除术带管出院病人指导 ①内套管取出和放入方法。让家属或病人自己对着镜子,将内套管缺口旋至外套管固定的点,顺套管弧度方向取出,将消毒好的另一个内套管放回气管套管内。注意取放内套管时应一手按住外套管翼部,另一手取放内套管,操作要轻柔。②教会内套管消毒方法,每天至少 2 次用煮沸消毒法消毒。③更换纱布垫。用酒精棉球将套管周围皮肤擦干净后换上新消毒纱布垫。④湿化气道,预防痂皮。每天向套管内滴盐水和糜蛋白酶 3~4 次,防止痰液黏稠不易咳出。如果气道内有痂皮形成,应该到医院就诊,切勿自行清理。⑤外出或淋浴时保护造瘘口。外出时用双层纱布遮住套管口,防止异物或灰尘吸入。淋浴时防止水进入气管引起窒息,不能游泳或做其他水上运动。

4. 指导病人放疗期间的注意事项 保持局部皮肤清洁,洗澡时避免用碱性肥皂和过烫热水,以防损伤放疗处皮肤。并嘱病人保持大便通畅,避免体力劳动,注意勿受凉,预防伤风感冒,并定期来院复查。

5. 提供积极的社会支持信息 向病人提供发音康复训练的方法;鼓励病人参加社会活动如喉癌俱乐部,提高其心理健康水平,改善病人的躯体功能及社会功能,达到全面提高喉切除术后病人生活质量的目的。

6. 定期复查 定期随访,尤应关注颈部有无淋巴结肿大。一月内每两周一次,三月内每月一次,一年内每三月一次,一年后每半年一次;如发现呼吸困难、造口有新生物或颈部扪及肿块,应及时到医院就诊。

知 识 链 接

显微外科激光手术治疗喉癌

激光是 20 世纪 60 年代以来发展异常迅速的新科学技术,原理是使用高功率或大能量的激光器产生的激光束经聚焦后可以对生物组织产生强的热作用,从而实现对生物组织的切割、气化和凝固。在耳鼻喉头颈外科领域中,自 1972 年由两位美国的耳鼻喉头颈外科医生首先开始将此技术应用于喉部手术的临床工作中。当时治疗的疾病主要有声带的角化病、小结、息肉、囊肿以及原位癌等,取得了满意的疗效。国内近些年才逐渐开展起来,支撑喉镜下 CO_2 激光显微喉手术方法是将 CO_2 激光手术设备、手术显微镜、支撑喉镜三者结合起来应用于喉部手术,优点是颈部无切口,手术准确性高,损伤小,术后康复快,喉的功能保存好,既减少了病人的痛苦,又大大地缩短了病人的住院时间,可使早期喉癌的手术达到当今临床医学要求的微创手术标准,在临床上取得了良好的效果。在一些发达国家,激光手术治疗喉癌已占全部喉癌手术的 30%~50%,并有逐年增长的趋势。激光治疗早期喉癌的 5 年生存率为 85%~100%,其喉功能保全率优于喉部分切除。随着设备的改进和技术的完善,手术适应证的范围也不断扩大,已从最初只限于治疗早期声门型喉癌,发展到今天的中晚期声门型、声门上型喉癌的激光手术。

（方　华）

思 考 题

1. 请简述喉癌术后的康复护理措施有哪些。
2. 请简述全喉切除术带管出院病人的康复护理指导内容有哪些。

第三节　肺　　癌

导入情境与思考

病人,男性,58 岁,体检发现肺结节 2 周,无咳嗽、咳痰,无胸闷、气短等不适,无发热、盗汗、乏力等不适。既往体健,有吸烟史 40 年,平均 15 支 /d。否认结核病史,体检无特殊体征。胸部 CT 示右肺上叶后段周围型结节,直径 1.5cm,毛刺征,纵隔淋巴结阴性。入院后进一步完善相关检查,诊断为右肺上叶鳞状细胞癌,行肺癌根治术。

请思考:

1. 术后病人可能会出现哪些功能障碍?
2. 如何指导病人有效咳嗽?

一、概述

原发性支气管肺癌,简称肺癌(lung cancer),起源于气管、支气管黏膜或腺体,是临床常见的恶性肿瘤,病人发病年龄大多在 40 岁以上。临床上常采用个体化的综合治疗,以手术治疗为主,综合应用术前或术后放射治疗、化学药物治疗、免疫治疗和中医中药治疗等。

1. 病因及流行病学　肺癌的病因尚不完全明确,一般认为与以下因素有关:大量资料表明,长期大量吸烟是肺癌的一个重要致病因素;长期接触石棉、铬、镍、氡气、芥子气、砷等致癌物质可升高肺癌发病风险;室内外的空气污染及接触放射性物质也与肺癌的发病有密切的关系;机体内在因素如免疫功能低下、内分泌失调、遗传因素、慢性阻塞性肺疾病及肺部慢性感染也可能对肺癌的发病有影响。

根据国际癌症研究中心(International Agency for Research on Cancer,IARC)报道,2020 年全球新发肺癌病例约 220.68 万,占全部恶性肿瘤发病的 11.4%,是全球第 2 大常见恶性肿瘤;估计因肺癌死亡病例约 179.61 万,占全部恶性肿瘤死亡的 18.0%,为首位恶性肿瘤死亡原因,男性发病率和死亡率约为女性的 2 倍。自 20 世纪 70 年代以来,我国肺癌呈明显上升趋势,根据我国 3 次全死因三年回顾调查(1973~1975年、1990~1992年、2004~2005年)资料显示,肺癌死亡率从70年代的7.17/10万、90年代初的15.19/10万,升至2006年的30.84/10万,已取代肝癌成为中国首位恶性肿瘤死亡原因。据全国肿瘤登记中心2018年发布的数据显示,2014年我国肺癌估计新发病例78.15万例,发病率为57.13/10万;肺癌发病率在我国男性恶性肿瘤中位居第1位,女性恶性肿瘤中位居第2位;2014年我国肺癌估计死亡病例62.64万例,死亡率为45.80/10万,肺癌在我国男性、女性人群中均为死亡率最高的恶性肿瘤。

2. 病理和分类

(1) 按解剖学部位分类:①中心型肺癌:指发生在段支气管至主支气管的癌。以鳞状上皮细胞癌和小细胞肺癌较多见,约占肺癌总发生率的75%。②周围型肺癌:发生在段支气管以下的癌,以腺癌较为多见,约占肺癌总发生率的25%。

(2) 按组织病理学分类:①非小细胞肺癌:主要包括鳞状上皮细胞癌(简称鳞癌)、腺癌、大细胞癌等。约占肺癌总发生率的85%。②小细胞肺癌:主要包括燕麦细胞型、中间细胞型、复合燕麦细胞型,是肺癌中恶性程度最高的一种。约占肺癌总发生率的15%。

3. 临床表现
肺癌的临床表现与癌的部位、大小、是否压迫或侵犯邻近组织或器官,以及有无转移等情况有着密切关系。早期肺癌特别是周围型肺癌往往没有任何症状。较大支气管内癌,病人常出现刺激性咳嗽;当癌继续增长引起支气管狭窄、继发肺部感染时,可有脓性痰液、痰量增多,病人可出现胸闷、哮鸣、气促和发热等症状。血痰多见于中心型肺癌,多为痰中带血、小量咯血,少见大量咯血。肺癌晚期压迫侵犯邻近器官、组织或发生远处转移时,可以产生不同症状,如压迫或侵犯膈神经引起同侧膈肌麻痹;压迫或侵犯喉返神经,导致声带麻痹、声音嘶哑;压迫上腔静脉引起头面部、颈部、上肢和胸前部静脉曲张,皮下组织水肿等上腔静脉阻塞综合征;侵犯胸膜及胸壁,出现大量血性胸腔积液及剧烈持续的胸痛;癌侵入纵隔,压迫食管,可引起吞咽困难等;上叶顶部肺癌,也称为Pancoast肿瘤,可以侵入纵隔和压迫位于胸廓上口的器官或组织,如第一肋骨、锁骨下动脉和静脉、臂丛神经等而产生剧烈胸肩痛、上肢静脉曲张、上肢水肿、上臂痛和运动障碍等;若压迫颈交感神经会引起同侧上眼睑下垂、瞳孔缩小、眼球内陷、面部无汗等颈交感神经综合征表现;当肿瘤转移到脑、骨骼和肝脏时会出现相应的症状和体征。

4. 转移途径
①直接扩散:癌沿支气管壁向支气管腔内生长,可以造成支气管部分或全部阻塞;也可侵入邻近组织和器官,如邻近的肺叶、胸膜、胸壁组织及纵隔器官等。②淋巴转移:淋巴转移是肺癌常见的转移途径。小细胞癌经淋巴转移较早,鳞癌和腺癌也常经淋巴转移扩散。癌细胞经支气管和肺血管周围的淋巴管,先侵入邻近的肺段或肺叶支气管周围淋巴结,然后到达肺门或气管隆嵴下淋巴结,或侵入纵隔和气管旁淋巴结,最后累及锁骨上淋巴结或颈部淋巴结。肺癌侵入胸壁或膈肌后,可以向腋下淋巴结或上腹部的主动脉旁淋巴结转移。③血行转移:血行转移是肺癌的晚期表现。癌细胞随肺静脉回流到左心房后,可随体循环转移到全身的各个组织和器官,常见转移部位为肝、骨骼、脑和肾上腺等器官。

5. 诊断要点
肺癌的早期诊断具有重要意义。对40岁以上的成年人,定期进行胸部X线普查,如胸部X线检查发现有肿块阴影,应首先考虑到肺癌的诊断并做进一步检查。诊断肺癌的主要方法有:①胸部X线检查。肺部有一块状阴影,边缘不清或呈分叶状,周围有毛刺,如有支气管梗阻,可见肺不张,如肿瘤坏死液化,可见空洞。②CT检查。可显示薄层横断面结构图像,避免病变与正常组织互相重叠,可发现早期肺癌病变,可明确纵隔淋巴结有无转移。③痰细胞学检查。准确率达80%以上,中心型肺癌,特别是血痰病例,痰中找到癌细胞概率更高。④支气管镜检查。可直视肿瘤的部位、大小及其范围,并可作活检,适用于中心型肺癌。⑤其他检查。如纵隔镜、胸腔镜、经胸壁穿刺活检、转移病灶活组织检查、放射性核素肺扫描及胸腔积液癌细胞检查等,均有助于肺癌的诊断。

6. 手术治疗方法
手术切除的原则为彻底切除肺部原发癌病灶、局部及纵隔淋巴结,尽可能保留正常的肺组织。肺切除的范围取决于病变的部位和大小,周围型肺癌一般施行解剖性肺叶切除术,中心型肺癌一般施行肺叶或一侧全肺切除术,全肺切除术宜慎重。常用的手术方法包括肺楔形及局部切除术、肺段切除术、肺叶切除术、支气管袖状成形肺叶切除术、支气管肺动脉袖状成形肺叶切除术、气管隆嵴切除重建术和全肺切除术。

二、主要功能障碍

1. **呼吸功能障碍** 肺癌术后由于肺组织减少,手术创伤、胸部包扎过紧、肌松药、麻醉药及镇痛药等限制了病人的呼吸运动,从而导致肺功能降低,肺通气量减少,血氧分压下降。术后全身体力及呼吸肌肌力下降,导致咳嗽、咳痰困难,而术中由于肺受到牵拉、麻醉药的不良反应等引起支气管分泌物增多,纤毛运动减弱,影响病人排痰,易导致分泌物潴留堵塞支气管,引起肺不张、肺炎。

2. **肩关节运动功能障碍** 上肢及肩部很多肌群既为上肢活动肌群,又为辅助呼吸肌群,胸部手术常损伤与肩关节活动有关的肌肉。如肺癌的手术因手术方式不同可切断斜方肌、大小菱形肌、背阔肌、前锯肌等,有的需切除肋骨,胸部结构出现了障碍,术后因伤口疼痛也影响上肢运动,容易出现肩关节活动受限及肩部肌肉失用性萎缩。

3. **心理障碍** 因肺癌的预后差,当病人被确诊为肺癌后可能会导致严重的心理危机,难以接受患恶性肿瘤的事实,担心手术效果,害怕死亡;术后因咳嗽、呼吸困难及手术创伤等因素,会表现出不同程度的焦虑、抑郁和恐惧情绪。

三、康复护理评估

1. **呼吸功能评估** 评估病人有无发热、咳嗽、咳痰,痰量及性状;有无咯血,咯血的量、次数;有无呼吸困难及程度;胸部有无疼痛等。

2. **肩关节活动范围评定** 对术后患侧肩关节被动与主动活动范围进行评定,并与健侧对比。

3. **心理及社会支持评估** 评估病人对疾病的认知程度,心理状态,家庭支持及经济承受能力,环境适应能力,人际关系等社会支持程度。

四、康复护理原则与目标

1. **康复护理原则** 维持正常呼吸功能,避免肺部并发症;重视心理康复,对心理问题及早进行干预。

2. **康复护理目标** ①短期目标:减轻病人的焦虑、恐惧、抑郁等不良心理反应;保持病人呼吸道通畅,避免出现并发症如窒息、出血、感染、肺不张等。②长期目标:充分发挥残存的呼吸功能,改善通气与换气能力;病人能面对疾病,保持积极乐观的心态;患侧上肢运动功能正常。

五、康复护理措施

1. **手术后给予合适体位** 病人麻醉未清醒时取平卧位,头偏向一侧,以免呕吐物、分泌物吸入致窒息或吸入性肺炎;病人清醒且生命体征平稳后,采用半坐卧位;肺段切除术或楔形切除术者,选择健侧卧位,以促进患侧肺组织扩张;肺叶切除者,如呼吸功能尚可,选择健侧卧位,以促进患侧肺组织扩张,如呼吸功能较差,可采用平卧,避免健侧肺受压而影响肺的通气功能。全肺切除术者,避免过度侧卧,采取 1/4 侧卧位,以预防纵隔移位和压迫健侧肺而导致呼吸循环功能障碍。

2. **咳嗽技巧训练** 向病人说明痰液潴留的危险性,指导并协助病人深呼吸、有效咳嗽。病人麻醉清醒后立即鼓励并协助其深呼吸和咳嗽,每 1~2h 一次。咳嗽前先叩背,由护士协助病人采取坐位或健侧卧位,五指并拢,掌指关节屈曲,有节律地由下至上、由外至内叩背,使肺段、肺叶内的分泌物松动而流至支气管中,叩击时用力要适度,避免在伤口、乳房等处叩拍,以免引起病人剧烈疼痛。然后指导病人深吸气,短暂的屏气使气体在肺内得到最大的分布,关闭声门,进一步增强气道中的压力,当肺泡内压明显增加时,快速将声门打开,同时收缩腹肌完成咳嗽动作,反复数次,直至病人将痰液全部咳

Note:

出为止。病人咳嗽时需固定胸部伤口以减轻震动引起的疼痛,可以由护士、家属或病人自己完成。固定胸部的具体做法是:①扶持前胸后背,护士站在病人非手术侧,从前后胸壁扶住病人手术侧胸廓,轻压伤口。②扶持肩部和胸部,护士站在病人手术侧,一手放在术侧肩膀上并向下压,另一手支托于伤口下的胸部。两种手法以不限制胸廓扩张为宜。咳嗽时压紧肋骨,提高胸腔内压,利于病人排痰。

3. **术后呼吸功能训练** 病人麻醉清醒后,立即鼓励并协助病人做深呼吸并有效咳嗽,以后逐步加强呼吸训练,包括吹气练习、腹式呼吸训练和呼吸训练器训练,可改善病人呼吸功能,减轻呼吸困难的症状,提高运动耐力。①吹气练习:建议病人术后第 1d 就开始吹气练习。先深吸一口气,然后慢慢吹出,直到吹不动为止。吹气时不要求吹得快,而要尽量把气吹尽。一般每天训练 5~6 次,病人要根据自己的身体状况量力而行。②腹式呼吸训练:病人取仰卧位,两手分别放于胸、腹部,膝关节屈曲,闭口用鼻深吸气,使腹部尽量隆起,然后缩紧口唇像吹口哨那样徐缓呼气,同时用手向内上方推动腹部,帮助膈肌上移。呼吸时保持吸气 2~3s,呼气 4~6s,使呼气与吸气的时间比为 2∶1。③呼吸训练器训练:手术前教会病人正确使用呼吸训练器。护士协助病人取坐位或半坐卧位,指导病人用唇舌紧密含住呼吸训练器吹气管端,尽力由鼻深吸气后屏气,双手扶住呼吸训练器并保持与面部垂直,缓慢用力呼气同时观察振动磁片的振动,此时病人感觉呼气有阻力但能耐受且喉部有痒感,指导病人在喉部有痒感刺激时做有效咳嗽。训练数次直至病人能够正确使用呼吸训练器。术后麻醉清醒后护士指导病人使用深呼吸训练器进行呼吸训练和排痰训练,每次 10~15min,3 次 /d,每次完成后叩背 3min 协助排痰,训练时间长短可根据病人情况调整。

4. **鼓励病人早期下床活动** 术后第 1d,生命体征平稳后,应鼓励及协助病人在床旁站立、移步。术后第 2d 起,可扶持病人围绕病床在室内行走 3~5min,以后根据病人耐受情况逐渐增加活动量。活动时要妥善保护引流管,严密观察病人病情变化,出现异常立即停止活动。拔除引流管后逐步进行步行、爬楼梯等活动,以加大肺通气量。术后因两侧肺容量不等而造成脊柱侧弯时应进行呼吸练习和矫正体操。早期活动可以预防肺不张,改善呼吸循环功能,振奋精神,增进食欲。

5. **肩关节活动度训练** 促进手臂和肩关节的运动,预防术侧肩关节强直及失用性萎缩。①被动运动:病人麻醉清醒后,护士可协助病人进行躯干和四肢的轻度被动运动,每 4h 一次。②主动或辅助运动:一般在术后 3~4d 内,以主动或主动加辅助运动为原则,在观察切口部位的同时逐渐增加关节活动度。如鼓励病人用术侧手臂端茶杯、吃饭、梳头,术侧手越过头顶触摸对侧的耳朵,每日数次。可在床尾栏上系一根绳子,让病人用术侧手臂拉着绳子,自己练习坐起、躺下和下床,可增强术侧肩、臂、背肌的力量。③主动运动:用体操棒做高度超过肩部水平的各个方向的活动,或做高过头的上肢套圈练习等,还可做手持重物,开始 0.5kg,以后渐增至 2~3kg,2 次 /d。每次练习后以出现轻微的呼吸急促为度,逐渐增加运动的频度和强度。

6. **心理康复** 向病人和家属说明手术的必要性;术前、术后进行呼吸功能康复、上肢功能康复的指导,帮助病人树立康复的信心;请肺癌术后康复效果好的病人现身说法;动员家庭、社会力量给予病人心理支持。

六、康复护理指导

1. **坚持功能锻炼** 手术后及出院回家数周内,坚持腹式呼吸、深呼吸及有效咳嗽,或练习吹气球等活动,促进肺复张。对患侧肩关节进行屈曲、伸展、内收、外展等运动,可预防术侧肩关节运动功能障碍,但术后半年不得从事重体力劳动,如搬重物、割草、挖掘等上肢和躯干负荷工作。

2. **注意个人及环境卫生** 养成良好的生活习惯,戒烟酒,注意口腔卫生;注意保持生活环境的空气新鲜,尽量避免到人多的公共场所;防止受凉感冒,避免与上呼吸道感染者接近。

3. **饮食指导** 术后肠蠕动恢复后进食清淡流质、半流质饮食,若无不适改为普食。鼓励病人加强营养,饮食应为高热量、高蛋白、高维生素、易消化食物,不吃或少吃刺激性食品。应注意营养平衡,多吃新鲜蔬菜和水果,还可选用能增强机体免疫力的食品。

4. 放、化疗指导　肺癌术后应尽可能配合完成化疗、放疗、免疫疗法等治疗方案,以提高疗效。在治疗过程中应注意血细胞变化,定期复查血常规和肝功能等。放疗期间应注意皮肤保护,减轻放疗损害。

5. 定期复查　治疗结束后,应坚持定期复查,具体时间应遵医嘱进行。若有发热、胸闷、呼吸困难等不适,及时来院就诊。

(方　华)

思 考 题

1. 请阐述术后如何保持病人呼吸道通畅。
2. 请阐述术后如何指导病人进行呼吸功能训练。

第四节　结肠癌、直肠癌

导入情景与思考

病人,男性,56岁,黏液血便3个月,每日排便3~5次,伴肛门坠胀,偶感下腹胀痛,排气排便后可缓解,体重减轻约5kg。体检:外观消瘦、贫血,腹部稍胀,无明显压痛,未触及包块;肛门指诊:肛门口较松弛,距肛缘3cm处触及高低不平硬块,肠腔狭窄,指套染血迹。入院给予结肠镜活检,确诊为直肠癌,行Miles手术。

请思考:
1. 怎样评估Miles手术后病人的功能障碍?
2. Miles手术后病人的康复护理措施有哪些?
3. 如何对直肠癌病人进行出院康复指导?

一、概述

1. 病因及流行病学　结肠癌(colon cancer)是胃肠道中常见的恶性肿瘤,我国以41~65岁人群发病率高。近20年来尤其在大城市,发病率明显上升。直肠癌(carcinoma of the rectum)是乙状结肠直肠交界处至齿状线之间的癌,较常见。结、直肠癌病因虽未明确,但其相关的高危因素逐渐被认识,如过多的动物脂肪及动物蛋白饮食,缺乏新鲜蔬菜及纤维素食品;缺乏适度的体力活动。遗传易感性在结、直肠癌的发病中也具有重要地位,如遗传性非息肉性结肠癌的错配修复基因突变携带者的家族成员,应视为结肠癌的一组高危人群。有些病如家族性肠息肉病,已被公认为癌前期病变;结肠腺瘤、溃疡性结肠炎以及结肠血吸虫病肉芽肿,与结肠癌的发生有较密切的关系。

2. 转移途径　结肠癌主要经淋巴转移,首先到结肠壁和结肠旁淋巴结,再到肠系膜血管周围和肠系膜血管根部淋巴结。血行转移多见于肝,其次为肺、骨等。结肠癌也可直接浸润到邻近器官,如乙状结肠癌常侵犯膀胱、子宫、输尿管。横结肠癌可侵犯胃壁,甚至形成内瘘。脱落的癌细胞也可在腹膜种植转移。

直肠癌转移方式有①直接浸润:癌首先直接向肠壁深层浸润性生长,向肠壁纵轴浸润发生较晚。②淋巴转移:是主要的扩散途径。上段直肠癌向上沿直肠上动脉、肠系膜下动脉及腹主动脉周围淋巴结转移。发生逆行性转移的现象非常少见。③血行转移:癌侵入静脉后沿门静脉转移至肝;也可由髂静脉转移至肺、骨和脑等。④种植转移:直肠癌种植转移的机会较小,上段直肠癌可发生种植转移。

3. 临床表现　结肠癌早期常无特殊症状,发展后主要有下列症状。①排便习惯与粪便性状的改变:常为最早出现的症状。多表现为排便次数增加、腹泻、便秘、粪便中带血、脓液或黏液。②腹痛:也是早期症状之一,常为定位不确切的持续性隐痛,或仅为腹部不适或腹胀感,出现肠梗阻时则腹痛加重或为阵发性绞痛。③腹部肿块:多为瘤体本身,有时可能为梗阻近侧肠腔内的积粪。肿块大多坚硬,呈结节状。如为横结肠和乙状结肠癌可有一定活动度。如癌穿透并发感染,肿块固定,且可有明显压痛。④肠梗阻症状:一般属结肠癌的中晚期症状,多表现为慢性低位不完全肠梗阻,主要表现是腹胀和便秘,腹部胀痛或阵发性绞痛。当发生完全梗阻时,症状加剧。左侧结肠癌有时可以急性完全性结肠梗阻为首发症状。⑤全身症状:由于慢性失血、癌溃烂、感染、毒素吸收等,病人可出现贫血、消瘦、乏力、低热等。病程晚期可出现肝大、黄疸、水肿、腹水、直肠前凹肿块、锁骨上淋巴结肿大及恶病质等。由于癌病理类型和部位的不同,临床表现也有区别。一般右侧结肠癌以全身症状、贫血、腹部肿块为主要表现,左侧结肠癌以肠梗阻、便秘、腹泻、便血等症状为显著。

直肠癌早期无明显症状,癌破溃形成溃疡或感染时才出现症状。①直肠刺激症状:便意频繁,排便习惯改变;便前肛门有下坠感、里急后重、排便不尽感,晚期有下腹痛。②肠腔狭窄症状:癌侵犯致肠管狭窄,初时大便变细,当造成肠管部分梗阻后,有腹痛、腹胀、肠鸣音亢进等不全性肠梗阻表现。③癌破溃感染症状:大便表面带血及黏液,甚至有脓血便。癌侵犯前列腺、膀胱,可出现尿频、尿痛、血尿。侵犯骶前神经可出现骶尾部剧烈持续性疼痛。晚期出现肝转移时可有腹水、肝大、黄疸、贫血、消瘦、水肿等。

4. **诊断要点** 结肠癌早期症状多不明显,易被忽视。凡40岁以上有以下任一表现者应列为高危人群:① I 级亲属有结、直肠癌史者;②有癌症史或肠道腺瘤或息肉史;③大便隐血试验阳性者;④以下五种表现具两项以上者:黏液血便、慢性腹泻、慢性便秘、慢性阑尾炎史及精神创伤史。对此组高危人群,行纤维结肠镜检查或 X 线钡剂灌肠或气钡双重对比造影检查,不难明确诊断。超声和 CT 扫描检查对了解腹部肿块和肿大淋巴结,发现肝内有无转移等均有帮助。血清癌胚抗原(CEA)值约45% 的结肠癌病人升高,用于术后判断预后和复发,更有价值。

直肠癌根据病史、体检、影像学和内镜检查不难作出临床诊断,准确率亦可达95% 以上。但多数病例常有不同程度的延误诊断,其中有病人对便血、大便习惯改变等症状不够重视,亦有医生警惕性不高的原因。直肠癌筛查应遵循由简到繁的步骤进行。常用的检查方法有以下几项。①大便隐血检查:此为大规模普查或对高危人群作为结、直肠癌的初筛手段。阳性者再做进一步检查。无症状阳性者的癌发现率在 1% 以上。②直肠指诊:是诊断直肠癌最重要的方法,由于中国人直肠癌约70% 为低位直肠癌,能在直肠指诊时触及。因此凡遇病人有便血、大便习惯改变、大便变形等症状,均应行直肠指诊。指诊可查出癌的部位,距肛缘的距离,癌的大小、范围、固定程度、与周围脏器的关系等。③内镜检查:包括肛门镜、乙状结肠镜和结肠镜检查。门诊常规检查时可用肛门镜或乙状结肠镜检查,操作方便、不需肠道准备。已明确直肠癌在手术治疗前必须行结肠镜检查,因为结、直肠癌有 5%~10% 为多发癌。内镜检查不仅可在直视下观察,还可取组织进行病理检查。④影像学检查:钡剂灌肠检查是结肠癌的重要检查方法,对直肠癌的诊断意义不大,用以排除结、直肠多发癌和息肉病。腔内超声用于中低位直肠癌的检查,以检测癌浸润肠壁的深度及有无侵犯邻近脏器,可在术前对直肠癌的局部浸润程度进行评估。MRI 检查对中低位直肠癌的诊断及术前分期有重要价值。CT 检查可以了解直肠癌盆腔内扩散情况,有无侵犯膀胱、子宫及盆壁,是术前常用的检查方法。腹部 CT 扫描可检查有无肝转移癌及腹主动脉旁淋巴结肿大。

5. **手术治疗方法** 结、直肠癌的治疗原则是以手术切除为主的综合治疗。

(1) 结肠癌根治性手术:①右半结肠切除术。切除范围包括右半横结肠、升结肠、盲肠,以及长约15~20cm 的回肠末段,作回肠与横结肠端端或端侧吻合。②横结肠切除术。切除包括肝曲或脾曲的整个横结肠以及胃结肠韧带的淋巴结组,行升结肠和降结肠端端吻合。③左半结肠切除术。切除范围包括横结肠左半、降结肠,并根据降结肠癌位置的高低切除部分或全部乙状结肠,然后作结肠间或结肠与直肠端端吻合术。④乙状结肠癌的根治切除术。要根据乙状结肠的长短和癌肿所在的部位,分别切除整个乙状结肠和全部降结肠,或切除整个乙状结肠、部分降结肠和部分直肠,作结肠直肠吻合术。

（2）结肠癌并发急性肠梗阻的手术:应当在进行胃肠减压、纠正水和电解质紊乱以及酸碱失衡等适当的准备后,早期施行手术。右侧结肠癌作右半结肠切除一期回肠结肠吻合术。如病人情况不允许,可先作盲肠造口解除梗阻,二期手术行根治性切除。如癌不能切除,可行回肠横结肠侧侧吻合。左侧结肠癌并发急性肠梗阻时,也可手术切除,一期吻合。若粪便较多可行术中灌洗后予以吻合。若肠管扩张、水肿明显,可行近端造口、远端封闭,将封闭的断端固定在造口周围并做好记录,以便在回纳造口时容易寻找。如肿物不能切除,可在梗阻部位的近侧作横结肠造口。术后行辅助治疗,待肿瘤缩小降期后,再评估能否行二期手术行根治性切除。对肿瘤不能切除者,则行姑息性结肠造口。

（3）直肠癌手术:手术方式的选择根据癌所在部位、大小、活动度、细胞分化程度以及术前的排便控制能力等因素综合判断。

1）局部切除术:包括经肛局部切除术和骶后入路局部切除术。

2）腹会阴联合直肠癌根治术（Miles 手术）:原则上适用于腹膜返折以下的直肠癌。切除范围包括全部直肠、肠系膜下动脉及其区域淋巴结、全直肠系膜、肛提肌、坐骨肛门窝内脂肪、肛管及肛门周围约 3~5cm 的皮肤、皮下组织及全部肛门括约肌,于左下腹行永久性乙状结肠单腔造口。

3）经腹直肠癌切除术（直肠低位前切除术、Dixon 手术）:是目前应用最多的直肠癌根治术,适用于距齿状线 5cm 以上的直肠癌,亦有更近距离的直肠癌行 Dixon 手术的报道。但原则上是以根治性切除为前提,要求远端切缘距癌下缘 2cm 以上。由于吻合口位于齿状线附近,在术后一段时期内病人出现便次增多,排便控制功能较差。

4）经腹直肠癌切除、近端造口、远端封闭手术（Hartmann 手术）:适用于因全身一般情况很差,不能耐受 Miles 手术或急性梗阻不宜行 Dixon 手术的直肠癌病人。

施行直肠癌根治术的同时,要充分考虑病人的生活质量,术中尽量保护排尿功能和性功能。晚期直肠癌,当病人发生排便困难或肠梗阻时,可行乙状结肠双腔造口。

二、主要功能障碍

1. **心理障碍**　结、直肠癌病人往往对治疗存在许多顾虑,对疾病的康复缺乏信心。需行肠造口的病人担心其预后及以后的生活质量,在选择手术方式与治疗方案时会不知所措。病人在手术、化疗或放疗过程中,不仅要感受躯体的痛苦,还要承受身体的残缺给生活带来的不便,给家庭带来的负担以及使自己的事业中断等。病人的心理压力很沉重,可能会导致心理危机,表现出严重的焦虑或抑郁。病人因不同的文化背景、生活环境、个性、心理特征、对疾病的认识及应对而表现出不同的心理反应。

2. **肠造口及造口功能障碍**　肠造口的恢复的过程中可能出现造口血运不良、肠造口黏膜的水肿、皮肤黏膜分离、造口狭窄、造口回缩、造口脱垂、造口周围皮炎等并发症影响造口的功能恢复。病人的饮食不当,使用造口袋不熟练等导致排便功能障碍。

三、康复护理评估

1. **心理评估**　病人因排便途径改变,佩戴造口袋,操作不便,感到不卫生,怕泄漏,不愿意参加社会活动,情绪抑郁、烦躁。

2. **排便功能评估**　饮食种类、大便性状次数、粪袋的使用情况。

3. **造口评估**　肠造口的血运是根据造口的颜色来判断的。正常肠造口外观呈牛肉红或粉红色,表面平滑且湿润。如果造口颜色苍白,可能病人的血红蛋白低;造口暗红色甚至变黑,表示肠管发生了缺血坏死。肠造口水肿是指肠造口黏膜的水肿,术后早期和远期均可发生。造口的黏膜肿胀、发亮或呈半透明状态。水肿的造口一般在术后 6~8 周内逐渐回缩至正常,通常不会对病人造成损害。然而一些严重的、可能会引发肠造口嵌顿的肠造口水肿需予以高度重视。造口狭窄表现为造口皮肤开

Note:

口细小,难以看见黏膜,或造口皮肤开口正常,但指诊时肠管周围组织紧缩,手指难以进入,是肠造口手术后常见并发症之一,多发生于术后 8d 到数年不等。粪水性皮炎多由于造口位置差、难贴造口袋、自我护理时底板开口裁剪过大等导致大便长时间刺激皮肤所致。

四、康复护理原则与目标

1. 康复护理原则 早期进行心理护理,促进心理康复;采取综合性的康复护理措施,减少排便功能障碍对病人和家庭的影响,帮助病人尽早地恢复生活自理能力。

2. 康复护理目标 ①短期目标:减轻病人的焦虑、恐惧、抑郁等不良心理反应;病人的营养得到改善;肠造口功能恢复。②长期目标:病人能积极面对由于肠造口引起的自我形象的变化,保持乐观的态度;能够正确、熟练地使用造口袋解决排便问题,恢复劳动能力,回归社会。

五、康复护理措施

1. 心理康复 在术后真正面对造口时,仍有许多病人表现出消极悲观情绪。因此,要向病人说明手术的必要性,鼓励其说出内心的真实感受,有针对性地进行帮助。并对相关的康复治疗技术进行指导,帮助调整饮食、适应新的排便方式。

2. 排便功能康复 ①术后开始进食后即参照病人过去的排便习惯,每天定时灌肠,促进排便规律的建立;②根据病人大便的性状随时调整饮食的种类,选用低脂肪、高蛋白、高热量、对肠道刺激小、产气少的细软食物,保持足够的进水量,防止大便干燥嵌塞或稀泻。

3. 造口袋的使用

(1) 佩戴造口袋:一般于手术当日或术后 2~3d 开放结肠造口后即佩戴造口袋。造口袋有 2 种。①底盘与造口袋一体的一件式造口袋。使用时只需将底盘粘贴于造口周围皮肤上即可,用法简单,但不方便清洁。②底盘与造口袋分离的两件式造口袋。使用时先将底盘粘贴于造口周围皮肤上,再将造口袋安装在底盘上,造口袋可随时取下进行清洗。

(2) 更换造口袋:动作轻柔,以免损伤皮肤。①当造口袋内充满 1/3 的排泄物时,应及时倾倒,以防因重力牵拉而影响造口袋底盘的粘贴。②清洁造口:先用生理盐水或温水清洁造口及周围皮肤,再用干的清洁柔软的毛巾、纱布或纸巾抹干,观察造口及周围皮肤情况。③测量造口:用造口测量板测量造口的大小。④裁剪底盘开口:根据测量的结果,裁剪底盘开口至合适大小。原则上底盘开口直径大于造口直径 1~2mm。⑤粘贴底盘:揭除底盘的粘贴保护纸,将底盘开口正对造口,把底盘平整地粘贴在造口周围皮肤上,用手均匀按压底盘及周边,使其与皮肤粘贴紧密;若为两件式造口袋,先粘贴底盘,再将造口袋安装在底盘上。⑥扣好造口袋尾部袋夹。

4. 腹壁造口的护理 ①保持造口及周围皮肤干燥清洁,避免粪便浸渍刺激;②造口周围皮肤发生糜烂、湿疹、感染、过敏时需及时对症处理;③术后 1~2 周即需探查扩张造口,每 1~2 周一次,持续 2~3 个月,使造口直径保持在 2.5cm 左右。

六、康复护理指导

1. 饮食调整 根据病人情况调节饮食,保肛手术的病人应多吃新鲜蔬菜、水果,多饮水,避免高脂肪及辛辣、刺激性食物;行肠造口者保持大便黏稠与成形非常重要,需注意控制过多粗纤维食物,及过稀、可致胀气的食物。

2. 活动 参加适量的体育锻炼,生活规律,保持心情舒畅。避免自我封闭,应尽可能地融入正常的生活、工作和社交活动中。有条件者,可参加造口病人联谊会,学习交流彼此的经验和体会,重拾自信。

3. 指导病人正确进行结肠造口灌洗 洗出肠内积气、粪便,养成定时排便的习惯。连接好灌洗装置,在集水袋内装入 500~1 000ml 约 37~40℃温水,经灌洗管道缓慢灌入造口内,灌洗时间约

10min。灌洗液完全注入后,在体内尽可能保留 10~20min,再开放灌洗袋,排空肠内容物。灌洗期间注意观察,若感腹部膨胀或腹痛时,放慢灌洗速度或暂停灌洗。灌洗间隔时间可每日 1 次或每 2 日 1 次,时间应相对固定。定时结肠灌洗可以训练有规律的肠道蠕动,使两次灌洗之间无粪便排出,从而达到人为控制排便,养成相似于常人的习惯性排便行为。

4. **复查**　每 3~6 个月定期门诊复查。行永久性结肠造口病人,若发现腹痛、腹胀、排便困难等造口狭窄征象时应及时到医院就诊;行化学治疗、放射治疗病人,定期检查血常规,出现白细胞和血小板计数明显减少时,遵医嘱及时暂停化学治疗、放射治疗。

(杨长永)

思 考 题

1. 请阐述怎样评估腹会阴联合直肠癌根治术后病人的功能障碍。
2. 请简答怎样做好结肠癌、直肠癌病人术后心理障碍的康复护理。

Note:

Note:

Note:

Note:

Note:

Z

Note:

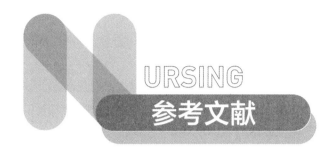

［1］李卡,金静芬,马玉芬.加速康复外科护理实践专家共识［M］.北京:人民卫生出版社,2019.

［2］中国加速康复外科专家组.中国加速康复外科围手术期管理专家共识(2016 版)［J］.中华外科杂志,2016,54(6):413-416.

［3］多学科围手术期气道管理专家共识专家组.多学科围手术期气道管理专家共识(2016 年版)［J］.中国胸心血管外科临床杂志,2016,23(7):641-645.

［4］中华医学会肠外肠内营养学分会加速康复外科协作组.结直肠手术应用加速康复外科中国专家共识(2015 版)［J］.中华结直肠疾病电子杂志,2015,4(5):2-5.

［5］中华医学会外科学分会,中华医学会麻醉学分会.加速康复外科中国专家共识暨路径管理指南(2018 版)［J］.中华麻醉学杂志,2018,38(01):8-13.

［6］励建安,黄晓琳.康复医学［M］.北京:人民卫生出版社,2016.

［7］王玉龙.康复功能评定学［M］.3 版.北京:人民卫生出版社,2018.

［8］席佳宁,姜宏英.呼吸康复指南:评估、策略和管理［M］.北京:北京科学技术出版社,2020.

［9］燕铁斌,尹安春.康复护理学［M］.4 版.北京:人民卫生出版社,2017.

［10］中国康复医学会康复护理专业委员会.神经源性膀胱护理实践指南(2017 年版)［J］.护理学杂志,2017,32(24):1-7.

［11］黄晓琳,燕铁斌.康复医学［M］.6 版.北京:人民卫生出版社,2018.

［12］林果为,王吉耀,葛均波.实用内科学［M］.15 版.北京:人民卫生出版社,2017.

［13］葛均波,徐永健,王辰.内科学［M］.9 版.北京:人民卫生出版社,2018.

［14］窦祖林.作业治疗学［M］.3 版.北京:人民卫生出版社,2018.

［15］贾建平,陈生弟.神经病学［M］.8 版.北京:人民卫生出版社,2018.

［16］尤黎明,吴瑛.内科护理学［M］.6 版.北京:人民卫生出版社,2017.

［17］李乐之,路潜.外科护理学［M］.6 版.北京:人民卫生出版社,2017.

［18］陈孝平,汪建平,赵继宗.外科学［M］.9 版.北京:人民卫生出版社,2018.

［19］马素慧,林萍.康复护理学［M］.北京:北京大学医学出版社,2016.

［20］李晓捷.儿童康复医学［M］.北京:人民卫生出版社,2017.

［21］孙晖,王东梅.康复护理［M］.北京:人民卫生出版社,2018.

［22］倪朝民.神经康复医学［M］.北京:人民卫生出版社,2018.

［23］杜春萍.康复医学科护理手册［M］.2 版.北京:科学出版社,2015.

［24］杜春萍,梁红锁.康复护理技术［M］.北京:人民卫生出版社,2014.

［25］何成奇.康复医学［M］.北京:人民卫生出版社,2010.

［26］中国康复医学会康复护理专委会.神经源性膀胱护理指南(一)［J］.中华护理杂志.2011,1(46):104-108.

［27］中国康复医学会康复护理专委会.神经源性膀胱护理指南(二)［J］.中华护理杂志.2011,2(46):210-216.

［28］王一吉,周红俊,李建军,等.脊髓损伤神经学分类国际标准检查表最新修订及解读［J］.中国康复理论与
实践,2015(8):879-888.

［29］燕铁斌.康复护理学［M］.3版.北京:人民卫生出版社,2012.

［30］王强,郭铁成.周围神经疾病康复［M］.北京:人民卫生出版社,2020.

［31］中国医师协会神经内科医师分会疼痛和感觉障碍专委会.糖尿病性周围神经病理性疼痛诊疗专家共识
［J］.中国疼痛医学杂志,2018,24(08):561-567.

［32］中华医学会神经外科专委会.中国帕金森病脑深部电刺激疗法专家共识(二)［J］.中华神经外科杂志,
2020,4(36):325-337.

［33］燕铁斌.现代康复治疗学［M］.2版.广州:广东科技出版社,2012.

［34］朱建英,叶文琴.现代创伤骨科护理学［M］.北京:人民军医出版社,2007.

［35］陆廷仁.骨科康复学［M］.北京:人民卫生出版社,2007.

［36］景娥,刘慧卿,冯桂敏.骨科疾病护理［M］.北京:科学技术文献出版社,2008.

［37］南登崑.康复医学［M］.5版.北京:人民卫生出版社,2013.

［38］叶伟胜.骨科康复实践［M］.北京:人民军医出版社,2010.

［39］张晓阳.骨科术后康复指南［M］.2版.北京:人民军医出版社,2015.

［40］张鸣生.呼吸康复［M］.北京:人民卫生出版社,2019.

［41］陈亚红.2020年GOLD慢性阻塞性肺疾病诊断、治疗及预防全球策略解读［J］.中国医学前沿杂志(电子
版),2019,11(12):32-50.

［42］中国康复医学会循证康复医学工作委员会,中国康复研究中心/中国康复科学所康复信息研究所,兰州大
学循证医学中心,等.慢性阻塞性肺疾病临床康复循证实践指南［J］.中国康复理论与实践,2021,27(1):
15-26.

［43］宫玉翠,陈洁雅,李平东,等.慢性呼吸疾病肺康复护理专家共识［J］.中华护理杂志,2020,55(5):1-8.

［44］朱苗苗,潘红英,李思嘉,等.2型糖尿病病人运动方案的最佳证据总结［J］.中华护理杂志,2019,54:1887-
1893.

［45］KEHLET H.Multimodal approach to control postoperative pathophysiology and rehabilitation［J］.Br J Anaesth,
1997,78(5):606-617.

［46］NYGREN J,THACKER J,CARLI F,et al. Guidelines for perioperative care in elective rectal/pelvic surgery:
Enhanced Recovery After Surgery(ERAS®)Society recommendations［J］.World Journal of Surgery,2012:
31(6):783-800.

［47］MELLOUL E,HUBNER M,SCOTT M,et al. Guidelines for perioperative care for liver surgery:Enhanced Recovery
After Surgery(ERAS®)Society recommendations［J］.World J Surg,2016,40(10):2425-2440.

［48］BLOK B,CASTRO-DIAZ D,DEL POPOLO J,et al. EAU Guidelines on Neuro-urology:European Association of
Urology［EB/OL］.［2020-03-08］.https://uroweb.org/guideline/neuro-urology/

［49］KAVANAGH A,BAVERSTOCK R,CAMPEAU L,et al. Canadian Urological Association guideline:diagnosis,
management,and surveillance of neurogenic lower urinary tract dysfunction［J］.Can Urol Assoc J,2019,13(6):
157-176.

［50］National Institute For Health And Care Excellence. Urinary incontinence in neurological disease:assessment and

Note:

management［EB/OL］.［2020-03-07］. https：//www.nice.org.uk/guidance/cg148

［51］ABRAMS P，CARDOZO L，WAGGA，et al.Incontinence［M］. 6th ed.Bristol UK：International Continence Society，2017.

［52］Paralyzed Veterans of America.Management of neurogenic bowel dysfunction in adults after spinal cord injury (2018)［EB/OL］.［2021-2-4］. https：//info.pva.org/receive-your-pdf-of-pvas-neurogenic-bowel-cpg.

［53］KIRSHBLUM S，Iii W W.Updates for the international standards for neurological classification of spinal cord injury ［J］. Physical Medicine & Rehabilitation Clinics of North America，2014，25（3）：505-517.